Kohlhammer

Michele Noterdaeme/Angelika Enders (Hrsg.)

Autismus-Spektrum-Störungen (ASS)

Ein integratives Lehrbuch für die Praxis

Verlag W. Kohlhammer

Wichtiger Hinweis

Pharmakologische Daten verändern sich fortlaufend durch klinische Erfahrung, pharmakologische Forschung und Änderung von Produktionsverfahren. Verlag und Autoren haben große Sorgfalt darauf gelegt, dass alle in diesem Buch gemachten Angaben dem derzeitigen Wissensstand entsprechen. Eine Gewährleistung können Verlag und Autoren hierfür jedoch nicht übernehmen. Daher ist jeder Benutzer angehalten, die gemachten Angaben, insbesondere in Hinsicht auf Arzneimittelnamen, enthaltene Wirkstoffe, spezifische Anwendungsbereiche und Dosierungen anhand des Medikamentenbeipackzettels und der entsprechenden Fachinformationen zu überprüfen und in eigener Verantwortung im Bereich der Patientenversorgung zu handeln. Aufgrund der Auswahl häufig angewendeter Arzneimittel besteht kein Anspruch auf Vollständigkeit.

1. Auflage 2010

Alle Rechte vorbehalten
© 2010 W. Kohlhammer GmbH Stuttgart
Umschlagabbildung: Enders A (2010) „Timo lächelt mich nicht an" – Entwicklungsstörungen früh erkennen, erfassen, differenzieren. In: Noterdaeme M, Freisleder FJ (Hrsg.) Entwicklungsstörungen im Überblick. Zuckschwerdt, München, 16 – 36
Gesamtherstellung:
W. Kohlhammer Druckerei GmbH + Co. KG, Stuttgart
Printed in Germany

ISBN 978-3-17-020114-9

Inhalt

Vorwort

Anfang der 40er Jahre schreibt Leo Kanner (1943) „The outstanding, ‚pathognomonic' fundamental disorder is the children's inability to relate themselves in the ordinary way to people and situations from the beginning of life" und erfasst somit eines der wesentlichen Probleme von Menschen mit autistischen Störungen.

Ein Jahr später, 1944, publiziert Hans Asperger seine Habilitationsschrift und stellt fest: „Längst ist die Frage entschieden, dass auch psychopathologische Zustände konstitutionell verankert und darum auch vererbbar sind, freilich auch, dass es eine eitle Hoffnung ist, einen klaren einfachen Erbgang aufzuweisen: diese Zustände sind ja zweifellos polymer, also an mehrere Erbeinheiten gebunden" und postuliert somit die heute unumstrittene neurobiologisch-genetische Pathogenese der Störung.

Heutzutage werden autistische Störungen in den Klassifikationsschemata unter dem Begriff der tief greifenden Entwicklungsstörungen zusammengefasst. Es handelt sich dabei um eine Gruppe von Störungen mit sehr vielfältigem Erscheinungsbild, wobei Schwierigkeiten in der Bewältigung von sozialen Situationen im Vordergrund stehen. Um der Vielfältigkeit der Störung gerecht zu werden, hat sich in der letzten Zeit der Begriff „Autismus-Spektrum-Störungen" durchgesetzt.

Die langjährige Arbeit mit Menschen mit autistischen Störungen und ihren Familien bildet die Basis für die in diesem Buch zusammengefassten Erkenntnisse. Bewusst haben wir versucht, die Brücke zu schlagen zwischen den Erfahrungen von Kollegen aus dem Bereich der Entwicklungsneurologie und Neuropädiatrie einerseits und aus der Kinder- und Jugendpsychiatrie andererseits. So hoffen wir, mit Hilfe des entstandenen Werkes dazu beizutragen, dass wir weiter voneinander lernen und im gegenseitigen Austausch zu einem komplexeren Verständnis für diagnostische und therapeutische Vorgehensweisen zu Gunsten von Menschen mit autistischen Störungen beitragen können.

Ein solches Buch ist auf kritische Leser und Leserinnen angewiesen. Für Ergänzungen und Hinweise, die dem Buch in Zukunft konzeptionell zugute kommen können, sind wir dankbar.

Wir danken allen Autorinnen und Autoren für die verlässliche, sorgfältige, umfassende und kompetente Erarbeitung ihrer Themenbereiche. Ein besonderes Bedürfnis ist es uns, uns an dieser Stelle ganz herzlich bei allen Betroffenen und deren Familien zu bedanken. Sie haben uns stets ihr Vertrauen entgegen gebracht und es dadurch ermöglicht, dieses Buch auch mit Bildern und Filmbeispielen ihrer Kinder zu illustrieren.

Die kompetente Hilfe des PC-Administrators Wulf Wenzel und sorgfältige Korrekturarbeit der Sekretärin Frau Stummer waren wesentliche Hilfe, ohne die wir wiederholt verzweifelt gewesen wären.

Dass es gelungen ist, trotz der beruflichen Belastung ein Buch zu planen und fertig zu stellen, ist dem Verständnis und der Unterstützung (unserer Mitarbeiterinnen und Mitarbeiter der jeweiligen Abteilungen) und im Besonderen der Toleranz unserer Partner und Familien zu verdanken.

Dem Kohlhammer Verlag danken wir für das Verlegen des Buches und seiner Lektorin, Frau Dagmar Kühnle, für die kompetente Unterstützung bei der Gestaltung und Fertigstellung des Werkes.

Januar 2010

Michele Noterdaeme   Angelika Enders

A   Phänomenologie

1   Historischer Überblick

Hedwig Amorosa

Typischerweise wird in einem historischen Rückblick zum autistischen Syndrom damit begonnen, dass Kanner 1943 den „early infantile autism" und Asperger 1944 „die autistische Psychopathie„ unabhängig voneinander zum ersten Mal beschrieben haben. Da Kanner in den USA lebte und Asperger in Wien, ging man davon aus, dass sie während des zweiten Weltkrieges keine Kenntnis von der Publikation des anderen hatten und somit unabhängig voneinander die Kindergruppe beschrieben und mit dem Namen „autistisch" bezeichnet haben, im Rückgriff auf Bleuler, der diesen Begriff für ein Symptom der Schizophrenie geprägt hatte. In **Übersicht 1.1** und **1.2** sind die wesentlichen Symptome, die von Asperger bzw. Kanner beschrieben wurden, zusammengestellt.

Vor den Veröffentlichungen von Kanner 1943 und Asperger 1944 gab es bereits Beschreibungen von Kindern, die heute die Diagnose einer autistischen Störung rechtfertigen (Wing 1997). Insbesondere die Artikel von Ssucharewa (1926) und von Asperger (1938) machen deutlich, dass der Begriff „autistisch" auf kindliche Störungen angewandt wurde (Schirmer 2002; Lyons und Fitzgerald 2007).

Im Jahr 1926 beschrieb Ssucharewa von der psychoneurologischen Kinderklinik in

Moskau in einem Artikel der Monatsschrift für Psychiatrie und Neurologie 6 Jungen im Alter von 10–13 Jahren mit der Diagnose „schizoide Psychopathie" im Rahmen einer Auseinandersetzung mit dem Begriff des „Schizoiden" von Kretschmer. Die ausführliche Beschreibung der Fälle erlaubt eine gewisse diagnostische Einordnung. Fälle 1, 3, 4, 5 und 6 klingen wie Beschreibungen von Kindern mit einem Asperger-Syndrom. Als typisch wird eine motorische Ungeschicklichkeit bei den Kindern beschrieben. Alle Kinder sind intellektuell durchschnittlich oder überdurchschnittlich begabt, zeigen wenig oder gar kein Interesse am Spiel mit anderen Kindern, können sich schlecht in die Gruppe einordnen und zeigen wenig Interesse an anderen Menschen. Die Kinder sind musikalisch. Als ein Symptom aller Kinder wird eine „autistische Einstellung" beschrieben. „Alle Kinder dieser Gruppe halten sich abseits in dem Kindermilieu, passen sich nur schwer an dieses Milieu an und gehen in ihm niemals vollständig auf" (Ssucharewa 1926, S. 255).

Asperger beschrieb in einem Artikel von 1938 mit dem Titel „Das psychisch abnorme Kind" (Asperger 1938) einen Jungen im Alter von siebeneinhalb Jahren. Zur diagnostischen Einordnung sagte er: „Innerhalb dieser wohl charakterisierten Gruppe von Kindern, die wir wegen der Einengung ihrer Beziehungen zur Umwelt, wegen der Beschränkung auf das eigene Selbst (autos) ‚autistische Psychopathen' nennen, gibt es nun freilich wieder recht verschiedene, auch recht verschieden zu bewertende Menschen" (Asperger 1938, S. 1316). Man muss annehmen,

Kurzer Lebenslauf – Hans Asperger
Hans Asperger 1906–1980
1906 geboren in Hausbrunn bei Wien
Studium der Medizin in Wien
1931 Promotion
1932 Leiter der heilpädagogischen
Abteilung der Universitäts-
kinderklinik in Wien
1938 erster Artikel über ein Kind mit
einer autistischen Psychopathie
1944 Habilitation mit der Arbeit über
die autistische Psychopathie
1957 Vorstand der Universitätskinder-
klinik in Innsbruck
1962–1977 Professor für Pädiatrie und
Leiter der Kinderklinik in Wien
1980 verstorben im Alter von 75 Jahren
in Wien

elf Jahren, deren gemeinsames Merkmal in einer erheblichen Störung der Beziehung zu anderen Menschen und im sozialen Kontakt besteht. Es seien fast ausschließlich Jungen betroffen, die meist normal oder hochbegabt seien, einige haben zudem eine Sonderbegabung. Asperger beschreibt das Auftreten von auffälligen Persönlichkeiten in den Familien. Er geht von einer Vererbung aus. „Längst ist die Frage entschieden, dass auch psychopathologische Zustände konstitutionell verankert und darum auch vererbbar sind, freilich auch, dass es eine eitle Hoffnung ist, einen klaren einfachen Erbgang aufzuweisen: diese Zustände sind ja zweifellos polymer, also an mehrere Erbeinheiten gebunden [...]." (Asperger 1944, S. 128)

Trotz einer englischsprachigen Zusammenfassung der Beschreibungen Aspergers von van Krevelen und Kuipers 1962 wurde das Asperger-Syndrom erst allgemein bekannt, als Lorna Wing 1981 eine Zusammenfassung seiner Befunde in einer englischsprachigen Zeitschrift veröffentlichte.

Kanner, ein Kinderpsychiater aus Baltimore, beschrieb 1943 eine Gruppe von Kin-

dass dieser Artikel Kanner bekannt war, der die deutschsprachige Literatur kannte.

In seiner Habilitationsschrift, die 1944 veröffentlicht wurde, beschrieb Asperger dann eine Reihe von Kindern im Alter von sechs bis

Übersicht 1.1: Diagnostische Kriterien der autistischen Psychopathie nach Asperger 1944

- Starke Störung der sozialen Anpassung
- Schwierigkeiten, einfache praktische Fähigkeiten im Alltag zu erlernen
- Auffälliges Blickverhalten
- Wenig Mimik und Gestik
- Stereotype Bewegungen
- Sonderinteressen
- Auffällige Sprache und Intonation
- Störung der aktiven Aufmerksamkeit
- Prinzenhaftes Aussehen
- Motorische Ungeschicklichkeit
- Konstanz der Symptomatik ab dem 2. Lebensjahr
- Auffällige Persönlichkeiten in den Familien

Übersicht 1.2: Diagnostische Kriterien des frühkindlichen Autismus nach Kanner 1943

- Unfähigkeit, soziale Beziehungen aufzunehmen
- Ausgeprägter sozialer Rückzug
- Sprache wird nicht kommunikativ eingesetzt
- Echolalie
- Pronominale Umkehr
- Bestehen auf Gleichheit
- Zwanghaftigkeit
- Monotone repetitive Handlungen
- Gute Intelligenz
- Gutes Gedächtnis
- Intelligentes Aussehen
- Symptomatik beginnt im ersten Lebensjahr
- Aus Familien mit hohem Bildungsgrad

dern mit Auffälligkeiten im Kontakt mit anderen Menschen. „The outstanding, ‚pathognomonic' fundamental disorder is the children's inability to relate themselves in the ordinary way to people and situations from the beginning of life" (Kanner 1943, S. 242). Es handelte sich um eine Gruppe von elf Kindern (acht Jungen und drei Mädchen) im Alter bis zu elf Jahren. Er beschreibt die bis heute für die Diagnose wesentlichen Symptome: Veränderte soziale Interaktion, auffällige Kommunikation, Stereotypien, eingeschränkte Interessen und Bestehen auf Gleichheit.

Als Ursache geht er in dieser Arbeit davon aus, dass es sich um eine angeborene Störung im Bereich des affektiven Kontaktes handelt. „We must, then, assume that these children have come into the world with innate inability to form the usual, biologically provided affective contact with people, just as other children come into the world with innate physical or intellectual handicaps. If this assumption is correct, a further study of our children may help to furnish concrete criteria regarding the still diffuse notions about the constitutional components of emotional reactivity. For here we seem to have pure-culture examples of inborn autistic disturbances of affective contact" (Kanner 1943, S. 250).

Kanner betont, dass die Kinder aus intellektuellen Familien kommen. Zusätzlich habe er in vielen Familien beobachtet, dass die emotionalen Beziehungen sehr kühl seien. „The question arises whether or to what extent this fact has contributed to the condition of the children. The children's aloneness from the beginning of life makes it difficult to attribute the whole picture exclusively to the type of early parental relations with our children" (Kanner 1943, S. 250).

Sowohl Ssucharcva als auch Kanner und Asperger beschrieben die Störung als ein eigenes Krankheitsbild, das sich klar von der kindlichen Schizophrenie abhebt. Trotzdem

---

Kurzer Lebenslauf – Leo Kanner
Leo Kanner 1894–1981
Geboren in Klekotow, Galizien, damals Österreich-Ungarn
1906 kam er nach Berlin
1913 begann er sein Studium der Medizin in Berlin an der Charité. Während des 1. Weltkrieges war er Soldat in der österreichisch-ungarischen Armee und setzte nach dem Krieg sein Studium fort
1919 Promotion in Berlin mit einer Arbeit über das Elektrokardiogramm
1920 begann er als Assistenzart an der 2. medizinischen Klinik der Charité
1924 emigrierte er in die USA und arbeitete an einem Psychiatrischen Landeskrankenhaus. Dort hatte er viel Zeit zum Lesen und befasste sich intensiv mit der Literatur zu kinderpsychiatrischen Fragen
1928 Beginn einer Ausbildung bei dem berühmten Psychiater Adolf Meyer in Baltimore
1931 eröffnete er dort die erste kinderpsychiatrische Abteilung in einer Kinderklinik der USA
1935 erschien von ihm das erste Lehrbuch der Kinderpsychiatrie
1943 beschrieb er 11 Kinder mit frühkindlichem Autismus
1957 wurde er zum Direktor für Kinderpsychiatrie ernannt
1959 wurde er emeritiert, blieb aber weiter sehr aktiv im Fachgebiet tätig
1971 Gründung der Zeitschrift „Journal of Autism and Childhood Schizophrenia"
1981 verstorben in Sykesville/Maryland im Alter von 86 Jahren
(Eisenberg 1981; Neumärker 2003)

---

wurde über längere Zeit der Begriff „Childhood Schizophrenia" z. B. von Lauretta Bender (1958) verwendet und ein Zusammenhang mit der Schizophrenie angenommen. In der neunten Revision der Klassifikation der Krankheiten der Weltgesundheitsorganisation (WHO), der ICD-9, die bis 1999 in Deutschland gültig war, wurde der frühkindliche Autismus erstmals aufgenommen und noch unter den „Anderen Psychosen" zusammen mit den „Schizophrenien" und den „Affektiven Psychosen" klassifiziert. Erst in der ICD-10 (Dilling et al. 1991), sind die autistischen Störungen als „Tiefgreifende Entwicklungsstörungen" mit den „Spezifischen Entwicklungsstörungen" zusammen als eigene Gruppe aufgeführt.

Wie im Zitat von Kanner gezeigt wurde, nahm er eine angeborene Störung im affektiven Bereich als Ursache des frühkindlichen Autismus an. Sein Hinweis auf einen möglichen Einfluss des Umfeldes auf die Entwicklung des Kindes wurde von anderen Autoren dahin verändert, dass jetzt die alleinige Ursache der Störung in der gestörten Mutter-Kind-Interaktion gesehen wurde (Bettelheim 1967).

Seit den 1970er Jahren geht man wieder von biologischen Ursachen der Störung aus. Untersuchungen an Geschwistern, der Vergleich eineiiger und zweieiiger Zwillinge und molekulargenetische Untersuchungen in den letzten 30 Jahren sprechen für einen erheblichen Einfluss genetischer Faktoren auf die Ausbildung der Störung (▶ Kap. 9.1).

Seit den achtziger Jahren des vorigen Jahrhunderts werden neuropsychologische Untersuchungen durchgeführt, um Funktionsstörungen zu beschreiben, die einerseits das auffällige Verhalten der Patienten erklären und andererseits spezifisch für den Autismus sind. Wesentliche Korrelate autistischen Verhaltens werden in Besonderheiten der Intelligenzstruktur, Störungen der Theory of Mind sowie einer schwachen zentralen Kohärenz gesehen (Poustka et al. 2004; Remschmidt 2008).

Neben dem frühkindlichen Autismus, den Kanner beschrieb, und der autistischen Psychopathie von Asperger, wurden zwei weitere Untergruppen zunächst dem Autismus zugerechnet, weil sie viele Gemeinsamkeiten im Verhalten zeigen: die „Heller'sche Demenz" und das „Rett-Syndrom". Theodor Heller, ein Pädagoge aus Wien, beschrieb 1908 eine Gruppe von Kindern, die nach einer bis dahin unauffälligen Entwicklung plötzlich Fähigkeiten in der Sprache aber auch in vielen anderen Bereichen verloren, ohne dass eine organische Ursache gefunden werden konnte. Nach der Regression zeigen die Kinder Verhaltensstörungen wie Kinder mit einem frühkindlichen Autismus.

Im Jahr 1966 veröffentlichte der Wiener Sozialmediziner und Heilpädagoge Rett eine Beschreibung von 22 Mädchen, die sich zunächst unauffällig entwickelt hatten, dann aber durch Verlust der Sprache, autistische Verhaltensweisen, wringende Handbewegungen vor dem Körper, z. T. durch Hyperventilation, epileptische Anfälle und Gangstörungen auffielen. Das Syndrom wurde bekannter, nachdem eine schwedische Gruppe (Hagberg et al. 1983) das Störungsbild in englischer Sprache beschrieb. Inzwischen ist eine sporadische Genmutation auf dem X-Chromosom als Ursache nachgewiesen. Beide Syndrome werden in den Klassifikationen als „andere desintegrative Störung des Kindesalters" bzw. als „Rett-Syndrom" unter die tiefgreifenden Entwicklungsstörungen eingereiht (Poustka et al. 2004).

1979 führten Wing und Gould eine epidemiologische Untersuchung durch, in der sie Kinder erfassten, die ein auffälliges Sozialverhalten zeigten. Sie beschrieben eine Gruppe von Kindern, die nicht dem typischen frühkindlichen Autismus zugerechnet werden konnten, die aber klinisch so auffällig waren, dass eine psychiatrische Diagnose gerechtfertigt erschien. Sie sprachen von einem autistischen Spektrum. Dies führte in den Klassifikationen zu der Untergruppe des atypischen Autismus in der ICD-10 und zum „Pervasive Developmental Disorder Not Otherwise Specified" (PDDNOS) in der 4. Revision der amerikanischen Klassifikation der psychischen Störungen, DSM-IV (Diagnostisches und Statistisches Manual Psychischer Störungen, Saß et al. 1996).

Von Anfang an wurde die Therapie des frühkindlichen Autismus diskutiert. Die analytische, tiefenpsychologisch orientierte Psychotherapie, die aufgrund der Vorstellung einer Verursachung durch die Ablehnung des Kindes insbesondere durch die Mutter viel eingesetzt wurde, erwies sich schon früh als wenig Erfolg versprechend (Kanner und Eisenberg 1955; Rutter 1966).

Neben medikamentösen Behandlungen z. B. mit Haloperidol in geringer Dosierung, die systematisch untersucht wurden, wurden verhaltenstherapeutische Methoden seit dem Beginn der sechziger Jahre eingesetzt. Lovaas beschrieb 1973 Erfolge mit der Verhaltenstherapie bei 20 Kindern. Inzwischen wird die Verhaltenstherapie als ein entscheidender Bestandteil der Behandlung von Kindern mit Autismus-Spektrum-Störungen (ASS) angesehen.

Zunehmend wurde versucht, die Probleme im sozialen Bereich therapeutisch anzugehen. Es wurden Einzel- und Gruppentrainings entwickelt, in denen es darum geht, die Wahrnehmung sozialer Situationen zu verbessern und angemessene Verhaltensweisen einzuüben. Die neuropsychologischen Befunde, insbesondere die Auffälligkeiten in der Entwicklung der Theory of Mind, führten zu Trainingsprogrammen, die darauf ausgerichtet sind, dass die Patienten Gefühlszustände anderer erschließen können und dadurch angemessener im sozialen Bereich reagieren können. Diese Trainingsprogramme wurden für Patienten mit höheren kognitiven Fähigkeiten entwickelt.

„Treatment and Education of Autistic and Communication Handicapped Children" *(TEACCH)* ist ein Förder- und Behandlungsprogramm, das seit 1966 von Schoppler an der Universität von South Carolina entwickelt wurde und inzwischen weltweit ein-

gesetzt wird. In diesem Programm geht es darum, die Situationen und Anweisungen so anzupassen, dass die Person mit einer Autismus-Spektrum-Störung möglichst selbständig agieren kann. So werden z. B. viele visuelle Hilfen eingesetzt und die Aufgaben in kleine Schritte unterteilt, um eingeübt und zu größeren Einheiten zusammengefasst, selbstständig ausgeführt werden zu können.

In Deutschland beschäftigte sich die kinder- und jugendpsychiatrische Klinik an der Universität Marburg unter Prof. Stutte als erste mit Kindern mit frühkindlichem Autismus. Dort betreute Prof. Doris Weber Kinder mit autistischen Storungen aus vielen Teilen Deutschlands.

Mitte der 1960er Jahre begann ein Projekt der Kinderabteilung (Leiterin Dr. G. Bleek) des Max-Planck-Institutes für Psychiatrie in München (Leiter Prof. Ploog) zum Einsatz der Verhaltenstherapie bei Kindern mit frühkindlichem Autismus in Anlehnung an das Vorgehen von Lovaas. Federführend war Dr. Gottwald, der bei Lovaas gearbeitet hatte. 1970 wurde von E. Crummenerl in Lüdenscheidt die Elternvereinigung „Hilfe für das autistische Kind" (jetzt Autismus Deutschland e. V.) gegründet, die inzwischen 49 Regionalverbände hat. Durch den Ausbau von Autismusambulanzen in verschiedenen Regionalverbänden, speziellen Wohneinrichtungen und ihre politische Arbeit hat die Elternvereinigung die Situation der Menschen mit einer Autismus-Spektrum-Störung in Deutschland deutlich verbessert (Eckert 2007). Auch für die Betreuung und Beschulung autistischer Kinder in Deutschland war der Einsatz der Elternvereinigung entscheidend. Mit dem in Bremen von Cordes begonnenen Schulversuch für autistische Kinder konnte gezeigt werden, dass die Kinder in kleinen Gruppen, mit zusätzlicher Einzelförderung und einer verhaltenstherapeutisch ausgerichteten Methodik erhebliche Fortschritte im Lernen machen können (Cordes 1980).

2008 wurde in Frankfurt die Wissenschaftliche Gesellschaft Autismus-Spektrum (WGAS) gegründet mit dem Ziel, die Forschung in diesem Bereich zu fördern.

Literatur

Asperger H (1938) Das psychisch abnorme Kind. Wiener Klinische Wochenschrift 51:1314–1317.

Asperger H (1944) Die autistischen Psychopathien im Kindesalter. Archiv für Psychiatrie und Nervenkrankheiten 117:76–136.

Bender L (1958) Emerging patterns in child psychiatry. Bull N Y Acad Med 34:794–810.

Bettelheim (1967) The empty fortress: infantile autism and the birth of the self. New York: The Free Press.

Cordes H (1980) Autistische Kinder in der Schule. Bremen: Hilfe für das Autistische Kind Bremen e. V.

Dilling H, Mombour W, Schmidt M (1991) Internationale Klassifikation psychischer Störungen. ICD-10. Bern: Huber.

Eckert A (2007) Autismustherapie und die Rolle der Eltern im Wandel der Zeit – von einseitigen Schuldzuweisungen zur aktiven Kooperation. Autismus 64:9–15.

Eisenberg L (1981) Leo Kanner, M.D. 1894–1981. J Child Psychol Psychiatry 22:317–322.

Hagberg B, Aicardi J, Dias K, Ramos O (1983) A progressive syndrome of autism, dementia, ataxia and loss of purposeful hand use in girls: Rett syndrome: Report of 35 cases. Annals Neurol 14:471–479.

Heller T (1908) Dementia infantilis. Z für die Erforschung und Behandlung des jugendlichen Schwachsinns 2:141–165.

Kanner L (1943) Autistic disturbances of affective contact. Nervous Child 2:217–250.

Kanner L, Eisenberg L (1955) Notes on the follow-up studies of autistic children. In: PH Hoch, J Zubin (Eds.) Psychopathology of childhood. New York: Grune & Stratton. Pp. 227–239.

Lovaas I, Koegel R, Simmon J, Stevens Long J (1973) Some generalization and follow-up measures on autistic children in behavior therapy. J Appl Beh Anal 6:131–166.

Lyons V, Fitzgerald M (2007) Asperger (1906–1980) and Kanner (1894–1981) the two pioneers of autism. J Autism Dev Disord 37:2022–2023.

Neumärker K (2003) Leo Kanner: his years in Berlin, 1906–1924. The roots of autistic disorder. Hist Psychiatry 14:205–218.

Poustka F, Bölte S, Feineis-Matthews S, Schmötzer G (2004) Autistische Störungen. Göttingen: Hogrefe.

Remschmidt H (2008) Autismus. In: Herpertz-Dahlmann B, Resch F, Schulte-Markwort M, Warnke A. Entwicklungspsychiatrie. Stuttgart: Schattauer. S. 600–625.

Rett A (1966) Über ein eigenartiges hirnatrophisches Syndrom bei Hyperammonämie im Kindesalter. Wiener Medizinische Wochenschrift 118:723–726.

Rutter M (1966) Prognosis: psychotic children in adolescence and early adult life. In: Wing JK (Ed.) Early childhood autism: clinical, educational and social aspects. London: Pergamon Press.

Saß H, Wittchen H-U, Zaudig M (1996) Diagnostisches und Statistisches Manual Psychischer Störungen. DSM-IV. Göttingen: Hofgrefe

Schirmer B (2002) Autismus und NS-Rassengesetze in Österreich 1938: Hans Aspergers Verteidigung der „autistischen Psychopathen" gegen die NS-Eugenik. (*http://www.beltz.de/neuesonderschule/s_02_04.htm*; Zugriff am 29. 05. 08)

Ssucharewa G (1926) Die schizoiden Psychopathien im Kindesalter. Monatsschrift für Psychiatrie und Neurologie 60:235–261.

Van Krevelen D, Kuipers C (1962) The psychopathology of autistic psychopathy. Acta Paedopsychiatrica 29:22–31.

Wing L, Gould J (1979) Severe impairment of social interaction and associated abnormalities in children: epidemiology and classification. J Autism Develop Dis 9:11–29.

Wing L (1997) The history of ideas on autism: legends, myths and reality. Autism 1:13–23.

2 Klassifikation

Hedwig Amorosa

2.1 Einleitung

Die Klassifikation psychischer Störungen erfolgt nach zwei Systemen, die beide die Störungen kategorial einteilen. Die *„Internationale Klassifikation der Krankheiten (ICD)"* wird von der Weltgesundheitsorganisation (WHO) herausgegeben und umfasst alle medizinischen Fachbereiche. Im Kapitel V, unter F00–F99, werden die psychischen und Verhaltensstörungen zusammengefasst (Dilling et al. 1999).

Das *„Diagnostische und Statistische Manual psychischer Störungen (DSM)"*, herausgegeben von der amerikanischen Gesellschaft für Psychiatrie, beinhaltet nur psychische Störungen. In beiden Klassifikationen gelten die Beschreibungen sowohl für Kinder als auch für Erwachsene.

Die aktuelle 4. Revision (DSM-IV) erschien 1994 (American Psychiatric Association 2000) und gilt für die Klinik und die Forschung. Die beschriebenen 5 Achsen gelten sowohl für Kinder als auch für Erwachsene:

- Achse I: Klinische Syndrome und V-Kodierungen (Psychische Störungen ohne Persönlichkeitsstörungen),
- Achse II: Entwicklungs- und Persönlichkeitsstörung, Intelligenzminderung,
- Achse III: Körperliche Störung und Zustände,
- Achse IV: Psychosoziale Belastungsfaktoren,
- Achse V: Globale Beurteilung des Funktionsniveaus.

Die *10. Revision der ICD (ICD-10)* ist erstmals 1991 (Dilling et al. 1991) erschienen. Sie enthält neben dem Manual für den kli-

nischen Gebrauch, ein Manual mit Forschungskriterien. Diese Forschungskriterien sind enger gefasst als die Klinikkriterien, beschreiben die Symptome genauer und legen die Anzahl der Symptome fest, die erfüllt werden müssen, um die Diagnose stellen zu können. Eine Einteilung in Achsen gibt es nicht (Dilling et al. 1999).

DSM-V und ICD-11, die Weiterentwicklungen der Klassifikationen, sind in Vorbereitung und deren Veröffentlichung wird für 2012 erwartet.

Für die Kinder- und Jugendpsychiatrie wurde ein *Multiaxiales Klassifikationssystem (MAS)* von Remschmidt et al. (2001, 5. Aufl. 2006) auf der Grundlage der ICD-10 herausgegeben. Hier wird mit sechs Achsen gearbeitet, die sich von den Achsen im DSM-IV unterscheiden:

- Achse I: Klinisch-psychiatrisches Syndrom,
- Achse II: Umschriebene Entwicklungsstörungen,
- Achse III: Intelligenzniveau,
- Achse IV: Körperliche Symptomatik,
- Achse V: Assoziierte aktuelle abnorme psychosoziale Umstände,
- Achse VI: Globalbeurteilung des psychosozialen Funktionsniveaus.

Die Störungen des autistischen Spektrums (ASS) werden in der ICD-10 und im DSM-IV unter dem Begriff „Tiefgreifende Entwicklungsstörungen (F84)" bzw. „Pervasive Developmental Disorders (299)" in die Gruppe der Entwicklungsstörungen eingeordnet.

Die ICD-10 beschreibt die tiefgreifenden Entwicklungsstörungen folgendermaßen: „Diese Gruppe von Störungen ist durch qualitative Beeinträchtigungen in gegenseitigen sozialen Interaktionen und Kommunikationsmustern sowie durch ein eingeschränktes, stereotypes, sich wiederholendes Repertoire von Interessen und Aktivitäten charakterisiert. Diese qualitativen Abweichungen sind in allen Situationen ein grundlegendes Funktionsmerkmal der betroffenen Person" (Remschmidt et al. 2006).

Eine zusätzliche Voraussetzung für die Diagnose einer tiefgreifenden Entwicklungsstörung ist der Beginn in der Kindheit. Für die Diagnose müssen Auffälligkeiten in drei Bereichen (▶ Tab. 2.1) vorliegen, dabei kann das Ausmaß der Störungen von Untergruppe zu Untergruppe verschieden ausgeprägt sein.

In dem DSM-IV und im multiaxialen Klassifikationsschema MAS werden die tiefgreifenden Entwicklungsstörungen auf der Achse I kodiert. Der Umgang mit komorbiden Störungen wie einer gleichzeitigen Störung von Aktivität und Aufmerksamkeit oder einer Depression ist nicht klar geregelt. Im DSM-IV sind mehrfache Diagnosen auf der Achse I erlaubt. In der ICD-10 sind sie grundsätzlich möglich, sind aber nicht erwünscht und werden bei anderen Störungen, z. B. der hyperkinetischen Störung des Sozi-

alverhaltens, durch eine kombinierte Diagnose ersetzt. Für die ASS gibt es solche Kombinationen nicht. Da es aber sehr wichtig ist, die komorbiden Störungen zu dokumentieren, da sie z. B. zu einer medikamentösen Behandlung führen können, muss man zu Haupt- und Nebendiagnosen greifen (Remschmidt und Kamp-Becker 2006).

2.2 Untergruppen der tiefgreifenden Entwicklungsstörungen

Die Einteilung der tiefgreifenden Entwicklungsstörungen nach ICD-10 und DSM-IV in Untergruppen ist in **Tab. 2.2** dargestellt.

Tab. 2.1: ICD-10- und DSM-IV-Kriterien für die Autismus-Spektrum-Störungen

ICD-10	DSM-IV
Charakteristisches Muster abnormer sozialer Interaktionen	Impaired social interaction
Charakteristisches Muster abnormer Kommunikation	Impaired communication
Eingeschränkte stereotyp repetitive Verhaltensweisen	Activities, behavior and interests that are repetitive, restricted and stereotyped
Unspezifische Probleme	

Tab. 2.2: Unterteilung der tiefgreifenden Entwicklungsstörungen in der ICD-10 und im DSM-IV

ICD-10		DSM-IV	
Frühkindlicher Autismus	F84.0	Autistic disorder	299.0
Atypischer Autismus	F84.1	Pervasive developmental Disorder not otherwise specified (PDD-NOS)	299.80
Rett-Syndrom	F84.2	Rett's disorder	299.80
Andere desintegrative Störungen des Kindesalters	F84.3	Childhood Disintegrative Disorder	299.10
Überaktive Störung mit Intelligenzminderung und Stereotypien	F84.4		
Asperger-Syndrom	F84.5	Asperger disorder	299.80
Sonstige tief greifende Entwicklungsstörung	F84.8	Pervasive developmental Disorder not otherwise specified (PDD-NOS)	299.80
Tiefgreifende Entwicklungsstörung, nicht näher bezeichnet	F84.9	Pervasive developmental Disorder not otherwise specified (PDD-NOS)	299.80

Es gibt geringe Unterschiede, so fehlt z. B. die Untergruppe „Überaktive Störung mit Intelligenzminderung und Bewegungsstereotypien" der ICD-10 im DSM-IV. Zudem unterscheiden sich auch die Beschreibungen. Das DSM-IV und die Forschungskriterien der ICD-10 legen fest, wie viele Symptome aus jedem der drei Bereiche vorhanden sein müssen, um die Diagnose stellen zu können. Die Klinikkriterien der ICD-10 und MAS geben eine Beschreibung der Symptome, legen aber die Anzahl der Symptome nicht fest.

Für die Diagnose der Untergruppe *frühkindlicher Autismus* bedeutet dies, dass ein charakteristisches Muster von Verhaltensauffälligkeiten in der sozialen Interaktion und in der Kommunikation vorhanden sein muss. Zusätzlich müssen stereotype Verhaltensmuster, eingeschränkte, sich wiederholende Interessen und Aktivitäten und Auffälligkeiten im Spiel bestehen. Entscheidend ist, dass sich die veränderte Entwicklung vor dem 3. Lebensjahr manifestiert.

Die Bezeichnung „frühkindlich" bezieht sich auf diesen frühen Beginn. Die Diagnose „frühkindlicher Autismus" wird auch bei Erwachsenen gestellt, wenn sie die aufgeführten Kriterien erfüllen.

Eine eindeutige Störung der Sprachentwicklung wird nicht gefordert, sondern eine Störung in der Kommunikation. Die Forschungskriterien der ICD-10 für den frühkindlichen Autismus sind in **Übersicht 2.1** zusammengefasst.

Neben den für die Diagnose entscheidenden Kernsymptomen bestehen bei den Patienten zusätzlich oft vielfältige Störungen wie Ess- und Schlafstörungen, Wutausbrüche, Aggressionen, Selbstverletzungen und Ängste.

Das *Asperger-Syndrom* ist wie der frühkindliche Autismus durch qualitative Veränderungen in der gegenseitigen sozialen Interaktion und durch eingeschränkte, stereotype, repetitive Verhaltensmuster, Ideen und Aktionen gekennzeichnet. Im Unterschied zum frühkindlichen Autismus wird

gefordert, dass die kognitive Entwicklung altersgemäß ist und die frühe Sprachentwicklung altersgemäß war, d. h. dass das Kind mit zwei Jahren einzelne Worte und mit drei Jahren kommunikative Sätze gesprochen hat. Weiter sollen die Neugierde und die lebenspraktischen Fähigkeiten in den ersten drei Lebensjahren einer normalen kognitiven Entwicklung entsprochen haben. Die Forschungskriterien der ICD-10 für das Asperger-Syndrom (F84.5) sind in **Übersicht 2.2** zusammengefasst. Die Meilensteine der motorischen Entwicklung können verzögert gewesen sein.

Im DSM-IV ist festgelegt, dass die Diagnose frühkindlicher Autismus Priorität hat vor der Diagnose Asperger-Syndrom und gestellt werden muss, wenn die Kriterien dafür erfüllt sind. Dies führt nach Meinung einiger Autoren (Mahoney et al. 1998) dazu, dass es kaum möglich ist, die Diagnose eines Asperger-Syndroms zu stellen. Weiterhin entsprechen die Kriterien von ICD-10 und DSM-IV nicht den ursprünglichen Beschreibungen von Hans Asperger für die, wie er es nannte „Autistische Psychopathie". Daher haben einige Autoren für das Syndrom stärker an der Originalarbeit orientierte Kriterien erarbeitet (Mattila et al. 2007; Gillberg und Gillberg 1989; Szatmari et al. 1989). Dies hat dazu geführt, dass unterschiedliche Definitionen für das Asperger-Syndrom aufgestellt wurden.

Es wird deutlich, wie unterschiedlich die Definitionen sind und dass ein Vergleich von Studien bei so unterschiedlichen diagnostischen Konzepten schwer möglich ist.

Die Diagnose *atypischer Autismus* nach ICD-10 wird gestellt, wenn nicht alle Kriterien für den frühkindlichen Autismus erfüllt sind. Insbesondere geht es um den Beginn der Störung, der nicht vor dem dritten Lebensjahr liegt, oder Störungen in der Interaktion und Kommunikation zwar vorhanden sind, aber nicht in allen Bereichen die für den frühkindlichen Autismus erforderliche Anzahl von Symptomen erreicht wird. Die

Übersicht 2.1: Forschungskriterien für den frühkindlichen Autismus (F84.0)
nach Remschmidt et al. 2006

A. Vor dem 3. Lebensjahr manifestiert sich eine auffällige und beeinträchtigte Entwicklung in mindestens einem der folgenden Bereiche:

1. Rezeptive und expressive Sprache wie sie in der sozialen Kommunikation verwandt wird.
2. Entwicklung selektiver sozialer Zuwendung oder reziproker sozialer Interaktion.
3. Funktionelles und symbolisches Spiel.

B. Insgesamt müssen mindestens sechs Symptome von 1., 2., und 3. vorliegen, davon mindestens zwei von 1. und mindestens eins von 2. und 3.:

1. Qualitative Auffälligkeiten der gegenseitigen sozialen Interaktion in mindestens drei der folgenden Bereiche:
   a. Unfähigkeit, Blickkontakt, Mimik, Körperhaltung und Gestik zur Regulation sozialer Interaktionen zu verwenden.
   b. Unfähigkeit, Beziehungen zu Gleichaltrigen aufzunehmen, mit gemeinsamen Interessen, Aktivitäten und Gefühlen (in einer für das geistige Alter angemessenen Art und Weise, trotz hinreichender Möglichkeiten).
   c. Mangel an sozio-emotionaler Gegenseitigkeit, die sich in einer Beeinträchtigung oder devianten Reaktion auf die Emotionen anderer äußert; oder Mangel an Verhaltensmodulation entsprechend dem sozialen Kontext; oder nur labile Integration sozialen, emotionalen und kommunikativen Verhaltens.

2. Qualitative Auffälligkeiten der Kommunikation in mindestens einem der folgenden Bereiche:
   a. Verspätung oder vollständige Störung der Entwicklung der gesprochenen Sprache, die nicht begleitet ist durch einen Kompensationsversuch durch Gestik oder Mimik als Alternative zur Kommunikation (vorausgehend oft fehlendes kommunikatives Geplapper).
   b. Relative Unfähigkeit, einen sprachlichen Kontakt zu beginnen oder aufrechtzuerhalten (auf dem jeweiligen Sprachniveau), bei dem es einen gegenseitigen Kommunikationsaustausch mit anderen Personen gibt.
   c. Stereotype und repetitive Verwendung der Sprache oder idiosynkratischer Gebrauch von Worten und Phrasen.
   d. Mangel an verschiedenen spontanen Als-ob-Spielen oder (bei jungen Betroffenen) sozialen Imitationsspielen.

3. Begrenzte repetitive und stereotype Verhaltensmuster, Interessen und Aktivitäten in mindestens einem der folgenden Bereiche:
   a. Umfassende Beschäftigung mit gewöhnlich mehreren stereotypen und begrenzten Interessen, die in Inhalt und Schwerpunkt abnorm sind; es kann sich aber auch um ein oder mehrere Interessen ungewöhnlicher Intensität und Begrenztheit handeln.
   b. Offensichtlich zwanghafte Anhänglichkeit an spezifische, nicht funktionale Handlungen und Rituale.
   c. Stereotype und repetitive motorische Manierismen mit Hand- und Fingerschlagen oder Verbiegen, oder komplexe Bewegungen des ganzen Körpers.
   d. Vorherrschende Beschäftigung mit Teilobjekten oder nicht-funktionellen Elementen des Spielmaterials (z. B. ihr Geruch, die Oberflächenbeschaffenheit oder das ihnen hervorgebrachte Geräusch oder ihre Vibration).

C. Das klinische Bild kann nicht einer anderen tiefgreifenden Entwicklungsstörung zugeordnet werden, einer spezifischen Entwicklungsstörung der rezeptiven Sprache (F80.2) mit sekundären sozio-emotionalen Problemen, einer reaktiven Bindungsstörung (F94.2), einer Bindungsstörung mit Enthemmung (F94.1), einer Intelligenzminderung (F70–F72) mit einer emotionalen oder Verhaltensstörung, einer Schizophrenie mit ungewöhnlich frühem Beginn oder einem Rett-Syndrom (F84.2)

Übersicht 2.2: Die Forschungskriterien für das Asperger-Syndrom (F84.5) nach Remschmidt et al. 2006

A. Es fehlt eine klinisch eindeutige Verzögerung der gesprochenen und rezeptiven Sprache oder der kognitiven Entwicklung. Die Diagnose verlangt, dass einzelne Worte bereits im 2. Lebensjahr oder früher und kommunikative Phrasen im dritten Lebensjahr oder früher benutzt wurden. Selbsthilfefertigkeiten, adaptives Verhalten und die Neugier an der Umgebung sollten während der ersten drei Lebensjahre einer normalen intellektuellen Entwicklung entsprechen. Allerdings können Meilensteine der motorischen Entwicklung etwas verspätet auftreten und eine motorische Ungeschicklichkeit ist ein häufiges (aber kein notwendiges) diagnostisches Merkmal. Isolierte Spezialfertigkeiten, oft verbunden mit einer auffälligen Beschäftigung sind häufig, aber für die Diagnose nicht erforderlich:

B. Qualitative Beeinträchtigungen der gegenseitigen sozialen Interaktion (entsprechend den Kriterien für den frühkindlichen Autismus):

1. Qualitative Auffälligkeiten der gegenseitigen sozialen Interaktion in mindestens drei der folgenden Bereiche:
   a. Unfähigkeit, Blickkontakt, Mimik, Körperhaltung und Gestik zur Regulation sozialer Interaktionen zu verwenden.
   b. Unfähigkeit, Beziehungen zu Gleichaltrigen aufzunehmen, mit gemeinsamen Interessen, Aktivitäten und Gefühlen (in einer für das geistige Alter angemessenen Art und Weise, trotz hinreichender Möglichkeiten).
   c. Mangel an sozio-emotionaler Gegenseitigkeit, die sich in einer Beeinträchtigung oder devianten Reaktion auf die Emotionen anderer äußert; oder Mangel an Verhaltensmodulation entsprechend dem sozialen Kontext; oder nur labile Integration sozialen, emotionalen und kommunikativen Verhaltens.

C. Ein ungewöhnlich intensives umschriebenes Interesse oder begrenzte repetitive und stereotype Verhaltensmuster, Interessen und Aktivitäten. (Entspricht den Kriterien für Autismus, hier sind aber motorische Manierismen, ein Beschäftigtsein mit nicht-funktionalen Elementen von Spielmaterial ungewöhnlich).

1. Begrenzte repetitive und stereotype Verhaltensmuster, Interessen und Aktivitäten in mindestens einem der folgenden Bereiche:
   a. Umfassende Beschäftigung mit gewöhnlich mehreren stereotypen und begrenzten Interessen, die in Inhalt und Schwerpunkt abnorm sind; es kann sich aber auch um ein oder mehrere Interessen ungewöhnlicher Intensität und Begrenztheit handeln.
   b. Offensichtlich zwanghafte Anhänglichkeit an spezifische, nicht-funktionale Handlungen und Rituale.
   c. Stereotype und repetitive motorische Manierismen mit Hand- und Fingerschlagen oder Verbiegen, oder komplexe Bewegungen des ganzen Körpers.
   d. Vorherrschende Beschäftigung mit Teilobjekten oder nicht-funktionellen Elementen des Spielmaterials (z. B. ihr Geruch, die Oberflächenbeschaffenheit oder das ihnen hervorgebrachte Geräusch oder ihre Vibration).

D. Die Störung ist nicht einer anderen tiefgreifenden Entwicklungsstörung, einer schizotypen Störung (F21), einer Schizophrenia simplex (F20.6), einer reaktiven Bindungsstörung des Kindesalters oder einer Bindungsstörung mit Enthemmung (F94.1 und 94.2), einer zwanghaften Persönlichkeitsstörung (F60.5) oder einer Zwangsstörung (F42) zuzuordnen.

Tab. 2.3: Vergleich verschiedener Diagnoseschemata für das Asperger-Syndrom

	Asperger 1944	Gillberg 1989, 1991, 2002	Szatmari 1989	Klin 2005
Soziale Beeinträchtigung	Einengung der Beziehungen zur Umwelt Auffälliger Blickkontakt Kein Gefühl für persönliche Distanz Unzulängliche soziale Einordnung Schwierigkeit, sich in die Gefühle anderer zu versetzen Eine qualitative Veränderung der Gefühlsreaktionen Der autistische Psychopath ist eine Extremvariante des männlichen Charakters	Soziale Beeinträchtigung (extreme Selbstbezogenheit) 2 von 4 Kriterien: a. Schwierigkeiten im Kontakt mit Gleichaltrigen b. Gleichgültigkeit im Kontakt mit Gleichaltrigen c. Schwierigkeiten in der Interpretation von sozialen Hinweisreizen d. Sozial und emotional unangemessenes Verhalten	1. Soziale Isolation 2 von 4 Kriterien a. Keine engen Freunde b. Vermeidet Kontakt c. Kein Interesse, Freundschaften zu schließen d. Einzelgängertum 2. Eingeschränkte soziale Interaktion 1 von 5 Kriterien a. Geht nur aus eigenen Interessen/Bedürfnissen auf andere zu b. Ungeschickte soziale Kontaktaufnahme c. Einseitige Reaktionen auf Gleichaltrige d. Schwierigkeiten im Erkennen von Gefühlen bei anderen e. Desinteresse an den Gefühlen anderer	Störungen der sozialen Interaktion Entsprechend den Cut-off-Werten für die soziale Interaktion im diagnostischen Interview ADI-R. Soziale Motivation ist vorhanden Aktuelle Auffälligkeiten der sozialen Interaktion Entsprechend den Cut-off-Werten für die soziale Interaktion der Beobachtungsskala ADOS
Stereotypien Umschriebene Interessen	Handbewegungen Schaukelbewegungen Sehr ausgeprägte Sonderinteressen	Umschriebene Interessen 1 von 4 Kriterien a. Ablehnung anderer Aktivitäten b. Repetitives Festhalten c. Mehr mechanisch als bedeutungsvoll 3. Zwanghaftes Bedürfnis nach bekannten Routinen und Interessen 1 von 2 Kriterien a. Bezüglich aller Aspekte des alltäglichen Lebens b. Bezüglich anderer Menschen		Umschriebene (sozial beeinträchtigende Interessen liegen vor, die das Ansammeln von Fakten und Informationen betreffen

	Asperger 1944	Gillberg 1989, 1991, 2002	Szatmari 1989	Klin 2005
Sprach- auffällig- keiten	Auffällige Intonation Wortneuschöpfungen Sehr flüssige Sprache Auffallender Wortschatz	4. Sprachauffälligkeiten 3 von 5 Kriterien a. Verzögerte Sprachentwicklung b. Oberflächlich perfekte expressive Sprache c. Formal pedantische Sprache d. Auffällige Prosodie, eigentümliche stimmliche Auffälligkeiten e. Einschränkungen im Sprachverständnis einschließlich Fehlinterpretationen von wörtlichen/ impliziten Bedeutungen	Sprachauffälligkeiten 4 von 6 Kriterien a. Auffällige Betonung b. Großer Sprachumfang c. Nicht-kommunikativer Gebrauch der Sprache d. Kein Zusammenhang mit der Konversation e. Idiosynkratischer Gebrauch von Wörtern f. Stereotyper Gebrauch von Sprache	Formale Sprache unauffällig, oder frühzeitig einsetzend (Altkluge Sprache) Wortreiche Ausdrucksweise Pragmatische Defizite
Probleme der Kommu- nikation	Arm an Mimik und Gestik Mimik und Gestik wird nicht zur Kommunikation eingesetzt Sprache wird wenig zur Kommunikation eingesetzt	5. Probleme in der nonverbalen Kommunikation 1 von 5 Kriterien a. Eingeschränkter Gebrauch der Gestik b. Ungeschickte/linkische Körpersprache c. Eingeschränkter mimischer Ausdruck d. Unangemessener mimischer Ausdruck e. Eigentümlicher starrer Blick	Eingeschränkte nonverbale Kommunikation 1 von 7 Kriterien a. Eingeschränkte mimische Ausdrucksfähigkeit b. Emotionen können nicht am Gesichtsausdruck des Kindes erkannt werden c. Unfähigkeit, mit den Augen zu kommunizieren d. Vermeidet es andere anzuschauen e. Kein Gebrauch der Hände, um den Ausdruck zu untermalen f. Umfangreiche und ungeschickte Gesten g. Geht zu nah an andere Menschen heran	
Motori- sche Un- geschick- lichkeit	Oft vorhanden	Schlechte Leistungen bei der Untersuchung des neurologischen Entwicklungsstandes		

25

diagnostische Zuordnung ist oft nicht sicher zu treffen (Mahoney et al. 1998).

Beim *Rett-Syndrom* handelt es sich um eine inzwischen bei 80 % der Erkrankten nachweisbare genetische Störung auf dem X-Chromosom, die fast ausschließlich bei Mädchen auftritt. Es kommt zu einem Stillstand der bis dahin normalen Entwicklung zwischen dem 7. und 24. Lebensmonat und danach zu zunehmendem Verlust des Handgebrauchs, der Sprache und der Lokomotion. Die Kinder zeichnen sich durch charakteristische wringende Handbewegungen und im Verlauf eine Hyperventilation aus (▶ Kap. 9.2.3).

Die *anderen desintegrativen Störungen des Kindesalters* sind gekennzeichnet durch eine Phase einer eindeutig normalen Entwicklung bis zum dritten Lebensjahr, gefolgt von einem relativ schnellen Abbau der erworbenen Fähigkeiten in der Sprache, im Spiel, im sozialen Kontakt und in lebenspraktischen Fertigkeiten. Das klinische Bild ähnelt später dem des frühkindlichen Autismus in Kombination mit einer schweren geistigen Behinderung.

Die *überaktive Störung mit Intelligenzminderung und Bewegungsstereotypien* wird bereits in der ICD-10 als eine schlecht definierte Störung mit fraglicher Validität beschrieben. Es handelt sich um Patienten mit einer schweren Intelligenzminderung (IQ < 35), einer ausgeprägten Hyperaktivität und Aufmerksamkeitsstörungen.

Die Diagnose einer *sonstigen oder nicht näher bezeichneten tiefgreifenden Entwicklungsstörung* sollte möglichst wenig gestellt werden, sie wird aber zunehmend in Anlehnung an die DSM-IV-Klassifikation „Pervasive Developmental Disorders Not Otherwise Specified" (PDDNOS) synonym mit dem atypischen Autismus verwandt. PDDNOS ist inzwischen zu einer häufigen Diagnose geworden und trägt wesentlich mit dazu bei, dass die Prävalenzzahlen für die tiefgreifenden Entwicklungsstörungen deutlich gestiegen sind (▶ Kap. 3).

2.3 Probleme der Klassifikation

Mit der Einteilung der Untergruppen in der ICD-10 und im DSM-IV sind verschiedene Probleme verbunden. Die Unterscheidung, ob ein Patient eine tiefgreifende Entwicklungsstörung hat oder nicht, kann mit großer Zuverlässigkeit gestellt werden. Eine ausreichend reliable Zuordnung der Patienten zu den Untergruppen gelingt dagegen nur für den frühkindlichen Autismus, nicht aber für die anderen Untergruppen (Mahoney et al. 1998).

Es wird diskutiert, ob das Asperger-Syndrom eine eigene diagnostische Einheit ist und sich vom frühkindlichen Autismus mit durchschnittlicher Intelligenz (high-functioning autism, HFA) tatsächlich in der Symptomatik und im Verlauf abgrenzen lässt. Es gibt Untersuchungen, in denen kein Unterschied zwischen den Gruppen gefunden wurde (Miller und Ozonoff 2000; Howlin 2003; Rühl et al. 2001).

Auch die Unterscheidung des Asperger-Syndroms von den „sonstigen tiefgreifenden Entwicklungsstörungen" wird diskutiert (Mahoney et al. 1998).

Probleme in der Zuordnung und Definition entstehen z. T. dadurch, dass nicht zwischen Sprachstörungen und Kommunikationsstörungen unterschieden wird, und dass Informationen aus der Vorgeschichte, die nicht immer sicher erhoben werden können, für die Diagnose herangezogen werden. Das Kriterium „Charakteristisches Muster abnormer Funktionen im Bereich der Kommunikation" muss beim Asperger-Syndrom nicht erfüllt sein, bei der Symptomatik wird aber von allen Autoren beschrieben, dass die Kinder erhebliche Auffälligkeiten in der Kommunikation aufweisen, die durch die gute Sprachfähigkeit nicht kompensiert werden (Remschmidt und Kamp-Becker 2006, S. 91). Je nachdem, wie diese Auffälligkeiten zugeordnet werden, wird eher die Diagnose frühkindlicher Autismus oder Asperger-Syndrom gestellt.

Bei der Unterscheidung des Asperger-Syndroms vom frühkindlichen Autismus spielt die frühe unauffällige Sprachentwicklung, die Neugierde und die normale Selbstständigkeit in lebenspraktischen Fähigkeiten in den ersten drei Lebensjahren eine wichtige Rolle. Da aber gerade beim Asperger-Syndrom die Diagnose oft spät, im Jugend- oder Erwachsenenalter gestellt wird, ist fraglich, wie verlässlich diese Angaben erhoben werden können.

2.4 Homogenität der Untergruppen

Es ist seit langem klar, dass die Gruppe der Patienten mit einer tiefgreifenden Entwicklungsstörung sehr heterogen ist. Selbst innerhalb der einzelnen Untergruppen unterscheiden sich die Kinder deutlich z. B. im Ausmaß der Störung in der sozialen Interaktion und der qualitativen Veränderung der Kommunikation, in der Ausprägung repetitiver stereotyper Verhaltensweisen und eingeschränkten Interessen, aber auch im Ausmaß der Sprachstörung, der Intelligenz und der motorischen Fähigkeiten.

Insbesondere durch die genetischen Studien in den letzten Jahren ist die Frage nach Untergruppen, die einen einheitlicheren Phänotyp aufweisen, sehr in den Mittelpunkt der Forschung geraten. Neben der Hoffnung, durch homogenere Gruppen die Ursachen besser klären zu können, geht es aber auch darum zu klären, ob der Verlauf in solchen Untergruppen besser vorausgesagt werden kann und Hinweise gefunden werden, welche Gruppen auf welche Art der Förderung günstig reagieren.

Es sind verschiedene Kriterien für die Unterteilung der Gesamtgruppe in homogene

Untergruppen vorgeschlagen worden. Eine Einteilung ist die in syndromalen und idiopathischen Autismus („complex" und „essential" in der englischsprachigen Literatur). Beim syndromalen Autismus bestehen neben dem typischen Verhaltensmuster der autistischen Störung Erkrankungen spezifischer Ätiologie, häufig chromosomale Aberrationen wie die tuberöse Sklerose, das Fragile-X-Syndrom, die Neurofibromatose oder die unbehandelte Phenylketonurie (Remschmidt 2008). Zum syndromalen Autismus gehören auch die von Miles und Mitarbeitern (2008) beschriebenen Kinder mit dysmorphen Zeichen und/oder einer Mikrozephalie. Nach Fombonne (2003) wird der syndromale Autismus bei etwa 6–10 % der Kinder mit einer tiefgreifenden Entwicklungsstörung diagnostiziert.

Wing und Gould (1979) ziehen die Störungen im sozialen Bereich bei Kindern mit einer Autismus-Spektrum-Störung für die Einteilung in Untergruppen heran. Sie unterscheiden zwischen Kindern mit:

• Sozialem Rückzug/„Social Aloofness",
• Passiver Interaktion/„Passive Interaction",
• Aktiver aber sonderbarer Interaktion/ „Active but Odd".

In vielen Untersuchungen wird in Gruppen mit einem Intelligenzquotienten (IQ) unter 70 bzw. über 70 unterteilt. Man geht davon aus, dass die Kernsymptome unabhängig von der Intelligenz sind, dass aber die Intelligenzminderung eigene Besonderheiten in das Störungsbild einbringt. Zum Teil wird die Grenze auch bei einem IQ von 50 gezogen. Personen, deren IQ über diesem Grenzwert liegt, werden als „high-functioning" bezeichnet.

In einigen Studien konnte das Maß für die Koppelung von Genen, der LOD-Score („Logarithm of the Odds"), deutlich erhöht werden, wenn das Alter beim Auftreten erster Sätze zur Unterscheidung der Untergruppen herangezogen wurde. Der LOD-Score wird zur Einschätzung der Erblichkeit eines Merkmals herangezogen. Man nahm daher an, dass man mit der Variablen „Alter beim Auftreten erster Sätze" Untergruppen mit verschiedenem Phänotyp unterscheiden kann. Aber die Frage, welche Rolle dabei der Sprachbeginn tatsächlich spielt, kann nicht beantwortet werden, da eine enge Beziehung dieser Variablen mit anderen Merkmalen, z. B. der nonverbalen Intelligenz oder dem Alter, besteht (Hus et al. 2007).

2.5   Kategoriale versus dimensionale Klassifikationen

Seit längerem wird eine Diskussion darüber geführt, ob die kategoriale Einteilung der Störungen, wie sie in der ICD-10 und im DSM-IV herangezogen wird, nicht besser durch eine dimensionale Klassifikation ersetzt werden sollte. In der kategorialen Klassifikation geht man davon aus, dass eine klare Abgrenzung der Gruppe mit einer psychiatrischen Diagnose von „Normalen" oder „Gesunden" besteht. Bestimmte „pathologische" Verhaltensweisen führen zur Zuordnung zu einer bestimmten Diagnose. Bei der dimensionalen Klassifikation ist die Annahme, dass es sich, z. B. bei der Fähigkeit zur sozialen Interaktion, um ein Merkmal handelt, das in unterschiedlicher Ausprägung bei jedem Menschen vorhanden ist (Poustka et al. 2004). Der Grenzwert, ab dem von einer Störung gesprochen wird, ist „willkürlich" gesetzt.

Für die autistische Störung wird diskutiert, ob es eine dimensionale Verteilung nur eines Merkmals gibt, die alle Symptome des Autismus beeinflusst, oder ob mehrere dimen-sionale Merkmale die unterschiedlichen Störungsbilder besser beschreiben.

Constantino und Todd (2003) führten eine Untersuchung zu autistischem Verhalten durch. Die Untersuchungsgruppe bestand aus etwa 800 Zwillingspaaren zwischen 7–15 Jahren aus der „Missouri twin study", von denen nur ein sehr kleiner Prozentsatz eine Störung aus dem autistischen Formenkreis zeigte. Die Eltern der an der Untersuchung teilnehmenden Kinder füllten einen Fragebogen zur reziproken sozialen Interaktion (Social Responsiveness Scale) ihrer Kinder aus. Die Ergebnisse aus diesen Fragebögen bildeten die Grundlage für die Beurteilung der reziproken sozialen Interaktion der Kinder. Die Autoren fanden eine kontinuierliche Verteilung der sozialen Responsivität in der Gruppe und folgerten daraus, dass die sozialen Auffälligkeiten, die zur Diagnose einer autistischen Störung führen, in geringerer Ausprägung in der Bevölkerung häufig sind und dass das Ausmaß, ab dem man von einer psychiatrischen Störung spricht, relativ willkürlich festgelegt wurde.

Bei der Suche nach Strukturen, die dem Phänotyp der ASS zugrunde liegen, kommen Van Lang et al. (2006) und Georgiades et al. (2007) zu dem Schluss, dass drei Faktoren sinnvoll sind. Diese Faktoren unterscheiden sich von den drei Bereichen in den Klassifikationen, der sozialen Interaktion, der Kommunikation und den repetitiven, stereotypen Verhaltensweisen und eingeschränkten Interessen. Aufgrund der Analyse von Daten des Autism Diagnostic Interview (ADI-R) berechneten beide Autorengruppen die zugrunde liegende Struktur. In beiden Untersuchungen wurden ein Faktor, der sozial-kommunikative Items umfasst, und ein zweiter Faktor „stereotype Sprache und nonfunktionales, ritualisiertes Verhalten" gefunden. Bei Van Lang gibt es einen dritten Faktor „So-tun-als-ob-Spiel". Bei Georgiades et al. (2007) ist der dritte Faktor „repetitives, sensorisches und motorisches Verhalten". Weitere Untersuchungen werden zeigen müssen, ob es replizierbare Faktoren gibt, und ob sie mit Daten, die nicht mit dem ADI-R, sondern z. B. mit Verhaltensbeobachtungen erhoben wurden, auch gefunden werden.

Durch den Einsatz unterschiedlicher statistischer Methoden (Clusteranalyse: Beglinger und Smith 2001; Taxonometrische Verfahren: Ingram et al. 2007), die die Frage klären sollen, ob eine kategoriale oder dimensionale Struktur die Daten besser beschreibt, wird die Diskussion um die beste Aufteilung des autistischen Spektrums in Untergruppen weitergeführt.

In der klinischen Arbeit bewährt sich zurzeit eine Mischung aus kategorialem und dimensionalem Ansatz, bei der eine Zuordnung zu den Diagnosen sich als sinnvoll erwiesen hat, aber sehr wohl Symptome, wie z. B. sprachliche oder soziale Auffälligkeiten, dimensional betrachtet werden.

> Frühkindlicher Autismus, Asperger-Syndrom und atypischer Autismus bilden die Autismus-Spektrum-Störungen. Als tiefgreifende Entwicklungsstörungen werden sie in den beiden Klassifikationen ICD-10 und DSM-IV zusammen mit den umschriebenen Entwicklungsstörungen zur Gruppe der Entwicklungsstörungen zusammengefasst.
>
> Die Diagnose einer tiefgreifenden Entwicklungsstörung und eines frühkindlichen Autismus kann mit hoher Übereinstimmung gestellt werden. Die Diagnosen für die übrigen Untergruppen sind weniger reliabel.
>
> Eine Mischung aus kategorialem und dimensionalem Ansatz hat sich in der klinischen Diagnostik bewährt.

Literatur

American Psychiatric Association (2000) Pervasive developmental disorders. In Diagnostic and statistical manual of mental disorders. 4th Edn. – text revision/DSM-IV-TR. Washington DC: American Psychiatric Association. Pp. 69–70.

Asperger H (1944) Die „Autistischen Psychopathen" im Kindesalter. Archiv Psychiat Nervenheilk 117:76–136.

Beglinger L, Smith T (2001) A review of subtyping in autism and proposed dimensional classification. J Autism Dev Disord 31:411–422.

Constantino J, Todd R (2003) Autistic traits in the general population: a twin study. Arch Gen Psychiatry 60:524–530.

Dilling H, Mombour W, Schmidt M (1991) Internationale Klassifikation psychischer Störungen. ICD-10. Bern: Huber.

Dilling H, Mombour W, Schmidt M (Hrsg.) (1999) Internationale Klassifikation psychischer Störungen. ICD-10 Kapitel V (F). Klinisch-diagnostische Leitlinien. 3. Aufl. Bern: Huber.

Fombonne E (2003) Epidemiological surveys of autism and other pervasive developmental disorders: an upgrade. J Autism Develop Dis 33:365–382.

Georgiades S, Szatmari P, Zwaigenbaum L, Duku E, Bryson S, Roberts W, Goldberg J, Mahoney W (2007) Structure of the autism symptom phenotype. J Am Acad Child Adolesc Psychiatry 46:188–196.

Gillberg C (1991) Clinical and neurobiological aspects of Asperger-syndrome in six family studies. Cambridge: Cambridge University Press.

Gillberg C (2002) A guide to Asperger syndrome. Cambridge: Cambridge University Press.

Gillberg I, Gillberg C (1989) Asperger syndrome – some epidemiological considerations: a research note. J Child Psychol Psychiat 30:631–638.

Howlin P (2003) Outcome in high-functioning adults with autism with and without early language delays: implications for the differentiation between autism and Asperger syndrome. J Autism Dev Disord 33:3–13.

Hus V, Pickles A, Cookjr E, Risi S, Lord C (2007) Using autism diagnostic interview – revised to increase phenotypic homogeneity in genetic studies of autism. Biolog Psychiat 61:438–448.

Ingram D, Takahashi T, Miles J (2007) Defining autism subgroups: a taxometric solution. J Autism Dev Disord 38:950–960.

Klin A, Pauls D, Schultz R, Volkmar F (2005) Three diagnostic approaches to Asperger syndrome: implications for research. J Autism Dev Disord 35:221–234.

Mahoney WJ, Szatmari P, MacLean JE, Bryson SE, Bartolucci G, Walter SD, Jones MB, Zwaigenbaum L (1998) Reliability and accuracy of differentiating pervasive developmental disorder subtypes. J Am Acad Child Adolesc Psychiat 37:278–285.

Mattila ML, Kielinen M, Jussila K, Linna SL, Bloigu R, Ebeling H, Moilanen I (2007) An epidemiological and diagnostic study of Asperger syndrom according to four sets of diagnostic criteria. J Am Acad Child Adolesc Psychiatry 46:636–646.

Miles J, Takahashi T, Munden N, Flournoy N, Braddok S, Martin R, Spence M, Hillman R, Farmer J (2008) Development and validation of a measure of dysmorphology: useful for autism subgroup classification. Am J Med Genet A 146:1101–1116.

Miller J, Ozonoff S (2000) The external validity of Asperger disorder: lack of evidence from the domain of neuropsychology. J Abnorm Psychol 109:227–238.

Poustka F, Bölte S, Feineis-Matthews S, Schmötzer G (2004) Autistische Störungen. Göttingen: Hogrefe.

Remschmidt H (2008) Autismus. In: Herpertz-Dahlmann B, Resch F, Schulte-Markwort M, Warnke A (Hrsg.) Entwicklungspsychiatrie. Stuttgart: Schattauer. S. 600–625.

Remschmidt, H, Kamp-Becker I (2006) Asperger-Syndrom. Heidelberg: Springer.

Remschmidt H, Schmidt M, Poustka F (2006) Multiaxiales Klassifikationsschema für psychische Störungen des Kindes- und Jugendalters nach ICD 10 der WHO. 5. Aufl. Bern: Huber.

Rühl D, Bölte S, Poustka F (2001) Sprachentwicklung und Intelligenzniveau beim Autismus. Nervenarzt 72:535–540.

Saß H, Wittchen H-U, Zaudig M (1996) Diagnostisches und statistisches Manual psychischer Störungen, DSM-IV. Göttingen: Hogrefe.

Szatmari P, Bremner R, Nagy J (1989) Asperger's syndrome: a review of clinical features. Can J Psychiatry 34:554–560.

Van Lang N, Boomsma A, Sytema S (2006) Structural equation analysis of a hypothesized symptom model in autism spectrum. J Child Psychol Psychiatry 47:37–44.

Wing L, Gould J (1979) Severe impairment of social interaction and associated abnormalities in children: epidemiology and classification. J Autism Dev Disord 9:11–29.

3 Epidemiologie

Hedwig Amorosa

Der frühkindliche Autismus galt lange als eine sehr seltene Erkrankung mit einer Häufigkeit von 0,41 auf 1 000. Die erste epidemiologische Studie wurde 1966 von Lotter durchgeführt. Bis in die späten 90er Jahre des vorigen Jahrhunderts blieb diese Zahl für den frühkindlichen Autismus etwa gleich (Charman 2002). Die Prävalenz für das autistische Spektrum wurde mit 2/1 000 angegeben (Fombonne et al. 1997; Gillberg und Wing 1999).

In epidemiologischen Untersuchungen seit 2000 ist die Prävalenz für das autistische Spektrum auf 6,5–6,6/1 000 angestiegen. Auf diese Studien soll zunächst eingegangen werden.

3.1 Häufigkeit der Autismus-Spektrum-Störungen

Baird et al. (2000) untersuchten 16 235 Kinder aus Südostengland im Alter von 18 Monaten mit dem Screening für Autismus (CHAT). Im Alter von sieben Jahren führten sie eine Studie durch, in der es darum ging, nicht nur die Kinder zu untersuchen, die mit 18 Monaten im Screening aufgefallen waren, sondern auch die Kinder, die inzwischen Symptome aus dem autistischen Spektrum entwickelt hatten. Sie berechneten eine Prävalenz von 5,8/1 000.

In einer weiteren Untersuchung aus England (Chakrabati und Fombonne 2001) wurden in Staffordshire 15 500 Kinder zwischen 2,5 und 6,5 Jahren, bei denen eine Entwicklungsstörung vorlag, über verschiedene Stellen wie „health visitors", Sprachtherapeuten, Hausärzte und Kinderärzte, die vorher ein Training zur Früherkennung von Entwicklungsrückständen erhalten hatten, erfasst und von einem multidisziplinären Team diagnostiziert. Die Prävalenz für alle Störungen aus dem autistischen Formenkreis wurde mit 6,26/1 000 angegeben.

In einer Untersuchung aus New Jersey, USA (Bertrand et al. 2001) wurden in einer Population von 8 896 Kindern im Alter von drei bis zehn Jahren über Schulakten, pädiatrische Unterlagen, lokale Elternorganisationen und Eltern, die sich gemeldet hatten, nachdem das Projekt in den lokalen Medien beschrieben worden war, alle Kinder mit einem Verdacht auf eine Störung aus dem autistischen Spektrum erfasst und von einem multidisziplinären Team untersucht. Die Prävalenz für eine autistische Störung war 6,7/1 000.

In **Tab. 3.1** sind Prävalenzangaben für die Autismus-Spektrum-Störungen aus verschiedenen Ländern, die seit 2000 erhoben wurden, zusammengefasst.

Es wird deutlich, dass aus den USA (Nicholas et al. 2008), China (Wong und Hui 2008) und South Wales (Latif und Williams 2007) ähnliche Prävalenzen mit 6,0–6,5/1 000 gefunden werden. Diese Studien lassen Zweifel an den Prävalenzen von 2/1 000 aufkommen, die um die Jahrtausendwende als „Beste Schätzungen" von dem Medical Research Counsil (2001) und von Hochrechnungen aus Metaanalysen von Fombonne (1997) angegeben wurden (Charman 2002).

Die stetige Zunahme der Prävalenz gab es aber bereits vor der Jahrtausendwende. In einer Übersicht über epidemiologische Untersuchungen von Gillberg und Wing (1999) wurden die Ergebnisse nach Jahren zusammengefasst. Die Studien von 1966–1973 ergaben eine Prävalenz von 0,44/1 000 während sie für Studien aus den Jahren 1990–1997 höhere Rate von 0,96/1 000 errechneten.

Tab. 3.1: Häufigkeitsangaben für Autismus-Spektrum-Störungen seit 2000 aus verschiedenen Ländern.

Autor/Jahr	Baird et al. (2000)	Bertrand et al. (2001)	Chakrabati und Fombonne (2001)	Latif (2007)	Wong, Hui (2008)	Nicholas (2008)
Land	UK	USA	UK	UK	Honkong	USA
Population	16 235	8 896	15 500			47 726
Alter (Jahre)	7	3–10	4–7	< 17	< 15	8
Prävalenz ASS (/1000)	5,79	6,75	6,13	6,12	0,548	6,2
Jungen: Mädchen	2,2:1	2,7:1	3,7:1	–	6,58:1	3,1:1
IQ > 70	37 %	51 %	29,2 %	–	–	39,6 %

Tab. 3.2: Häufigkeitsangaben für den frühkindlichen Autismus, das Asperger-Syndrom und die Autismus-Spektrum-Störungen in Studien seit 2000

	Frühkindlicher Autismus	Asperger-Syndrom	Autismus-Spektrum-Störung
Baird et al. 2000	3,08/1 000	3,1/1 000	27,1/1 000
Bertrand et al. 2001	4,05/1 000	–	6,7/1 000
Chakrabati und Fombonne 2001	1,68/1 000	0,84/1 000	5,29/1 000
Latif et al. 2007	1,27/1 000	3,45/1 000	6,12/1 000

Im Folgenden soll auf die Häufigkeit in den Subgruppen eingegangen werden.

Die Häufigkeit der Subgruppen variiert in einzelnen Studien stärker als die Gesamtprävalenz für Störungen aus dem autistischen Spektrum. Es ist schwierig, die Zahlen zu vergleichen, da die Subgruppen in unterschiedlicher Weise zusammengefasst werden. **Tabelle 3.2** fasst die Angaben aus einer Reihe von Studien für den frühkindlichen Autismus, das Asperger-Syndrom und die Autismus-Spektrum-Störungen zusammen.

In ihrer Nachuntersuchung von Kindern, die im Alter von 18 Monaten mit dem CHAT untersucht worden waren, berechneten Baird et al. (2000) im Alter von sieben Jahren eine Häufigkeit von 3,08/1 000 für den frühkindlichen Autismus und das Asperger-Syndrom zusammen und zusätzlich 2,71/1 000 für den atypischen Autismus (PDDNOS). Charkrabarti und Fombonne (2001) fanden folgende Prävalenzen für die Subgruppen: Frühkindlicher Autismus 1,68/1 000, andere tiefgreifende Entwicklungsstörungen, einschließlich Asperger-Syndrom 4,58/1 000. In der Untersuchung von Bertrand et al. (2001) wurden folgende Prävalenzen angegeben: Frühkindlicher Autismus 4,0/1 000, andere tiefgreifende Entwicklungsstörungen einschließlich Asperger-Syndrom 2,7/1 000.

Die Knabenwendigkeit der Autismus-Spektrum-Störung wird in allen Untersuchungen gefunden, sie ist am deutlichsten beim Asperger-Syndrom, aber die Angaben variieren von 1,33:1 bis 16,0:1 für das Verhältnis von Jungen zu Mädchen (Fombonne 2003).

3.2 Probleme mit den Angaben zur Prävalenz

Die unterschiedlichen Häufigkeiten in den epidemiologischen Studien haben verschiedene Gründe. Einmal spielt die Größe der Population, die untersucht wird, eine Rolle. Kleine Populationen führen zu einer Überschätzung der Prävalenzen, während in sehr großen Populationen die Gefahr besteht, dass die Diagnostik nicht einheitlich und genau durchgeführt werden kann (Charman 2002).

Eine wichtige Rolle spielt auch die Art der Fallfindung. In manchen Studien wird auf bereits erfasste Fälle, z. B. in den Schulakten zurückgegriffen, während andere Untersuchungen auf unterschiedliche Informationen, z. B. von Haus- und Kinderärzten, „Public Health Nurses", Schulen und Kindergärten, zurückgreifen und gezielt nach möglichen Fällen suchen, die dann von einem multidisziplinären Team genau untersucht werden (Charman 2002).

Es wurden über die Jahre verschiedene Klassifikationen (DSM-III, DSM-III-R, DSM-IV, ICD-9, ICD-10) eingesetzt, die die Störungsbilder unterschiedlich definieren. In einer finnischen Studie untersuchten Mattila et al. (2007) die Häufigkeit des Asperger-Syndroms nach vier verschiedenen Klassifikationen, DSM-IV, ICD-10, Gillberg und Gillberg sowie Szatmari (▶ Kap. 2). Tabelle 3.3 zeigt die unterschiedlichen Ergebnisse.

Tab. 3.3: Prävalenz des Asperger-Syndroms nach unterschiedlichen diagnostischen Kriterien nach Mattila et al. (2007)

Klassifikation	Prävalenz/1000
DSM-IV	2,5
ICD-10	2,9
Gillberg & Gillberg	2,7
Szatmari	1,6

Die Reliabilität der Diagnosestellung ist unterschiedlich für die einzelnen Subgruppen aus dem autistischen Spektrum. Während der frühkindliche Autismus mit hoher Zuverlässigkeit übereinstimmend diagnostiziert wird, sind die Übereinstimmungen für das Asperger-Syndrom und den atypischen Autismus/PDD-NOS deutlich niedriger (Mahoney et al. 1998; Volkmar et al. 1994).

3.3 Zunahme der Häufigkeit

Bei der erheblichen Zunahme der Fallzahlen auf das 30- bis 40-fache muss diskutiert werden, ob es sich um eine tatsächliche Zunahme der Erkrankung handelt oder eher um eine Veränderung in der Diagnosestellung.

3.3.1 Tatsächliche Zunahme

Im Jahr 1998 veröffentlichten Wakefield und Mitarbeiter eine Arbeit im Lancet, in der über zwölf Kinder berichtet wurde, die eine gastrointestinale Störung hatten zusammen mit einer Verhaltensregression wie bei einem Teil der Kinder mit einer autistischen Störung. Bei acht Kindern wurde ein Zusammenhang mit der Dreifachimpfung für Masern, Mumps und Röteln angenommen. Dies löste viele Studien aus, die den Zusammenhang zwischen Impfungen und dem Auftreten einer autistischen Störung untersuchten. Dabei wurde insbesondere eine Quecksilberverbindung, Thimerosal, die dem Impfstoff als Konservierungsstoff beigefügt ist, angeschuldigt. Inzwischen haben Untersuchungen u. a. Übersichten des amerikanischen Instituts für Medizin, der amerikanischen Akademie für Pädiatrie und des Medical Research Council in Großbritannien gezeigt, dass kein Zusammenhang zwischen den Impfungen und dem Auftreten einer autistischen Störung besteht und auch kein Zusammenhang mit dem quecksilberhaltigen Konservierungsstoff nachweisbar ist (Schechter und Grether 2008; Young et al. 2008). So nimmt die Häufigkeit der Fälle mit einer autistischen Störung in Ländern zu, auch nachdem keine quecksilberhaltigen Konservierungsstoffe mehr eingesetzt werden (deStefano 2007).

Die Häufigkeit von Symptomen aus dem autistischen Spektrum im Alter von 21 Monaten bei sehr kleinen Frühgeborenen (Geburtsgewicht < 1 500 g) beträgt nach einer Untersuchung von Limperopoulos et al. (2008) 26 %. Da die Anzahl der sehr kleinen Frühgeborenen, die überleben, zunimmt, könnte hierin die Ursache für eine Zunahme der diagnostizierten Fälle liegen. Dabei ist aber zu berücksichtigen, dass die Anzahl sehr kleiner Frühgeborener gering ist und die Zunahme der Häufigkeit autistischer Störungen nicht ausreichend erklären kann.

3.3.2 Vermeintliche Zunahme

Es wird von vielen Untersuchern angenommen, dass es sich bei der Zunahme nicht um eine tatsächliche Veränderung der Prävalenzen, sondern um eine veränderte Diagnosestellung handelt.

Wazana et al. 2007 haben an einem Modell berechnet, wie eine Veränderung der Definition, ein jüngeres Alter bei der Diagnosestellung oder eine Verbesserung der Fallfindung zu einer erheblichen Veränderung der Prävalenzen führt. Auf die veränderten Definitionen wurde bereits hingewiesen.

In einer Untersuchung an Erwachsenen, die als Kinder an Studien zu Sprachentwicklungsstörungen teilgenommen hatten, konnten Bishop et al. (2008) zeigen, dass 8 der 38 untersuchten Patienten im ADOS und ADI-R (mit den Eltern) die Kriterien für einen früh-

kindlichen Autismus erfüllten und weitere vier dem autistischen Spektrum zuzuordnen waren.

Coo et al. (2007) stellten in Schulakten der Kinder in British Columbia fest, dass die Diagnose einer autistischen Störung zwischen 1996 und 2004 von 12,3/10 000 auf 43,1/1 000 anstieg. Insgesamt 51 % der Kinder hatten vorher eine andere Diagnose aus dem sozio-emotionalen Bereich erhalten.

Insbesondere der höhere Bekanntheitsgrad des Asperger-Syndroms und die größere Akzeptanz, da mit der Diagnose eine normale oder überdurchschnittliche Intelligenz attestiert wird, führen dazu, dass Kinder früher und häufiger diagnostiziert werden.

> Die Häufigkeit des frühkindlichen Autismus in neueren Studien wird mit 1–4/ 1 000 angegeben, für die Autismus-Spektrum-Störungen mit 6,5/1 000. Unter 150 Kindern liegt im Durchschnitt bei einem Kind eine Autismus-Spektrum-Störung vor, d. h. es handelt sich nicht um eine seltene Störung.
>
> Die Zunahme der Diagnosen aus dem autistischen Spektrum seit der Jahrtausendwende ist durch veränderte Definitionen in den Klassifikationen, durch eine frühere und bessere Diagnostik und durch sozialrechtliche Veränderungen zu erklären und nicht durch eine tatsächliche Zunahme der Erkrankungen.

Für einige Länder muss man davon ausgehen, dass sozialrechtliche Veränderungen, die das Recht auf Behandlung bei Stellen der Diagnose „autistische Störung" festlegen, Einfluss auf die Häufigkeit haben. So nahm die Häufigkeit der Diagnose in den USA seit 1990 deutlich zu. Im Jahr 1990 wurde in dem „Individuals With Disabilities Education Act" (IDEA) festgelegt, dass die einzelnen Staaten Hilfsangebote für Kinder mit Entwicklungsstörungen, darunter auch mit autistischen Störungen, bereitstellen sollten (Prior 2003).

Man muss davon ausgehen, dass die Zunahme durch eine breitere Definition, eine frühere Diagnosestellung, eine bessere Fallfindung und einen deutlich höheren Bekanntheitsgrad zu erklären ist. Mit einer Prävalenz von 6,5/1 000, d.h. 1 von 150 Kindern, handelt es sich nicht mehr um eine seltene Störung, was für die Planung von Behandlung, Förderung und Beschulung von großer Bedeutung ist.

Literatur

Baird G, Charman T, Baron-Cohen, S, Sweetenham J, Wheelwright S, Drew A (2000) A screening for autism at 18 months of age: a six-year-follow-up study. J Am Acad Child Adolesc Psychiatry 39:694–702.

Bertrand J, Mars A, Boyle C, Bove F, Yeargin-Allsop M, Decoufle P (2001) Prevalence of autism in a United States population: The Brick Township, New Jersey, investigation. Pediatrics 108:1155–1161.

Bishop DV, Whitehouse AJ, Watt HJ, Line EA (2008) Autism and diagnostic substitution: evidence from a study of adults with a history of developmental language disorder. Dev Med Child Neurol. 50:341–345.

Chakrabati S, Fombonne E (2001) Pervasive developmental disorders in preschool children. J Am Med Ass 285:3093–3099.

Charman T (2002) The prevalence of autism spectrum disorders. Recent evidence and future challenges. Europ Child Adolesc Psychiatry 11:249–256.

Coo H, Ouellette-Kuntz H, Lloyd JE, Kasmara L, Holden JJ, Lewis ME (2008) Trends in autism prevalence: diagnostic substitution revisited. J Autism Dev Disord 38(6):1036–1046.

deStefano F (2007) Vaccines and Autism: Evidence Does Not Support a Causal Association. Clin Pharmacol and Therapeutics 82:756–759.

Dilling H, Mombour W, Schmidt M (1991) Internationale Klassifikation psychischer Störungen. ICD-10. Bern: Huber.

Fombonne E (1997) The prevalence of autism and other developmental disorders in the UK. Autism 1:227–229.

Fombonne E (2003) Epidemiological Surveys of Autism and Other Pervasive Developmental Disorders: An Upgrade. J Autism Develop Dis 33:365–382.

Gillberg C, Wing L (1999) Autism: not an extremely rare disorder. Acta Psychiat Scand 99:399–406.

Latif AH, Williams WR (2007) Diagnostic trends in autistic spectrum disorders in the South Wales valleys. Autism 11:479–487.

Limperopoulos C, Bassan H, Sullivan NR, Soul JS, Robertson RL Jr, Moore M, Ringer SA, Volpe JJ, du Plessis AJ (2008) Positive screening for autism in ex-preterm infants: prevalence and risk factors. Pediatrics 121:758–765.

Lotter V (1966) Epidemilogy of Autistic Conditions in Young Children. Soc Psychiat 1:124–137.

Mahoney WJ, Szatmari P, MacLean JE, Bryson SE, Bartolucci G, Walter SD, Jones MB, Zwaigenbaum L (1998) Reliability and accuracy of differentiating pervasive developmental disorder subtypes. J Am Acad Child Adolesc Psychiat 37:278–285.

Mattila ML, Kielinen M, Jussila K, Linna SL, Bloigu R, Ebeling H, Moilanen I (2007) An epidemiological and diagnostic study of Asperger syndrom according to four sets of diagnostic criteria. J Am Acad Child Adolesc Psychiatry 46:636–646.

Medical Research Counsil (2001) Review of autism research: epidemiology and causes. London: Medical Research Council.

Nicholas JS, Charles JM, Carpenter LA, King LB, Jenner W, Spratt EG (2008) Prevalence and characteristics of children with autism-spectrum disorders. Ann Epidemiol 18:130–136.

Prior M (2003) Is there an increase in the prevalence of autism spectrum disorders? J Paediatr Child Health 39:81–82.

Saß H, Wittchen H, Zaudig M (1996) Diagnostisches und Statistisches Manual Psychischer Störungen. DSM-IV. Göttingen: Hogrefe.

Schechter R, Grether JK (2008) Continuing increases in autism reported to California's developmental services system: mercury in retrograde. Arch Gen Psychiatry 65:15–16.

Volkmar FR, Klin A, Siegel B, Szatmari P, Lord C, Campbell M, Freeman BJ, Cicchetti DV, Rutter M, Kline W, Buitelaar J, Hattab J, Fombonne E, Fuentes J, Werry J, Stone W, Kerbeshian J, Hoshino Y, Bregman J, Loveland K, Szymanski L, Towbin K (1994) Field trial for the autistic disorder in DSM-IV. Am J Psychiat 151:1361–1367.

Wakefield AJ, Murch SH, Anthony A, Linell J, Casson DM, Malik M, Berelowitz M, Dhillon AP, Thomson MA, Harvey P, Valentine A, Davies Se, Walker-Smith JA (1998) Ileal-lymphoid-nodular hyperplasia, non specific colitis, and pervasive developmental disorder in children. Lancet 351:637–641.

Wazana A, Bresnahan M, Kline J (2007) The autism epidemic: fact or artifact? J Am Acad Child Adolesc Psychiatry 46:721–730.

Wong VC, Hui SL (2008) Epidemiological study of autism spectrum disorder in China. J Child Neurol 23:67–72. Epub 2007 Dec 26.

Young HA, Geier DA, Geier MR (2008) Thimerosal exposure in infants and neurodevelopmental disorders: An assessment of computerized medical records in the Vaccine Safety Datalink. J Neurol Sci 271(1–2):110–118. Epub May 14.

4   Kernsymptome

4.1   Kleinkindalter

Renate Giese

Obwohl wir im Allgemeinen davon ausgehen, dass die autistische Störung eine qualitativ persistierende, sämtliche Funktionsbereiche beeinträchtigende neurobiologische Entwicklungsstörung mit sehr frühem Beginn ist, liegen gesicherte Erkenntnisse über spezifische Merkmale und Verhaltensweisen autistischer Kinder im ersten Lebensjahr nur in begrenztem Umfang vor (Werner et al. 2000). Wir verfügen über mehr empirisch fundiertes Wissen über die Altersgruppe jenseits des 18. Lebensmonats bis ins dritte Lebensjahr. In diesem Zeitraum ist die Verdachtsdiagnose einer autistischen Störung möglich. Sie bedarf jedoch der klinischen Überprüfung und Absicherung im Alter zwischen vier bis fünf Jahren durch den Einsatz valider standardisierter Untersuchungsinstrumente (Kaye et al. 2001). Nach heutigem Kenntnisstand ist davon auszugehen, dass die Entwicklung später als autistisch diagnostizierter Kinder bereits im ersten Lebensjahr nicht gänzlich unauffällig verläuft. Die Verhaltensbesonderheiten sind in dieser frühen Phase jedoch häufig unspezifisch und vieldeutig. Von Eltern wie Fachleuten werden diese Auffälligkeiten nicht selten zunächst körperlichen Erkrankungen, spezifischen Ereignissen oder Persönlichkeitseigenschaften zugeschrieben, als Entwicklungsvarianten oder im Kontext einer anderen Entwicklungsstörung interpretiert. Inwieweit diese Auffälligkeiten als Vorläufer einer autistischen Kernsymptomatik zu werten sind, bedarf weiterer Klärung durch prospektive Längsschnittstudien (Landa et al. 2007). Für die klinische Praxis

bedeuten sie in jedem Fall erhöhte Wachsamkeit und erfordern weitere entwicklungsbegleitende Kontrollen.

4.1.1   Auffälligkeiten in der sozialen Interaktion

Ergänzend zu den retrospektiven Daten aus Elterninterviews belegen systematische Analysen von Home-Videos aus dem ersten Lebensjahr später als autistisch diagnostizierter Kinder, dass die Mehrzahl bereits im 1. Lebensjahr Auffälligkeiten vor allem im sozial-interaktiven Bereich zeigte (Maestro et al. 2002, 2005). Dies wird durch die Ergebnisse mittlerweile verfügbarer Longitudinalstudien gestützt (Lord et al. 2006; Volkmar und Chawarska 2005; Dawson et al. 2000; Osterling und Dawson 1994; Werner et al. 2000).

Im Vergleich zu unauffällig sich entwickelnden Säuglingen suchen diese Kinder in den ersten sechs Lebensmonaten nur begrenzt aktiv Augenkontakt zur Bezugsperson. Eine besondere Präferenz für das menschliche Gesicht im Vergleich zur Betrachtung von Gegenständen und Spezifität in der kortikalen Verarbeitung von Gesichtern scheint nicht zu bestehen (Osterling et al. 2002). Sie zeigen kaum soziale Aufmerksamkeit und geringe Responsivität im sozialen Austausch. Die Qualität des Blickkontakts ist häufig flüchtig, den Interaktionspartner streifend oder „ durch ihn hindurch sehend"; über größere Distanzen kann der Augenkontakt lange und intensiv erfolgen und wird oft als „starrend" beschrieben. Die Kinder ahmen Laute und Bewegungen ihres Gegenübers einschließlich der Mimik seltener nach. Sie scheinen im Vergleich zu unauffälligen Kindern weniger interessiert an der aufmerksamen visuellen Exploration von Personen wie Gegenständen ihrer Umgebung. In der Interaktion mit den Eltern lächeln die Kinder seltener (Maestro et al. 2002). Fehlen Blickkontakt und reaktives Lächeln des Babys als wesentliche Regulatoren für Dosierung, Timing und affektive Qualität der Interaktionsangebote für die Bezugspersonen, so kann dies zu anhaltender Verunsicherung, Missverständnissen im Umgang mit dem Kind bis zu Rückzugstendenzen aus dem Kontakt führen, da das Kind alleine am zufriedensten zu sein scheint.

In der zweiten Hälfte des ersten Lebensjahres treten bei Kindern des autistischen Spektrums die Auffälligkeiten im sozialkommunikativen Bereich in Form von Zurückgezogenheit, Hypoaktivität und geringer emotionaler Ansprechbarkeit deutlicher hervor: Ihre schwach ausgeprägte soziale Initiative zeigt sich u. a. darin, dass sie kaum gezielt die Aufmerksamkeit anderer Personen auf sich, einen Gegenstand oder ein Ereignis lenken.

Der referenzielle Blickkontakt als Rückversicherung bei räumlicher Entfernung von der Mutter/Bezugsperson oder Konfrontation mit Neuem oder Unerwartetem fehlt ebenfalls bei der Mehrzahl der Kinder (Sroufe 1996, 1997). Die affektive Bewertung der Situation, vermittelt über das Mienenspiel der Bezugsperson, kann daher nicht als Signal der Ermunterung zu Exploration oder der Gefahr und Hemmung weiterer Auseinandersetzungen mit der Umwelt genutzt werden, was möglicherweise auch zum Beharren auf Gleichförmigkeit beiträgt.

Aufmerksamkeitslenkung und soziale Bezugnahme stellen wesentliche Komponenten der *Gemeinsamen Aufmerksamkeit ("Joint Attention")* dar. Diese spezifische zielgerichtete soziale Aktivität, bezogen auf einen Gegenstand oder ein Ereignis, ist für Kinder des autistischen Spektrums weder selbstverständlich herstellbar noch lesbar, da Blickrichtung und Zeigegeste in ihrer sozialen Bedeutung nicht verstanden und benutzt werden können.

Gemeinsame Aufmerksamkeit beinhaltet die wechselnde Fokussierung der gegenseitigen Aufmerksamkeit zwischen dem Kind, dem Erwachsenen und einem Gegenstand oder Ereignis. Sie wird dabei maßgeblich durch nonverbale Kommunikationsaspekte wie Blickkontakt zum Gegenüber, Leiten bzw. Folgen der Blickrichtung oder der Zeigegeste gelenkt (Charman et al. 2003; Bruinsma et al. 2004). Besonders, wenn das Kind seinem Gegenüber ein Objekt zeigt (protodeklarative gemeinsame Aufmerksamkeit), ist dies ein Ausdruck sozialer Initiative und Orientierung, welche die Sprachentwicklung, soziale Interaktion und möglicherweise die Entwicklung einer Theory of Mind unterstützt (Sigman et al. 1999; Koegel 2000). Für gesunde Kinder ist die Bedeutsamkeit der gemeinsamen Aufmerksamkeit für Sprachentwicklung und verbale Kommunikation, intentionales und antizipatorisches Verhalten, pragmatische Kompetenzen und symbolisches Spiel nachgewiesen, allesamt Kompetenzen, die zwischen 12–18 Monaten eine exponentiale Entwicklungsdynamik zeigen. Auch für Kinder mit Autismus-Spektrum-Störungen (ASS) scheint dieser Form triadischer Interaktion die Rolle einer Ankerkompetenz ("Pivotal Skill") für den gesamten Entwicklungsoutcome zuzukommen (Thurm et al. 2007; Charman 2003), weshalb sie ein essenzieller Baustein zahlreicher Frühinterventionsprogramme ist (z. B. DIANE-Projekt Nijmegen). Ohne spezifisches Training zeigen autistische Kinder diese komplexe soziale Aktivität allenfalls in reduzierter Form bzw. in Teilkomponenten: sie richten ihre Aufmerksamkeit nur auf das Objekt oder weder auf das Objekt noch den Interaktionspartner.

4.1.2 Soziales Lernen über Beobachtung und Imitation

Während gesunde Säuglinge und Kleinkinder die elterlichen Gesichtszüge bereits in den ersten Lebenswochen (Goswami 2001; Meltzoff und Moore 1992) imitieren und auch komplexe Verhaltensweisen aus ihrer Umgebung ab dem sechsten Lebensmonat spontan über Beobachtungslernen erwerben können, werden bei Kindern mit ASS unabhängig von ihrem kognitiven Entwicklungsniveau durchgängig spezifische Schwierigkeiten im Bereich der Imitation und des Lernens über Beobachtung und Nachahmung beschrieben (Rogers et al. 2003).

Der Erwerb komplexer sozialer Verhaltensmuster, insbesondere der Differenzierung affektiver Ausdrucksformen, erfolgt vorrangig über Nachahmung und Beobachtungslernen. Biologische Grundlage dieses sozialen Lernens bilden Spiegelneuronensysteme in diversen Arealen des Gehirns, insbesondere im orbito frontalen Kortex, der Amygdala und dem Gyrus temporalis superior, die sich als erfahrungserwartende neuronale Strukturen in den ersten Lebensmonaten durch einschlägige sozialaffektive Lernerfahrungen und Verstärkerprozesse spezifisch differenzieren und organisieren. Für den autistischen Formenkreis sind mittlerweile dysfunktionale Spiegelneuronensysteme nachgewiesen, die die wechselseitige Abhängigkeit von geringem sozialen Interesse und einschränkten Fähigkeiten zu Imitation und Nachahmung erklären können (Dapretto et al. 2006; Zwaigenbaum et al. 2005; Williams et al. 2006; Williams et al. 2004).

4.1.3 Kommunikation und Sprache

Störungen des Erwerbs und Verstehens von Sprache sind bei Personen des autistischen Spektrums partiell ihrer generellen Entwicklungsretardation und der damit verbundenen Intelligenzminderung zuzuschreiben; vorrangig sind sie jedoch im Kontext und als Folge der sozialen Defizite zu betrachten (Baron-Cohen et al. 2000).

Säuglinge und Kleinkinder mit Störungen aus dem autistischen Spektrum reagieren auf viele akustische Ereignisse einschließlich deutlicher Ansprache mit dem eigenen Namen nicht konsistent. Eine Einschränkung

der Hörfähigkeit sollte durch geeignete Untersuchungsverfahren ausgeschlossen werden. In der Regel besteht jedoch keine Beeinträchtigung der Hörfähigkeit.

Aufgrund methodischer Schwierigkeiten liegen nur wenige prospektive Studien zur Sprachentwicklung bei Kindern aus dem autistischen Spektrum vor (Landa und Garrett-Mayer 2006; Mitchell et al. 2006; Zwaigenbaum et al. 2005). Der Verlauf der Sprachentwicklung in Abhängigkeit von der Art des autistischen Krankheitsbildes ist ebenfalls noch nicht hinreichend aufgeklärt (Rapin und Dunn 2003; McCleery et al. 2006).

Eine starke Verzögerung bis hin zu einem Ausbleiben der Sprachentwicklung bis ins dritte Lebensjahr und keine kompensatorische Nutzung nonverbaler Kommunikationsmöglichkeiten zur Verständigung gelten allgemein als frühe Indikatoren einer autistischen Störung, die eine weiterführende Diagnostik und Entwicklungsbeobachtung erfordern (Filipek et al. 1999).

Anders als gesunde Säuglinge und Kleinkinder zeigen Kinder mit ASS wenig spezifisches Interesse an der menschlichen Stimme, insbesondere keine Präferenz für die Stimme der eigenen Mutter (Goswami 2001; Klin 1991). Die Region des Mundes, Lautproduktion und mimische Bewegungen, die normalerweise Säuglinge zu Nachahmung anregen, scheinen keine entsprechende Resonanz bei Kindern mit ASS zu finden. Sie reagieren weniger intensiv und deutlich kürzer auf Ansprache (Paul et al. 2007) und wenden sich Geräuschquellen in ihrer Umgebung nicht gezielt zu.

Im ersten Lebensjahr experimentieren und variieren sie mit Lauten deutlich weniger; dies erfolgt abhängig von Intelligenz und Entwicklungsniveau, mit deutlicher zeitlicher Verzögerung, meist im 3./4. Lebensjahr, und häufig ohne Einbettung in einen sozial-interaktiven Handlungskontext zwischen Kind und Mutter.

Es ist davon auszugehen, dass abgesehen von der kommunikativen Intention, weitere wesentliche Voraussetzungen zur Entwicklung der Sprache wie prosodische Kompetenzen (z. B. Intonation, Betonung, rhythmische Gliederung), linguistische Voraussetzungen (Lautanalyse und Lautbildung, Wortbildung und -bedeutung, Satzbildung und -bedeutung) und pragmatische Kompetenzen (Fähigkeit zu Konversation und Diskurs) deutlich verzögert und eingeschränkt erworben werden (Grimm 2003). Obwohl die frühe Sprachentwicklung bei Personen mit Asperger-Syndrom vordergründig unauffällig zu verlaufen scheint, besteht eine Beeinträchtigung in sprachpragmatischer Hinsicht, in der Anwendung der Sprache im sozialen Kontext und Diskurs (Freitag und von Gontard 2006; Kelley et al. 2006).

Bei einjährigen Kindern, die später die Diagnose einer ASS erhielten, zeigten sich Auffälligkeiten sowohl der rezeptiven als auch der expressiven Sprachfähigkeit, die im Sinne eines „Schereneffektes" auch im Alter von zwei bis drei Jahren nachweisbar waren (Mitchell et al. 2006). Einschränkungen wurden auch für verschiedene Facetten der nonverbalen Kommunikation wie eingeschränkte Gesichtsmimik, geringerer Einsatz und unsicheres Verstehen von konventionellen, symbolischen und emotionalen Gesten wie Winken, Deuten, Zeigen, Kopfschütteln nachgewiesen (Wetherby et al. 2004).

4.1.4 Spiel

Das frühe sozial-interaktive Spiel mit den Eltern in den ersten drei Lebensmonaten scheint für Kinder mit ASS wenig interessant und belohnend (Maestro et al. 2002).

In der zweiten Hälfte des ersten Lebensjahres zeigen sie kaum Anzeichen von erwartungsvoller Vorwegnahme von bestimmten Effekten wie Entgegenstrecken der Händchen/Ärmchen, um aufgenommen zu werden oder „plumps" beim Hoppe-hoppe-Reiter-Spiel. Freudige Erregung ist meist zeitlich zusammenfallend mit spezifischen Teilaspekten wie der intensiven körperlichen Stimulation zu beobachten.

Bei der Erforschung der Umwelt im manipulierenden und kombinatorischen Spiel mit Gegenständen zeigen Kinder mit ASS im frühen Lebensalter generell weniger Interesse. Dieses bezieht sich oft auf eine begrenzte Auswahl an Gegenständen oder ist fokussiert auf bestimmte Teilaspekte oder spezifische Eigenschaften von Objekten. Die Art des Explorierens ist meist einfach, zeigt wenig Variation, und kann von der üblichen Benutzungsform des Gegenstandes erheblich abweichen. Sie kann in phylo- wie ontogenetisch frühen sensomotorischen Explorationsformen wie Beriechen, Lecken oder rhythmischem Drehen, Kreiseln oder Klopfen ohne Variation oder Innehalten bestehen (Williams 2003; Dominguez et al. 2006). Die Kinder entwickeln besondere Vorlieben für bestimmte Gegenstände, Materialeigenschaften oder Teile bzw. Bewegungen des eigenen Körpers: so erzeugt die Betrachtung drehender Kreisel intensive Erregung, begleitet von Händewedeln und stereotypen Lautäußerungen (Dominguez et al. 2006). Ähnliches gilt für die Faszination glatter Flächen, glänzender, sich hin und her bewegender Gegenstände oder mancher lauter Geräusche wie Brummen von Haartrocknern oder Staubsaugern.

Auffälligkeiten und Einschränkungen im funktionellen Spiel treten vorwiegend in freien Spielsituationen auf – unter pädagogischer Anleitung und Strukturierung sind sie vor allem bei autistischen Kindern mit höherem Funktionsniveau nicht in dieser charakteristischen Weise zu beobachten (Kok et al. 2002).

Ähnliches trifft auch für die intensiv untersuchten Abweichungen im Symbolspiel zu, welches normalerweise bei Kindern ab dem 20. Lebensmonat zu beobachten ist: Ohne unterstützende pädagogische Führung zeigen Kinder mit ASS auch bei gutem Funktionsniveau und einem Entwicklungsalter von mindestens 24 Monaten charakteristische Einschränkungen. Sie erfinden keine neuen Gegenstände oder Personen zum Spielablauf und statten diese nicht mit neuen Eigenschaften aus. Das Symbolspiel bleibt einfach, im konkret Sichtbaren und bereits Erfahrenes replizierend. Puppen oder Stofftiere kommen als Akteure nur sehr eingeschränkt zum Einsatz (Rutherford et al. 2007). Die für die Gestaltung von Symbol- und Rollenspielen ebenfalls erforderliche Sprachkompetenz wie auch die komplexe Fähigkeit, sich in das Denken und Fühlen anderer Menschen hineinzuversetzen und deren Handlungsweise vorauszusehen, werden von Kindern mit einer autistischen Störung erst sehr viel später als von unauffälligen Kindern erworben und sind nur eingeschränkt vorhanden (Stanley und Konstantareas 2007; Happe 1995).

4.1.5 Regulationsprobleme, sensorische Besonderheiten, repetitives Verhalten

Eine Reihe der Kinder mit ASS haben auch jenseits der ersten Lebensmonate anhaltend Schwierigkeiten, ihr Erregungsniveau zu regulieren. Hilfen zur Erregungsmodulation durch die Eltern wie körperliche Nähe, Aufgenommenwerden oder tröstender Zuspruch werden in Beunruhigungs- und Belastungssituationen toleriert, manchmal jedoch auch abgelehnt.

Einige Kinder zeigen bereits im ersten Lebensjahr teilweise ungewöhnliche oder inkonsistente Reaktionen auf sensorische Reize, obwohl in der Regel keine gravierenden Beeinträchtigungen der sensorischen Systeme vorliegen (Werner et al. 2000; s. auch ▶ Übersicht 4.1). Erhöhte Irritabilität mit unerklärlichen Schreiphasen, Störungen des Schlafverhaltens und Probleme bei der Gewöhnung an neue Geschmacksqualitäten und Konsistenzen der Kost oder bei Ver-

änderungen in der Form der Nahrungsaufnahme werden als vieldeutige Frühsymptome im Säuglings- und Kleinkindalter nicht selten berichtet.

Stereotype, repetitive Verhaltensmuster mit autismustypischer Symptomatik treten erst jenseits des ersten Lebensjahres bis hin zu 36 Monaten zunehmend deutlicher hervor (Osterling et al. 2002). Sie prägen durch Beharren auf Gleichförmigkeit, repetitives Spielverhalten (wie Herumtragen eines bestimmten Gegenstandes, Aufreihen von Gegenständen etc.), keinen oder problematischen Kontakt zu Gleichaltrigen, Hyperaktivitat und aggressive Durchbruche den familiären Alltag. Durch ihre oftmals geringe Beeinflussbarkeit durch erzieherische Interventionen stellen sie eine erhebliche Herausforderung für die Eltern und betroffenen Familien dar (Gabriels et al. 2005).

4.1.6 Autistische Regression

Eine Gruppe von Kindern zeigt im ersten Lebensjahr eine unauffällige Entwicklung, gefolgt von einer Regression bereits erworbener Kompetenzen im Verlauf des zweiten Lebensjahres. Dieses zunächst auf retrospektiven Elternberichten basierende Phänomen konnte mittlerweile durch die systematische Analyse von Home-Videos aus diesem Zeitraum validiert werden (Werner und Dawson 2005; Goldberg et al. 2008). Kinder mit später regressiver Entwicklung zeigten um den ersten Geburtstag gemeinsame Aufmerksamkeit genauso wie unauffällig sich entwickelnde Kinder und nutzten bereits erworbene Wörter und Babbeln sogar häufiger als diese. Im Alter von 24 Monaten wichen sie jedoch in der Häufigkeit des Einsatzes von Wörtern und Babbeln, im Gebrauch der Zeigegeste, des sozialen Blickkontaktes und des Reagierens auf den eigenen Namen deutlich von der Gruppe sich alterstypisch entwickelnder Kinder ab. Dagegen ergab sich eine hohe Übereinstim-

Übersicht 4.1 Typische Merkmale in den ersten beiden Lebensjahren

---

Merkmale Säuglingsalter (0–6 Monate)

Wenig soziale Aufmerksamkeit und soziale Responsivität z. B.:

- Wenig aktiver Blickkontakt zur Bezugsperson
- Flüchtiger Blickkontakt, streifend, durch den anderen hindurch sehend
- Wenig aufmerksames Beobachten von Gesichtern und Mimik
- Kaum reaktives soziales Lächeln und Vokalisieren
- Schwach ausgeprägtes Interesse an der Umwelt (Personen wie Gegenstände)
- Keine Nachahmung von Mimik und Lautvorbild der Bezugsperson
- Unspezifische Schwierigkeiten in Regulation und Anpassung z. B.
  - anhaltende Probleme, einen Schlaf-Wach-Rhythmus zu finden
  - Anhaltendes unerklärliches Schreien, kaum beeinflussbar durch Beruhigungsversuche der Eltern
  - Schwierigkeiten bei der Nahrungsumstellung (Konsistenzen, Darreichungsform)

Merkmale 6–12 Monate

- Verstärkt soziale Zurückgezogenheit
- Zunehmende Hypoaktivität, Ignorieren anderer Personen
- Geringe emotionale Ansprechbarkeit und Resonanz
- Wenig Freude an sozialen Spielen,
- Keine Vorfreude in Bezug auf zu erwartende Effekte und Höhepunkte in Spielabläufen
- Kein Rückversicherungsverhalten bei der Bezugsperson in neuen Situationen
- Schwierigkeit, Aufmerksamkeit gezielt zu lenken oder zu teilen
- Gleichförmiges, wenig variables Explorationsspiel
- Keine Imitation
- Einschränkungen in der vorsprachlichen und nonverbalen Kommunikation
- Kaum Verständnis und Benutzung von Gesten, Mimik und Körpersprache
- Verzögerte oder ausbleibende Sprachentwicklung

Merkmale 12–18 Monate

- Kein Lernen durch Beobachtung und Nachahmung
- Eingeschränkte Interessen
- Einseitiges, ungewöhnliches und wenig variables Spielverhalten mit spezifischer nicht allgemein üblicher Nutzung von Gegenständen
- Besondere Vorlieben und Abneigungen bei bestimmten Materialeigenschaften
- Riechen oder Lecken als bevorzugte Explorationsform
- Einschränkungen im Funktionsspiel
- Ausbleiben oder nur rudimentäres Symbolspiel
- Meist ausbleibender Wortschatzspurt
- Zunehmende Verhaltensstereotypien z. B. intensive sensorische Stimulation, Sonderinteressen an kreiselnden, glitzernden Gegenständen
- Kein Interesse an Gleichaltrigen

---

mung mit der Gruppe der Kinder, die bereits im ersten Lebensjahr durch einschlägige autistische Verhaltensmerkmale aufgefallen war (Werner und Dawson 2005). Die Prävalenzrate der Regression variiert je nach Definition und beträgt zwischen 25–30 % der Kinder mit ASS (Maestro et al. 2005; Baird et al. 2008; Hansen et al. 2008; Lord et al. 2004; Johnson und Myers 2007). Die Regression kann sich vorrangig auf den Verlust bereits erworbener sprachlich-kommunikativer Kompetenzen beziehen wie der adäquaten, spontanen Verwendung bedeutungstragender Wörter, der Fähigkeit zur Nachahmung lautlicher Äußerungen bzw. dem Nachsprechen von Wörtern. Bei manchen Kindern wird ein Verlust sozial-adaptiver Fertigkeiten beschrieben; regressive Entwicklungen im sprachlich-kommunikativen wie sozial-adaptiven Bereich kommen ebenfalls vor, in manchen Fällen begleitet von erhöhter Irritabilität und vermindertem Interesse an sozialem Spiel (Hansen et al. 2008; Lord et al. 2004). Die Geschwindigkeit des Funktionsverlusts kann erheblich variieren: Relativ plötzlich eintretendes Verlieren von Fertigkeiten wie auch schleichende Verläufe, denen eine längere Periode der Entwicklungsstagnation vorausgeht, werden von Eltern rückblickend berichtet.

Den plötzlichen Verlust bereits erworbener Fertigkeiten bei ihrem Kind zu erleben, stellt für Eltern ein außerordentlich besorgniserregendes Ereignis dar. Es ist in der Regel verknüpft mit der Hoffnung, es handle sich um eine passagere Veränderung und mit dem Bemühen, die Ursachen bzw. Auslöser hierfür zu finden. Von Eltern wie Fachleuten vermutete Zusammenhänge mit MMR-/MMRV-Impfungen oder gastrointestinalen Erkrankungen konnten nicht belegt werden (Baird et al. 2008).

Hingegen gibt es fundierte Hinweise für einen komplexen Zusammenhang zwischen Epilepsie, mentaler Retardation und autistischer Regression (Hrdlicka 2008). Die Wahrscheinlichkeit einer autistischen Regression mit Sprachverlust und einschlägigen Verhaltensveränderungen ist für die Gruppe der Kinder deutlich erhöht, die vor dem 18. Lebensmonat ein Anfallsleiden entwickeln (Hrdlicka 2008; Hrdlicka et al. 2004; Oslejskova et al. 2008). Im Einzelfall ist bei einer Regression, insbesondere wenn neurologische Symptome vorliegen, ein Zusammenhang mit seltenen angeborenen Stoffwechselerkrankungen in milden Manifestationsformen zu diskutieren sowie das Vorliegen eines Rett-Syndroms auszuschließen (Hahn und Neubauer 2005; ▸ Kap. 5.3.1 und 9.3).

Die Ergebnisse von Longitudinalstudien, die Kinder mit der Verdachtsdiagnose einer ASS, einer Entwicklungsverzögerung bzw. alterstypischen Entwicklung ab dem Alter kleiner als ein Jahr bis ins sechste Lebensjahr verfolgten, bekräftigen, den Verlust bereits erworbener Wörter zwischen 12 und 24 Monaten als kritischen Indikator („red flag") einer ASS zu werten (Lord et al. 2006), der eine engmaschige Begleitung des weiteren Entwicklungsverlaufs und eine vertiefende Diagnostik erfordert (Poling et al. 2006).

Literatur

Baird G, Charman T, Pickles A, Chandler S, Loucas T, Meldrum D, Carcani-Rathwell I, Serkana D, Simonoff E (2008) Regression, developmental trajectory and associated problems in disorder in the autistic spectrum: the SNAP study. J Autism Dev Disord 38(10):1827–1836.

Baron-Cohen S, Tager-Flusberg H, Cohen DJ (2000) Understanding other minds. Perspectives from autism and developmental cognitive neuroscience. 2nd Edn. Oxford: Oxford University Press.

Brothers L (1990) The social brain: a project for integrating primate behavior and neurophysiology in a new domain. Concepts in Neuroscience 1:27–51.

Bruinsma Y, Koegel RL, Koegel LK (2004) Joint attention and children weith autis: a review of the literature. Ment Retard Dev Disabil Res Rev 10:169–175.

Charman T (2003) Why is joint attention a pivotal skill in autism? Philos Trans R Soc Lond B Biol Sci 358:315–324.

Charman T, Baron-Cohen S, Swettenham J, Baird G, Drew A, Cox A (2003) Predicting language outcome in infants with autism and pervasive developmental disorder. Int J Lang Commun Disord 38:265–285.

Dapretto M, Davies M, Pfeifer JH, Scott AA, Sigman M, Bookheimer SY, Iacoboni M (2006) Understanding emotions in others: mirror neuron dysfunction in children with autism spectrum disorders. Nat Neurosci 9:28–30.

Dawson G, Osterling J, Meltzoff AN (2000) Case study of the development of an infant with autism from birth to two years of age. J Appl Dev Psychol 21:299–313.

Dominguez A, Ziviani J, Rodger S (2006) Play behaviors and play object preferences of young children with autistic disorder in a clinical play environment. Autism 10:53–69.

Filipek PA, Accardo PJ, Baranek GT, Cook EH, Dawson G, Gordon B, Gravel JS, Johnson CP, Kallen RJ, Levy SE, Tuchman RF, Volkmar FR (1999) The screening and diagnosis of autistic spectrum disorders. J Autism Dev Disord 27:467–478.

Freitag CM, von Gontard A (2006) Imitation and language abilities in adolescents with Autism Spectrum Disorder without language delay. Eur Child Adolesc Psychiatry 15:282–291.

Gabriels RL, Cuccaro ML, Hill DE, Ivers BJ, Goldson E (2005) Repetitive behaviors in autism: relationships with associated clinical features. Res Dev Disabil 26:169–181.

Goldberg WA, Thorsen Kl, Osann K, Spence MA (2008) Use of home videotypes to confirm parental reports of regression in autism. J Autism Dev Disord 38:1136–1146.

Goswami U (2001) So denken Kinder. Einführung in die Psychologie der kognitiven Entwicklung. Bern: Hans Huber.

Grimm H (2003) Störungen der Sprachentwicklung. Göttingen: Hogrefe.

Hahn A, Neubauer BA (2005) Autismus und Stoffwechselerkrankungen – was ist gesichert? Z Kinder Jugendpsychiatrie 33(4):259–271.

Hansen RL, Ozonoff S, Krakowiak P, Angkustsiri K, Jones C, Deprey LJ, Le DN, Croen LA, Hertz-Piciotto I (2008) Regression in autism: prevalence an associated factors in the CHARGE-Study. Ambul Pediatr 8:25–31.

Happe FG (1995) The role of age and verbal ability in the theory of mind task performance of subjects with autism. Child Dev 66:843–855.

Hrdlicka M (2008) EEG abnormalities, epilepsy and regression in autism: a review. Neuro Endocrinol Lett 29(4):405–409.

Hrdlicka M, Komarek V, Propper L, Kulisek R, Zumrova A, Faladova L, Havlovicova M, Sedlacek Z, Blatny M, Urbanek T (2004) Not EEG abnormalities but epilepsy is associated with autistic regression and mental functioning in childhood autism. Eur Child Adolesc Psychiatry 13(4):209–213.

Johnson CP, Myers SM (2007) Identification and evaluation of children with autism spectrum disorders. Pediatrics 120(5):1183–1215.

Kaye JA, del Mar Merelo-Montes M, Jick H (2001) Mumps, measles, an drubella vaccine and the incidence of autism recorded by general practioners: a time trend analysis. Brit Med J 322:460–463.

Kelley E, Paul JJ, Fein D, Naigles LR (2006): Residual language deficits in optimal outcome children with a history of autism. J Autism Dev Disord 36:807–828.

Klin A (1991) Young autistic children's listening preferences in regard to speech: a possible characterization of the symptom of social withdrawal. J Autism Dev Disord 21:29–42.

Koegel LK (2000) Interventions to facilitate communication in autism. J Autism Dev Disord 30:383–391.

Kok AJ, Kong TY, Bernard-Opitz V (2002) A comparison of the effects of structured play and facilitated play approaches on preschoolers with autism. A case study. Autism 6:181–196.

Landa RJ, Garrett-Mayer E (2006) Development in infants with autism spectrum disorders: a prospective study. J Child Psychol Psychiatry 47:629–638.

Landa RJ, Holman KC, Garrett-Mayer E (2007): Social and communication development in toddlers with early and later diagnosis of autism spectrum disorders. Arch Gen Psychiatry 64(7):853–864.

Lord C, Shulman C, DiLavore P (2004) Regression and word loss in autistic spectrum disorders. J Child Psychol Psychiatry 45:936–955.

Lord C, Risi S, DiLavore PS, Shulman C, Thurm A, Pickles A (2006) Autism from 2 to 9 years of age. Arch Gen Psychiatry 63:694–701.

Levinsohn PM (2007) The autism-epilepsy connection. Epilepsia 48 Suppl(9):33–35.

McCleery JP, Tully L, Slevc LR, Schreibman L (2006) Consonant production patterns of young severely language-delayed children with autism. J Commun Disord 39:217–231.

Maestro S, Muratori F, Cavallaro MC (2002) Attentional skills during the first 56 months of age in autism spectrum disorder. J Am Acad Child Adolesc Psychiatry 41:1239–1245.

Maestro S, Muratori F, Cesari A, Cavallaro M, Paziente A, Pecini C, Grassi C, Manfredi A, Sommario C (2005) Course of autism signs in the first year of life. Psychopathology 38:26–31.

Meltzoff AN, Moore MK (1992): Early imitation within a functional framework: The importance of person identity, movement, and development. Infant Behavior and Development 15:479–505.

Mitchell S, Brian J, Zwaigenbaum L, Roberts W, Szatmari P, Smith I, Bryson S (2006) Early language and communication development of infants later diagnosed with autism spectrum disorder. J Dev Behav Pediatr 27:69–78.

Oslejskova H, Dusek L, Makovska Z, Pejcochova J, Autrata R, Slapak I (2008) Complicated relationship between autism with regression and epilepsy. Neuro Endocrinol Lett 29 (4):558–570.

Osterling JA, Dawson G (1994) Early recognition of children with autism: a study of first birthday home videotapes. J Autism Dev Disord 24:247–257.

Osterling JA, Dawson G, Munson JA (2002) Early recognition of 1-year-old infants with autism spectrum disorder versus mental retardation. Dev Psychopathol 14:239–251.

Paul R, Chawarska K, Fowler C, Cicchetti D, Volkmar F (2007) „Listen my children and you shall hear": auditory preferences in toddlers with autism spectrum disorders. J Speech Lang Hear Res 50(5):1350–1364.

Poling JS, Frye RE, Shoffner J, Zimmerman AW (2006) Developmental regression and mitochondrial dysfunction in a child with autism. J Child Neurol 21(2):170–172.

Rapin I, Dunn M (2003) Update on the language disorders of individuals on the autistic spectrum. Brain Dev 25:166–172.

Rogers SJ, Hepburn SL, Stackhouse T, Wehner E (2003) Imitation performance in toddlers with autism and those with other developmental disorders. J Child Psychol Psychiat 44:763–781.

Rutherford MD, Young GS, Hepburn S, Rogers SJ (2007) A Longitudinal Study of Pretend Play in Autism. J Autism Dev Disord 37:1024–1039.

Sigman M, Ruskin E, Arbeile S, Corona R, Dissanayake C, Espinosa M, Kim N, Lopez A, Zierhut C (1999) Continuity and change in the social competence of children with autism, Down syndrome, and developmental delays. Monogr Soc Res Child Dev 64:1–114.

Sroufe LA (1996) Emotional development: The organization of emotional life in the first early years. New York: Cambridge University Press.

Sroufe LA (1997) Psychopathology as an outcome of development. Development and Psychopathology 9:251–268.

Stanley GC, Konstantareas MM (2007) Symbolic Play in Children with Autism Spectrum Disorder. J Autism Dev Disord 37:1215–1223.

Thurm A, Lord C, Lee LC, Newschaffer C (2007) Predictors of language acquisition in preschool children with autism spectrum disorder. J Autism Dev Disord 337:1721–1734.

Volkmar FR, Chawarska K (2008) Autism in infants: an update. World Psychiatr 7(1):19–21.

Werner E, Dawson G (2005) Validation of the phenomenon of autistic regression using home videotypes. Arch Gen Psychiatry 62:889–895.

Werner E, Dawson G, Osterling J, Nuhad D (2000) Brief report: recognition of autism spectrum disorder before one year of age. A retrospective study based on home videotapes. J Autism Dev Disord 30:157–162.

Wetherby AM, Woods J, Allen L, Clearly J, Dickinson H, Lord C (2004) Early indicators of autism spectrum disorders in the second year of life. J Autism Dev Disord 34:473–493.

Williams E (2003) A comparative review of early forms of object-directed Play in parent-infant-play in typical infants an young children with autism. Autism 7:361–377.

Williams JA, Whiten A, Singh T (2004) A systematic review of action imitation in autistic spectrum disorder. J Autism Dev Disord 34:285–299.

Williams JH, Waiter GD, Gilchrist A, Perrett DI, Murray AD, Whiten A (2006) Neural mechanisms of imitation a „mirror" neuron functioning in autistic spectrum disorder. Neuropsychologia 44:610–621.

Zwaigenbaum L, Bryson S, Rogers T, Roberts W, Brian J, Szatmari P (2005) Behavioral manifestations of autism in the first year of life. Int J Dev Neurisci 23:143–152.

4.2 Vorschulalter

Hedwig Amorosa

Im Vorschulalter sind die Symptome des Autismus typischerweise am stärksten ausgeprägt und die Belastung der Eltern ist am größten, da sie neben der sehr anstrengenden Pflege und Versorgung der Kinder häufig sehr unsicher sind, wie die Verhaltensauffälligkeiten einzuschätzen sind und welche Rolle ihr eigenes Verhalten spielt.

4.2.1 Auffälligkeiten in der sozialen Interaktion

Die sozialen Auffälligkeiten nehmen im zweiten und dritten Lebensjahr deutlich zu. Die Kinder weichen dem Blickkontakt aus, sie gehen auf Interaktionsangebote wenig ein. Sie reagieren nicht darauf, wenn ein Elternteil in den Raum kommt oder wenn sie bei ihrem Namen gerufen werden. Für die Kinder scheint es wichtiger zu sein, dass die aufgebauten Rituale eingehalten werden, als wer sie versorgt. Sie lassen sich durch Körperkontakt, Reden oder Füttern kaum beruhigen. Interaktionsspiele sind für sie nicht interessant (Dawson et al. 1998; Leekam et al. 2000). Wimpory und Mitarbeiter (2007) untersuchten, welche Verhaltensweisen der Erwachsenen einer sozialen Kontaktaufnahme des Kindes mit ASS vorausgingen. Sie fanden, dass musikalische und motorische Aktivitäten, Kommentare, die sich auf die Aktivität des Kindes beziehen, Nachahmen der Tätigkeit des Kindes, Wiederholung eigener Handlungen und soziale Routinen am häufigsten sozialen Reaktionen der Kinder vorausgingen.

Im Laufe der Vorschuljahre kommt es dann zu einer Veränderung im Kontaktverhalten. Die Kinder nehmen Blickkontakt auf, allerdings nur kurz. Die Eltern, insbesondere die Mütter, werden sehr wichtig (Warreyn et al. 2005). Ein Teil der Kinder weicht nicht von ihrer Seite. Sie lassen es nicht zu, dass jemand anderes sie versorgt.

Einige Kinder zeigen weniger Ablehnung gegenüber Körperkontakt, insbesondere wenn sie ihn selbst spontan aufnehmen. Sie mögen es, wenn sie kräftig massiert oder gestreichelt werden.

Im Kontakt mit anderen Personen zeigen Kinder mit ASS eindeutig, wen sie mögen und wen nicht. Manche Kinder zeigen wenig Scheu vor Fremden und gehen ohne Zögern mit, wenn sie einen für das Kind interessanten Gegenstand haben. So lief ein Kind, das Plastiktüten liebte, auf der Straße von den Eltern weg, wenn es jemanden mit einer Plastiktüte sah. Es drehte sich nicht nach den Eltern um.

Auffällig bleibt, dass über die Beziehung zu einer Person das Verhalten der Kinder mit ASS nur sehr wenig gesteuert werden kann. Sie zeigen ein spezielles Verhalten weder weil die Bezugsperson es möchte, noch weil sie es nicht möchte, im Gegensatz zu den sich unauffällig entwickelnden Vorschulkindern.

Die Aufnahme in einen Kindergarten verläuft sehr unterschiedlich. Einige Kinder haben kaum Schwierigkeiten, während andere Wochen oder Monate brauchen, bis sie sich eingewöhnt haben. Meist zeigen die Kinder mit ASS kein Interesse an anderen Kindern. Sie ziehen sich zurück, wenn andere Kinder kommen. Einige werden aggressiv, wenn sie in ihrem Spiel gestört oder durch lautes, unruhiges Spielen irritiert werden. Solche Angriffe können plötzlich auftreten und sehr heftig sein, sodass andere Kinder gefährdet sind.

Typischerweise wird die Diagnose bei einem Kind mit Asperger-Syndrom erst nach der Einschulung gestellt. Daraus kann man aber nicht schließen, dass die Kinder bis zur Einschulung unauffällig sind. In der Studie von Howlin (2003) berichteten die Eltern, dass sie im Durchschnitt erstmals mit 21 Monaten Auffälligkeiten im sozialen Verhalten und/oder Ritualen und stereotypes-Verhalten beobachtet hätten. Kinder mit einem Asperger-Syndrom spielen mit einzelnen Kindern, wenn es um Spiele geht, die ihren eigenen Interessen entgegenkommen.

4.2.2 Kommunikation und Sprache

Fähigkeiten, die für die Sprachentwicklung wichtig sind, wie die gemeinsame Aufmerksamkeit („Joint Attention") und die Imitation, entwickeln sich nur sehr verzögert (Kasari et al. 2008; Luyster et al 2008). Bei einigen Kindern können sie aber im Alter von vier bis fünf Jahren nachgewiesen werden. Die Reaktion der Kinder, wenn sie gerufen oder berührt werden oder wenn ihnen etwas gezeigt wird, bleibt aber unzuverlässig (Leekam und Ramsden 2006). Eine intentionale Kommunikation verbaler oder nonverbaler Art ist selten, es sei denn, die Kinder wollen etwas haben. Die Kinder können nicht zeigen, dass sie Durst oder Hunger haben, oft ist es auch schwer zu erkennen, ob sie eine Situation mögen oder nicht. Eltern und Betreuer müssen die meist idiosynkratische Art des Ausdrucks der Kinder für ihre Gefühle und Stimmungen erlernen.

Gesten, Mimik oder Körpersprache werden nicht zur Kommunikation eingesetzt. Häufig treten Erregungszustände auf, die manchmal auf die stark gestörte Kommunikation zurückzuführen sind.

Bei vielen Kindern entwickelt sich die Sprache stark verzögert. Das Sprachverständnis ist eingeschränkt. Die Kinder lernen die sprachliche Äußerung im Zusammenhang mit der Situation, in der sie sie gehört haben. Sie bestehen darauf, dass in einer gleichen Situation die gleichen Äußerungen fallen. Zur Essenssituation gehört z.B. die Frage „Willst Du etwas essen?" Wird diese Frage nicht gestellt, wird das Kind sie genau in dieser Form äußern. Außerdem fällt es Kindern mit ASS schwer, Äußerungen zu

analysieren und deren wesentliche Bausteine zu erkennen. Dies führt dazu, dass sie oft die ganze Äußerung unverändert wiederholen (direkte und verzögerte Echolalie).

Die Zuordnung von „Ich" und „Du" wird nicht verstanden, daher spricht das Kind von sich als „Du". Sie wiederholen gerne immer die gleichen Dialoge. So fragte ein Kind jeden nach seinem Auto, der Farbe und Marke des Autos, dem Kilometerstand u. ä., auch wenn es alle diese Informationen bereits kannte.

Die Sprachentwicklung ist bei Kindern mit einem Asperger-Syndrom definitionsgemäß unauffällig. Sie lernen früh schwierige Wörter und ganze Textpassagen auswendig. Manche haben großes Interesse an einzelnen Wörtern, die ihnen gefallen und die sie immer wieder vor sich hin sprechen. Einzelne Kinder erfinden neue Wörter für Gegenstände und insistieren, dass die Umgebung diese Wörter benutzt. Ihre Sprache wirkt altklug, pedantisch und wenig altersgemäß. Die nonverbale Kommunikation fällt durch eine inadäquate Mimik und Gestik auf. Sowohl das Verständnis für die Information, die durch Intonation übermittelt wird, wie auch die Produktion prosodischer Merkmale ist auffällig.

> Im Vorschulalter ist die Symptomatik bei Kindern mit ASS am stärksten ausgeprägt.
>
> Zu den Kernsymptomen – qualitative Veränderungen der sozialen Interaktion, der Kommunikation und des Spiels sowie stereotype und repetitive Verhaltensweisen und eingeschränkte Interessen – kommen häufig Erregungszustände, Schlaf- und Essstörungen.

4.2.3 Spiel

Das Spiel der Kinder mit ASS entwickelt sich verzögert. Häufig beschäftigen sich die Vorschulkinder mit stereotypen Aktivitäten wie

Klopfen, Lecken, Anschlagen oder Aufreihen von Autos oder Flaschen. Teile des Gegenstandes erregen das Interesse, wie die Räder eines Autos oder Türen, die gedreht, bzw. geöffnet und geschlossen werden.

Je nach Entwicklungsstand kommt es zum Aufbau eines funktionellen Spiels. Im Vergleich zu Kindern mit einem Down-Syndrom und unauffällig entwickelten Kindern, die nach dem Entwicklungsstand parallelisiert waren, wurde bei den Vorschulkindern mit ASS genauso viel funktionelles Spiel beobachtet. Es zeigte sich aber ein deutlicher Unterschied in der Qualität des Spiels. Das Spiel der Kinder mit ASS war weniger elaboriert, wenig variabel und geringer integriert als in den Vergleichsgruppen (Williams et al. 2001).

Das So-tun-als-ob-Spiel und Symbolspiel treten auf, sind aber seltener als bei sich normal entwickelnden Kindern und korrelieren mit Maßen für gemeinsame Aufmerksamkeit (Rutherford und Rogers 2003; Rutherford et al. 2007). Die Spiele sind oft stereotyp und werden in immer gleicher Weise ausgeführt. Durch Struktur und Hilfen von außen verbessert sich das Spiel. Die Kinder verstehen oft mehr, als sie selbst im Spiel ausführen (Jarrold 2003).

Bei unauffällig entwickelten Kindern gibt es einen deutlichen Zusammenhang zwischen Spiel- und Sprachentwicklung. Dieser Zusammenhang konnte bei Kindern mit ASS nicht nachgewiesen werden; bei ihnen schien die Art, wie die Eltern mit den Kindern spielen, der wesentliche Faktor für die Spielentwicklung zu sein (Lewis 2003).

Das spontane Zusammenspiel mit anderen Kindern ist selten. In einzelnen Fällen gelingt es, wenn das Kind mit ASS von anderen Kindern in das Spiel integriert wird. Manchmal wird das Kind mit ASS von der Erregung der anderen Kinder beim Spiel angesteckt und mischt sich unter die Kinder, ohne das Spiel zu verstehen und wirklich am Spiel teilzunehmen. Einfache Regelspiele können

die Kinder mit ASS erlernen und in einer kleinen Gruppe mitspielen. Oft ist dabei ein Erwachsener nötig, der das Kind mit ASS unterstützt.

4.2.4 Repetitive Verhaltensweisen und eingeschränkte Interessen

Kinder mit ASS stimulieren sich selbst mit gleichförmigen Bewegungen, wie Wedeln der Hände oder Schaukeln des Oberkörpers. Sie machen Geräusche wie Kratzen an Oberflächen oder suchen bestimmte Geräusche, wie Waschmaschinen o. ä. Diese Beschäftigungen nehmen im Vorschulalter zu und müssen unterbrochen werden, wenn das Kind seine Aufmerksamkeit auf etwas anderes richten soll (MacDonald et al. 2007).

Einige Kinder zeigen zwanghafte Verhaltensweisen und sind sehr erregt, wenn z. B. die Mutter nicht jeden Tag beim Einkaufen in alle Geschäfte geht, die am Tag vorher besucht wurden. Manche Kinder wollen, dass Gegenstände stets am gleichen Platz stehen. So schob ein fünfjähriger Junge eine schwere Couch jedes Mal alleine wieder an den Platz, an dem sie anfangs gestanden hatte, wenn die Eltern die Möbel im Raum umgestellt hatten.

Einige Kinder bestehen darauf, sowohl im Sommer als auch im Winter die gleichen Kleider anzuziehen. Ähnliche Probleme können beim Essen und Trinken auftreten. Die Kinder essen nur bestimmte Speisen oder nur Speisen mit einer ganz bestimmten Konsistenz. Sie erbrechen, wenn die Nahrung nicht fein püriert ist oder verweigern eine Speise, die nicht von dem Hersteller ist, den sie bevorzugen. So trank ein Junge nur eine bestimmte Sorte Limo. War dieses Getränk nicht vorhanden, trank er gar nichts. Auch starker Durst führte nicht dazu, dass er etwas anderes trank.

Versucht man, das Kind dazu zu bringen, dieses zwanghafte Verhalten zu ändern, kommt es zu heftigsten Erregungsausbrüchen, die stundenlang anhalten können.

Die eingeschränkten und sehr umschriebenen Interessen treten insbesondere bei den Kindern mit einem Asperger-Syndrom bereits im Vorschulalter auf. Sie sammeln ein großes Wissen über einen engen Bereich an, wie z. B. über Stubenfliegen oder Baumaschinen. Andere Kinder fangen an zu zeichnen oder interessieren sich für Musik. Sie reden mit jedem, der ihnen zuhört, über dieses Spezialgebiet und stellen auch Fragen, deren Antwort sie z. T. bereits kennen. Diese Spezialinteressen nehmen einen großen Teil des Tages ein und lassen wenig Zeit für altersgemäße Beschäftigungen. Die Kinder sind wenig am Spiel mit anderen Kindern interessiert, es sei denn, es geht um ihre Spezialinteressen (Jörgensen 1998).

4.2.5   Weitere Verhaltensweisen

Die bereits bei den Kleinkindern bestehenden Schlafstörungen setzen sich bei einem Teil der Kinder mit ASS auch in der Vorschulzeit fort. Die Kinder schlafen sehr spät ein und finden oft kaum allein zum Schlaf. Viele Kinder schlafen insgesamt wenig und sehr unruhig. Bei manchen Kindern treten die Schlafstörungen phasenweise, z. B. für einige Wochen auf, um dann wieder zu verschwinden. In der Phase der Schlafstörungen sind die Kinder irritierbarer und schwieriger zu führen. Weder für den Beginn noch für das Ende der Schlafstörung lassen sich Ursachen erkennen.

Literatur

Dawson G, Meltzoff A, Osterling J, Rinaldi J, Brown E (1998) Children with autism fail to orient to naturally occurring social stimuli. J Autism Dev Disord 28:479–485.

Howlin P (2003) Outcome in high-functioning adults with autism with and without early language delays: implications for the differentiation between autism and Asperger syndrome. J Autism Dev Disord 33:3–13.

Jarrold C (2003) A review of research into pretend play in autism. Autism 7:379–390.

Jörgensen O (1998) Autismus oder Asperger. Weinheim: Beltz.

Kasari C, Paparella T, Freeman S, Jahromi L (2008) Language outcome in autism: randomized comparison of joint attention and play interventions. J Consult Clin Psychol 76:125–137.

Leekam S, López B, Moore C (2000) Attention and joint attention in preschool children with autism. Dev Psychol 36:261–273.

Leekam S, Ramsden C (2006) Dyadic orienting and joint attention in preschool children with autism. J Autism Dev Disord 36:185–197.

Lewis V (2003) Play and language in children with autism. Autism 7:391–399.

Luyster R, Kadlec M, Carter A, Tager-Flusberg H (2008) Language assessment and development in toddlers with autism spectrum diorders. J Autism Dev Disord 38:1426–1438.

MacDonald R, Green G, Mansfield R, Geckeler A, Gardenier N, Anderson J, Holcomb W, Sanchez J (2007) Stereotopy in young children with autism and typically developing children. Res Dev Disabil 28:266–277.

Rutherford M, Rogers S (2003) Cognitive Underpinnings of Pretend Play in Autism. J Autism Dev Disord 33:289–302.

Rutherford M, Young G, Hepburn S, Rogers S (2007) A longitudinal study of pretend play in autism. J Autism Develop Disord 37:1024–1039.

Warreyn P, Roeyers H, De Groote I (2005) Early communicative behaviours of preschoolers with autism spectrum disorder during interaction with their mothers. Autism 9:342–361.

Williams E, Reddy V, Costall A (2001) Taking a Closer Look at Functional Play in Children with Autism. J Autism Develop Disord 31:67–77.

Wimpory D, Hobson R, Nash S (2007) What facilitates social engagement in preschool children with autism. J Autism Dev Disord 37:564–573.

4.3   Schulalter

Hedwig Amorosa

Mit dem Schulalter werden neue Anforderungen an das Kind mit ASS und an die Familien gestellt. Die im Kindergarten noch weitgehend vom Erwachsenen behütete und kontrollierte Situation geht über in einen Alltag, in dem zunehmend die Kontrolle des Kindes über sein Verhalten und die Organisation der Kontakte zu fremden Erwachsenen und Gleichaltrigen erwartet wird. Das Eingreifen der Bezugspersonen wird, je älter die Kinder werden, als ungewöhnlich empfunden. Bei Kindern mit Asperger-Syndrom kommt es häufig erstmals mit dem Schulbesuch zu Problemen mit dem Sozialverhalten, die nicht erwartet wurden.

4.3.1   Auffälligkeiten in der sozialen Interaktion

Wie bereits Kanner (1943) in seiner Veröffentlichung über den frühkindlichen Autismus beschrieb, kommt es in den ersten Schuljahren zu einer gewissen Beruhigung bei den Kindern mit ASS. Die Kinder machen Fortschritte im sozialen Bereich. Coplan und Jawad (2005) untersuchten den Entwicklungsverlauf von Kindern mit ASS anhand der Childhood Autism Rating Scale (CARS). Die CARS ist eine Skala, mit der das Ausmaß der autistischen Symptomatik in allen Bereichen erfasst wird. Zum ersten Untersuchungszeitpunkt waren die Kinder im Durchschnitt 46 Monate alt. Die Nachuntersuchung wurde nach 24 Monaten durchgeführt. Die Autoren fanden bei der Nachuntersuchung eine deutliche Verbesserung (Abnahme der Punktzahl in der CARS) bei Kindern mit einem IQ bzw. EQ über 70. Für die Gruppe der Kinder mit einem IQ/EQ unter 70 konnte keine Veränderung der CARS-Werte beobachtet werden.

Den Kindern mit ASS fällt es weiterhin schwer, sich in die Situation einer anderen Person zu versetzen, die Gefühle der anderen Person zu verstehen, Empathie zu empfinden. Dieser Mangel an Theory of Mind wird als wesentlicher Grund für soziale Schwierigkeiten bei den Kindern mit ASS angesehen.

Steele et al. (2003) untersuchten 4- bis 14-Jährige mit der Diagnose einer tiefgreifenden Entwicklungsstörung mit einer breiten Auswahl von Theory of Mind-Tests. Bei der Nachuntersuchung nach einem Jahr verbesserten sich die Kinder individuell und als Gruppe in Abhängigkeit von ihren sprachlichen Fähigkeiten. Die größeren Fortschritte wurden in den Tests gefunden, die von normalen Kindern früh in der Entwicklung bewältigt werden. Diese Verbesserung der Theory of Mind-Fähigkeiten steht im Gegensatz zu anderen Arbeiten, in denen keine Veränderung beobachtet wurde (Holroyd und Baron-Cohen 1993; Baron-Cohen et al. 1985).

Die beschriebenen Untersuchungen unterstützen die Erfahrungen, dass sich die Symptomatik im Schulalter bei vielen Kindern abschwächt. Dagegen fanden Starr et al. (2003) bei Kindern mit einem Asperger-Syndrom, die erstmals zwischen vier bis sechs Jahren untersucht wurden, im Alter von sechs bis acht Jahren eine deutliche Zunahme der Symptomatik im Bereich der sozialen Interaktion. Grundlage der Einschätzung waren die Ergebnisse im „Autism Diagnostic Interview-Revised" (ADI-R). Die Autoren gehen davon aus, dass das Lernen im sozialen Bereich nicht ausreicht, um den zunehmenden Anforderungen im Grundschulalter gerecht zu werden.

Der enge Kontakt zu einer Bezugsperson bleibt auch im Schulalter erhalten oder wird sogar deutlicher. Diese Person kennt nicht nur die Belastbarkeit des Kindes im sozialen Bereich am besten, sondern auch die Art, wie das Kind seine Emotionen ausdrückt. Sie kann durch gezieltes Fragen herausfinden, was passiert ist, da die Kinder häufig nicht in der Lage sind, belastende Ereignisse selbst zu berichten. Kinder und Jugendliche mit einem Asperger-Syndrom erkennen zunehmend ihre Schwierigkeiten im sozialen Bereich.

In einer Untersuchung von Vickerstaff et al. (2007) wurde der Frage nachgegangen, wie 7- bis 13-Jährige mit einem Asperger-Syndrom und einem IQ zwischen 80 und 140 ihre soziale Kompetenz einschätzen und ob ein Zusammenhang zwischen der Einschätzung der sozialen Kompetenz und depressiven Symptomen besteht. Sie fanden, dass die Probanden mit höherem IQ ihre soziale Kompetenz niedriger einschätzten als Probanden mit niedrigerem IQ. Je niedriger die Einschätzung der eigenen sozialen Kompetenz war, desto höher wurde die Depressivität angegeben.

Die Schwierigkeit, Emotionen bei anderen Personen aus dem Gesichtsausdruck, der Stimme oder den Gesten zu erkennen, ist ein grundlegendes Problem von Personen mit ASS (Bormann-Kischkel 1990; Silver und Oakes 2001). Im Schulalter erkennen viele Kinder mit ASS basale Emotionen wie Ärger und Freude. Komplexere Gefühle werden aber weiterhin nicht erkannt und nicht bei der Beurteilung einer Situation einbezogen, so dass es oft zu Fehleinschätzungen kommt.

Der Bezug zu fremden Erwachsenen bleibt auch im Schulalter problematisch. Kinder mit ASS haben Schwierigkeiten, einen angemessenen Umgang mit nicht bekannten Erwachsenen zu lernen. Durch ihre Unkenntnis sozialer Regeln wirken sie oft unverschämt, provozierend oder frech.

Der Umgang mit Gleichaltrigen kann im Schulalter weniger durch die Bezugspersonen beeinflusst werden. Die Kinder mit ASS irritieren durch ihre soziale Ungeschicklichkeit und ihre Unfähigkeit, die Auswirkung eigener Handlungen und Äußerungen einzuschätzen. Da sie sich nicht gut wehren können, werden sie oft Opfer anderer Kinder, die sie ärgern, verspotten oder schlagen. Kinder mit einem Asperger-Syndrom können auch Anerkennung bei den anderen Kindern erlangen wegen ihrer guten Leistungen und ihrer Hilfsbereitschaft, z. B. Aufgaben in Mathematik oder Physik zu erklären. Einzelne Kinder bauen Freundschaften mit normal entwickelten Kindern auf. Häufig spielen dabei die Spezialinteressen der Kinder mit ASS eine Rolle.

Der Übergang in die Schule konfrontiert die Eltern mit der Frage nach dem Ausmaß der Behinderung. Bei der Auswahl einer geeigneten Schule spielt neben der kognitiven Leistungsfähigkeit das Defizit im sozialen Bereich eine wichtige Rolle. Die Kinder brauchen auch bei guter kognitiver Leistungsfähigkeit kleine Klassen und zusätzliche Hilfen im Unterricht, was in Regelschulen nur begrenzt möglich ist (Remschmidt und Kamp-Becker 2006; White et al. 2007).

> Die sozialen Fähigkeiten der Kinder mit ASS nehmen im Schulalter in Abhängigkeit von der kognitiven Entwicklung zu. Diese Zunahme ist aber nicht ausreichend, den deutlich steigenden Anforderungen im sozialen Bereich gerecht zu werden. Selbst die Kinder mit deutlichen Verbesserungen im sozialen Bereich bleiben weiter auffällig.

Insgesamt nimmt die Offenheit der Kinder gegenüber sozialen Angeboten zu. Der Blickkontakt verbessert sich, die Umstellungsschwierigkeiten nehmen langsam ab. Aggressionen lassen sich teilweise vermeiden, wenn die Schwierigkeiten des Kindes beachtet werden.

4.3.2 Kommunikation und Sprache

Das Interesse an Kommunikation, d. h. an einem Austausch zwischen zwei Personen, bleibt im Schulalter deutlich eingeschränkt. Die Mitteilung von Wünschen wird differenzierter, auch wenn sie nonverbal erfolgt, sodass die Verständigung in diesem Bereich sich verbessert. Dazu kommt, dass die Bezugspersonen die Wünsche und Vorlieben der Kinder kennen und besser darauf eingehen können. Die sprachlichen Fähigkeiten nehmen zu, die Echolalien und „Ich-Du"-Verwechslungen nehmen ab.

Nur ein Teil der Kinder mit ASS entwickelt Sprache. Der Beginn der Sprachentwicklung nach dem Alter von fünf Jahren ist äußerst selten.

Die größten Probleme bestehen im Sprachverständnis und in der Prosodie der gesprochenen Sprache. Die Anpassung des Sprachstiles an die entsprechende Situation gelingt nur unzureichend und führt dazu, dass die Kinder „sich im Ton" vergreifen.

Die eingeschränkte Initiative zu kommunizieren kommt auch darin zum Ausdruck, dass sprachliche Äußerungen, die in Therapien aufgebaut werden, oft nur auf Aufforderung durch den Gesprächspartner eingesetzt werden. Ganz ähnlich ist es mit anderen Kommunikationsmitteln. In einer Arbeit von Howlin und Mitarbeitern (2007) wurde deutlich, dass der Einsatz des *„Picture Exchange Programms" (PECS)* in einer Schulklasse davon abhängig ist, ob die Lehrer den Einsatz von den Kindern fordern. Die Häufigkeit des Gebrauchs ging deutlich zurück, wenn die Supervision für die Lehrer, die nach einer Fortbildung wöchentlich durchgeführt wurde, aufhörte.

Sprachliche Auffälligkeiten bestehen auf der expressiven und rezeptiven Ebene. Die Kinder verstehen oft deutlich weniger, als man nach ihrer expressiven Sprache und der verbalen Intelligenz erwarten würde. Sie ziehen keine eigenen Schlussfolgerungen aus dem Gehörten. So verbinden sie die Wörter einer Äußerung nicht miteinander oder mit dem, was sie über den Sachverhalt

wissen. Sie berücksichtigen Verben, die die Befindlichkeit von Personen beschreiben (mentale Verben), wie „ich denke, ich weiß, ich verstehe", nicht im entsprechenden Kontext (Dennis et al. 2001; Tager-Flusberg 1992). Da sie die nonverbalen Signale des Sprechers und seine Situation nicht einbeziehen, verstehen sie Ironie, übertragene Bedeutung, Täuschung und Lügen nicht. Bei manchen Kindern verbessert sich die Verständigung deutlich, wenn neben der gesprochenen Sprache Schriftsprache eingesetzt wird. Dies wurde beim Erlernen sozialer Interaktionen eingesetzt. Die Kinder bekamen einen geschriebenen Text zu sozialkommunikativen Situationen. Es zeigte sich ein positiver Effekt auf das kommunikative Verhalten der Kinder mit ASS in der Klasse (Thiemann und Goldstein 2004).

Die Kinder sprechen gerne über ihre Ideen und Interessen und erwarten, dass der Gesprächspartner das gleiche Interesse hat. Sie erkennen nicht, wenn das Gegenüber nicht mehr zuhört. Im Dialog setzen sie deutlich weniger nonverbale Mittel wie Mimik, Gestik und Blickkontakt ein, um ein Gespräch zu beginnen oder aufrecht zu erhalten (Perkins 2000; Hale und Tager-Flusberg 2005).

Die Sprechmelodie ist ungewöhnlich, abgehackt und unmoduliert (McCann et al. 2007). Die erwarteten Hebungen und Senkungen der Stimme am Satzende oder für eine Frage treten nicht auf (von Benda 1984), die Sprechmelodie wirkt wie ein gleich bleibender „Singsang".

4.3.3 Spiel

Bei vielen Schulkindern mit ASS stehen im Spiel weiterhin das Aufreihen und Sortieren im Vordergrund. Dazu kommen Spiele am Computer und Spiele, die mit den besonderen Interessen des Kindes verbunden sind.

Gruppenspiele, insbesondere Regelspiele, sind bei entsprechenden kognitiven Fähigkeiten oft möglich. Problematisch ist teilweise das Bestehen auf Regeln, die ausgemacht worden seien. Hier bedarf es manchmal einer Intervention eines Erwachsenen. Einzelne Kinder können über ihre besondere Musikalität in Gruppen einbezogen werden.

4.3.4 Repetitive Verhaltensweisen und eingeschränkte Interessen

Stereotypien und repetitive Bewegungen bleiben erhalten, lassen sich aber eher unterbrechen. Einige Kinder wissen, dass diese Bewegungen ungewöhnlich sind und versuchen, sie zu verbergen. Die stereotypen Bewegungen treten auf, wenn die Kinder erregt sind. Oft können sie sich mit den Bewegungsstereotypien beruhigen.

Die sehr umschriebenen Interessen werden weiter ausgebaut. Manchmal gelingt es, die Interessen auch zu erweitern. Die Kinder verbringen viele Stunden des Tages mit diesen Interessen. Über diese Interessen nehmen sie auch Kontakt zu anderen Gleichaltrigen oder fremden Erwachsenen auf.

Stereotype Bewegungen bleiben im Schulalter erhalten, können aber besser unterbrochen und kontrolliert werden. Sie werden bewusst zur Beruhigung oder als Belohner eingesetzt.

Die speziellen Interessen der Kinder nehmen teilweise zu, sie können für die Freizeitgestaltung und für die Interaktion mit anderen genutzt werden.

Das zwanghafte Festhalten an immer gleichen Strukturen und Aktivitäten wird weniger ausgeprägt. Die Kinder sind bereiter, sich auf Neues oder Unvorhergesehenes einzulassen. Das Festhalten an Gegenständen, die ununterbrochen mit herumgetragen werden müssen, lässt nach. So konnte ein Mädchen, das im Vorschulalter immer eine schwere Eisenkette in der Hand haben musste, sich

darauf einlassen, nur noch eine silberne Halskette in der Tasche bei sich zu tragen.

4.3.5 Weitere Verhaltensweisen

Schlafstörungen bestehen auch im Schulalter bei einem Teil der Kinder mit ASS. Die Eltern beschreiben, dass die Kinder lange brauchen, bis sie einschlafen, dass sie häufig nachts aufwachen und insgesamt weniger schlafen als Gleichaltrige. Teilweise wird ein Zusammenhang der Schlafstörungen mit dem Leistungsverhalten der Kinder am Tag gefunden (Miano et al. 2007; Malow et al. 2006; Paavonen et al. 2008).

Die im Kleinkind- und Vorschulalter häufig sehr ausgeprägten Essstörungen bilden sich im Schulalter meist stark zurück.

Erregungszustände und aggressives Verhalten, die teilweise durch Schwierigkeiten in der Kommunikation ausgelöst werden, bleiben bei vielen Kindern weiter bestehen.

Literatur

Benda von U (1984) Untersuchungen autistischer, sprachentwicklungsgestörter und sprachunauffälliger Kindern. Forschungsbericht, Institut für Phonetik und sprachliche Kommunikation der Universität, München.

Baron-Cohen S, Leslie A, Frith U (1985) Does the autistic child have a „theory of mind"? Cognition 21:37–46.

Bormann-Kischkel C (1990) Erkennen autistische Kinder Personen und Emotionen? Regensburg: S Roderer Verlag.

Caplan J, Jaward A (2005) Modelling clinical outcome of children with autistic spectrum disorders. Pediatrics 116:117–122.

Dennis M, Lazenby A, Lockyer L (2001) Inferential language in high-function children with autism. J Autism Dev Disord 31:47–54.

Gillberg C, Coleman M (1992) The biology of the autistic syndromes. 2nd Edn. London: Mac Keith Press.

Hale C, Tager-Flusberg H (2005) Brief report: the relationship between discourse and autism symptomatology. J Autsm Dev Disord 35:529–524.

Holroyd S, Baron-Cohen S (1993) Brief report: How far can people with autism go in developing a theory of mind? J Autism Dev Disord 23:379–386.

Howlin P, Gordon R, Pasco G, Wade A, Charman T (2007) The effectiveness of the Picture Exchange Communication System (PECS) training for teachers of children with autism: a pragmatic, group randomised controlled trial. J Child Psychol Psychiatry 48:473–481.

Kanner L (1943) Autistic disturbances of affective contact. Nervous Child 2:217–250.

Malow B, Marzec M, McGrew S, Wang L, Henderson L, Stone W (2006) Characterizing sleep in children with autism spectrum disorder: a multidimensional approach. Sleep 29:1563–1571.

McCann J, Peppé S, Gibbon F, O'Hare A, Rutherford M (2007) Prosody and its relationship to language in school-aged children with high-functioning autism. Intern J Lang Commun Disord 42:682–702.

Miano S, Bruni O, Elia M, Trovato A, Smerieri A, Verrillo E, Roccella M, Terzano M, Ferri R (2007) Sleep in children with autistic spectrum disorder: a questionnaire and polysomnographic study. Sleep Med 9:64–70.

Ming X, Brimacombe M, Wagner G (2007) Prevalence of motor impairment in autism spectrum disorders. Brain Dev 29:565–570.

Paavonen J, Vehkalathi K, Vanhala R, Wendt L, Niemeinen-Von Wendt T, Aronen E (2008) Sleep in Children with Asperger Syndrome. J Autism Dev Disord 38:41–51.

Perkins U (2000) Kommunikationsverhalten autistischer und sprachverständnisgestörter Kinder aus differentialdiagnostischer Sicht. Dissertation Ludwig-Maximilian-Universität München.

Remschmidt H, Kamp-Becker I (2006) Asperger-Syndrom (inkl. Diagnostik-CD). Aus der Reihe: Remschmidt H, Schmidt M (Hrsg.) Manuale psychischer Störungen bei Kindern und Jugendlichen. Heidelberg: Springer.

Silver M, Oakes P (2001) Evaluation of a new computer intervention to teach people with autism or Asperger syndrome to recognize and predict emotions in others. Autism 5:299–316.

Starr E, Szatmari P, Bryson S, Zwaigenbaum L (2003) Stability and Change Among High-Functioning Children with Pervasive Developmental Disorders: A 2-Year Outcome Study. J Autism Dev Disord 33:15–22.

Steele S, Joseph R, Tager-Flusberg H (2003) Brief report: developmental change in theory of mind abilities in children with autism. J Autism Dev Disord 33:461–467.

Tager-Flusberg H (1992) Autistic children's talk about psychological states: deficits in the early acquisition of a theory of mind. Child Dev 63:161–172.

Thiemann K, Goldstein H (2004) Effects of Peer Training and Written Text Cueing on Social Communication of School-Age Children With Pervasive Developmental Disorder. J Speech Lang Hear Res 47:126–144.

Vickerstaff S, Heriot S, Wong M, Lopez A, Dossetor D (2007) Intellectual ability, selfperceived social competence, and depressive symptomatology in children with high-functioning autistic spectrum disorders. J Autism Dev Disord 37:1647–1664.

White S, Scahill L, Klin A, Koenig K, Volkmar F (2007) Educational placements and service use patterns of individuals with autism spectrum disorders. J Autism Dev Disord 37:1403–1412.

5   Komorbidität

Michele Noterdaeme

Unter Komorbidität versteht man das gleichzeitige Vorkommen unterschiedlicher, voneinander abgrenzbarer Erkrankungen bei einer Person. Nach Angold und Costello (2001) kann zwischen einer *homotypen* und einer *heterotypen* Komorbidität unterschieden werden. Eine homotype Komorbidität wird als ein gemeinsames Vorkommen von Störungen aus dem gleichen Cluster definiert (z. B. bipolare Störungen und Dysthymie). Die heterotype Komorbidität ist das gemeinsame Vorkommen von Störungen, die nicht der gleichen Krankheitsgruppe angehören (z. B. hyperkinetische Störungen und depressive Störungen).

Autistische Störungen werden in der internationalen Klassifikation psychischer Störungen (ICD-10) im Kapitel F8 „Entwicklungsstörungen" beschrieben. Es handelt sich hierbei um komplexe, neurobiologisch bedingte Störungen (▸ Kap. 2, Kap 9.2), die durch das Vorhandensein von qualitativen Beeinträchtigungen in der sozialen Interaktion sowie in der Sprache und Kommunikation und das Vorhandensein von repetitiven Verhaltensweisen in Form von stereotypen Bewegungsmustern oder Sonderinteressen definiert werden. Diese Verhaltenskonstellation wird als Kernsymptomatik bezeichnet (▸ Kap. 4). Neben der Kernsymptomatik zeigen Personen mit autistischen Störungen häufig eine große Anzahl verschiedener Begleitsymptome. Dazu gehören psychiatrische Symptome (z. B. motorische Unruhe, Aufmerksamkeitsprobleme, aggressives und autoaggressives Verhalten) sowie neurologische, chromosomale/genetische oder metabole Erkrankungen (▸ Kap. 9). Darüber hinaus finden sich überzufällig häufig weitere Entwicklungsstörungen oder eine Intelligenzminderung (▸ Kap. 5.3).

Nach Angold und Costello (2001) könnte bei dem Vorliegen einer autistischen Störung das gleichzeitige Vorkommen von weiteren Entwicklungsstörungen als homotype Komorbidität definiert werden (z. B. motorische Störungen, Sprachstörungen, Intelligenzminderung). Zur heterotypen Komorbidität zählen sämtliche psychiatrischen Symptome, die nicht zur Kernproblematik der autistischen Störungen gehören (z. B. hyperkinetische Symptome, Angststörungen, depressive Verstimmungen) sowie neurologische Erkrankungen (z. B. Epilepsien) oder somatische und genetisch/chromosomale Erkrankungen.

Im Vordergrund der ICD-10-Tradition steht die Einordnung der Symptomatik in möglichst eine *einzige* kategorial definierte Hauptdiagnose. Es sollte die Diagnose gewählt werden, die am besten die Gesamtproblematik des Patienten erfasst. Entsprechend dieser Tradition werden bei autistischen Störungen Ausschlusskriterien formuliert, die prinzipiell die Vergabe von Doppeldiagnosen erschweren. So wird auf der Ebene des klinischen psychiatrischen Syndroms (Achse 1) z. B. die gleichzeitige Verschlüsselung einer tiefgreifenden Entwicklungsstörung und einer Aktivitäts- und Aufmerksamkeitsstörung oder Zwangsstörung verhindert und eine Differenzialdiagnose erzwungen. Durch diese Vorgehensweise hat die Hauptdiagnose vor allem die Funktion, das im Vordergrund stehende Syndrom hervorzuheben. Zusätzliche klinisch relevante Symptome bzw. bei der vollständigen Erfüllung aller diagnostischen Kriterien auch sogenannte „Zweitdiagnosen" stehen im Hintergrund. Dies kann dazu führen, dass klinisch relevante Symptome weniger beachtet und in der Therapieplanung nicht ausreichend berücksichtigt werden. Durch eine Einengung auf die Hauptdiagnose Autismus-Spektrum-Störungen wird die Therapie primär auf die Behandlung der Kernsymptomatik fokussiert und andere Aspekte teilweise nicht behandelt, was sich wiederum negativ auf die Behandlung der Kernproblematik auswirken kann.

Die wesentlichen Komorbiditäten und Differenzialdiagnosen sind in **Tab. 5.1** zusammengefasst.

5.1 Psychiatrische Begleitsymptome

5.1.1 Aufmerksamkeitsdefizit-/ Hyperaktivitätsstörung (ADHS)

Die typischen Kernsymptome einer einfachen Aktivitäts- und Aufmerksamkeitsstörung (Aufmerksamkeitsdefizite, motorische Unruhe, Impulsivität) gehören zu den am häufigsten erwähnten Begleitsymptomen einer autistischen Störung. Nicht selten wird bei Personen mit einem Asperger-Syndrom oder hochfunktionalem Autismus in der frühen Kindheit zuerst die Diagnose einer hyperkinetischen Störung gestellt. Erst im späteren Verlauf stehen die für Autismus-Spektrum-Störungen (ASS) typischen Interaktionsstörungen, vor allem mit Gleichaltrigen, mehr im Vordergrund des Störungsbildes.

Ghaziuddin und Mitarbeiter (1998) untersuchten 35 Patienten mit einem Asperger-Syndrom und stellten fest, dass 65 % der Patienten eine zusätzliche psychiatrische Erkrankung zeigten. Während bei Kindern im Grundschulalter vermehrt eine ADHS nachzuweisen war, standen im Jugendalter eher depressive Erkrankungen im Vordergrund. In einer Untersuchung an 83 Patienten mit einer tiefgreifenden Entwicklungsstörung konnten Lee und Ousley (2006) feststellen, dass bei 78 % der Patienten die diagnostischen Kriterien einer Aufmerksamkeitsdefizit-/Hyperaktivitätsstörung ebenfalls gegeben waren. In der Stichprobe von Goldstein

und Schwebach (2004) erfüllten 51 % der Patienten die Kriterien einer ADHS oder einer einfachen Aufmerksamkeitsstörung ohne Hyperaktivität.

Holtmann und Mitarbeiter (2005, 2007) untersuchten 182 Patienten (141 männlich, 41 weiblich) mit Autismus-Spektrum-Diagnose im Alter zwischen drei und 20 Jahren. 158 Personen hatten die Diagnose „Frühkindlicher Autismus", 14 Personen die Diagnose „Atypischer Autismus", fünf die Diagnose „Asperger-Syndrom" und fünf die Diagnose „nicht näher bezeichnete tief greifende Entwicklungsstörung". Bei allen Probanden wurde die *„Diagnostische Beobachtungsskala für Autistische Störungen" (ADOS)*, das *„Diagnostische Interview für Autismus" (ADI-R*; ▶ **Kap. 3.1**) und die *„Child Behavior Checklist" (CBCL)* eingesetzt. Die durchschnittliche Intelligenzleistung der Gesamtgruppe lag bei 76 IQ-Punkten. Die Gesamtstichprobe erreichte einen mittleren T-Wert von 66,7 auf der Skala „Aufmerksamkeitsstörung" der CBCL. Bei der Aufteilung der Gesamtstichprobe in zwei Untergruppen (hohe bzw. niedrige Belastung auf der o. g. Skala) wurde deutlich, dass in der Gruppe mit einer deutlichen, klinisch relevanten Aufmerksamkeitsproblematik insgesamt eine höhere Belastung mit psychopathologischen Symptomen anzutreffen war als in der Gruppe mit geringeren Werten auf der Skala „Aufmerksamkeitsstörung". Darüber hinaus hatten die Probanden mit klinisch relevanten Aufmerksamkeitsstörungen höhere Werte im ADI-R, was auf eine schwerere Ausprägung der autistischen Störung hindeutet. Auch in anderen Studien wurde festgestellt, dass zusätzliche Belastungen mit Symptomen aus dem Bereich der Aufmerksamkeitsdefizit-/Hyperaktivitätsstörungen mit einer größeren Beeinträchtigung im Alltag einhergehen.

Tab. 5.1: Komorbidität und Differenzialdiagnose im Überblick

Alter	Komorbidität	Differenzialdiagnose
Vorschulalter	Schlaf- und Essstörungen, Regulations-störungen, allgemeine Unruhe	Intelligenzminderung, gastrointesti-nale Probleme (z. B. Reflux), Bindungs-störungen
	Genetisches Retardierungssyndrom, allgemeine Entwicklungsverzögerung (Sprache, Motorik, Spiel) i. S. einer Intelligenzminderung	Intelligenzminderung ohne ASS, gene-tische oder organische Erkrankungen
	Allgemeine Entwicklungsverzögerung i. S. einer Intelligenzminderung mit spezifischen neurologischen Sympto-men (Epilepsie, Makro- oder Mikro-zephalie, Bewegungsstörung)	Spezifische genetische Syndrome ohne ASS, Epilepsiesyndrome ohne ASS, Sinnesbeeinträchtigungen (v. a. Hör- oder Sehstörungen), Zerebralparese, Stoffwechselerkrankung
	Regression	Desintegrative Störung, Rett-Syndrom, neurodegenerative Erkrankungen, Landau-Kleffner-Syndrom
	Autoaggressives, aggressives Verhalten, Aufmerksamkeitsstörungen	Oppositionelle Störung, ADHS, Intelli-genzminderung, Smith-Magenis-Syndrom, Lesch-Nyhan-Syndrom
Schulalter	Aufmerksamkeitsstörungen, oppositionelles Verhalten	ADHS, Störung des Sozialverhaltens, Mutismus
	Lernstörungen, bedingt durch Defizite in der Handlungsplanung oder in der Aufmerksamkeitssteuerung	Umschriebene Sprachentwicklungs-störung, Intelligenzminderung/Lern-behinderung
	Ticstörungen	Tourette-Syndrom
Jugendalter/ Erwachsenen-alter	Ängste, Depression oder Zwänge, Essstörungen	Angststörung, Phobien, Zwangs-störung, Anorexia nervosa, Persönlich-keitsstörungen
	Akute Belastungsreaktionen bei jahre-lang bestehender kognitiver/sozialer Überforderung	(Schizophrene) Psychosen, psychotische Episoden, bipolare Störungen

5.1.2 Oppositionelles und aggressives Verhalten

Bei der Erhebung relevanter Begleitsympto-me wird in mehreren Studien auch auf das Auftreten von Symptomen aus dem Bereich der Störungen des Sozialverhaltens hingewie-sen (Gadow et al. 2004, 2008a; Xue et al. 2008; Dominick et al. 2007). In einer Stich-probe von 608 Kindern mit ASS im Alter zwischen drei und zwölf Jahren konnten Gadow und Mitarbeiter (2008b) feststellen, dass Kinder mit einer zusätzlichen oppositio-nellen Störung mit oder ohne ADHS psycho-pathologisch insgesamt auffälliger und in der psychosozialen Adaptation schlechter ge-

stellt waren als die Kinder, die nur eine ASS hatten. Personen mit Asperger-Syndrom hat-ten im Vorschulalter eine höhere Rate an oppositionellen Störungen als Personen mit einem frühkindlichen Autismus oder atypi-schem Autismus. Jungen mit ASS zeigten nicht mehr aggressives Verhalten als Mäd-chen (Gadow et al. 2004).

Dominick und Kollegen (2007) verglichen das Auftreten von psychiatrischen Begleit-symptomen (u. a. aggressives und auto-aggressives Verhalten, Ess- und Schlafstörun-gen) bei Kindern mit ASS und bei Kindern mit einer umschriebenen Sprachentwicklungs-störung. Die Ergebnisse zeigten, dass die Kinder mit ASS deutlich mehr Begleitsymptome hatten als Kinder mit Sprachentwick-lungsstörungen. Innerhalb der Gruppe der Kinder mit Autismus war aggressives Verhalten vor allem in Zusammenhang mit einem niedrigen IQ und herabgesetzten Fertigkeiten im Bereich der expressiven Sprache zu sehen. Auch die Schwere der sozialen Beeinträchtigung und das Ausmaß der repetitiven Verhaltensweisen waren eng mit dem Auftreten von Aggressionen korreliert. Nach Xue (2008) entwickeln Patienten mit ASS häufiger aggressive oder selbstverletzende Verhaltensweisen, wenn zusätzlich affektive Störungen diagnostiziert wurden.

5.1.3 Autoaggressives Verhalten

Selbstverletzende Verhaltensweisen sind gegen die Integrität der eigenen Person gerichtet und gehen oft mit Destruktivität und Fremdaggressivität einher. Sie stellen eine außerordentliche Belastung für das Umfeld dar. Der Phänotyp von autoaggressiven Verhaltensweisen ist heterogen (u. a. Kopf schlagen, beißen, kratzen oder zwicken, Haare ausreißen, Augenbohren). Die häufigste Lokalisation der selbst herbeigeführten Verletzungen sind der Kopf (48 %), Hände und Finger (27 %), der Rumpf (16 %) und Arme und Beine (9 %). Auch Pica (Essen von ungenießbaren Substanzen) ist eine Form von autoaggressivem Verhalten. Suizidale Impulse/Handlungen können als extreme Form von selbstverletzendem Verhalten beschrieben werden.

In einer Studie an 222 Kindern mit ASS unter sieben Jahren wurde bei mehr als der Hälfte der Kinder autoaggressives Verhalten festgestellt. Risikofaktoren für die Entwicklung dieser Verhaltenweisen waren die Schwere der geistigen Behinderung und der autistischen Störung, das Ausmaß der Einschränkungen im Bereich der Alltagsfertigkeiten sowie das Vorhandensein von perinatalen medizinischen Problemen (Baghdadli et al. 2003).

Studien, die selbstverletzende Verhaltensweisen beim Asperger-Syndrom oder hochfunktionalen Autismus untersuchen, liegen nicht vor. Suizidale Handlungen werden v. a. beim Asperger-Syndrom im Rahmen depressiver Erkrankungen in der Spätadoleszenz und im jungen Erwachsenenalter beschrieben (Ghaziuddin und Greden 1998).

5.1.4 Angststörungen

Angststörungen gehören zu den häufigsten komorbiden Störungen innerhalb des autistischen Spektrums. Leyfer et al. (2006) fanden bei 44 % der Patienten ihrer Stichprobe spezifische Phobien. Bei der Mehrzahl der Betroffenen bezog sich die phobische Angst auf mehr als ein Objekt oder eine Situation. Die am häufigsten angegebenen Ängste bezogen sich auf Menschenmengen oder Injektionsnadeln. Bei etwa 10 % der Kinder bestand eine Angstsymptomatik in Zusammenhang mit lauten Geräuschen.

Weisbrot et al. (2005) verglichen Kinder mit und ohne ASS bezüglich der Ausprägung von Angststörungen. Sie stellten fest, dass Kindern mit einer ASS generell eine höhere Ängstlichkeit zugeschrieben wurde als Kindern ohne ASS. Die Schwere der Angststörung war beim Asperger-Syndrom ausgeprägter als bei dem atypischen oder frühkindlichen Autismus. Das Angstniveau war höher bei einer besseren intellektuellen Leistungsfähigkeit. Ein hohes Angstniveau ging in beiden Stichproben einher mit einer höheren Anzahl von psychotischen Symptomen (eigenartigen Verhaltensweisen, inadäquatem Affekt, Stimmen hören).

5.1.5 Zwangsstörungen

Verschiedene Arbeiten haben darauf hingewiesen, dass Personen mit ASS häufig zusätzliche Zwangsstörungen aufweisen, die über das Vorhandensein von ritualisierten

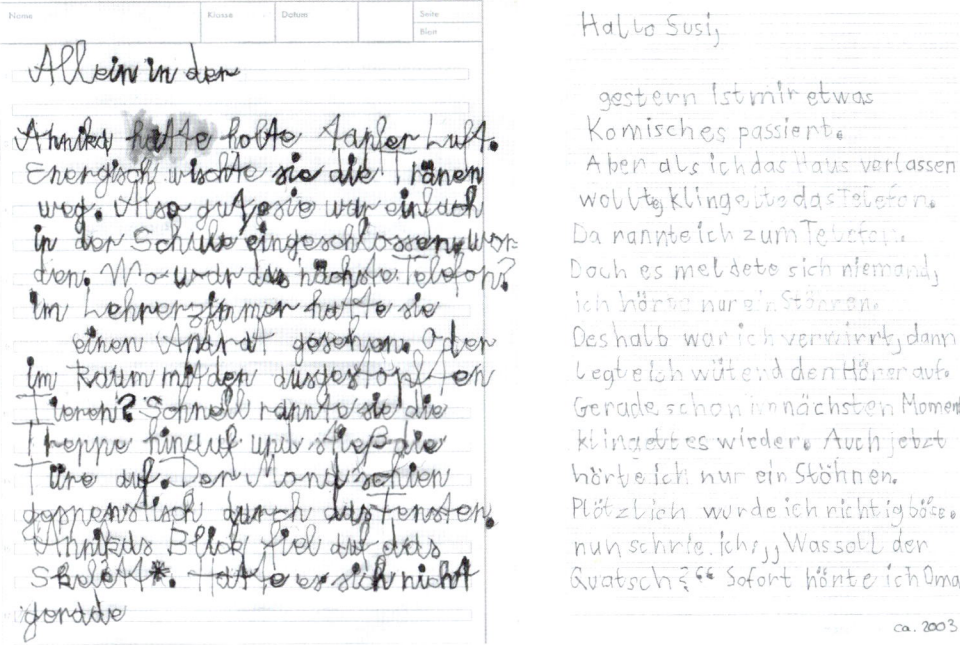

Abb. 5.1: Änderung des Schriftbildes bei einem Jugendlichen mit ASS und zusätzlicher Zwangsstörung

Routinen hinausgehen und eine Doppeldiagnose rechtfertigen (Russel et al. 2005; Leyfer et al. 2006). Ein Vergleich zwischen einer Stichprobe mit primär zwangsgestörten Patienten und einer Stichprobe mit autistischen Patienten ergab, dass in der Gruppe der autistischen Patienten mindestens die Hälfte der Patienten deutliche Zwangssymptome zeigte, die eine wesentliche Beeinträchtigung des Alltags verursachten. Wesentliche Gruppenunterschiede bezüglich der Zwangsinhalte konnten nicht festgestellt werden. Leyfer et al. (2006) untersuchten 109 Personen mit ASS anhand von standardisierten Interviews und diagnostizierten bei 37 % der Stichprobe eine zusätzliche Zwangsstörung. Die häufigsten Zwangshandlungen waren Rituale, in die andere Personen einbezogen waren.

In **Abbildung 5.1** ist das Schriftbild eines Jugendlichen mit einer ASS und einer erheblichen Zwangsstörung abgebildet.

5.1.6 Depression

Das Vorkommen von depressiven Erkrankungen bei Personen mit ASS ist vergleichsweise wenig untersucht. Insbesondere in der Adoleszenz und im frühen Erwachsenenalter ist die Depression vor allem beim Asperger-Syndrom eine bedeutende Komorbidität. In dieser Zeit nimmt der Vergleich mit anderen Jugendlichen zu, die Identitätssuche setzt ein, die psychosexuelle Entwicklung beginnt, was häufig zu Krisen führt. Der Jugendliche mit einem Asperger-Syndrom wird sich seiner Andersartigkeit bewusst, der Wunsch nach sozialem Kontakt und die Anzahl der damit zusammenhängenden Frustrationen steigen. Die Anzahl der Depressionen und Angststörungen nehmen zu, auch die Suizidgefahr steigt in dieser Zeit. Die typischen Symptome einer Depression finden sich in einer deutlich veränderten Stimmungslage, Selbstabwertung, reduziertem Appetit, Schlafstörungen, einer Zunahme von zwanghaftem Verhalten. Autistische Personen mit einem höheren kognitiven Funktionsniveau, einer geringeren sozialen Beeinträchtigung sowie einer höheren Anzahl sonstiger psychopathologischer Symptome haben ein höheres Risiko, eine depressive Erkrankung zu entwickeln (Sterling et al. 2007). Es finden sich Hinweise darauf, dass bei Menschen mit autistischen Störungen, die zusätzlich an einer Depression erkranken, Depressionen in der Familienanamnese gehäuft vorkommen (Ghaziuddin und Greden 1998).

In den letzten Jahren hat das Auftreten von bipolaren Störungen in der frühen Kindheit und im Jugendalter mehr Aufmerksamkeit bekommen. Einige Studien untersuchen gezielt die Häufigkeit von affektiven Störungen bei Menschen mit ASS. In einer Studie an 44 Probanden mit einer autistischen Störung konnten Munesue et al. (2008) bei 36,4 % der Stichprobe eine affektive Störung diagnostizieren. Bei vier Probanden wurde eine depressive Störung festgestellt und bei zwölf Patienten eine bipolare Störung. Die Autoren stellen die Hypothese auf, dass eine vergleichbare genetische Vulnerabilität in der Ätiopathogenese von autistischen Störungen und bipolaren Störungen eine Rolle spielen könnte.

5.1.7 Schlafstörungen

In der Literatur wurde wiederholt über Schlafstörungen bei ASS berichtet. Nach Richdale (1999) geben Eltern Probleme im Bereich des Schlafverhaltens mit einer Häufigkeit von 44–83 % an. Auch bei Kindern oder Jugendlichen mit ASS und einer normalen intellektuellen Leistungsfähigkeit wird über vermehrte Schlafprobleme berichtet. Hier muss geklärt werden, ob die Schlafproblematik im Rahmen einer anderen psychiatrischen Erkrankung auftritt (z. B. Depression). Andererseits kann auch die Hypothese aufgestellt werden, dass vor allem beim Asperger-Syndrom die Schlafproblematik zu den Kernsymptomen der Störung gehört. So konnten Godbout et al. (2000) in ihrer Untersuchung an acht Patienten mit Asperger-Syndrom feststellen, dass diese Personen im Vergleich zu einer Kontrollgruppe eine Reihe von Auffälligkeiten in der Schlafcharakteristik aufwiesen, wie die Reduktion der Schlafzeit im ersten Drittel der Nacht und vermehrtes Auftreten von REM-Phasen, die zugleich häufiger unterbrochen wurden. Daraus schlossen die Autoren, dass bei Patienten mit Asperger-Syndrom möglicherweise der Schlafrhythmus und die Schlafarchitektur gestört sind. Zu ähnlichen Ergebnissen kommen Malow et al. (2006). Sie stellten darüber hinaus fest, dass Personen mit Asperger-Syndrom und unauffälligem Schlafverhalten weniger affektive Störungen und eine bessere soziale Integration zeigten.

5.1.8 Essstörungen

Essstörungen werden in der frühen Kindheit sowohl beim Asperger-Syndrom als auch bei frühkindlichen autistischen Störungen berichtet (Dominick et al. 2007). Es handelt sich oft um ein extrem einseitiges Essverhalten, bedingt durch sensorische Besonderheiten im taktil-kinästhetischen Bereich. In einer repräsentativen Stichprobe von Patientinnen mit einer Anorexia nervosa fanden sich bei 18 % der Betroffenen Störungen aus dem autistischen Spektrum, darunter in 6 % der Fälle ein Asperger-Syndrom (Wentz et al. 1999). Hebebrandt und Mitarbeiter (1997) fanden bei Patienten mit einem Asperger-Syndrom oder einer schizoiden Persönlichkeitsstörung einen deutlichen unterdurchschnittlichen Body Mass Index (BMI). Bölte et al. (2002) untersuchten den Body Mass Index in einer Stichprobe von 103 Personen mit einer autistischer Störung (frühkindlicher Autismus oder Asperger-Syndrom) und fanden bei 25 % der Patienten einen BMI unter der 5. Perzentile. Bei keiner der betroffenen Personen konnte eine anorektische Störung festgestellt werden. Es ließ sich jedoch eine signifikante Assoziation mit dem Vorliegen einer hyperkinetischen Störung nachweisen.

5.1.9 Schizophrene Psychosen

Während in der älteren Literatur von einem Zusammenhang zwischen Autismus und Schizophrenie ausgegangen wird, haben neuere Untersuchungen klar gezeigt, dass es keine enge Assoziation zwischen beiden Krankheitsbildern gibt. Die Symptomatik und der Verlauf der Störung ermöglichen meist eine relativ klare kategoriale Zuordnung der Krankheit.

Auf der neuropsychologischen Ebene werden jedoch Überlappungen für bestimmte Funktionsdefizite berichtet. So finden sich sowohl bei Probanden mit einer Schizophrenie als auch bei Probanden mit einer autistischen Störung auf einem hohen Funktionsniveau deutliche Defizite im Bereich der exekutiven Funktionen und der Theory of Mind (Pilowsky et al. 2000; Baron-Cohen et al. 2000). Andere Studien berichten wiederum, dass sich bei den o. g. Gruppen leicht unterschiedliche Stärken und Schwächen im HAWIK-Profil zeigen. Probanden mit einer autistischen Störung hatten Stärken im Bereich „Gemeinsamkeiten finden", während Probanden mit einer Schizophrenie bessere Ergebnisse erreichten im Subtest „Allgemeines Verständnis" (Bölte et al. 2002 a).

Beim Asperger-Syndrom bzw. bei der schizoiden Persönlichkeitsstörung ist ein Übergang in eine schizophrene Erkrankung bei etwa 5 % der Fälle bekannt (Remschmidt und Kamp-Becker 2006). Studien, die den genaueren Verlauf der autistischen Störungen über viele Jahren verfolgen, zeigen, dass zusätzliche psychiatrische Syndrome i. S. psychotischer Störungen oder Angststörungen manifest werden können (Bölte und Bosch 2005).

5.1.10 Weitere psychopathologische Begleiterscheinungen

Nach Ehlers und Gillberg (1993) sind Ticstörungen und das Tourette-Syndrom bei allen drei Autismus-Spektrum-Störungen anzutreffen, am häufigsten wohl beim Asperger-Syndrom. Ähnliche Ergebnisse gibt es für die mutistischen Störungen.

Wenn neben der autistischen Störung externalisierende Verhaltensweisen i. S. von Aggressionen dauerhaft das klinische Bild prägen, kann diese Symptomenkonstellation auch einer Persönlichkeitsstörung, z. B. einer dissozialen Persönlichkeitsstörung, zugeordnet werden.

Literatur

Angold A, Costello E (2001) The epidemiology of depression in children and adolescents. In: Goodyer I (ed.) The depressed child and adolescent. Cambridge: Cambridge University Press. Pp. 143–178.

Baghdadli A, Pascal C, Grisi S, Aussilloux C (2003) Risk factors for selfinjurious behaviours in young children with autism. Journal of Intellectual Disabilities Research 47:622–627.

Baron-Cohen S, Tager-Flusberg H, Cohen D (2000) Understanding other Minds. Oxford: Oxford University Press.

Bölte S, Bosch G (2005) The long-term outcome in two females with autism spectrum disorder. Psychopathology 38:151–154.

Bölte S, Rudolf L, Poustka F (2000) The cognitive structure of higher functioning autism and schizophrenia: A comparative study. Compr Psychiatry 43:325–330.

Bölte S, Özkara N, Poustka F (2002) Autism spectrum disorders and low body weight: is there really a systematic association? Int J Eat Disord 31:349–352.

Dominick K, Davis N, Lainhart J, Tager-Flusberg H, Folstein S (2007) Atypical behaviours in children with autism and children with a history of language impairment. Res Dev Disabil 28:145–162.

Ehlers S, Gillberg C (1993) The epidemiology of Asperger Syndrome. A total population study. J Child Psychol Psychiatry 34:1327–1350.

Gadow K, DeVincent C, Pomeroy J, Azizian A (2004) Psychiatric Symptoms in preschool children with PDD and comparison samples. J Autism Dev Disord 34:379–393.

Gadow K, DeVincent C, Schneider J (2008 a) Predictors of psychiatric symptoms in children with an autism spectrum disorder. J Autism Dev Disord 38:1710–1720.

Gadow K, DeVincent C, Drabick D (2008 b) Oppositional defiant disorder as a clinical phenotype in children autism spectrum disorder. J Autism Dev Disord 38:1302–1310.

Ghaziuddin M, Greden J (1998) Depression in children with autism/pervasive developmental disorders: a case-control family history study. J Autism Dev Disord 28:111–115.

Ghaziuddin M, Weidmer-Mikhail E, Ghaziuddin N (1998) Comorbidity of Asperger syndrome: a preliminary report. J Intellect Disabil Res 42:279–283.

Godbout, R, Bergeron, C, Limoges, E (2000) A laboratory study of sleep in Asperger's syndrome. Neuroreport 11:127–130.

Goldstein S, Schwebach A (2004) The comorbidity of pervasive developmental disorder and attention deficit hyperactivity disorder: results of a retrospective review. J Autism Dev Disord 34:329–339.

Hebebrandt J, Henninghausen K, Nau S (1997) Low body weight in male children and adolescents and children with schizoid personality disorder or Asperger's disorder. Acta Psychiatr Scand 96:64–67.

Holtmann M, Bölte S, Poustka F (2005) ADHD, Asperger Syndrome and high-functioning autism. J Am Acad Child and Adolesc Psychiatry 44:11–15.

Holtmann M, Bölte S, Poustka F (2007) Attention Deficit Hyperactivity Disorder symptoms in pervasive developmental disorders: association with autistic behavior domains and coexisting psychopathology. Psychopathology 40:172–177.

Lee D, Ousley O (2006) Attention-deficit hyperactivity symptoms in a sample of children and adolescents with pervasive developmental disorders. J Child Adoles Psychopharmocol 16:737–746.

Leyfer O, Folstein S, Bacalman S, Davis O, Dinh E, Morgan J, Tager-Flusberg H, Lainhart J (2006) Comorbid psychiatric disorders in children with autism: Interview development and rates of disorders. J Autism Dev Disord 36:849–861.

Malow B, Marzec M, McGrew S, Wang L, Henderson L, Stone W (2006) Characterizing sleep in children with autism spectrum disorders: a multidimensional approach. Sleep 29:1536–1571.

Munesue T, Ono Y, Mutoh K, Shimoda K, Nakatani H, Kikuchi M (2008) High prevalence of bipolar disorder comorbidity in adolescents and young adults with high functioning autism spectrum disorder: A preliminary study of 44 outpatients. J Affect Disord 111:170–175.

Pilowsky T, Yirmiya N, Arbelle S, Mozes T (2000) Theory of mind abilities of children with schizophrenia, children with autism and normally developing children. Schizophr Res 42:145–155.

Remschmidt H, Kamp-Becker I (2006) Asperger-Syndrom. Heidelberg: Springer.

Richdale A (1999) Sleep problems in autism: prevalence, cause and intervention. Dev Med Child Neurol 41:60–66.

Russel A, Mataix-Cols D, Anson M, Murphy D (2005) Obsessions and compulsions in Asperger syndrome and high functioning autism. Br J Psychiatry 43:525–528.

Sterling L, Dawson G, Estes A, Greenson J (2007) Characteristics associated with presence of depressive symptoms in adults with autism spectrum disorder. J Autism Dev Disord 34:329–339.

Weisbrot D, Gadow K, DeVincent C, Pomeroy J (2005) The presentation of anxiety in children with pervasive developmental disorders. J Child Adolesc Psychopharmacol 15:477–496.

Wentz N, Gillberg C, Gillberg I, Råstam M (1999) A ten year follow up of adolescent-onset anorexia nervosa: personality disorders. J Am Acad Child Adolesc Psychiatry 38:1611–1616.

Xue M, Brimacombe M, Chaaban J, Zimmerman-Bier B, Wagner G (2008) Autism spectrum disorders: concurrent clinical disorders. J Neurol 23:6–12.

5.2 Neurologische Komorbidität

Angelika Enders und
Gerhard Kluger

5.2.1 Autismus und Epilepsie

Häufigkeit und Bedeutung

Epilepsien sind klinisch gekennzeichnet durch das wiederholte Auftreten unprovozierter epileptischer Anfälle, denen neurophysiologisch eine paroxysmal auftretende, synchronisierte zerebrale Erregungssteigerung zugrunde liegt (ILAE – International League Against Epilepsy 1989). Sie gehören zu den häufigsten chronischen Erkrankungen des zentralen Nervensystems. Etwa 3 % der Bevölkerung erkranken im Laufe ihres Lebens an einer Epilepsie, oft jedoch nur vorübergehend. Die Punktprävalenz aktiver Epilepsien liegt in den europäischen Ländern bei 0,7 % (Sander und Gaus 2007).

Im Gegensatz dazu werden Epilepsien je nach Studienpopulation bei 11–39 % und Auffälligkeiten im Elektroenzephalogramm (EEG) ohne klinische Anfälle sogar bei 10–72 % der Menschen mit ASS beschrieben (Myers und Johnson 2007; Ballaban-Gil und Tuchman 2000; Kagan-Kushnir et al. 2005). Die streuenden Häufigkeitsangaben sind wohl überwiegend auf die Auswahl der Stichprobe zurückzuführen. Das Auftreten einer Epilepsie bei Menschen mit ASS hat in der Altersabhängigkeit nämlich zwei Häufigkeitsgipfel, einen im Kleinkindalter zwischen dem dritten und fünften Lebensjahr und einen zweiten in der Adoleszenz und im jungen Erwachsenenalter (Tuchman und Rapin 2002). Werden nun in einer Stichprobe nur Kinder erfasst, wird die Prävalenz unterschätzt. Bei Erwachsenen mit ASS wird das kumulative Epilepsierisiko im Schnitt auf 20–35 % geschätzt (Tuchmann et al. 1991).

Die Wahrscheinlichkeit des Auftretens einer Epilepsie steht auch in Abhängigkeit von der klassifizierten Untergruppe im autistischen Spektrum (▸ Kap. 2.4). Die niedrigste Prävalenzrate wird mit 4 % für Menschen mit einem hochfunktionalen Autismus angegeben, die höchste mit 77 % bei desintegrativen Störungen des Kindesalters (Amiet et al. 2008; Steffenburg et al. 2003; Mouridsen et al. 1999).

Auch unabhängig vom Vorliegen einer autistischen Störung zeigt sich in epidemiologischen Studien ein deutlich erhöhtes Risiko, eine Epilepsie zu entwickeln, bei Menschen mit Intelligenzminderung, Zerebralparese oder anderen Entwicklungsstörungen spezifischer Ätiologie (z. B. genetisch bedingten Retardierungssyndromen, tuberöser Sklerose u. a.). Die Prävalenz für das Auftreten einer Epilepsie wird bei Menschen mit ASS in den genannten Komorbiditäten mit durchschnittlich 42 % angegeben (Tuchman et al. 1991), wogegen das Risiko, Anfälle zu entwickeln, bei Kindern aus dem autistischen Spektrum nur mit 6–8 % beziffert wird, wenn sie keine dieser kritischen Begleitsymptome und keine positive Familienanamnese für eine Epilepsie aufweisen (Tuchman et al. 1991; Pavone et al. 2004; Amiet et al. 2008).

- Menschen mit einer ASS haben häufiger epilepsietypische EEG-Veränderungen mit und ohne epileptische Anfälle.
- Dies trifft insbesondere für Kinder mit einer ASS und einer Intelligenzminderung zu.
- Umgekehrt haben auch Menschen mit schwer behandelbaren Epilepsien, die in den ersten Lebensjahren begonnen haben, häufiger eine ASS.

Umgekehrt haben auch Menschen mit einer Epilepsie häufiger eine ASS, insbesondere bei schwer behandelbaren Epilepsien mit Beginn in den ersten Lebensjahren. Sie entwickeln

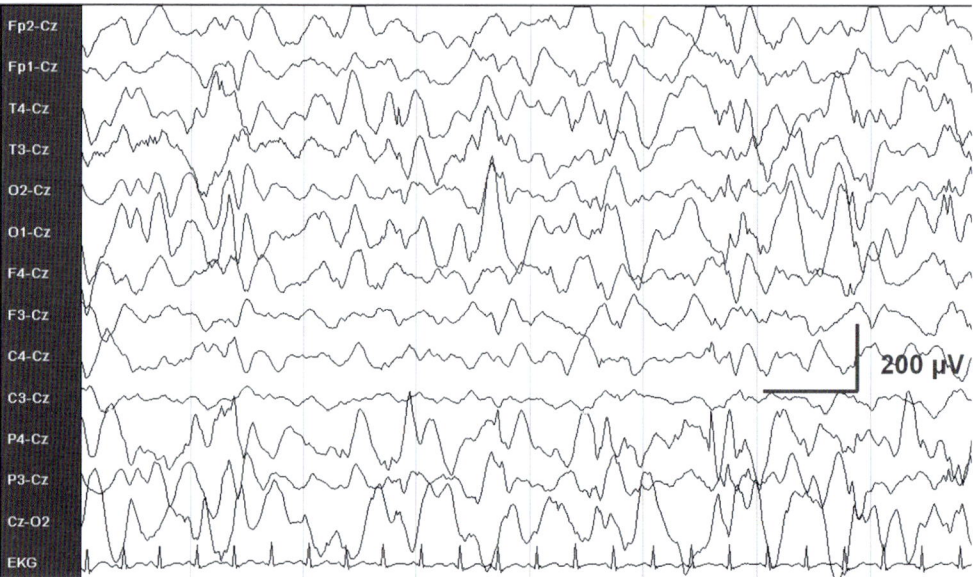

Abb. 5.2: EEG mit multregionalen Spikes und Sharp waves und einer kontinuierlichen Verlang-samung > 300 μV – *Hypsarrhythmie*

häufiger eine Intelligenzminderung (Steffen-burg et al. 2003; Kielinen et al. 2004). Diese Assoziation von Autismus und Epilepsie hat bereits sehr früh zur Annahme einer neuro-biologisch bedingten Genese autistischer Störungen geführt (Rutter 1970).

Klassifikation der Epilepsien

Alle Anfallsformen und Epilepsiesyndrome können bei Menschen mit ASS vorkommen (Tuchman et al. 1991). In einer Studie an 67 Kindern mit ASS, Epilepsie und geistiger Behinderung (Springer et al. 2008) konnten in Übereinstimmung mit der Literatur (Mc Lellan et al. 2005; Steffenburg et al. 2003) folgende Charakteristika gefunden werden:

- Früher Beginn der Epilepsie (< 3. Lebensjahr),
- Überwiegen von symptomatisch-fokalen Epilepsien (d. h. mit nachweisbarer Hirnläsion),
- Lokalisation der epileptischen Herd-befunde v. a. rechts (57 %) sowie frontal (79 %) und/oder temporal (64 %).

Häufige Epilepsiesyndrome bei ASS sind das *West-Syndrom* (meist Erstsymptom einer tuberösen Sklerose, ▸ Kap. 9.2.1), das *Len-nox-Gastaut-Syndrom*, das *CSWS-Syndrom* (CSWS = continuous spikes and waves du-ring slow sleep) und das *Dravet-Syndrom* (Kelly und Moshe 2006).

West-Syndrom und *Lennox-Gastaut-Syn-drom* (LGS) gehören zu den altersabhängi-gen Epilepsie-Syndromen der Kindheit, die in der Regel auf eine Hirnfunktionsstörung unterschiedlicher Ätiologie zurückzuführen sind. Manifestationsalter des West-Syn-droms ist charakteristischerweise das zweite Lebenshalbjahr, dasjenige des Lennox-Gas-taut-Syndroms das zweite bis fünfte Lebens-jahr. Beide Epilepsiesyndrome zeichnen sich durch eine typische Anfallssemiologie und charakteristische EEG-Veränderungen (▸ Abb. 5.2) aus. Nur in wenigen Fällen gelingt es, anhaltend eine Anfallsfreiheit und Sanierung des EEG durch medikamen-töse Maßnahmen zu erreichen. In den meis-ten Fällen ist der Verlauf durch das Einmün-den in ein schweres neuropsychiatrisches

Residualsyndrom gekennzeichnet. Bei über 75 % der Betroffenen persistieren fokale Anfälle. Besonders die Sturzanfälle führen zu Gefährdungen und einer deutlichen Beeinträchtigung der Lebensqualität. Nur etwa 10 % der in verschiedenen Studien untersuchten Patienten erreichen im Langzeitverlauf eine befriedigende Lebensqualität (Ernst 2008).

Das *Dravet-Syndrom* zählt mit einer Prävalenz von 1:20 000 bis 1:40 000 zu den sehr seltenen, schwer therapierbaren Epilepsiesyndromen im Kindesalter. Es wurde 1978 erstmals von der Französin Dr. Charlotte Dravet beschrieben. Diese infaust verlaufende Form der Epilepsie beginnt meist bereits im ersten Lebensjahr mit rezidivierenden, fieberassoziierten, generalisierten oder halbseitig betonten Anfällen. Im weiteren Krankheitsverlauf treten myoklonische, partielle und Absence-ähnliche Anfälle in wechselnd starker Ausprägung hinzu. Mit Beginn der Epilepsie erfahren die bis zu diesem Zeitpunkt oft bezüglich ihrer Entwicklung unauffälligen Kinder eine Stagnation oder sogar Regression ihrer Entwicklung. Die kognitive Entwicklung der Kinder bleibt in der Folge meist deutlich beeinträchtigt. Differenzialdiagnostisch lässt sich diese Form der Epilepsie in erster Linie vom Lennox-Gastaut-Syndrom und Pseudo-Lennox-Syndrom, aber auch einer myoklonisch-astatischen Epilepsie abgrenzen. Die bildgebende Diagnostik zeigt in der Regel unauffällige Befunde. Auch im EEG finden sich anfangs wenige Auffälligkeiten. Im weiteren Verlauf lassen sich zwar zunehmend pathologische Befunde im EEG nachweisen, diese sind jedoch nicht pathognomonisch für das Dravet-Syndrom. Hauptursache des Dravet-Syndroms sind Mutationen im SCN1A-Gen, einem Gen, das für ein Protein des in der Nervenzellmembran lokalisierten Natriumionenkanals kodiert (Korff et al. 2007).

Aufgrund dieser genetischen Besonderheit führen Natriumkanalblocker, wie Carbamazepin, Oxcarbazepin, Vigabatrin, Phenytoin und wahrscheinlich auch Lamotrigin, meist zu einer deutlichen Verschlechterung der Anfallssituation und sollten daher vermieden werden. Die Epilepsie bleibt in den meisten Fällen lebenslang aktiv und ist therapeutisch nur schwer zu beeinflussen. Eine mögliche Therapieoption ist die Gabe von Valproat, Kaliumbromid oder neueren Studiendaten zufolge auch Topiramat (Korff et al. 2007).

Die „*Continous spikes and waves during slow sleep*" (CSWS) gehören zur Gruppe der idiopathischen, (sog. „benignen") fokalen Epilepsien, bei der sich als Charakteristikum die „mehrphasischen" steilen Wellen in der zentro-temporalen Region mit Aktivierung bis hin zum bioelektrischen Status im Schlaf-EEG finden (▶ Abb. 5.3).

Dieses EEG-Merkmal findet sich auch beim *Landau-Kleffner-Syndrom*. Ein „typisches" Landau-Kleffner-Syndrom – das allerdings sehr selten ist – manifestiert sich im Unterschied zu einer ASS erst nach dem zweiten Lebensjahr und ist gekennzeichnet durch eine zunächst normale Entwicklung einschließlich der Sprache mit plötzlich innerhalb von Tagen oder Wochen eintretendem komplettem Sprachverlust. Dabei fallen die Kinder in den ersten Tagen durch eine „verbale Agnosie" auf, wobei sie Gesprochenes, auch ihre eigene Sprache, nicht mehr verstehen können. Laut Definition haben alle Kinder mit einem Landau-Kleffner-Syndrom epilepsietypische EEG-Veränderungen, in ca. 30 % der Fälle jedoch keine manifesten epileptischen Anfälle. Es erscheint daher etwas widersprüchlich, warum beim Landau-Kleffner-Syndrom in der Literatur weitgehender Konsensus zu einer epileptischen Therapie besteht (auch zu einem epilepsiechirurgischen Eingriff wie der multiplen subpialen Transsektion), nicht jedoch bei einer frühkindlichen ASS mit Regression, wo doch ebenfalls in einem hohem Prozentsatz epilepsietypische EEG-Veränderungen auftreten (Nass et al. 1999; Pearl et al. 2001;

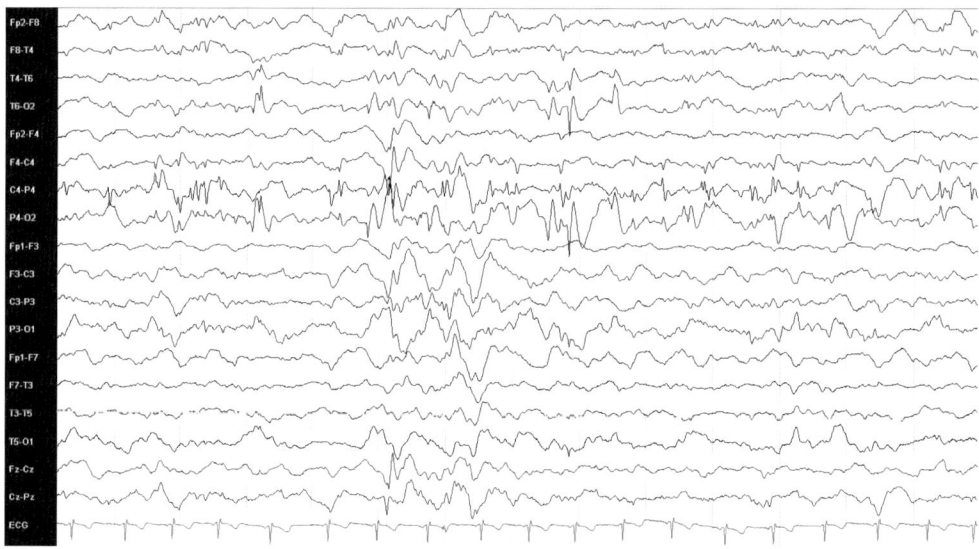

Abb. 5.3: EEG mit mehrphasischen steilen Wellen in der zentro-temporalen Region rechts mit Aktivierung im Schlafstadium I – *Continous spikes and waves during slow sleep (CSWS)*

Roulet-Perez und Deonna 2006; Tuchman 2006; Kluger und Noterdaeme 2008).

- Alle Anfallsformen und Epilepsie-Syndrome kommen bei ASS vor.
- Die Epilepsien bei Kindern mit ASS und Intelligenzminderung haben folgende Charakteristika:
  - Beginn der Epilepsie in den ersten beiden Lebensjahren,
  - Überwiegen von symptomatisch-fokalen Epilepsien,
  - Lokalisation der epileptischen Foci v. a. rechts sowie frontal und/oder temporal.
- Eine seltene Differenzialdiagnose zu einer ASS ist das Landau-Kleffner-Syndrom. Die differenzialdiagnostische Abgrenzung ist in atypischen Fällen schwierig (Überbegriff: „Autistic Epileptiform Regression").

Die differenzialdiagnostische Abgrenzung einer „atypischen" ASS mit Regression von einem „atypischen" Landau-Kleffner-Syndrom (▶ Kap. 11.1.3) ist schwierig. Daher wurde für die Gruppe von Störungen mit einer autistischen Symptomatik und kognitivem Abbau bei Epilepsie bzw. epilepsietypischen EEG-Veränderungen ohne eindeutige klinische Anfälle der Begriff „*Autistic Epileptiform Regression*" vorgeschlagen (Nass et al. 1998; Kelly und Moshe 2006; Roulet-Perez und Deonna 2006).

Autistische Regression

Ob EEG-Veränderungen ohne klinische Anfälle bei Kindern mit einer autistischen Regression häufiger sind, ist trotz zahlreicher Studien umstritten. Abgesehen von kasuisten Mitteilungen gibt es derzeit keine Evidenz für einen ursächlichen Einfluss einer Epilepsie auf die autistische Störung bzw. Regression (Hrdlicka et al. 2004; Baird et al. 2006; Deonna und Roulet 2006; Hrdlicka 2008). Möglicherweise gibt es aber eine kleine Gruppe von Kindern mit „atypischen" ASS, bei denen die autistische Regression epileptogen bedingt ist. Diese könnten von einer antiepileptischen Therapie profitieren (▶ Kap. 12.8).

Dogmatische Haltungen, dass epilepsietypische EEG-Veränderungen bei ASS nur Ausdruck bzw. Epiphänomen einer zugrunde liegenden Hirnfunktionsstörung sind oder dass sie eine autistische Regression ursächlich bewirken können, sind nicht hilfreich. Bei jedem Kind mit einer ASS und einer Beeinträchtigung der Intelligenz sollte jedoch eine differenzierte epileptologische Diagnostik mit Schlafableitung im EEG und MRI (▶ **Kap. 10.2.3**) veranlasst werden, um als Entscheidungsgrundlage für eine Therapieindikation zu gelten.

Unabhängig von der Diskussion über die kausale Bedeutung einer Epilepsie bzw. epilepsietypischen EEG-Veränderungen für ASS, stellt bei jedem Menschen, gerade bei solchen mit einer ASS, eine begleitende Epilepsie einen kritischen Faktor für die allgemeine Lebensqualität dar. Dabei spielen Ängste vor Verletzungen im Rahmen der Anfälle, Sorgen um die Beeinträchtigung der kindlichen Entwicklung durch die Epilepsie oder durch deren medikamentöse Behandlung eine große Rolle sowie die deutlich erhöhte Rate von Depressivität bei Menschen mit Epilepsie. Daher muss – ohne zu bagatellisieren oder zu dramatisieren – bei jedem Menschen mit einer ASS und Anfällen die Behandlung einer Epilepsie im Beratungs- und Behandlungskonzept sorgfältig berücksichtigt werden.

- Möglicherweise gibt es eine kleine Gruppe von Kindern mit atypischen ASS, bei denen die Beeinträchtigung der Intelligenz und des Verhaltens epileptisch bedingt ist.
- Bei jedem Menschen – besonders bei solchen mit einer ASS – beeinträchtigt eine Epilepsie die Lebensqualität.

5.2.2 Sensomotorische Störungen

Nicht selten werden Menschen mit ASS als motorisch ungeschickt oder unsicher in der Bewegungskoordination beschrieben. Unter den Kernkriterien autistischen Verhaltens sind sensorische und motorische Symptome abgesehen von der Erwähnung stereotyper Bewegungen jedoch nicht benannt.

Nach Kokubun et al. (1995) kamen 25 von 27 Kindern mit ASS (93 %) bis zum Alter von 18 Monaten (90. Perzentile in der Normalverteilung) zum freien Gehen. Es ließ sich bei diesen Kindern keine Korrelation zwischen dem Beginn des Gehens und der Intelligenzbegabung nachweisen. In einer Studie von Provost et al. (2007a; 2007b) wurden Kinder im Altersspektrum von 21–41 Monaten mit den „Peabody Developmental Motor Scales" (PDMS-2) funktionell hinsichtlich ihrer grob- und feinmotorischen Fertigkeiten untersucht. Dabei unterschieden sich die motorischen Profile der Kinder mit ASS nicht von denen der Kinder mit allgemeiner Entwicklungsverzögerung. Zur Frühdiagnostik autistischer Störungen scheint die rein funktionelle motorische Beurteilung offensichtlich nicht ausreichend spezifisch (Freitag 2008, S. 42).

Nach qualitativen Gesichtspunkten beurteilt werden motorische Störungen dennoch bei Menschen mit ASS unter den assoziierten Symptomen aufgeführt. Ming et al. (2007) berichten, dass von 154 Kindern mit ASS nur 9 % die motorischen Entwicklungsmeilensteine verzögert erreicht hatten. Dennoch zeigten sie bei der qualitativen Beurteilung motorische Auffälligkeiten wie Hypotonie (51 %), motorische Dyspraxien (34 %) oder intermittierendes Zehenspitzenlaufen (19 %).

Bernabei et al. (2003) untersuchten Kinder mit ASS im Vergleich zu Kindern mit Entwicklungsretardierung im durchschnittlichen chronologischen Alter von 3,6 Jahren mit den Entwicklungsskalen nach Uzgiris und Hunt. Das Entwicklungsalter der Kinder mit ASS lag bei 1,3 Jahren, das der mit Entwicklungsretardierung bei 1,1 Jahren. Während sich das Entwicklungprofil der retardierten Kinder als ziemlich homogen abzeichnete, kamen Kinder mit ASS bei Aufgaben zur Objektpermanenz zu deutlich besseren Ergebnissen im Gegensatz zu Items mit Anforderungen hinsichtlich verbaler und gestischer Imitation und Aufgabenstellungen, die einfache Handlungsschemata (z. B. Heranziehen an Schnur, Einsatz von Stöckchen, um begehrtes Objekt zu erreichen) erfordern.

Noterdaeme et al. (2002) verglichen die motorischen Fertigkeiten von Kindern mit umschriebenen Sprachentwicklungsstörungen und Kindern mit ASS auf einem hohen Funktionsniveau. Es zeigte sich, dass beide Gruppen deutlich mehr motorische Probleme aufwiesen als eine Kontrollgruppe normal entwickelter Kindern. Neben feinmotorischen Problemen wurden auch Schwierigkeiten in der Bewegungskoordination und Balance dokumentiert.

Zu ähnlichen Ergebnissen kommen Dewey et al. (2007). Die Autoren untersuchten motorische Fertigkeiten sowie speziell die Fähigkeit, Gesten zu imitieren bei 49 Kindern mit ASS. Als Vergleichsgruppen dienten Kindern mit einer motorischen Koordinationsstörung sowohl mit als auch ohne ADHD sowie Kindern mit einer isolierten Aktivitäts- und Aufmerksamkeitsstörung und Kinder ohne Entwicklungsauffälligkeiten. Die Kinder mit ASS und die mit den Koordinationsstörungen hatten deutlich mehr motorische Probleme als die Kinder mit isoliertem ADHD und die Kontrollgruppe. Ausschließlich die Kinder mit ASS hatten erhebliche Schwierigkeiten bei der Imitation von Gesten. Daraus schließen die Autoren, dass die Schwierigkeiten, Gesten zu imitieren, nicht ausschließlich auf Schwierigkeiten in der motorischen Koordination zurückzuführen sind (Dewey et al. 2007).

Rogers et al. (2003) haben versucht, diese Schwierigkeiten in der Imitation motorischer Handlungen bei jungen Kindern mit ASS zu spezifizieren und mit den Kompetenzen in anderen Entwicklungsbereichen zu korrelieren. Sie untersuchten 24 Kinder mit frühkindlichem Autismus (Durchschnittsalter 34 Monate) und verglichen sie mit Kindern mit Fragilem-X-Syndrom, Kindern mit anderen Entwicklungsstörungen und „Regelkindern". Die Untersuchung beinhaltete manuelle, orofaziale und objektorientierte Imitationsaufgaben, eine Beurteilung des Entwicklungsstandes, der gegenseitigen Aufmerksamkeit („joint attention") und der motorischen Geschicklichkeit. Sie kamen zu dem Ergebnis, dass Kinder mit frühkindlichem Autismus signifikant schlechter abschnitten hinsichtlich all dieser Imitationsaufgaben im Vergleich zu den Kindern der anderen Untersuchungsgruppen. Die Ergebnisse bei den Imitationsaufgaben waren eng korreliert mit der autistischen Symptomatik und geteilten Aufmerksamkeit selbst unter Berücksichtigung des Entwicklungsstandes. Sie zeigten jedoch keine Abhängigkeit von der motorischen Geschicklichkeit oder der sozialen Motivation. Es zeichnet sich in diesen Untersuchungen kein Zusammenhang ab mit den Kompetenzen in der Spiel- und Sprachentwicklung, wie dies für die Kinder in den Vergleichsgruppen der Fall war.

Es herrscht übereinstimmender Konsens, dass Kinder mit frühkindlichem Autismus Schwierigkeiten aufweisen, Handlungen anderer zu imitieren (Rogers et al. 2003; Charman et al. 1997; Stone et al. 1997). Einschränkungen diesbezüglich konnten bereits bei Kindern im Alter von 20 Monaten beobachtet werden, bei denen später im Verlauf die Diagnose eines frühkindlichen Autismus bestätigt wurde (Charman et al. 1997). Anzunehmen wäre, dass sich dies auch auf die Spiel- und Sprachentwicklung auswirkt. Belege und Diskussionen dazu liefern Arbeiten von Charman et al. 2003 sowie Stone und Yoder 2001. Viele Interventionsprogramme für Kinder mit ASS stützen sich wesentlich auf diese Annahmen. So haben in den letzten Jahren mehrere Arbeitsgruppen diese Diskussion aufgegriffen und versucht, die verschiedenen Einflusskomponenten motorischen Imitationsverhaltens detaillierter zu analysieren (Vanvuchelen et al. 2007; McDuffie et al. 2007; Williams et al. 2004). Erschwert wird die Interpretation der Beobachtungen und Daten durch die Tatsache, dass bisher noch keine standardisierte Testbatterie erstellt wurde, die in der Lage ist, die verschiedenen Einflussfaktoren eindeutig gegeneinander abzugrenzen.

Rühl et al. 2001 fanden in der klinischneurologischen Beurteilung keine signifikanten Unterschiede zwischen Probanden mit hohem oder niedrigem Funktionsniveau. Einschränkungen in der motorischen Geschicklichkeit werden sowohl bei Kindern mit frühkindlichem Autismus wie auch bei Jugendlichen und Erwachsenen mit Highfunctioning-Autismus oder Asperger-Syndrom beschreiben und sind unabhängig von deren Intelligenz (Freitag 2008, S. 42). Bisher ist noch nicht sicher geklärt, ob die Einschränkungen der motorischen Fähigkeiten in direktem Zusammenhang zu verstehen sind mit den Schwierigkeiten der sozialen Integration und dem repetitiven motorischen Verhalten der Kinder. In einer Studie wurde allerdings nachgewiesen, dass Jugendliche mit Problemen in der statischen und dynamischen Balance einen stärkeren sozialen Rückzug zeigen als Jugendliche mit weniger deutlichen motorischen Schwierigkeiten (Freitag et al. 2007; Freitag 2008).

Umgekehrt ist für Kinder mit Zerebralparesen keine erhöhte Komorbidität mit ASS belegt, wenn die Häufigkeit der Intelligenzminderung berücksichtigt wird (Fombonne 2003). Bekanntermaßen weisen Frühgeborene und Kinder mit perinatalen Komplikationen ein erhöhtes Risiko auf, eine Zerebralparese zu entwickeln. Limeropoulos et al. (2008) wiesen auf das erhöhte Risiko sehr kleiner Frühgeborener (Geburtsgewicht < 1 500 g) hin, autistische Symptome zu ent-

wickeln und bezifferten dies mit 26 %. (▶ **Kap. 3.3.1**). Sie hatten 91 ehemalige Frühgeborene im durchschnittlichen Alter von 22 Monaten anhand der *„Modifizierten Checklist for Autism in Toddlers"* (M-CHAT), der *„Vineland Adaptive Behavior Scale"* (VABS) und der *„Child Behavior Checklist"* (CBCL) erfasst und korrelierten diese Daten mit den perinatalen Risikofaktoren und Befunden in der zerebralen Bildgebung (MRI). Dabei ließ sich eine signifikante Korrelation von auffälligen Screening-Werten nach dem M-CHAT nachweisen, wenn die Kinder anhaltend Komplikationen aufgewiesen hatten, wie beispielsweise eine langfristig erforderliche Sauerstoffgabe, oder wenn sich in der zerebralen Bildgebung abnorme Befunde nachweisen ließen. Interessanterweise ergab sich ein signifikant engerer Bezug zu Veränderungen in den Kleinhirnstrukturen als zu Parenchymläsionen supratentoriell, unabhängig davon, ob diese isoliert oder in Kombination mit supratentoriellen Läsionen auftraten. Diese Daten stützen die Hypothese, dass das Kleinhirn über neuronale Vernetzungen nicht nur die motorische Koordination steuert, sondern auch beteiligt ist an der Modulation und zeitlichen Ablaufplanung sprachlicher, kognitiver und emotionaler Prozesse.

Literatur

Amiet C, Gourfinkel An I, Bouzamondo A, Tordjman S, Baulac M, Lechat P, Mottron L, Cohen D (2008) Epilepsy in autism is associated with intellectual disability and gender: evidence from a meta-analysis. Biol Psychiatry 64:577–582.

Baird G, O Ribinson R, Boyd S, Charman T (2006) Sleep electroencephalograms in young children with autism with and without regression. Dev Med Child Neurol 48:604–608.

Ballaban-Gil K, Tuchman R (2000) Epilepsy and epileptiform EEG: association with autism and language disorders. Ment Retard Dev Disabil Res Rev 6:300–308.

Bernabei P, Fenton G, Fabrizi A, Camaioni L, Perucchini P (2003) Profiles of sensorimotor development in children with autism and with developmental delay. Percept Mot Skills 96:1107–1116.

Charman T, Swettenham J, Baron-Cohen S, Cox A, Baird G, Drew A (1997) Infants with autism: An investigation of empathy, pretend play, joint attention and imitation. Dev Psychol 33:781–789.

Charman T, Swettenham J, Baron-Cohen S, Baird G, Drew A, Cox A (2003) Predicting language outcomes in infants with autism and pervasive developmental disorder. Int J Lang Commun Disord 38:265–285.

Deonna T, Roulet E (2006) Autistic spectrum disorder: evaluating a possible contributing or causal role of epilepsy. Epilepsia 47 Suppl 2:79–82.

Dewey D, Cantell M, Crawford S (2007) Motor and gestural performance in children with autism spectrum disorders, developmental coordination disorder, and/or attention deficit hyperactivity disorder. J Int Neuropsychol Soc 13:246–256.

Duziuk MA, Gidley Larson JC, Apostu A, Mahone EM, Denckla MB, Mostofsky SH (2007) Dyspraxia in autism: association with motor, social and communicative deficits. Dev Med Child Neurol 49 (10):734–739.

Ernst JP (2008) Langzeitverläufe von West- und Lennox-Gastaut-Syndrom. Z Epileptol 21 (1):26–29.

Fombonne (2003) Epidemiological Surveys of Autism and Other Pervasive Developmental Disorders: An Update. J Autism Dev Disord 33(4):365–382.

Freitag CM, Kieser C, Schneider M, von Gontard A (2007) Quantitative assessment of neuromotor function in adolescents with high functioning autism and asperger syndrome. J Autism Dev Disord 37:948–959.

Freitag CM (2008) Autismus-Spektrum-Störungen. München: Ernst Reinhardt Verlag.

Hrdlicka M (2008) EEG abnormalities, epilepsy and regression in autism: a review. Neuro Endocrinol Lett 29(4):405–409.

Hrdlicka M, Komarek V, Propper L, Kulisek R, Zumrova A, Faladova L, Havlovicova M, Sedlacek Z, Blatny M, Urbanek T (2004) Not EEG abnormalities but epilepsy is associated with autistic regression and mental functioning in childhood autism. Eur Child Adolesc Psychiatr 13(4):209–213.

International League Against Epilepsy (ILAE) (1989) Proposal for revised classification of epilepsies and epileptic syndromes. Commission on Classification and Terminology of the International League Against Epilepsy. Epilepsia 30:389–399.

Kagan-Kushnir T, Roberts SW, Snead OC (2005) III. Screening electroencephalograms in autism spectrum disorders: evidence-based guideline. J Child Neurol 20:197–206.

Kelly KR, Moshe SL (2006) Electrophysiology and epilepsy in autism. In: Tuchman R, Rapin I (Eds.) Autism: a neurological disorder of early brain development. London: Mac Keith Press. Pp. 160–173.

Kielinen M, Rantala H, Timonen E, Linna SL, Moilanen I (2004) Associated medical disorders and disabilities in children with autistic disorders: a population based study. Autism 8 (1):49–60.

Kluger G, Noterdaeme M (2002) Epilepsie epilepsietypische Veränderungen und Autismus. Co-Inzidenz, Epiphänomen oder Kausalität? In: Aksu F (Hrsg.) Aktuelle Neuropädiatrie 2001. Nürnberg, Novartis Pharma Verlag. S. 452–460.

Kluger G, Noterdaeme M (2008) Neuropädiatrische Aspekte in der Diagnostik von geistig behinderten Kindern mit autistischen Störungen. In: Staudt F (Hrsg.) Aktuelle Neuropädiatrie 2007. Nürnberg, Novartis Pharma Verlag. S. 132–136.

Kokubun M, Haishi K, Okuzumi H, Hosobuchi T (1995) Factors affecting age of walking by children with mental retardation. Percept Mot Skills 80:547–552.

Korff C, Laux L, Kelly K, Goldstein J, Koh S, Nordli D (2007) Dravet syndrome (severe myoclonic epilepsy in infancy): A retrospective study of 16 patients. J Child Neurol 22(2):185–194.

Limeropoulos C, Bassan H, Sullivan R, Soul JS, Robertson RL, Moore M, Ringer SE, Volpe JJ, du Plessis AJ (2008) Positive Screening for Autism in Ex-preterm Infants: Prevalence and Risk Faktors. Pediatrics 121:758–765.

McDuffie A, Turner L, Stone W, Yoder P, Wolery M, Ulman T (2007) Developmental correlates of different types of motor imitation in young children with autism spectrum disorders. J Autism Dev Disord 37(3):401–412.

McLellan A, Davies S, Heyman I, Harding B, Harkness W, Taylor D, Neville BG, Cross JH (2005) Psychopathology in children with epilepsy before and after temporal lobe resection. Dev Med Child Neurol 47(10):666–672.

Ming X, Brimacombe M, Wagner GC (2007) Prevalence of motor impairment in autism spectrum disorder. Brain Dev 29(9):565–570.

Mouridsen SE, Rich B, Isager T (1999) Epilepsy in disintegrative psychosis and infantile autism: a long-term validation study. Dev Med Child Neurol 41(2):110–114.

Myers SM, Johnson CP (2007) Management of children with autism spectrum disorders. Pediatrics 120(5):1162–1182.

Nass R, Gross A, Devinsky o (1998) Autism and autistic epileptiform regression with occipital spikes. Dev Med Child Neurol 40(7):453–458.

Nass R, Gross A, Wisoff J, Devinsky O (1999) Outcome of multiple subpial transactions for autistic epileptiform regression. Pediatr Neurol 21:464–470.

Noterdaeme M, Mildenberger K, Minw F, Amorosa H (2002) Evaluation of neuromotor deficits in children with autism and children with a specific speech and language disorder. Eur J Child Adoles Psychiatry 11:219–225.

Pavone P, Incorpora G, Fiumara A, Parano E, Trifiletti RR, Ruggieri M (2004) Epilepsy is not a prominent feature of primary autism. Neuropediatrics 35:207–210.

Pearl PL, Carrazana EJ, Holmes GL (2001) The Landau-Kleffner Syndrome. Epilepsy Curr 1 (2):39–45.

Provost B, Lopez BR, Heimerl S (2007 a) A comparison of motor delays in young children: autism spectrum disorder, developmental delay, and developmental concerns. Autism Dev Disord 37(2):321–328.

Provost B, Heimerl S, Lopez BR (2007 b) Levels of gross and fine motor development in young children with autism spectrum disorder. Phys Occup Ther Pediatr 27(3):21–36.

Rogers SJ, Hepburn SL, Stackhouse T, Wehner E (2003) Imitation performance in toddlers with autism and those with other developmental disorders. J Child Psychol Psychiatry 44 (5):763–781.

Roulet-Perez E, Deonna T (2006) Autism, epilepsy and EEG epileptiform activity. In: Tuchman R, Rapin I (Eds.) Autism: a neurological disorder of early brain development. London: Mac Keith Press. Pp. 174–188.

Rühl D, Bölte S, Poustka F (2001) Sprachentwicklung und Intelligenzniveau beim Autismus. Wie eigenständig ist das Asperger-Syndrom? Nervenarzt 72(7):535–540.

Rutter M (1970) Autistic children: Infancy to adulthood. Semin in Psychiatry 2(4):435–450.

Sander T und Gaus V (2007) Genetik der idiopathischen Epilepsien. Medizinische Genetik 19:325–329.

Springer S, Kluger G, Noterdaeme M. (2008) Neurologische und psychiatische Komorbidität bei frühkindlichem Autismus. Nervenheilkunde 11:42–43.

Steffenburg S, Steffenburg U, Gillberg C (2003) Autism spectrum disorders in children with active epilepsy and learning disability. Comorbidity, pre- and perinatal background, and seizure characteristic. Dev Med Child Neurol 45:724–730.

Stone W, Ousley O, Littleford C (1997) Motor imitation in young children with autism: what's the object? J Abnorm Child Psychol 25:475–485.

Stone W, Yoder P (2001) Predicting spoken language level in children with autism spectrum disorders. Autism 5:341–361.

Tuchman RF (2006) Autism and Epilepsy: What has regression got to do with it? Epilepsia Curr 6(4):107–111.

Tuchman RF, Rapin I (2002) Epilepsy in autism. Lancet Neurol 1:352–358.

Tuchman RF, Rapin I, Shinnar S (1991) Autistic and dysphasic children. II. Epilepsy. Pediatrics 88:1219–1225.

Vanvuchelen M, Roeyers H, De Weerdt W (2007) Nature of motor imitation problems in school-aged boys with autism: a motor or a cognitive problem? Autism 11(3):225–240.

Williams JH, Whiten A, Singh T (2004) A systematic review of action imitation in autistic spectrum disorder. J Autism Dev Disord 34:285–299.

5.3 Autismus und Intelligenzstörung

Angelika Enders

Die Intelligenzstörung wird in Kapitel F7 der ICD-10 kodiert (Remschmidt et al. 2006). In der aktuellen 2008 revidierten Version (ICD-10-GM Version 2008) wird der Begriff Intelligenzstörung definiert als ein Zustand von verzögerter und unvollständiger Entwicklung der geistigen Fähigkeiten, bei dem besonders Fertigkeiten beeinträchtigt sind, die sich in der Entwicklungsperiode manifestieren und die zum Intelligenzniveau beitragen, wie Kognition, Sprache, motorische und soziale Fähigkeiten. Dabei werden unterschiedliche Ausprägungsgrade einer Intelligenzminderung differenziert. Menschen mit leichter Intelligenzminderung (F70: IQ 69–50) sind in der Bevölkerung mit einer Prävalenz von 1,5 % deutlich häufiger vertreten als solche mit mittelgradiger (F71: IQ 49–35), schwerer (F72: IQ 34–20) oder schwerster Intelligenzminderung (F73: IQ < 20), die zusammen etwa lediglich 0,4 % der Bevölkerung ausmachen (Leonhard und Wen 2002). Je gravierender der Grad der Intelligenzminderung, desto seltener ist sie vertreten. Die zugrunde liegende Ursache der Intelligenzminderung, sofern bekannt, oder begleitende Zustandsbilder sind gesondert mit der entsprechenden ICD-10 Ziffer zu kodieren.

Im allgemeinen Sprachgebrauch werden Menschen mit einem unterdurchschnittlichen Intelligenzquotienten (IQ < 70) als „mental retardiert" oder „geistig behindert" eingestuft. Nach der international gebräuchlichen Definition der Weltgesundheitsorganisation (WHO) ist die geistige Behinderung durch eine signifikant unterdurchschnittliche Intelligenz gekennzeichnet, die während der Kindheit und Jugend entsteht und mit Beeinträchtigungen des adaptiven Verhaltens einhergeht. Aus diesen Beeinträchtigungen des adaptiven Verhaltens resultieren eingeschränkte Fertigkeiten der Kommunikation, Selbstversorgung, Arbeitsfähigkeit und sozialen Orientierung, d. h. eine Beeinträchtigung der selbstständigen Lebensbewältigung (Steinhausen 2001). Auch die Definition der American Psychiatric Association (APA) im DSM-IV-TR (Sass et al. 2003) entspricht diesem Verständnis mit den diagnostischen Kriterien Intelligenzquotient, soziale Anpassungsfähigkeit, Autonomie und Beginn vor dem 18. Lebensjahr. In alle aktuelleren Definitionen ist neben dem IQ als gleichrangiges Merkmal die eingeschränkte Adaptabilität mit aufgenommen (▸ Tab. 11.2). Diese Betrachtungsweise spiegelt im Sinne der ICF (Internationalen Klassifikation der Funktionsfähigkeit, Behinderung und Gesundheit der WHO, 2005) ein Verständnis von Behinderung wider, das verstärkt das „Übereinstimmungs-/Passungsverhältnis" zwischen den Möglichkeiten des Individuums und den Strukturen und Erwartungen seines Umfeldes fokussiert. Intellektuelle Fähigkeiten und soziale Anpassung können sich in gewissem Maß im Entwicklungsverlauf verändern.

Die Festlegung der Diagnose einer Intelligenzminderung erfordert nach der ICD-10 die globale Erfassung der Intelligenzminderung und der daraus resultierenden Einschränkung der Anpassungsfähigkeit. Als Grundlage dieser Einschätzung dienen der klinische Eindruck, das Anpassungsverhalten unter Berücksichtigung des individuellen kulturellen Hintergrundes und psychometrische/neuropsychologische Befunde aus individuell angemessenen Verfahren. Angemessen heißt, dass zusätzliche Behinderungen wie sprachliche Schwierigkeiten, Hör- und Sehbeeinträchtigungen, körperliche und motorische Beeinträchtigungen und der kulturelle Hintergrund Berücksichtigung erfährt (Gaese 2007, S. 132). In der Regel ist der Intelligenzquotient etwa ab dem 6. Lebensjahr verlässlich und stabil zu ermitteln und erlaubt eine gute Vorhersage über die weitere intellektuelle Entwicklung und den Schulerfolg eines Kindes.

Der frühkindliche Autismus und der atypische Autismus treten häufig zusammen mit einer *Intelligenzminderung* auf, während beim Asperger-Syndrom nach der Definition in ICD-10 die Intelligenz im Normbereich (IQ > 70) liegt. Die Intelligenzbegabung von Menschen mit autistischen Störungen ist in vielen Studien relativ gut dokumentiert. Während man früher davon ausging, dass bei mindestens 75 % aller Kinder mit einer autistischen Störung auch eine Intelligenzminderung vorliegt (deMyer et al. 1974), weisen neuere epidemiologische Studien bei Menschen mit ASS eine breitere Variation und optimistischere Beurteilung der Intelligenz aus. Die Häufigkeit eines IQ > 70 variiert in den einzelnen Studien für die Autismus-Spektrum-Störung (ASS) zwischen 0 % und 60 % (Baird et al. 2000; Bertrand et al. 2001; Charman 2002; Chakrabarti und Fombonne 2001). Nach einer Metaanalyse von Fombonne (2003) wird der Anteil der Menschen mit ASS ohne zusätzliche Intelligenzstörung im Mittel mit 30 % angegeben. Insgesamt 30 % der Probanden weisen eine leichte (IQ 50–69) bis mittelgradige (IQ 35–49), 40 % eine schwere (IQ 20–34) bis schwerste (IQ unter 20) Intelligenzminderung auf (Fombonne 2003). Während die Relation von Jungen zu Mädchen insgesamt bei 4,3:1 liegt, ist das Verhältnis bei Personen mit einer ASS und einer geistigen Behinderung 1,9:1, d. h. bei Mädchen ist häufiger eine Intelligenzminderung assoziiert als bei den Jungen (Fombonne 2003).

Amorosa und Noterdaeme (2002) dokumentieren die Intelligenzbeurteilung bei 101 Kindern im Altersspektrum bis zum zehnten Lebensjahr. Bei etwa 65 % der Kinder mit ASS wurde ein IQ unter 70 bestimmt. Etwa 20 % der Kinder lagen im Bereich der leichten intellektuellen Beeinträchtigung (IQ zwischen 70 und 85), etwa 10 % der Kinder

erzielten durchschnittliche Testwerte (IQ von 85–115) und 5 % überdurchschnittliche (IQ über 115) Testwerte (Amorosa und Noterdaeme 2002). In einer neuen Studie (Noterdaeme 2009) an 601 Probanden mit einer ASS im Alter zwischen 2 und 25 Jahren werden in etwa vergleichbare Ergebnisse erzielt. Die Verteilung in den einzelnen Subkategorien ist in **Tab. 5.2** zusammengefasst. Bei etwa 27 % der Personen liegt die Intelligenz im Normbereich, bei 15 % liegt eine Lernbehinderung vor. 58 % zeigen eine Intelligenzminderung.

Tab. 5.2: Verteilung der Probanden in Abhängigkeit der Intelligenzleistung (nach Noterdaeme 2009)

Intelligenzleistung	IQ-Werte	Anteil
Überdurchschnittlich	> 115	3,3 %
Durchschnittlich	85–115	24,0 %
Lernbehinderung	70–84	14,8 %
Leichte IM	50–69	30,4 %
Mittelgradige IM	35–49	18,7 %
Schwere bis schwerste IM	< 34	8,8 %

Dabei lassen sich in Verlaufsdokumentationen Kasuistiken mit nachweislicher Verbesserung des getesteten Intelligenzniveaus insbesondere bei jungen Kindern mit ASS aufzeigen. Dies bestätigen auch andere Studien bevorzugt für Kinder mit bereits eingangs höherem Funktionsniveau (McGovern und Sigman 2005; Eaves und Ho 2004). Dem stehen andererseits Entwicklungsverläufe von Kindern entgegen, die bereits erworbene sprachliche Fähigkeiten verlieren oder sich im Sozialverhalten verschlechtern. Kinder mit solchen Entwicklungsregressionen hatten häufiger eine Epilepsie oder Veränderungen im EEG als Kinder ohne Entwicklungsknick (Amorosa und Noterdaeme 2002). Sie sind zu über 90 % einem Klientel mit niedrigerer Intelligenz zuzurechnen (Oslejsková et al. 2008). Allgemein ist aus Verlaufsstudien früher kindlicher Entwicklung bekannt, dass die Einschätzung der Intelligenz frühestens ab dem fünften bis sechsten Lebensjahr verlässlich und stabil zu ermitteln ist. Kinder mit einer anamnestisch zu vermutenden Regression sollten jedoch zweifelsfrei einer sorgfältigen klinisch-neurologischen Beurteilung zugeführt und ggf. auch wiederholt einer EEG-Ableitung im Schlaf unterzogen werden, um kausal eine epileptische Genese, Enzephalopathie oder neurodegenerative Erkrankung auszuschließen. Bei Mädchen mit einer Entwicklungsstagnation oder Regression sollte differenzialdiagnostisch ein Rett-Syndrom in Erwägung gezogen werden.

Literatur

Amorosa H, Noterdaeme M (2002) Frühkindlicher Autismus: Alter bei Beginn und frühe Abbauprozesse. Z Kinder Jugendpsychiatr Psychother 30(3):211–220.

Baird G, Chairman T, Baron-Cohen S, Cox A, Swettenham J, Wheelwright S, Drew A (2000) A screening instrument for autism at 18 month of age: a 6 year follow-up study. J Am Acad Child Adolesc Psychiatry 39:694–702.

Bertrand J, Mars A, Boyle C, Bove F, Yeargin-Allsopp M, Decoufie P (2001) Prevalence of autism in a United States population: the Brick Township, New Jersey, investigation. Pediatrics 108 (5):1155–1161.

Chakrabarti S, Fombonne E (2001) Pervasive developmental disorders in preschool children. JAMA 285:3093–3099.

Charman T (2002) The prevalence of autism spectrum disorders. Recent evidence and future challenges. Eur Child Adolesc Psychiatry 11 (6):249–256.

DeMyer MK, Barton S, Alpern GD, Kimberlin C, Allen J, Yang E, Steel R (1974) The measure of intelligence of autistic children. J Autism Childhood Schizophrenia 4:42–60.

Eaves LC, Ho HH (2004) The very early identification of autism: outcome to age 4 ½–5. Dev Med Child Neurol 34:367–378.

Fombonne E (2003) Epidemiological surveys of autism and other pervasive developmental disorders: an update. J Autism Dev Disord 33 (4):365–382.

Gaese F (2007) Intelligenzminderung. In: Schanze C (Hrsg.) Psychiatrische Diagnostik und Therapie bei Menschen mit Intelligenzminderung. Stuttgart: Schattauer Verlag.

ICD-10-GM (2008) Internationale Statistische Klassifikation der Krankheiten und verwandter Gesundheitsprobleme, 10. Revision, German Modification, Version 2008. DIMDI (Hrsg.) (http://www.dimdi.de/static/de/klassi/diagnosen/icd10/htmlgm2008/navi.htm; Zugriff 09.11. 2008).

ICF (2005) Internationale Klassifikation der Funktionsfähigkeit, Behinderung und Gesundheit. DIMDI (Hrsg.) Kooperationszentrum für das System Internationaler Klassifikationen. Genf: WHO. (http://www.dimdi.de/static/de/klassi/icf/index.htm; Zugriff am 09. 11. 2008).

Leonhard H, Wen X (2002) The epidemiology of mental retardation: challenges and opportunities in the new millennium. Ment Retard Dev Disabil Res Rev 8:117–134.

McGovern CW, Sigman M (2005) Continuity and chance from early childhood to adolescence in autism. J Child Psychol Psychiatry 46:401–408.

Noterdaeme M und Wriedt (2009) Begleitsymptomatik bei tief greifenden Entwicklungsstörungen: I. Intelligenzminderung und psychiatrische Komorbidität. Z Kinder Jugendpsychiatr Psychother (eingereicht).

Oslejsková H, Dusek L, Makovská Z, Pejcochová J, Autrata R, Slapák I (2008) Complicated relationship between autism with regression and epilepsy. Neuro Endocrinol Lett 29 (4):558–570.

Remschmidt H, Schmidt M, Poustka F (2006) Multiaxiales Klassifikationsschema für psychiatrische Störungen des Kindes- und Jugendalters nach ICD-10 der WHO mit einem synoptischen Vergleich von ICD-10 und DSM-IV. 5. Aufl. Bern: Hans Huber.

Sass H, Wittchen H-U, Zaudig M, Houben I (2003) Diagnostische Kriterien des Diagnostischen und Statistischen Manuals Psychischer Störungen DSM-IV-TR. Göttingen: Hogrefe.

Steinhausen H-C (2001) Psychopathologie bei geistiger Behinderung. Klinik, Diagnostik und Therapie. Monatsschr Kinderheilkd 149:165–172.

6   Verlauf und Prognose

Hedwig Amorosa

Die Lebenssituation von Jugendlichen und Erwachsenen mit einer ASS ist von vielen unterschiedlichen Faktoren abhängig: Neben der Ausprägung der Kernsymptomatik der Störung spielen die kognitiven Fähigkeiten, das Vorliegen von neurologischen und/oder psychiatrischen komorbiden Störungen und das Ausmaß der erforderlichen Unterstützung eine wesentliche Rolle. Diese Faktoren beeinflussen die Selbstständigkeitsentwicklung, die Eingliederung im Arbeitsprozess und somit die Zufriedenheit der Person bezüglich der eigenen Situation.

Verschiedene Untersuchungen beschreiben den Verlauf der ASS bis ins Erwachsenenalter. Welche Veränderungen im späteren Alter auftreten, ist dagegen kaum berichtet. Die Studien zum Erwachsenenalter unterscheiden selten zwischen Asperger-Syndrom und Störungen aus dem autistischen Spektrum mit einem Intelligenzquotienten über 70 (High-functioning-Autismus, HFA). Wenn differenziert wird, werden oft unterschiedliche Definitionen für das Asperger-Syndrom verwendet, sodass ein Vergleich der Studien untereinander nur begrenzt möglich ist.

6.1   Kernsymptomatik

Die Verhaltensauffälligkeiten bei Erwachsenen mit einer ASS unterscheiden sich im Wesentlichen nicht von denen der Kinder und Jugendlichen (Matson et al. 2008). In einer Untersuchung an 105 Patienten, die in der Kindheit die Diagnose einer ASS erhielten, konnten Billstedt und Mitarbeiter (2007) zeigen, dass die Diagnose auch bei den im Durchschnitt 25-Jährigen, also 17–22 Jahre nach der Erstuntersuchung, noch zutraf. Insgesamt war die Ausprägung der Symptomatik geringer geworden.

Sensorische Auffälligkeiten wie Berührungsempfindlichkeit sind auch bei erwachsenen Menschen mit ASS nachzuweisen. Im Gegensatz dazu nimmt die Überempfindlichkeit für akustische und visuelle Reize deutlich ab.

In der Pubertät und dem frühen Erwachsenenalter kommt es bei einem Teil der Patienten mit einer ASS zu einer Verbesserung der *sozialen Kompetenz*, sie zeigen mehr Interesse an Kontakten zu Mitmenschen, die sprachlichen Fähigkeiten erweitern sich. Dadurch wird die Kommunikation erleichtert. Auch ritualisierte Verhaltensweisen und stereotype Bewegungen nehmen ab oder können besser kontrolliert werden.

Eine Nachuntersuchung von Mesibov et al. (1989) an 89 Jugendlichen über 13 Jahren, die erstmals untersucht wurden, bevor sie 10 Jahre alt waren, zeigte, dass die Punktzahl in der Childhood Autism Rating Scale (CARS), mit der die Ausprägung der Kernsymptomatik gemessen wird, deutlich abnimmt.

Shattuk et al. (2007) untersuchten im Verlauf eine Gruppe von 241 Jugendlichen und Erwachsenen mit der Diagnose einer ASS. Das Durchschnittsalter der Gruppe war bei der ersten Untersuchung 22 Jahre. Die Nachuntersuchung fand 4,5 Jahre später statt. Die Verhaltensauffälligkeiten der Probanden nahmen in allen Bereichen außer in der nonverbalen Kommunikation zwischen der ersten und zweiten Untersuchung signifikant ab. Bezogen auf die jeweilige Person, kam es bei 51 % der Probanden zu einer Verbesserung in der verbalen Kommunikation, bei 32 % in der sozialen Interaktion und bei 59 % hinsichtlich der stereotypen und repetitiven Verhaltensweisen. Die Verbesserung nach 4,5 Jahren war wesentlicher bei Probanden, die bereits bei der ersten Untersuchung weniger Auffälligkeiten in den Kernsymptomen hatten. Positive Veränderungen wurden eher bei einer normalen Intelligenz und bei einer guten Sprachentwicklung beobachtet. Das Geschlecht hatte keinen Einfluss auf die Veränderung der Kernsymptomatik.

Die *sexuelle Entwicklung* beeinflusst das Verhalten wie bei nicht betroffenen Jugendlichen mit verstärkten Stimmungsschwankungen und erhöhter Erregbarkeit. Sie führt aber seltener zu Problemen als von Eltern befürchtet wird. Für das Verhalten der Mädchen in der Pubertät spielt sie offenbar eine geringe Rolle. Der Umgang mit der Menstruation wird bei entsprechender Hilfestellung nach einiger Zeit erlernt. Prämenstruelle Beschwerden treten bei 92 % junger Frauen mit einer ASS und Lernbehinderung auf im Vergleich zu 11 % in einer Kontrollgruppe von Frauen mit einer Lernbehinderung ohne Autismus (Obaydi und Puri 2008).

Bei männlichen Jugendlichen kommt es durch ihr Unverständnis gegenüber gesellschaftlichen Regeln zu Problemen, z. B. wenn sie ungeniert in der Öffentlichkeit onanieren oder ihr einseitiges Interesse an einem Mädchen unangemessen ausdrücken. Wie für andere soziale Verhaltensweisen auch, müssen für das Verhalten im Zusammenhang mit sexuellen Wünschen klare Verhaltensregeln gegeben werden (Mesibov und Handlan 1997).

Das Interesse an Freundschaften und engerem Kontakt ist bei einigen der jungen Erwachsenen vorhanden. Intime Beziehungen und Ehen werden eingegangen, sind aber insgesamt selten (Renty und Roeyers 2006 b). Ousley und Mesibov (1991) befragten Erwachsene mit ASS bezüglich ihres sexuellen Wissens und ihrer Kontakte mit dem anderen Geschlecht. Sie fanden, dass das Wissen und das Interesse an einer intimen Beziehung sich nicht von dem der Vergleichsgruppe unterschied. Die Erwachse-

nen mit ASS verfügten aber über deutlich weniger sexuelle Erfahrungen.

Die Verbesserung im Verhalten hält oft nicht Schritt mit den zunehmenden Anforderungen an die Selbstständigkeit und die Selbstkontrolle des Verhaltens. Die Schwierigkeit zu verstehen, was der andere denkt und sich in seine Situation zu versetzen, bleibt problematisch. Jugendliche und Erwachsene mit einer ASS sind durch ihre Unfähigkeit, die Absichten anderer zu erkennen, in vielen sozialen Situationen völlig überfordert. Sie glauben und nehmen wörtlich, was ihnen gesagt wird. So gab ein junger Mann, der bei einem Juwelier arbeitete und weil er so zuverlässig war, den Auftrag hatte, abends alles abzuschließen, die Schlüssel an einen Mann vom Nachtdienst, der ihm versichert hatte, dass er alles ordnungsgemäß verschließen werde. Als der Diebstahl am nächsten Morgen entdeckt wurde, war er sehr empört. Sein Kommentar: „Der Mann hat mir doch gesagt, dass er alles abschließen wird".

Die jungen Menschen erscheinen eher naiv und werden von anderen ausgenutzt und gehänselt. Gerade Mädchen können ihre Ablehnung gegenüber sexuellen Annäherungen nur schwer erkennbar machen und sind damit einem besonderen Risiko ausgesetzt. Die Bezugspersonen reagieren auf diese Gefährdungen mit verstärkter Kontrolle oder Einschränkungen. Dies kann zu massiven Auseinandersetzungen zwischen Jugendlichen und Eltern führen und das Risiko für depressive Reaktionen erhöhen (Tsatsanis 2003).

In der Pubertät kommt es aber nicht bei allen zu einer Verhaltensbesserung. Bei einem Teil der Jugendlichen tritt eine Verschlechterung ein mit Zunahme der Schwierigkeiten im sozialen Bereich, oft verstärkter Zurückgezogenheit, Rückschritten in der Sprache und Kommunikation und gehäuftem Auftreten von Stereotypien und Zwängen. In der bereits beschriebenen Untersuchung von Shattuk und Mitarbeitern (2007) wurde eine Zunahme der Auffälligkeiten im ADI-R bei der Nachuntersuchung nach 4,5 Jahren bei 20 % der Menschen mit ASS in der nonverbalen Kommunikation, bei 26 % in der verbalen Kommunikation, bei 15 % in der reziproken sozialen Interaktion und bei 17 % der Betroffenen in repetitiven und stereotypen Verhaltensweisen gefunden.

In der Adoleszenz können die Stimmungsschwankungen und Erregungszustände mit aggressiven Durchbrüchen zunehmen. Die Aggressionen sind für die Umgebung sehr beunruhigend, da die Jugendlichen aufgrund ihrer Körpergröße und Kraft Mitbewohner und Personal erheblich gefährden. Im Erwachsenenalter kommt es bei etwa einem Drittel der Menschen zu einer Abnahme dieses unangepassten Verhaltens (Shattuk et al. 2007). Die Verbesserung tritt aber oft erst mit Mitte bis Ende zwanzig ein.

Gilberg und Steffenberg (1987) berichteten bei 35 % ihrer 46 Patienten im Alter von 16–23 Jahren über eine Zunahme der bereits bestehenden Verhaltensauffälligkeiten (Unruhe, Aggressivität, Zerstörung, Bestehen auf Gleichheit und Unberechenbarkeit wie im Vorschulalter) und eine Abnahme erworbener schulischer Fähigkeiten, die sich nach ein bis zwei Jahren wieder zurückbildeten, während es bei 22 % zu einer andauernden Verschlechterung kam. Bei einigen Patienten, insbesondere solchen, die als Kinder sehr aktiv waren, kam es zu einer deutlichen Abnahme ihrer Aktivität bis hin zu völliger Inaktivität (Rutter 1970; Gillberg und Coleman 1992).

Weber (1987) beschreibt bei einigen Patienten Schlafstörungen, massive Erregungszustände mit heftigsten Aggressionen, zunehmende Isolation, dysphorische und ängstliche Verstimmung. In allen Untersuchungen waren Menschen mit einer Intelligenzminderung von einer Verschlechterung der Symptomatik häufiger betroffen als Menschen mit einer durchschnittlichen Intelligenz oder einer Lernbehinderung (Amorosa 2003).

6.2 Kognitive Entwicklung

Die Entwicklung der kognitiven Fähigkeiten ist während der Vorschulzeit sehr variabel. Es kommt häufig zu einer deutlichen Verbesserung der Leistungen bis in das frühe Grundschulalter (Dickerson Mayes und Calhoun 2003). Je nach kognitiven Fähigkeiten und dem Ausmaß der Verhaltensauffälligkeiten ist die Schullaufbahn unterschiedlich. Es ist nicht immer möglich, die schulischen Leistungen aufgrund eines Intelligenztestes vorauszusagen.

Etwa die Hälfte der Schuler mit einem Asperger-Syndrom gehen in normale Schulen (Green et al. 2000). Ihr Verhalten ist aber oft eigenartig und irritierend. Erbringen sie in einzelnen Fächern, z. B. in Mathematik, überdurchschnittliche Leistungen, werden sie in der Schule toleriert. Personen mit einem Asperger-Syndrom gelingt es teilweise über ihre spezielle Begabung, Anerkennung zu finden und in kleine Gruppen integriert zu werden.

Die Veränderung der kognitiven Fähigkeiten bis zur Pubertät und ins Erwachsenenalter ist nur wenig untersucht worden. In der Studie von Mawhood et al. (2000) wurden 19 junge Erwachsene im Alter von 23 Jahren nachuntersucht. Sie hatten im Alter von sieben bis acht Jahren die Diagnose eines frühkindlichen Autismus erhalten und wiesen einen Handlungs-IQ von mindestens 70 auf. Bei 18 Probanden wurde im Verlauf der *„Handlungsteil"* des *HAWIK* mehrmals erhoben. Es kam zu einem Abfall von im Durchschnitt 94 auf 82 IQ-Punkte. Nur bei neun der 18 Patienten konnte der Verbalteil des HAWIK zu den zwei Untersuchungszeitpunkten gemessen werden. Es wurde ein Anstieg von durchschnittlich fast 16 IQ-Punkten beobachtet, bei vier Personen um mehr als 15 Punkte, bei einer Person um 50 Punkte. Acht der neun Personen mit ASS zeigten einen Anstieg des Verbal-IQs, während bei acht der 18 Personen mit ASS ein

Abfall des Handlungs-IQs von 15 Punkten beobachtet wurde.

In einer weiteren Studie von Howlin und Mitarbeitern (2004), wurden 68 Patienten mit einem frühkindlichen Autismus und einem IQ von mindestens 50, die im durchschnittlichen Alter von sieben Jahren erstmals untersucht worden waren, im Alter von 29 Jahren nachuntersucht. Der Verbal- und der Handlungs-IQ zeigten eine Korrelation von .67 beziehungsweise .54 zwischen der Untersuchung im Alter von sieben Jahren und der Nachuntersuchung 22 Jahre später. Es zeigt sich sehr klar, dass es eine Variabilität bezüglich der Veränderung in beide Richtungen gibt. Von 31 Kindern, die bei der ersten Untersuchung entweder nicht getestet werden konnten oder einen IQ unter 30 erreichten, zeigten neun bei der Nachuntersuchung Werte über 70. Zwei von 14 Kindern, die bei der ersten Untersuchung einen IQ von mindestens 70 erreichten, kamen bei der Nachuntersuchung auf einen IQ von 50–69 bzw. unter 30. Wie häufig Abbauprozesse sind, wird in den Studien unterschiedlich bewertet. Rutter (1970) beschreibt in einer Nachuntersuchung von 64 Patienten, die zwischen 15 und 29 Jahre alt waren, dass bei 12 % der Patienten ein Abbau in der Sprache und Intelligenz und eine auffallende Antriebsarmut zu beobachten war.

6.3 Mortalität

Zwischen 25–40 % der Patienten mit einer ASS entwickeln epileptische Anfälle vor dem 30. Lebensjahr (Mesibov und Handlan 1997; Howlin et al. 2004). In einer großen Metaanalyse untersuchten Amiet und Mitarbeiter (2008) den Zusammenhang zwischen IQ, Epilepsie und Geschlecht. Sie fanden einen deutlichen Zusammenhang von IQ und Epilepsie. Je niedriger der IQ, desto häufiger trat

eine Epilepsie auf (▶ **Kap. 5.2.1**). Zusammenhänge mit dem Geschlecht waren nicht erkennbar.

Mouridsen und Mitarbeiter (2008 a) untersuchten die Mortalitätsrate in einer Gruppe von 341 Personen in Dänemark mit unterschiedlichen ASS, die zum Zeitpunkt der Nachuntersuchung im Durchschnitt 43 Jahre (Alterspanne 26–61 J.) alt waren, und verglich sie mit der Bevölkerungsstatistik. 26 Personen mit ASS waren verstorben bei einer erwarteten Anzahl von Todesfällen von 13,5 in der Bevölkerungsstatistik. Insbesondere bei Frauen war die Todesrate deutlich erhöht. Bei acht der Personen, die gestorben waren, bestand eine Epilepsie und bei vier dieser Personen trug die Epilepsie zum Tod bei, fünf der Patienten verstarben bei Unfällen, zwei durch Ersticken beim Verschlucken gefährlicher Gegenstände und zwei durch Suizid. Bei sieben Patienten wurden Infektionen für den Tod verantwortlich gemacht und bei fünf Herzkreislauferkrankungen. Dies waren insbesondere die älteren Patienten (Mouridsen et al. 2008 a). Auch in anderen Studien liegt die Todesrate bei ASS etwa doppelt so hoch, wie in der normalen Bevölkerung. Bezüglich der Mortalitätsrate besteht kein Unterschied zwischen Menschen mit ASS und einem IQ unter 70 oder über 70.

6.4 Psychiatrische Probleme im Erwachsenenalter

Komorbide Störungen wie Depressionen, Angststörungen und Zwangsstörungen werden bei Erwachsenen mit autistischer Störung und durchschnittlichem IQ häufig gefunden (Remschmidt und Hebebrand 2001). Bei einem Teil der Patienten mit ASS kommt es zu depressiven Reaktionen, wenn sie das

Ausmaß ihres Andersseins realisieren (Vickerstaff et al. 2007). Eine familiäre Belastung mit affektiven Störungen ist bei diesen Jugendlichen häufiger zu finden (Mesibov und Handlan 1997).

Russell und Mitarbeiter (2005) fanden bei einem Viertel der 40 von ihnen untersuchten jungen Erwachsenen mit einem Asperger-Syndrom eine Zwangsstörung. In der Studie von Cederlund und Mitarbeitern (2008) wurde bei drei Probanden eine psychotische Störung im Erwachsenenalter diagnostiziert, bei zweien eine aus dem bipolaren Formenkreis. Eine Schizophrenie wurde bei keinem der 70 nachuntersuchten Patienten diagnostiziert. In einer dänischen Studie an 118 Patienten, die als Kinder die Diagnose einer autistischen Störung erhalten hatten, wurde die psychiatrische Komorbidität im mittleren Alter von 40 Jahren untersucht. Insgesamt 48 % der Gruppe waren in der Zwischenzeit mindestens einmal in einer psychiatrischen Klinik (stationär oder ambulant) behandelt worden im Vergleich zu 6 % in der Kontrollgruppe. Bei 3,4 % der Patienten mit tiefgreifender Entwicklungsstörung wurde eine Schizophrenie diagnostiziert, im Vergleich zu 0,9 % in der Vergleichsgruppe (Mouridsen et al. 2008 b).

In der Untersuchung von Howlin (2003) an 76 Patienten im Alter von 27 Jahren mit einem IQ über 70 und der Diagnose eines frühkindlichen Autismus oder eines Asperger-Syndroms wurde bei 10 Patienten mit frühkindlichem Autismus von der zuweisenden Stelle eine psychiatrische Diagnose gestellt. Es handelte sich bei acht Personen um eine Depression, einmal um eine Alkoholabhängigkeit und einmal um eine Agoraphobie. Von den 42 Patienten mit einem Asperger-Syndrom war bei sieben eine Depression beschrieben worden, einmal mit einer zusätzlichen Zwangsstörung und einmal mit einer Anorexie.

Tsakanikos und Mitarbeiter (2006) fanden keinen Unterschied in der psychiatrischen Komorbidität zwischen Personen mit einer Intelligenzminderung mit oder ohne autistische Störung.

Die große Diskrepanz in den diagnostizierten komorbiden Störungen hat unterschiedliche Gründe. Die Interpretation der Symptome im Erwachsenenalter kann schwierig sein. Eine Zwanghaftigkeit, wie sie nicht selten bei Patienten mit ASS und höheren kognitiven Fähigkeiten gefunden wird, kann als Zwangsstörung diagnostiziert werden, andererseits kann die Zwangssymptomatik als Teil der ASS gesehen werden, obgleich sie deutlich über das hinausgeht, was bei ASS typischerweise beobachtet wird (Barnhill 2007). Gerade bei den Personen mit ASS und einer eingeschränkten Kommunikationsfähigkeit sind Ängste und depressive Symptome oft nur bei sehr genauer Beobachtung und gezielter Befragung der Bezugspersonen zu erkennen, sodass bei diesen Patienten komorbide Störungen nicht immer diagnostiziert werden.

In den letzten Jahren wird zunehmend die Frage aufgeworfen, ob Menschen mit einem Asperger-Syndrom ein erhöhtes Risiko aufweisen, gewalttätiges und delinquentes Verhalten zu entwickeln und somit straffällig zu werden. Die Datenlage diesbezüglich ist eher spärlich. Längström et al. (2008) untersuchten 422 Menschen, die in der Zeit zwischen 1988 und 2000 mit der Diagnose einer ASS hospitalisiert wurden. Insgesamt 31 Menschen (7 %) mit einer ASS waren straffällig geworden mit nicht sexuell getönten Verbrechen, zwei Menschen hatten ein Sexualverbrechen begangen. Nach Angaben der Autoren treten in der Gruppe der straffällig gewordenen Menschen mit ASS eher komorbide psychische Probleme auf wie psychotisches Geschehen oder Substanzmissbrauch. In einer Metaanalyse von Newman und Ghaziuddin (2008) wird ebenfalls die Bedeutung von zusätzlichen komorbiden psychischen Störungen in der Genese von Gewaltverbrechen beim Asperger-Syndrom betont. Die genauen Entstehungsmechanismen bleiben aber unklar.

Mouridsen et al. (2008) verglichen eine Gruppe von 313 Menschen mit Störungen aus dem autistischen Spektrum mit einer Kontrollgruppe von 933 Menschen aus der Allgemeinbevölkerung, die nach Geschlecht, Alter, Sozialstatus und Wohnort mit der ASS-Gruppe parallelisiert wurden, bezüglich der Anzahl der Verurteilungen, die im dänischen Strafregister vermerkt wurden. Die ASS-Gruppe bestand aus 113 Menschen mit einem frühkindlichen Autismus (F84.0), 86 Menschen mit einem atypischen Autismus (F84.1) und 114 Menschen mit einem Asperger Syndrom (F84.5). Die Autoren stellten fest, dass sowohl in der Gruppe der Menschen mit einem frühkindlichen Autismus als auch in der Gruppe der Menschen mit einem atypischen Autismus, die Anzahl der Verurteilungen deutlich geringer waren als in der Kontrollgruppe. In der Gruppe der Menschen mit einem Asperger-Syndrom war die Anzahl der Verurteilungen (18,4 %) vergleichbar mit der Anzahl der Verurteilungen in der Kontrollgruppe (19,6 %). Bei der Analyse der Daten stellte sich heraus, dass in der Gruppe der Menschen mit ASS beide Geschlechter das gleiche Risiko aufwiesen verurteilt zu werden, während in der Kontrollgruppe männliche Personen ein eindeutig höheres Risiko hatten. Ein IQ unter 70 brachte in der Gruppe der Menschen mit ASS kein höheres Risiko bezüglich strafbarer Handlungen. Die Autoren unterteilten die Delikte in 13 verschiedene Kategorien und fanden, dass in der Gruppe der Menschen mit ASS alle Arten von Delikten vorzufinden waren. Die Menschen mit ASS begingen signifikant häufiger Brandstiftungsdelikte und knapp signifikant häufiger sexuell getönte Delikte Die Autoren diskutieren, ob bestimmte psychische Merkmale von Menschen mit ASS prädisponierend sein könnten für einige Delikte. Dissoziales Verhalten könnte in Zusammenhang mit fehlender Empathie stehen, aggressives Verhalten in Zusammenhang mit dem Durchbrechen von zwanghaften Routinen oder Ritualen,

Stehlen in Verbindung mit Spezialinteressen für bestimmte Gegenstände. Auch Tantam (1991) erwähnt, dass die Verbrechen gelegentlich in Verbindung mit spezifischen Symptomen, Vorlieben oder Vorstellungen und Überzeugungen von Menschen mit ASS gebracht werden können.

6.5 Arbeit und Wohnen

Nimmt man die verschiedenen Studien zusammen, so ergibt sich eine große Variabilität bezüglich der erreichten Selbstständigkeit. Etwa 15 % gewinnen eine als „gut" zu bezeichnende Selbstständigkeit mit einem Arbeitsplatz am ersten oder zweiten Arbeitsmarkt, sie wohnen selbstständig mit wenig Assistenz und haben soziale Kontakte zu Mitmenschen, mit denen sie gemeinsame Interessen verfolgen und an sozialen Aktionen teilnehmen. Dabei liegt der ausgeübte Beruf häufig deutlich unter dem, was man aufgrund der kognitiven Fähigkeiten und der Ausbildung erwarten würde. 25 % der in der Kindheit diagnostizierten Fälle mit einer ASS erreichen einen Status der als „fair" bezeichnet wird, mit einem geschützten Arbeitsplatz, einer geschützten Wohnsituation und Kontakten zu Gleichaltrigen, die aber lose sind. Etwa 60 % brauchen als Erwachsene sehr viel Hilfe im Alltag, leben in speziellen Einrichtungen und haben keine Kontakte mit Gleichaltrigen außerhalb der Einrichtung (Howlin et al. 2004).

In **Übersicht 6.1** sind die Faktoren zusammengestellt, die für die positive Entwicklung im Erwachsenenalter wichtig sind. Bei der Prognose bezüglich Selbstständigkeit im Erwachsenenalter spielen die nonverbale Intelligenz und die Sprachfähigkeit eine Rolle. Gute Ergebnisse im Erwachsenenalter, d. h. ein Arbeitsplatz auf dem ersten Arbeitsmarkt und selbstständiges Wohnen, werden bei Menschen mit einem IQ unter 50 nicht erreicht, dies gilt aber auch für Menschen ohne autistische Störung. Ab einem IQ von über 60 können gute Ergebnisse erreicht werden. Auffallend ist, dass es offenbar keinen Unterschied im Ergebnis gibt, zwischen Menschen mit einem IQ von 70–79 und solchen mit einem IQ über 100.

In der Untersuchung von Mawhood et al. (2000) zeigten die fünf Erwachsenen, die als Kinder ein intensives Training zu Hause erhalten hatten, keine besseren Ergebnisse als diejenigen, die ein solches Training nicht erhalten hatten. Der Verlauf der autistischen Störungen ist sehr unterschiedlich und insbesondere vor dem sechsten Lebensjahr für das einzelne Kind kaum vorher zu sagen. Wichtige Faktoren sind die Intelligenz und die Sprachentwicklung bis zum Alter von etwa fünf Jahren. Das Training adaptiver Fähigkeiten, das Einüben alltäglicher Verrichtungen und der Unabhängigkeit z. B. beim Einkaufen u. ä. verbessert die Selbstständigkeit im Erwachsenenalter. Wichtig bleiben aber auch die Toleranz der Umgebung und die formalen und informellen Hilfsangebote sowie das soziale Netz.

Übersicht 6.1: Faktoren, die für eine positive Entwicklung im Erwachsenenalter wichtig sind

- Ausprägung der Kernsymptomatik
- IQ > 50
- Sprachfähigkeit vor dem sechsten Lebensjahr
- Ausmaß sozial unangepassten Verhaltens
- Neurologische Komorbidität
- Psychiatrische Komorbidität

Es gibt ohne Zweifel Erwachsene mit einem Asperger-Syndrom, die ein weitgehend normales, selbstständiges Leben führen und mit ihrem Leben zufrieden sind (Remschmidt und Kamp-Becker 2006). Die Häufigkeitsangaben diesbezüglich schwanken in den Studien zwischen 16 und 44 % (Engström et al. 2003).

> Erwachsene mit einer ASS unterscheiden sich nur unwesentlich in ihrer Symptomatik von Kindern mit dieser Diagnose.
>
> In der Pubertät und im jungen Erwachsenenalter kommt es bei etwa der Hälfte zu einer Verbesserung der Symptomatik, die aber nicht ausreicht, die Anforderungen, die an Selbstständigkeit und soziale Fertigkeiten in diesem Alter erwartet werden, zu erfüllen.
>
> Erwachsene auch mit einer mindestens durchschnittlichen Intelligenz sind auf Hilfen und Unterstützung angewiesen und brauchen eine Umgebung, die auf ihre Besonderheiten Rücksicht nimmt.
>
> Etwa 15 % der Erwachsenen erreichen eine weitgehende Selbstständigkeit.

Neben den äußeren Lebensumständen wie Arbeit, Wohnsituation und sozialen Kontakten wird immer wieder über die Lebensqualität Erwachsener mit einer ASS diskutiert. Lebensqualität hat zwei Aspekte, einen objektiv erfassbaren, bei dem Selbstständigkeit, Arbeit, ausreichendes Einkommen und soziale Kontakte erfasst werden und einen nur subjektiv erfassbaren, bei dem es um Zufriedenheit mit der eigenen Situation, der Arbeit und den sozialen Kontakten geht. Die subjektive Lebensqualität wird typischerweise von den Probanden erfragt, d. h. dass eine solche Untersuchung nur mit Menschen möglich ist, die entsprechende Fragen mündlich oder schriftlich beantworten können. Bei Menschen mit einer Intelligenzminderung wird die Lebensqualität über die Angehörigen oder die Betreuer eingeschätzt. In einer Untersuchung von Gerber et al. (2008) schätzten Familienangehörige und Betreuer aus den Einrichtungen, in denen die 30 Erwachsenen wohnten, die Lebensqualität ein. Es handelt sich um Personen mit einer ASS und einer Intelligenzminderung. Die Einschätzung der Eltern lag niedriger als der Mittelwert der Standardisierungsgruppe des Fragebogens, d. h. die Eltern schätzten die Lebensqualität ihrer Angehörigen niedriger ein, während die Einschätzung der Betreuer über dem Mittelwert lag.

Jennes-Coussens und Mitarbeiter (2006) befragten zwölf Erwachsene im Alter von 18–21 Jahren mit einem Asperger-Syndrom. Sie berichteten, dass die Probanden mit einer ASS ihre Lebensqualität deutlich geringer einschätzten als eine Vergleichsgruppe mit ähnlicher Ausbildung, Wohnsituation und Anzahl von Freunden. Renty und Roeyers (2006a) untersuchten bei Erwachsenen (Alter 28 J.) mit der Diagnose Asperger-Syndrom oder autistische Störung mit IQ über 70 den Zusammenhang zwischen Aussagen zur Lebensqualität und den formalen Hilfen, die die jungen Menschen erhalten hatten oder erwarteten. Je geringer die Differenz zwischen den erwarteten und erhaltenen Hilfen (bezüglich Wohnung, Arbeit) war, desto höher wurde die Lebensqualität eingeschätzt. Ein Zusammenhang mit dem Ausmaß der tatsächlichen Hilfe oder der Schwere der autistischen Störung wurde nicht gefunden. Insgesamt wird deutlich, dass viele Faktoren die Situation des Erwachsenen mit ASS beeinflussen. Einige dieser Faktoren können durch frühe Interventionen verändert werden, während der Einfluss anderer Faktoren durch die Gestaltung des Umfeldes verändert werden kann. Bei praktisch allen Personen mit ASS sind auch im Erwachsenenalter Hilfe und Unterstützung nötig, die aber individuell sehr genau angepasst werden müssen.

Literatur

Amiet C, Gourfinkelan I, Bouzamondo A, Tordjman S, Baulac B, Lechat P, Mottron L, Cohen D (2008) Epilepsy in Autism is Associated with Intellectuel Disability and Gender: evidence from Meta-Analysis. Biol Psychiatry 64:577–582.

Amorosa H (2003) Dementieller Abbau bei autistischen Störungen. In: Freisleder F, Amorosa H (Hrsg.) Demenzielle Syndrome im Kindes- und Jugendalter. München: Zuckschwerdt. S. 34–43.

Barnhill G (2007) Outcomes in Adults With Asperger Syndrome. Focus Autism Other Dev Diabil 22:116–126.

Billstedt E, Gillberg I, Gillberg C (2007) Autism in adults: symptom patterns and early childhood predictors. Use of the DISCO in a community sample followed from childhood. J Child Psychol Psychiatry 48:1102–1110.

Cascio C, Mcglone F, Folger S, Tannan V, Baranek G, Pelphrey K, Essik G (2008) Tactile perception in adults with autism: a multidimensional psychophysical study. J Autism Dev Disord 38:127–137.

Cederlund M, Hagberg B, Billstedt E, Gillberg I, Gillberg C (2008) Asperger syndrome and autism: a comparative follow-up study more than 5 years after original diagnosis. J Autism Dev Disord 38:72–85.

Dickerson Mayes S, Calhoun S (2003) Ability profiles in children with autism. Autism 6:65–80.

Engström I, Ekström L, Emilsson B (2003) Psycchosocial functioning in a group of Swedish adults with Asperger syndrome or high functioning autism. Autism 7:99–110.

Gerber F, Baud A, Giroud M, Galli Carmiati G (2008) Quality of life of adults with pervasive developmental disorders and intellectual disabilities. J Autism Dev Disord 38:1654–1665.

Gillberg C, Coleman M (1992) The biology of the autistic syndromes. 2nd Edn. London: Mac Keith Press.

Gillberg C, Steffenberg S (1987) Outcome and prognostic factors in infantile autism and similar conditions: a population-based study of 46 cases followed through puberty. J Autism Dev Disord 17:273–287.

Green J, Gilchrist A, Burton D, Cox A (2000) Social and psychiatric functioning in adolescents with Asperger syndrome compared with conduct disorder. J Autism Dev Disord 30:279–293.

Howlin P (2003) Outcome in high-functioning adults with autism with and without early language delays: implications for the differentiation between autism and Asperger syndrome. J Autism Dev Disord 33:3–13.

Howlin P, Goode S, Hutton J, Rutter M (2004) Adult outcome for children with autism. J Child Psychol Psychiat 45:212–229.

Jennes-Coussens M, Magill-Evans J, Koning C (2006) The quality of life of young man with

Asperger syndrome: a brief report. Autism 10:403–414.

Kern J (2006) The pattern of sensory processing abnormalities in autism. Autism 10:480–494.

Längström N, Grann M, Ruchkin V, Sjöstedtt G, Fazel S (2008) Risk factors for violent offending in autism spectrum disorder: A national study of hospitalized individuals. J Interpers Violence 13. Epub ahead of print, Aug 13.

Matson J, Wilkins J, Ancona M (2008) Autism in Adults with severe intellectuel diability: an empirical study of symptom presentation. J Intellect Dev Disabil 33:36–42.

Mawhood L, Howlin P, Rutter M (2000) Autism and developmental receptive language disorder – a comparative follow-up in early adult life. I: Cognitive and language outcomes. J Child Psychol Psychiat 41:547–559

McGovern C, Sigman M (2005) Continuity and change from early childhood to adolescence in autism. J Child Psychol Psychiat 46:401–408.

Mesibov G, Handlan S (1997) Adolescents and adults with autism. In: Cohen D, Volkmar F (Eds.) Handbook of autism. New York: Wiley. Pp. 309–322.

Mesibov G, Schopler E, Schaffer B, Michal N (1989) Use of the childhood Autism Rating Scale (CARS) with autistic adolescents and adults. J Am Acad Child Adolesc Psychiat 28:538–541.

Mouridsen S, Brynnum-Hansen H, Rich B, Isager T (2008 a) Mortality and causes of death in autism spectrum disorders. An update. Autism 12:403–414.

Mouridsen S, Rich B, Isager T (2008 b) Psychiatric disorders in adults diagnosed with atypical autism. A case control study. J Neural Transm 115:135–138.

Mouridsen S, Rich B, Isager Z, Nedergaard N (2008 c) Pervasive developmental disorders and criminal behaviour. A case control study. Int J Offender Therapy and comparative Criminology 52:196–205.

Newmann S, Ghaziuddin M (2008) Violent crime in Asperger syndrome: the role of psychiatric comorbidity. J Autism Dev Disord 38:1848–1852.

Obaydi H, Puri B (2008) Prevalence of premenstrual syndrome in autism: a prospective observer-rated study. J Int Med Res 36:268–272.

Ousley O, Mesibov G (1991) Sexual attitudes and knowledge of high functioning adolescents and adults with autism. J Autism Dev Disord 21:471–481.

Remschmidt H, Hebebrandt J (2001) Das Asperger Syndrom. Eine aktuelle Übersicht. Z Kinder Jugendpsychiatr 29:59–69.

Remschmidt H, Kamp-Becker I (2006) Asperger-Syndrom. Springer: Heidelberg.

Renty J, Roeyers H (2006 a) Quality of life in high-functioning adults with autism spectrum disorder: The predictive value of disability and support characteristics. Autism 10:511–524.

Renty J, Roeyers H (2006 b) Individual and marital adaptation in men with autism spectrum disorder and their spouses: the role of social support and coping strategies. J Autism Dev Disord 37:1247–1255.

Russell A, Mataix-Cols D, Anson M, Murphy D (2005) Obsessions and compulsions in Asperger syndrome and high-functioning autism. Brit J Psychiatry 186:525–528.

Rutter M (1970) Autistic children: Infancy to adulthood. Seminars in Psychiatry 2:435–450.

Shattuck P, Seltzer M, Greenberg J, Orsmond G, Bolt D, Kring S, Lounds J, Lord C (2007) Change in autism symptoms and maladaptive behaviors in adolescents and adults with an autism spectrum disorder. J Autism Dev Disord 37:1735–1747.

Tantam D (1991) Asperger's syndrome in adulthood. In Frith (Ed.) Autism and asperger syndrome. Cambridge: Cambrigde University Press. Pp. 147–183.

Tsakanikos E, Costello H, Holt G, Bouras N, Sturmey P, Newton T (2006) Psychopathology in adults with autism and intellectual disability. J Autism Dev Disord 36:1123–1129.

Tsatsanis K (2003) Outcome Research in Asperger syndrome and autism. Child Adolesc Psychiatr Clin N Am 12:47–63.

Vickerstaff S, Heriot S, Wong M, Lopez A, Dossetor D (2007) Intellectual ability, selfperceived social competence, and depressive symptomatology in children with high-functioning autistic spectrum disorders. J Autism Dev Disord 37:1647–1664.

Weber D (1987) Zur Prognose frühkindlich autistischer Kinder. In: Nissen G (Hrsg.) Prognose psychischer Erkrankungen im Kindes- und Jugendalter. Bern: Hans Huber. S. 122–135.

B   Entwicklungspsychologie und Ätiologie

7   Sensitive Phasen im Kontext der frühen sozialemotionalen Entwicklung

Renate Giese

Im Gegensatz zu anderen Lebewesen ist das menschliche Neugeborene nicht aus eigener Kraft lebensfähig. Eine Vielzahl überlebenswichtiger Systeme einschließlich des menschlichen Gehirns ist bei Geburt noch nicht voll funktionstüchtig. Für seine neuronale Reifung und Differenzierung sind angepasste Auseinandersetzungsprozesse mit der dinglichen und sozialen Umwelt erforderlich, die in einem sowohl dosiert anregenden als auch emotional sicheren sozialen Umfeld stattfinden. Das Konzept des „*Social Brain*", das in den 1970er Jahren in den Neurowissenschaften aufkam, fokussiert auf die komplexen neuroplastischen Strukturierungs-, Reorganisations- und Verankerungsprozesse der Gehirnentwicklung in Wechselwirkung mit und in Abhängigkeit von sozialemotionalen Erfahrungen (Karmiloff-Smith et al. 1995).

Der menschliche Säugling ist von Geburt an ein soziales Wesen, das zur Bewältigung der Entwicklungsaufgaben der frühen Kindheit (▶ Tab. 7.1) auf die regulatorische Unterstützung seiner Eltern bzw. anderer primärer Bezugspersonen angewiesen ist (Papoušek 2002). Diese Entwicklungsaufgaben sind durch qualitative Übergänge und eine umfassende Reorganisation im Be-

reich der physiologischen, motorischen, kognitiven, affektiven und sozialen Kompetenzen gekennzeichnet (Brazelton 1994). Im ersten Lebensjahr stehen sie vorrangig im Dienste der Regulation, zunächst auf physiologischer, dann affektiver und schließlich intersubjektiver Ebene. Sie zielen auf das Etablieren einer personalen Bindung als Grundmuster aller folgenden zwischenmenschlichen Beziehungen und sicheren Basis für Exploration und Lernen in der Auseinandersetzung mit der Umwelt ab (Brisch et al. 1999, S. 38). Im zweiten Lebensjahr

Übersicht 7.1: Entwicklungsaufgaben der frühen Kindheit/Adaptive Entwicklungsaufgaben der Eltern

- Beziehungsaufbau zum Kind
- Physiologische Anpassungen im Wochenbett
- Vertrauen in die eigenen intuitiven Kompetenzen im Umgang mit dem Kind
- Übergänge zur Elternschaft: Identität in der Rolle als Mutter/Vater
- Übergänge von der Zweier- zur Dreierbeziehung
- Reorganisation der Paarbeziehung
- Wiederbelebung und Reflexion eigener Bindungs- und Beziehungserfahrungen
- Balance eigene Bedürfnisse – Bedürfnisse des Kindes
- Ausbalancieren von Bindungssicherheit und Explorationsbedürfnis des Kindes
- Zulassen von Autonomie und Abhängigkeit beim Kind
- Erziehungskompetenz: angepasste Grenzen und Anforderungen an das Kind

Tab. 7.1: Entwicklungsaufgaben der frühen Kindheit/Adaptive Entwicklungsaufgaben des Kindes

Alterszeitraum	Entwicklungsaufgaben
0–3 Monate	Koordiniertes Saugen bei Stillen/Fläschchenmahlzeit Zyklus Hunger/Sättigung Immunologische Anpassung/Temperaturregulation/Energiehaushalt Schlaf-Wach-Organisation/Ruhig-aufmerksamer Wachzustand
3–7 Monate	Anpassung an neuen Modus der Nahrungsaufnahme Andere Geschmacksqualitäten und andere Konsistenzen Konsolidierung des Nachtschlafs Regulation von Aufmerksamkeit, Affekt und Selbstwirksamkeit Im Dialog mit den Bezugspersonen/im Spiel
7–9 Monate	Beginn eigenständiger Fortbewegung Anfänge personenspezifischer Bindung Ausbalancieren von Explorationsbedürfnis und Bindungssicherheit Abstillen/Beginn selbstständigen Essens (Löffelversuche) Reorganisation des Nachtschlafs
Ab 15–18 Monaten	Freies Gehen/unbegrenzte eigenständige Fortbewegung Balance zwischen Verbundenheit und Autonomie Emotionale Regulation (Frustrationstoleranz, Impulskontrolle) Zielgerichtete Handlungsorganisation Umgang mit sozialen Regeln und Grenzen Symbolisch-sprachliche Integration (Wortschatzspurt, Symbolspiel) Entwicklung des Selbstbewusstseins (Selbsterkennen im Spiegel)

steht die Integration auf symbolisch-sprachlicher Ebene im Vordergrund. Abhängigkeit und Autonomie dominieren als vorherrschende Entwicklungsthemen.

Die Bewältigung der Entwicklungsaufgaben der frühen Kindheit erfolgt in Form einer Koregulation zwischen Baby und Eltern in den vielen alltäglich wiederkehrenden Interaktionen – beim Beruhigen, Füttern, zu Bett bringen, Wickeln, im Zwiegespräch und im Spiel: mittels einer Reihe intuitiver Verhaltensanpassungen kompensieren die Eltern, was das Baby noch nicht kann (Papoušek 2003, S. 183). Elterliches Verhalten, komplementär zu den Prädispositionen des Säuglings angelegt, ermöglicht eine intuitive Abstimmung auf die momentanen Bedürfnisse, Lern- und Verhaltensvoraussetzungen des Kindes. Die Vereinfachung und Hervorhebung ihrer Botschaften wie in der Ammensprache, die Fähigkeit aus dem Interaktionsverhalten des Babys Hinweise für seine aktuelle Befindlichkeit, selbstregulatorische Fähigkeit oder Interessen abzuleiten, sind Beispiele dieses unterstützenden elterlichen

Verhaltensrepertoires (▶ Übersicht 7.1). Es ermöglicht intuitiv eine Dosierung der Anregungen, abgestimmt auf Aufnahmebereitschaft, Verarbeitungsfähigkeit und Toleranzgrenzen des Kindes. Es gewährleistet in der Regel die Vermittlung von Sicherheit und Geborgenheit in Belastungssituationen. Dank dieser kompensatorischen Verhaltensweisen wird ein Erfahrungsrahmen geschaffen, in dem das Kind in der Interaktion mit der Bezugsperson zunehmend Selbstwirksamkeit und Selbstregulationskompetenz erleben kann (Papoušek 2004).

7.1 Physiologische Regulation im Kontext der Eltern-Kind-Beziehung

In den ersten drei Lebensmonaten stehen angesichts der relativen Unreife des menschlichen Säuglings vor allem physiologische Regulations- und Anpassungsprozesse im Vordergrund. Diese werden abhängig von der funktionellen Reife des Gehirns und den bereits integrierten Erfahrungen in komplexen neuronalen Netzwerken gesteuert, die somatisch-vegetative, sensomotorische, affektive, motivationale und integrative Systeme mit einschließen (motorische Anpassung im Umfeld, Wahrnehmung, emotional-affektive Bewertung, kognitive Verarbeitung, Handlungssteuerung; Papoušek 2004). Nahrungsaufnahme und Verdauung, koordinierte Saugaktivität, immunologische Anpassung, Temperaturregulation, die Regulation der Verhaltenszustände mit zunehmender Stabilisierung der Schlaf-Wach-Organisation und eines ruhig-aufmerksamen Wachzustandes gehören zu diesen frühen Anpassungsprozessen (vgl. ▶ Tab. 7.1). In dieser Phase besteht für den Säugling eine besondere Abhängigkeit von der regulatorischen Unterstützung durch die nächsten Bezugspersonen, um sein Erre-gungsniveau innerhalb physiologischer Toleranzgrenzen in einem dynamischen Gleichgewicht zu halten. Neugeborenes und Säugling besitzen nur basale Fähigkeiten zur eigenständigen Erregungssteuerung. Komplementär dazu verfügen die Eltern über erregungsmodulierende, psychobiologisch verankerte Handlungsbereitschaften und Verhaltensmuster des intuitiven elterlichen Repertoires.

Ein wichtiger Teil des ab Geburt vorhandenen, jedoch noch reifungs- und differenzierungsabhängigen Verhaltens sind die *visuellen Orientierungs- und Verarbeitungsleistungen des Säuglings* (▶ Tab. 7.2). Neuere entwicklungspsychobiologische und neuropsychologische Positionen gehen davon aus, dass bereits bei Geburt spezifische Voreinstellungen im visuellen System bestehen, welche die *Wahrnehmung des menschlichen Gesichts* als komplexe visuelle Reizkonfiguration von herausragender evolutionärer Bedeutung für den menschlichen Säugling begünstigen (Beebe 2000; Cohn und Tronick 1989).

Tab. 7.2: Reifung und Entwicklung des visuellen Systems

Zeitpunkt	Reifungsschritte
8. SSW	Augenanlage ausgebildet
24. SSW	Visuelle Leitungsbahnen anglegt
26. SSW	Sehregion nimmt Funktion auf
36. SSW	Entwicklung der Netzhaut; Stäbchen schneller reif als Zapfen; Fovea centralis noch nicht reif
7. SSM	Öffnen der Augenlider; erste Augenbewegungen
7./8. SSM	Glaskörper durchsichtig; erste Licht-Dunkel-Wahrnehmung
Bei Geburt	Physiologische Photophobie Erkennen in der Peripherie, noch kein Fokussieren Hell – dunkel Unterscheidung Gesichtsfeld in horizontaler Ebene ca. 40 Grad Augenfolgebewegungen bei deutlichen Kontrasten Visuelle Neugier
4 Wochen	Akkommodation ca. 75 cm
6 Wochen	Erste Farberkennung gelb > violett > grün > blau > rot
3 Monate	Akkomodation ca. 150 cm
4 Monate	Zunahme peripherer Sehschärfe (Visus) Blickwechsel zwischen 2 Personen/Objekten
7 Monate	Volles Gesichtsfeld
12 Monate	Visus wie Erwachsener

Bei der Betrachtung der frühen Interaktion, visuellen Kommunikation sowie früher sozialer Lernprozesse kommt dem *Sehen* eine herausragende Bedeutung zu.

Neugeborene verfügen zunächst nur über eine begrenzte Sehfähigkeit. Obwohl das Auge sowie die Bahnen zum visuellen Kortex bereits früh ab der 26. SSW angelegt sind, bedarf es zum Erreichen der vollen Funktionstüchtigkeit der Reifung und erfahrungsabhängigen Differenzierung der neuronalen Strukturen über die ersten drei Lebensjahre. Da an der Netzhaut des Auges die Stäbchen, die vorwiegend hell-dunkel differenzieren, schneller reifen als die Zapfen, die als Farbsinnzellen im Zentrum des scharfen Sehens anfangs nur in geringer Dichte vertreten sind, reagiert das Neugeborene bevorzugt auf langsam bewegte, kontrastreiche hell-dunkel Objekte. Diese werden bevorzugt über die periphere Netzhaut aufgenommen. Neugeborene sind in der Lage, anhaltend zu fixieren und langsam bewegte Objekte zu verfolgen. Sie zeigen langsame, ruckartige horizontale Augenfolgebewegungen (Sakkaden), die durch die Colliculi superiores auf Stammhirnebene gesteuert werden. Erst ab dem vierten Lebensmonat wird dies durch eine höhere Steuerung entsprechend der Reifung des primären visuellen Kortex und der frontalen Augenfelder abgelöst. Visuelles Scannen ist bereits für den kleinen Säugling möglich, zeigt jedoch eine deutliche Zunahme an Geschwindigkeit und Differenziertheit ab dem dritten Lebensmonat (vgl. Pauen 2006, S. 44 f.).

Trotz Einschränkungen in der Sehfähigkeit zeigt der Säugling bereits wenige Tage nach der Geburt eine eindeutige Präferenz für das menschliche Gesicht bzw. schematische Gesichtskonfigurationen gegenüber Objekten und ist in der Lage, das Gesicht der Mutter von anderen zu unterscheiden (Field et al. 1984; Johnson et al. 1991).

Seine Aufmerksamkeit richtet sich zunächst weniger auf die Augen, als vielmehr auf die kontrastintensiven Übergänge zwischen Stirn und Haaransatz oder den Kopf-

umriss (Faroni et al. 2002; Johnson und Morton 1991). Mit deutlicher Bewegung im Gesicht wie einem überzeichneten mimischen Ausdruck als eine Facette der intuitiven elterlichen Verhaltensanpassungen unterstützen die Eltern das Neugeborene darin, aufmerksam zu bleiben und seinen Blick auszurichten. Auf diese Weise können Unterschiede im mimisch-emotionalen Ausdruck vom Säugling bereits wenige Stunden und Tage nach der Geburt wahrgenommen werden und regen ihn zu Imitationsbemühungen an (Field et al. 1982; Meltzoff und Moore 1983, 1989).

Anders als im Tierreich spielt der *Blickkontakt* zwischen dem Kind und seinen Eltern in der menschlichen Kommunikation und Interaktion eine zentrale Rolle (Freire et al. 2004; Emery 2000). Das Blickverhalten in Form von Blickkontakt, Blickzuwendung und Blickabwendung ist für Kind und Eltern neben seiner emotionalen Bedeutung ein wesentlicher Regulator der Stimulation, der visuellen Informationszufuhr und auch des kindlichen Erregungslevels. Eltern kompensieren die anfänglichen Schwierigkeiten des Säuglings im Erreichen und Aufrechterhalten des Blickkontaktes: Immer wieder bringen sie ihr Gesicht ins Blickfeld des Kindes. Sie unterstützen seine Kopf- und Blickbewegungen durch charakteristische Rufe, rhythmische Schnalzlaute oder Blickfolgespielchen. Sie passen die Distanz an die Sehfähigkeit des Kindes an und belohnen das Erreichen des Blickkontaktes regelmäßig und prompt durch die „Grußreaktion", einer Kombination aus leichtem Rückwärtsneigen des Kopfes, weit geöffneten Augen und halbgeöffnetem Mund. Ähnliches gilt für das in den ersten Lebensmonaten zunächst reflektorisch auftretende Säuglingslächeln, welches prompt und regelmäßig mit Lächeln und einer freudigen stimmlichen Reaktion des Erwachsenen beantwortet wird (Papoušek und Papoušek 1987).

Kontingenzerfahrungen dieser Art ermöglichen dem Säugling schon früh die

Ausbildung von ersten Erwartungen über Zusammenhänge zwischen seinem eigenen Verhalten und spezifischen Reaktionen seiner personalen Umwelt. Sie dienen als Grundlage für komplexere Selbstwirksamkeitsüberzeugungen in der zweiten Hälfte des ersten Lebensjahres. Treten die erwarteten Reaktionen nicht ein, wie in der experimentellen „Still-face-Situation", in der die Bezugsperson gebeten wird, kurze Zeit nicht auf das Kind zu reagieren, so zeigen die meisten Kinder nach zunächst vermehrten Interaktionsbemühungen deutliche Irritationen (Cohn und Tronick 1983).

Der Blick in das Gesicht der Eltern liefert dem Säugling Modelle für seine mimische Differenzierung als Teil des emotional-affektiven Ausdrucksrepertoires, Lippenlesen Modelle für die Spezifizierung von Artikulationsbewegungen (Liberman und Mattingly 1985; Rizzolatti und Arbib 1998).

Auch im Bereich des Hörens zeigt der Säugling ähnlich spezifische Präferenzen: Die vorgeburtliche Erfahrung der Stimme der Mutter wird nach der Geburt erinnert und im Vergleich zu anderen weiblichen Stimmen und gegenüber männlichen bevorzugt. Die Stimme der Mutter hat beruhigende, erregungsmodulierende Wirkung auf den Säugling, wie Beobachtungen an Frühgeborenen zeigen, die im Inkubator die Stimme der Mutter über Tonband vorgespielt bekommen. Neugeborene hören im Frequenzbereich der menschlichen Stimme besonders gut. Sie zeigen eine besondere Vorliebe für melodisch-rhythmische Konturen, starke Betonung, höhere Tonlagen und strukturelle Vereinfachungen (vgl. Pauen 2006, S. 68 f.). Diese Merkmale weist sprach- und kulturkreisunabhängig die Ammensprache als Teil des intuitiven elterlichen Verhaltensrepertoires auf (Papoušek 2008). Babies sind schon früh in der Lage, verschiedene Prosodien zu unterscheiden, wobei sie die Prosodik der eigenen Muttersprache bevorzugen (vgl. Pauen 2006, S. 69). Ab dem fünften Lebensmonat orten sie Geräuschquellen durch ge-

zielte Hinwendung des Kopfes. Eine zunehmende Präzision der Ortung akustischer Phänomene wird mit fortschreitender kortikaler Reifung einerseits und zunehmender Erfahrung und Wissen über die Objekte andererseits im zweiten Lebenshalbjahr möglich. Die Fähigkeit zur intermodalen Wahrnehmung, d. h. die Koordination und Kombination von Eindrücken verschiedener Sinnesmodalitäten wie z. B. Sehen und Hören bezogen auf ein gemeinsames Objekt, spielt dabei eine maßgebliche Rolle. So bevorzugen Säuglinge Synchronizität bei der Beobachtung von Lippenbewegungen und Sprachlauten, wenn sie Gesichter betrachten, und zeigen Irritation, wenn sie mit einer asynchronen Darbietung konfrontiert werden (vgl. Pauen 2006, S. 71 f.).

Im Alter von zwei bis drei Monaten ist ein eindrücklicher biopsychosozialer Entwicklungsschub als Indikator erfolgreicher Bewältigung der regulatorischen Anforderungen der ersten postpartalen Lebensmonate zu verzeichnen: Bei der Aufnahme und Verarbeitung seiner Umwelt kann das Kind nun einen relativ balancierten Erregungszustand halten. Dies zeigt sich u. a. in einer Rhythmisierung und Konsolidierung von Schlaf und Nahrungsaufnahme, einer ausgewogenen Anregbarkeit in allen Sinnesbereichen, einer Beschleunigung der Lernfähigkeit und der zunehmenden Fähigkeit zur Selbstberuhigung. Der Säugling ist in der Lage, bei Ermüdung oder Überforderung abzuschalten oder sich selbst durch Saugen am Händchen zu beruhigen. Das Einschlafen gelingt problemloser. Die zunehmend aktivere Rolle des Kindes in der Eltern-Kind-Beziehung dokumentiert sich in ersten gerichteten sozialen Verhaltensmustern wie visuelle Orientierung, ausdauernder gezielter Blickkontakt, soziales Lächeln und soziales Lautieren als Zeichen beginnender sozialer Kommunikationsfähigkeiten des Kindes (Emde 1984).

7.2 Affektive Differenzierung und Regulation

Das zweite Trimenon des ersten Lebensjahres ist durch sukzessiv mehr aktive Beteiligung und Initiative des Säuglings in den Interaktionen zwischen Eltern und Kind gekennzeichnet. In diesem ersten gemeinsamen Erfahrungs- und Bedeutungsraum erwirbt und erprobt das Kind die basalen Regeln der Steuerung der sozialen Interaktion über Blickkontakt, Aufmerksamkeitsausrichtung und Körperhaltung. Es bildet ein grundlegendes Verständnis für soziale Kontexte und deren Steuerungsmechanismen aus.

In der Zeit zwischen dem dritten und siebten Lebensmonat steht die *affektive Regulation* als Entwicklungsaufgabe im Vordergrund. Als *Affekte* gelten angeborene psychophysiologische Reaktionsformen des Organismus, die in Verhaltensausdruck, subjektivem Erleben, peripher-physiologischen und neurobiologischen Korrelaten empirisch erfasst werden können. Sie sind nach unspezifischen Erregungsaspekten wie Intensität oder Affektdynamik und affektspezifischen, qualitativen Aspekten wie Ärger oder Freude zu unterscheiden. Als Teil des übergreifenden Systems der Erfahrungsintegration schließen sie sowohl Informationsverarbeitung als auch Handlungsregulation mit ein (Papoušek und Papoušek 1999). Bei der Konfrontation mit einem unbekannten Ereignis bereiten Affekte aufgrund einer basalen Bewertung den Organismus durch Aktivierung psychophysiologischer Systeme und Handlungsbereitschaften auf eine entsprechende Bewältigungshandlung vor (Holodynski 1999a). In der sozialen Kommunikation hat der affektive Ausdruck Appell- oder Signalfunktion, deren Wahrnehmung, Interpretation und Beantwortung von angeborenen, individuell erworbenen und kulturell geformten Verhaltensmustern der Person abhängen. Wie u. a. die Temperamentsforschung zeigt, besteht eine konstitutionell

bedingte, hohe interindividuelle Variabilität der affektiven Reaktionsbereitschaften (Thomas et al. 1968; Rothbart et al. 1994; Shaw et al. 2000).

Eingebettet in die Kommunikation und Interaktion mit den primären Bezugspersonen entwickelt das Kind aus den angeborenen affektiven Reaktionsbereitschaften sein individuelles Affekt-/Emotionsrepertoire im Hinblick auf seine Signal-, Bewertungs- und handlungsregulierende Funktion.

Die Fähigkeit zur *Affektregulation* verläuft dabei von anfänglich vorwiegend interaktioneller Regulation in den ersten Lebensmonaten über Phasen, in denen das Kind zunehmend aktiver an dieser Regulation teilnimmt, bis hin zur intrapsychischen Regulation ab dem späten Kleinkind- und Vorschulalter (Friedlmeier 1999; Holodynski 1999b; Sroufe 1996).

Neugeborenes und Säugling verfügen über nur basale selbstregulatorische Fähigkeiten zur Erregungsmodulation und Erregungssteuerung – wohl aber über ein mimisches Ausdrucksrepertoire für die Basisemotionen, das Schreien als noch undifferenziertes stimmliches Signal und eine komplexe Körpersprache als Ausdruck psychophysiologischer Befindlichkeit. Seit Darwin gehen biologistisch orientierte Ansätze davon aus, dass die Fähigkeit angeboren ist, Basisemotionen – Freude, Wut/Ärger, Angst, Trauer, Ekel, Überraschung – im Ausdrucksverhalten zu produzieren und zu decodieren (Darwin 1872; Ekman 2003). Durch Lernprozesse im Rahmen der frühen Interaktionen erfolgt eine Koppelung von affektivem Ausdruck im Gesicht der Bezugsperson, in ihrer Stimme, in ihrem Verhalten mit den zunächst noch wenig differenzierten basalen Affekten/Emotionen des Säuglings. Die Eltern beantworten seine emotionalen Äußerungen in spezifischer Weise: Sie nehmen unmittelbar Anteil am momentanen Erleben des Kindes, indem sie seine Affektdynamik aufgreifen, diese modulierend nachahmen (z. B. Anstrengung, Bewegungslust, Enttäuschung) und ihr durch Kommentare Bedeutungen oder Motive zuschreiben. Durch diese kontingente Bezugnahme und Spiegelung erleichtern sie dem Kind, sein emotional-affektives Erleben deutlicher wahrzunehmen, das Gemeinsame zwischen dem eigenen Erleben und dem emotionalen Ausdruck der Eltern zu erkennen und so mit ihnen zu teilen. Durch eine gelungene Affektabstimmung und Affektspiegelung tragen die Eltern wesentlich zur Modulation der Erregungsintensität und -qualität beim Kind bei. Voraussetzung hierfür ist jedoch, dass Eltern die Qualität des kindlichen Affektes adäquat interpretieren, seine Affektlage stimmig aufgreifen, sie ernst nehmen und spielerisch modulieren, ohne sich in ihr zu verstricken („markierte Reaktion"; Fonagy et al. 2002; Fonagy und Target 2002; Gergely und Watson 1996, 1999).

Mit der Entdeckung der Spiegelneuronen im Gehirn wurden neuronale Korrelate für Affektinduktion und affektive Decodierung gefunden (Rizzolatti et al. 1999; Keysers und Gazzola 2006). Spiegelneuronenverbände sind in verschiedenen Arealen des Gehirns angesiedelt, vor allem jedoch in solchen, die für das Erkennen von Bewegungsabsichten, Emotionen und Sprache von Bedeutung sind (Gallese 2003; Gallese et al. 2007; Iacoboni et al. 1999; Iacoboni und Mazziotta 2007). Sie sind bereits im Säuglingsalter funktionstüchtig und ermöglichen dem Kind, Gemeinsamkeiten zwischen dem eigenen Ausdrucksverhalten und dem der Eltern, zwischen Ausdruck und subjektivem Erleben seiner inneren Erregungsdynamik zu erkennen.

Die regelmäßige Erfahrung angemessener, unterstützender Beantwortung seiner Befindlichkeit durch die Eltern/Bezugspersonen in der Vielzahl wiederkehrender Situationen des Alltags, in Versorgung, Pflege, bei Verunsicherung, speichert das Kind im prozeduralen Gedächtnis als Muster affektiv-emotionaler Regulation. Zusammen mit Selbstwirksamkeitserfahrungen, integrierten Erfahrungen im interaktiven Spiel und

beim selbstgesteuerten Erkunden der Umwelt bilden sie für das Kind die Matrix der inneren Arbeitsmodelle von *Bindung und Bindungsqualität* (Stern 1985; Brisch 1999).

Weitere wichtige Voraussetzungen für spezifisches Bindungsverhalten, wie es sich u.a. in der selektiven Bevorzugung der primären Bezugspersonen und korrespondierend dazu dem Fremdeln äußert, werden um die Mitte des ersten Lebensjahres erworben. Diese Phase kann als *„sensible Periode„ für die Gesichtserkennung und -unterscheidung* angesehen werden (s. ▸ **Abb. 7.1**). Babys sind um den sechsten Lebensmonat herum über die Grenzen der menschlichen Spezies, Rassenzugehörigkeit und Vertrautheit hinweg wahre „Experten" in der Erkennung und Unterscheidung von Gesichtern (vgl. Pauen 2006, S. 63 f.; Pascalis et al. 2002).

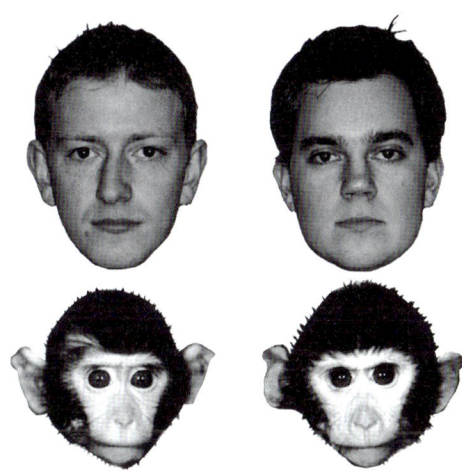

Abb. 7.1: „Gesichter differenzieren" (aus Pascalis 2002)

In den darauffolgenden Monaten verlagert sich diese zunächst breit angelegte Differenzierungsfähigkeit hin zu einer elaborierten Unterscheidungsfähigkeit für Gesichter des engeren eigenen Kulturkreises. Vergleichbares findet, ebenfalls unter dem Aspekt gesteigerter Verarbeitungseffizienz, im akustischen Bereich für die phonetische Unterscheidung statt (Kuhl und Meltzoff 1996;

Werker und Tees 1984; Weikum et al. 2007). Bis hin zum Schuleintritt vollzieht sich ein gradueller Zuwachs in der „Expertise" des Erkennens und Verarbeitens von Gesichtern und deren emotionalem Ausdruck. Die dabei beteiligten Hirnstrukturen sind die gleichen wie bei Erwachsenen, allerdings funktionieren sie mit größeren zeitlichen Latenzen. Die Verarbeitung des emotionalen Ausdrucks erfolgt dabei auf einer sehr frühen Reizverarbeitungsstufe von 80–100 msec nach Reizdarbietung und parallel zur visuellen Verarbeitung (De Haan et al. 1987).

7.3 Intersubjektivität und Mentalisierung

Ab etwa Mitte des ersten Lebensjahres werden im Kontext neuronaler Transformationsprozesse, insbesondere der Ausreifung der kortikospinalen Bahnen und der Lateralisierung der beiden Hemisphären des Gehirns, wesentliche motorische, sozialemotionale, kognitive und sprachliche Entwicklungsfortschritte erreicht: Der Erwerb von Person- und Objektpermanenz als neue kognitive Kompetenzen ermöglicht, Erfahrungen mit vertrauten Personen und Gegenständen auch in deren Abwesenheit als innere Repräsentationen aus dem Gedächtnis abzurufen und diese Vorstellungsschemata für die eigene Handlungssteuerung und emotionale Regulation zu nutzen. Im Spiel findet dies als Varianten des Wegwerf- und Nachschauspiels, des Versteckens und Wiederfindens von Gegenständen oder als „Guck-guck-da"-Spiel mit Personen seinen Ausdruck (Flitner 2002).

Der Beginn der eigenständigen Fortbewegung und Aufrichtung (Krabbeln, sich zum Stand Hochziehen) bringt für das Kind eine wesentliche Erweiterung seines Erkundungsradius und Handlungsspielraumes: Über die Reichweite seiner Arme hinaus werden weiter entfernte Gegenstände zugänglich und

der gesamte Raum zum potenziellen Explorationsfeld. Angst und Furcht treten als spezifische emotionale Systeme in Funktion, die in der Regel durch Trennung von der vertrauten Bezugsperson, bei Konfrontation mit Neuem oder in nicht eindeutigen Situationen aktiviert werden (Papoušek und von Hofacker 2004).

Das Ausbalancieren zwischen Nähe und Distanz zur Bezugsperson im Spannungsfeld zwischen Sicherheit und Explorationsbedürfnis stellt die zentrale Entwicklungsaufgabe dieser Phase dar.

In neuen oder verunsichernden Situationen orientiert sich das Kind durch gezieltes Rückversicherungsverhalten (*„Social Referencing"*) über den Blickkontakt zur Bezugsperson an deren mimisch-emotionalem Ausdruck. Deren Mimik und Körpersprache vermitteln, wie die neue Situation einzuschätzen ist, und leiten das Kind in seiner emotionalen Reaktion und seinem Verhalten. Kontingente, eindeutige emotionale Signale in Mimik, Gestik und Stimme der Bezugsperson ermuntern das Kind zu weiterer freudig neugieriger Erkundung oder sie signalisieren Vorsicht, bewirken Innehalten und Rückkehr zur sicheren Basis bei der Bezugsperson (Pauen 2006, S. 87 f.).

Über diese neue intersubjektive Dimension der Verhaltens- und emotional-affektiven Regulation wird sich das Kind der affektiven Bewertungen, Gefühle, Absichten seines Gegenübers und potenziell davon abweichend seiner eigenen Gefühle, Wünsche, Absichten gewahr (Stern 1985). Bereits mit etwa neun Monaten sind eingebettet in die Bindungs- und Beziehungserfahrungen erste Anzeichen des stufenweisen Erwerbs der komplexen Fähigkeit zur *Mentalisierung*, zu einer *Theory of Mind*, beim Kind zu beobachten. Diese bezieht sich auf Vorstellungen vom inneren Leben einer anderen Person, ihren Motiven und Absichten, und impliziert u. a. die Fähigkeit, deren Perspektive einzunehmen, Empfindungen zu verstehen und nachzuempfinden (Fonagy et al. 2002; Fonagy und Target

2003; vgl. Greenspan und Shanker 2007, S. 240 f.). Für das Erkennen der Absichten des Gegenübers als Grundlage einer Verhaltensvorhersage und ebenfalls früher Hinweis auf eine Theory of mind scheint *die Blickrichtung* eine wichtige Komponente in der intentionalen Kommunikation darzustellen. Spiegelneuronensysteme, die bereits durch das Beobachten von Teilen der gesamten Handlungssequenz aktiviert werden, bilden das neuronale Korrelat des Erkennens der Handlungsintention (Kimura et al. 2004).

Ab der Mitte des zweiten Lebenshalbjahres ist das Kind zunehmend zur *intentionalen Kommunikation* in der Lage. Es lernt einerseits, der Blickrichtung und Zeigegeste der Eltern zu folgen, und andererseits seine Absichten und Bedürfnisse, die auf ein konkretes Ziel ausgerichtet sind, mit Hilfe emotionaler (Laut-)Gesten gezielt an seine Bezugsperson zu richten und diese zu spezifischen Handlungen zu veranlassen (Phase der Entdeckung der Intersubjektivität; Stern 1985; Trevarthen 1980; Bates et al. 1987).

Das Kind richtet seine Aufmerksamkeit bevorzugt darauf aus, worauf die vertraute Bezugsperson ihre Aufmerksamkeit richtet („*Joint Attention*"), mit welchen Emotionen diese auf neue Ereignisse reagiert („*Social Referencing*") und wie sie mit Gegenständen und Ereignissen der Umwelt umgeht (*Beobachtungslernen*; Gopnik et al. 2001). Im Spiel bietet sich zu dieser Art gemeinsamer Aufmerksamkeitsausrichtung, gemeinsamen Handelns und Erlebens vielfältig Gelegenheit für Eltern und Kind. Sie nehmen gemeinsam Bezug auf ein Ereignis oder einen Gegenstand, tauschen sich darüber emotional aus, und geben in diesem emotional-affektiv markierten Handlungs- und Erfahrungskontext dem Gegenstand oder Ereignis einen Namen. Die Eltern greifen dabei zunächst bevorzugt die vom Kind benutzten lautlichen Äußerungen (Silben und Doppelsilben) als prototypische Worte auf. Sie geben ihnen eine Bedeutung und benennen mit ihnen den Gegenstand oder das Ereignis im

Fokus der gemeinsamen Aufmerksamkeit (Papoušek et al. 2000). Der gemeinsame Erlebens- und Erfahrungskontext bildet die Bedeutungsgrundlage für diese ersten gemeinsamen gestischen und sprachlichen Symbole. Die *Zeigegeste* ist dabei von Anfang an kommunikativer Natur und stellt einen spezifisch menschlichen soziokulturellen Lernmechanismus dar, der ebenfalls ein basales Verständnis des anderen als „mental agent" voraussetzt. Sie wird vom Kind ähnlich wie vom Erwachsenen benutzt: sie vermittelt das Teilen eines gemeinsamen Interesses, Versorgen mit oder Erfragen von Informationen (Southgate et al. 2007; Tomasello et al. 2007; ▸ Video 1/Text 1).

Für die Qualität der *Bindungsentwicklung* ist die intentionale Kommunikation von negativen Gefühlen von besonderer Bedeutung: Macht das Kind zuverlässig und wiederkehrend die Erfahrung, dass es auch mit seinen negativen Gefühlsäußerungen angenommen ist und adäquate elterliche Unterstützung findet, wird die Nähe der Bezugsperson zur sicheren Basis, auf die es sich bei Verunsicherung, Angst, Kümmernis regelmäßig zurückziehen kann (sichere Bindung; Bretherton 2002; Klann-Delius 2002; Fonagy et al. 1993; Main 2002; Meins et al. 1998).

7.4 Autonomie und Selbstentwicklung

Zentrales Entwicklungsthema des zweiten Lebensjahres sind *Autonomie und Ablösung* und die damit verbundenen regulatorischen Herausforderungen für Kleinkind und Eltern (Papoušek und von Hofacker 2004).

Der Erwerb des freien Laufens erweitert den Explorationsradius des Kindes signifikant. Mit zunehmender Reifung und Vernetzung des präfrontalen Kortex, insbesondere der präfrontalen Inhibitionssysteme, wird die Bewältigung von höheren Anforderungen an die emotionale Regulation wie Frustrationstoleranz und Impulskontrolle für das Kind möglich. Wachsende Kompetenz im Bereich der exekutiven Funktionen wie fokussierte Aufmerksamkeit, Ausdauer und Flexibilität erlauben mehr zielgerichtete Organisation und Steuerung des Verhaltens (Porges et al. 1996; Porges 2003). In einer Vielzahl von Handlungen erkennt sich das Kind so als Initiator und Verursacher mit eigenen Wünschen, Absichten, Zielvorstellungen. Es beginnt, seine Handlungen ziel- und ergebnisorientiert zu planen. Das deutliche Bestreben des Kindes, seine Handlungsabsichten durchzusetzen, Dinge selbst zu tun und selbst zu haben, sind Ausdruck seines Autonomiebedürfnisses und erwachenden *Ich-Bewusstseins* (Bischof-Köhler 1998). Mit etwa eineinhalb Jahren verfügt es sowohl über ein basales Verständnis des anderen als Person mit individuellen mentalen Zuständen als auch diesem korrespondierend ein Verständnis von sich selbst. Ausdruck dieser komplexen Repräsentation der eigenen Person ist die Fähigkeit des Kindes, um die Mitte des zweiten Lebensjahres sich selbst im Spiegel zu erkennen (Bischof-Köhler 1989; ▶ Video 2/Text 2).

Im Kontext der Selbstentwicklung und des wachsenden Ich-Bewusstseins steht auch das Gewahrwerden der eigenen Wirkmächtigkeit (Crockenberg und Leerkes 2000). Damit verbunden tauchen selbst- und kompetenzbezogene Emotionen wie Selbstwertgefühl, Befriedigung, Stolz und Verlegenheit auf.

Auf dem in der Mitte des zweiten Lebensjahres erreichten Niveau der Mentalisierungsfähigkeit ist das Kind in der Lage, die Gefühlslage und Absichten seines Gegenübers zu verstehen. Es kann eine Situation aus dessen Perspektive interpretieren, soziale Verhaltensregeln erwerben und gemäß dieser Regeln selbst prosoziales Verhalten zeigen (Platek et al. 2004).

Ärger, Trotzanfälle und Wutausbrüche treten in dieser Zeit vorrangig als Ausdruck von Selbstbehauptung auf: wenn das Kind in seinem Bewegungsradius plötzlich eingeschränkt wird, eine als angenehm empfundene Tätigkeit unerwartet beenden soll, eine attraktiven Gegenstand weggenommen bekommt oder eine erwartete Belohnung aufgeschoben wird. Mit wachsender Handlungs- und Sprachkompetenz verringert sich in der Regel ihre Auftretenshäufigkeit und Intensität (Belsky et al 1996).

Aggressive Verhaltensformen wie Beißen, Kratzen, Treten oder Schlagen nehmen normalerweise im Zeitraum zwischen 12–17 Monaten bei den meisten Kindern deutlich zu, erreichen mit ca. 24 Monaten einen Höhepunkt und nehmen bis zum fünften Lebensjahr meist wieder ab (Shaw et al. 2000, 2001). Sie stehen in dieser Entwicklungsphase vorrangig im Dienst von Neugier, Explorationsdrang, Kontaktsuche, Einfordern von Aufmerksamkeit oder Autonomiebedürfnissen. Sie sind weniger als gezielt absichtsvolles Verletzen oder Zerstören zu interpretieren. Für ihr Persistieren oder Verschwinden ist der erzieherische Umgang maßgeblich.

Um die Mitte des zweiten Lebensjahres vollzieht sich auch der Übergang von interpsychischer zu intrapsychischer Verhaltensregulation sowohl in Bezug auf Verhaltenskontrolle als auch Compliance und Kooperativität.

Auf der Grundlage einer sicheren Bindungsbeziehung gelingt die Identifikation mit den sozialen Regeln, Grenzen, Verhaltensvorgaben und dem Verhaltensmodell der Eltern für das Kind leichter. Ein verständnisvoller Umgang der Eltern mit negativen Emotionen des Kindes wie geringe Frustrationstoleranz, erhöhtes Anlehnungsbedürfnis, Anklammern, aggressive Formen der Nähesuche unterstützt den Übergang zur intrapsychischen Regulation intensiver affektiver Erregungszustände.

Die Fähigkeit des Kindes zur *Nachahmung und Imitation* spielt in diesem Zeitraum ferner für den Erwerb komplexer sozialkommunikativer Fertigkeiten und

Verhaltensmuster einschließlich der Sprache eine große Rolle (vgl. ▶ **Abb. 7.2**). Die neuronale Grundlage des Lernens durch Beobachtung eines Verhaltensmodells bilden funktionstüchtige Spiegelneuronenverbände (Iacoboni et al. 1999; Wolf et al. 2000; Nagy 2006). Dies gilt bereits für die Imitation einfacher Verhaltensmuster beim Neugeborenen wie Mundbewegungen der Mutter (Meltzoff 2002; Field et al. 1982) und in der Folgezeit der Differenzierung des affektiven Ausdrucks in Mimik oder Stimme, der Differenzierung des Lautrepertoires und der prosodischen Elemente der Sprache.

Die ersten sinntragenden Wörter werden noch eng an spezifische Handlungen und Kontexte gebunden verstanden und benutzt. Sie decken meist ein breites Bedeutungsfeld ab (Camaioni 2001). Vielfältige und ausdauernde Erfahrungen im Umgang mit den Gegenständen und die kognitive Fähigkeit zur Kategorisierung von Objekten, die sich ebenfalls zu Beginn des zweiten Lebensjahres entwickelt, sind erforderlich, um etwa mit 18 Monaten den *Wortschatzspurt* einzuleiten. In Zusammenhang mit der Entwicklung seiner Symbolisierungs- und Repräsentationsfähigkeiten begreift das Kind, dass jedes Ding, jede Person, jede Handlung einen Namen hat und durch ein Wort symbolisiert werden kann (Papoušek 2008). Die Fähigkeit zur *Symbolisation* und *Repräsentation* vergangener und gegenwärtiger Erfahrungen eröffnet dem Kind eine neue innere Welt der Vorstellungstätigkeit und Fantasie. Im *Symbolspiel* werden Erfahrungen integriert, und auf einer Art innerer Bühne Lösungen erprobt. Wortschatzspurt und Symbolspiel stehen für eine neue Ebene der sprachlich vermittelten Erfahrungsintegration, der Vorstellungs- und Fantasietätigkeit. Im Symbolspiel kommt die wachsende Fähigkeit des Kindes zum Ausdruck, bereits gewonnene Erfahrungen und Konzepte über sich und die Umwelt zunehmend von der realen Präsenz der Dinge und Personen zu lösen und diese in seiner Vorstellungswelt zu

repräsentieren (Largo und Benz 2003; Bornstein 2003).

7.5 Spielentwicklung

In der frühen Kindheit ist Spiel de facto gleichbedeutend mit spontanem, selbst initiiertem Lernen im Sinne eines Sich-Vertrautmachens mit der belebten und unbelebten Umwelt. Spiel in diesem Zeitraum impliziert selbstbestimmtes Aufnehmen und Integrieren von Erfahrungen, Erproben von Fertigkeiten und Lösungsstrategien, Bewältigen von emotionalen Konflikten. Zugrunde liegende Motivation ist einerseits Neugierde und Erkundungsdrang, andererseits das Überwinden von Beunruhigung, Unvorhersagbarkeit, Stress, Angst vor Neuem und das Gewinnen von Sicherheit bzw. die Erwartung positiver Gefühle, die mit dem (Wieder-)Erkennen von Vertrautem verknüpft sind (Papoušek 2003).

Wie in **Übersicht 7.2** dargestellt, korrespondiert die Spielentwicklung mit der Entwicklungsdynamik der sensomotorischen Reifung sowie der Differenzierung der kognitiven und sozial-kommunikativen Kompetenzen (vgl. Papoušek 2003). Das Spiel greift das jeweils vorherrschende Thema der jeweiligen Entwicklungsperiode auf: Entdecken und Wahrnehmen des eigenen Körpers, Selbstregulation der affektiven Erregung, Erwerb rhythmischer Bewegungsfolgen und Silbenketten, Ausbilden von Zusammenhängen und Erwartungen, Antizipation, Entdecken von Objektpermanenz, Trennung und Wiedervereinigung.

Eigener Körper und Stimme stellen die ersten stets verfügbaren Spielzeuge des Kindes dar. Die spielerische *Exploration* der Gegenstände und des eigenen Körpers mit Mund, Augen, Händchen, Stimmtrakt wie auch Verhalten, Gesicht und Stimme der Bezugspersonen steht im ersten Lebensjahr im Vordergrund. Sensomotorisches Spiel in Form *einfachen Manipulierens* einzelner Gegenstände mit Mund, Händchen und Armen, wie dies ab dem dritten/vierten Lebensmonat möglich ist, dient dem Sammeln von Erfahrungen über die physikalischen Eigenschaften der Gegenstände und ihrer intermodalen Repräsentation. In diese ersten einfachen Vorstellungen, Kategorien und Konzepte gehen sowohl die motorischen Schemata mit den begleitenden visuellen, taktilen, auditiven, oralsensorischen Erfahrungen als auch die damit verbundenen Affekte von Spannung und Erregung, Freude an Selbstwirksamkeit, am Wiedererkennen und Erfolg mit ein.

Übersicht 7.2: Formen des Spiels im frühen Kindesalter (Quelle: Largo und Benz 2003, S. 58 f.)

- Spiel mit Erkundungscharakter (oral, manuell, visuell)
- Spiel mit Mittel-zum-Zweck-Charakter (Wenn-dann-Beziehungen, kausale Zusammenhänge)
- Spiel mit Objektpermanenz (Verstecken, Guck-guck-da-Spiele)
- Spiel mit räumlichen Merkmalen (Inhalt-Behälter-Spiel, vertikales/horizontales Bauen, Kombination, dreidimensionales Bauen)
- Spiel mit Symbolcharakter (Funktionelles Spiel, repräsentatives Spiel, sequenzielles Spiel, symbolisches Spiel; Rollenspiel)

Spielerische Betätigung mit der eigenen Stimme in den verschiedenen Klangfarben, Stimmlagen, Lautstärken, im Monolog wie im Dialog mit den Eltern trägt zur Erprobung basaler Fertigkeiten der Lautproduktion, Ausloten der klanglichen Möglichkeiten des Stimmtraktes, Einübung der Atmungskontrolle, Modulation der Tonhöhe bei (Papoušek 2008). In Nachahmungsspielchen mit den Eltern formt der Säugling

sukzessive seine Lautproduktion nach dem Modell der Eltern, variiert spielerisch und kombiniert neu.

Gegen Ende des ersten Lebenshalbjahres sind *ritualisierte Reime und Spielchen* zwischen Eltern und Kind beobachtbar, in denen mit Stimme und rhythmischen Berührungs- und Bewegungselementen meist mehrere Sinnesmodalitäten angesprochen werden. Gemeinsames Merkmal dieser Spiele ist ihr ritualisierter Ablauf mit charakteristischem Spannungsbogen und vielen Wiederholungen (z. B. Kitzelspielchen, Hoppe-hoppe-Reiter). Das Kind ist daher bald mit dem Ablauf vertraut, baut Erwartungen auf, antizipiert Effekte und spielt auf diese Weise seinen Part aktiv mit (Flitner 2002).

Die Fähigkeit zu motorischer Aufrichtung und selbstständiger Fortbewegung eröffnet neue Möglichkeiten zu selbstgesteuerter spielerischer Auseinandersetzung mit der Umwelt. Der wachsende Explorationsradius macht neue Gegenstände und Räume zugänglich. Das Kind beginnt seine Aktivitäten zu variieren und setzt diese mehr und mehr gezielt ein, um etwas zu erreichen. Es zieht z. B. an einer Schnur, um an ein attraktives Spielzeug zu gelangen. Es entwickelt fortschreitend ein Verständnis für kausale Zusammenhänge und kombiniert mehrere Gegenstände in seinem Spiel.

Ab dem Alter von etwa neun Monaten, mit dem Erwerb der Permanenz von Personen und Gegenständen in der Vorstellung, sind Versteck- und „Guck-guck-da"-Spielchen besonders interessant. Liegt zunächst die Handlungsregie des Spiels noch bei den Eltern, so übernimmt das Kind im zweiten Lebensjahr eine immer aktivere Rolle.

Zwischen dem 12. und 18. Lebensmonat verlagert sich der Interessenfokus im Spiel hin zu *räumlichen Merkmalen* und funktionalen Beziehungen: dem Raumverständnis des Kindes korrespondierend werden Behälter aller Art befüllt, geleert, geschüttelt, gekippt. Immer besser gelingt es, Türmchen aus Würfeln zu bauen bzw. Gegenstände

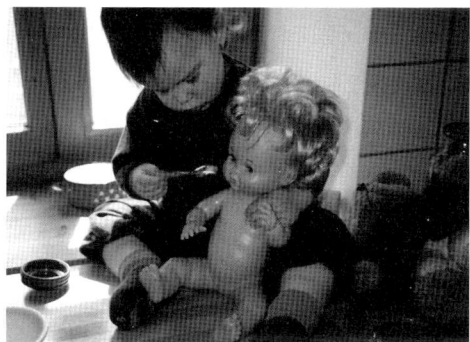

Abb. 7.2: Repräsentatives Spiel eines 18 Monate alten Mädchens

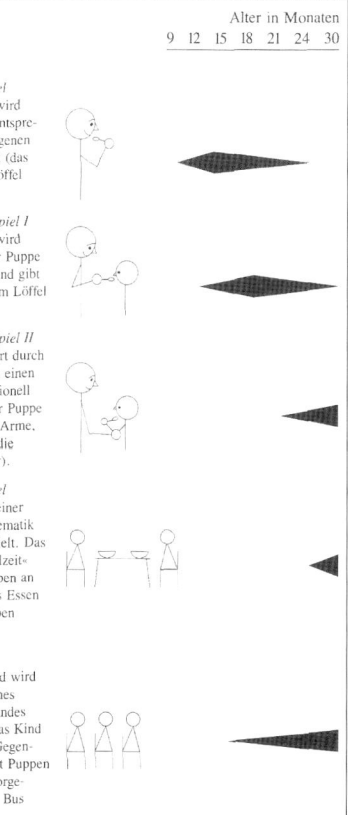

Abb. 7.3: Schema Spielverhalten mit Symbolcharakter (Largo 2007)

aller Art zu stapeln. Gegen Ende des zweiten Lebensjahres wird horizontales Bauen interessant, der Zugbau. Die Kombination von vertikalem und horizontalem Bauen ist ab etwa zweieinhalb Jahren möglich; dreidimensionales Bauen gelingt ab dem Alter zwischen drei und vier Jahren und Folgezeit mit fortschreitend sich differenzierender räumlicher Vorstellungskraft (Largo und Benz 2003).

Gegen Ende des ersten Lebensjahres beginnt das Kind, einfache Handlungen nachzuahmen und im *funktionellen Spiel* nach dem Vorbild seiner Bezugspersonen den funktionell richtigen Umgang mit den Gegenständen nach dem Vorbild seiner Bezugspersonen einzuüben. Die Verwendung der Gegenstände bleibt dabei zunächst auf den Körper des Kindes sowie die direkte, schließlich verzögerte Nachahmung der Handlung beschränkt: das Kind lernt, sich mit einer Haarbürste oder einem Kamm über die Haare zu fahren, mit dem Löffel zu essen, sich den Telefonhörer oder das Mobiltelefon ans Ohr zu halten und zu sprechen etc. (▸ Video 3/Text 3)

Zwischen 12 und 18 Monaten hat das Kind die jeweilige Handlung soweit verinnerlicht, dass eine Variation und Übertragung auf neue Situationen/Personen möglich sind (vgl. ▸ Abb. 7.2). Der Übergang zum *repräsentativen Spiel* vollzieht sich zunächst

unter Einbeziehung der engeren Bezugspersonen; mit fortschreitender Symbolisation werden Puppen und Stofftiere in die Spielhandlung integriert (▸ Video 4/Text 4).

Gegen Ende des zweiten Lebensjahres beginnt das Kind schließlich Handlungen nachzuahmen, die inhaltlich miteinander verbunden sind: im Rahmen dieser *sequenziellen Spiele* werden logisch/zeitlich geordnete, komplexe Handlungsabläufe gestaltet wie z. B. Essen der Puppenfamilie im Puppenhaus, welches aus Kochen der Mahlzeit, Tisch decken, Arrangieren der Puppen um den Esstisch, Essen und Abräumen umfasst.

Im *Symbolspiel*, das ab einem Alter von 18–24 Monaten beobachtet werden kann, erfindet das Kind Personen oder Gegenstände für sein Spiel, verleiht ihnen beliebig nach eigener Vorstellung neue Eigenschaften, bezieht Puppen und Stofftiere als Akteure mit variablen Merkmals- und Fähigkeitenrepertoire ins Spiel ein. Das Symbolspiel ist Ausdruck dafür, dass das Kind mehr und mehr in der Lage ist, seine gewonnenen Konzepte, Kategorien und Erfahrungen mit sich und der Umwelt in einer von der realen Präsenz der Dinge unabhängigen Vorstellungswelt symbolisch zu repräsentieren und zu variieren. Im *Symbolspiel* werden Erfahrungen integriert, und auf einer Art innerer Bühne Lösungen erprobt (Bornstein 2003).

Das *Fantasiespiel* stellt die Kombination von funktionellen und symbolischen Spielcharakteristika im Kindergarten-/Vorschulalter und folgende Altersgruppen dar und bezieht verstärkt Gleichaltrige als Akteure und Spielpartner mit ein; desgleichen gilt für Rollen- und Regelspiele, die ein differenziertes Verständnis sozialer Rollen und rollengebundener Verhaltenserwartungen voraussetzen.

Literatur

Bates E, O'Connell B, Shore C (1987): Language and communication in infancy. In: Osofsky JD (Ed.) Handbook of infant development. New York: Wiley. Pp. 149–203.

Beebe B (2000) Co-constructing mother-infant-distress. Psychoanalytic Inquiry 20:421–440.

Belsky J, Woodworth S, Crnic K (1996) Trouble in the second year: three questions about family interactions. Child Development 67:556–578.

Bischof-Köhler D (1989) Spiegelbild und Empathie. Die Anfänge der sozialen Kognition. Bern: Hans Huber.

Bischof-Köhler D (1998) Zusammenhänge zwischen kognitiver, motivationaler und emotionaler Entwicklung in der frühen Kindheit und im Vorschulalter. In: Keller H (Hrsg.) Lehrbuch Entwicklungspsychologie. Bern: Hans Huber. S. 319–376.

Bornstein MH (2003) Symbolspiel in der frühen Kindheit: verhaltensanalytische, experimentelle und ökologische Aspekte. In: Papoušek M, von Gontard A (Hrsg.) Spiel und Kreativität in der frühen Kindheit. Stuttgart: Pfeiffer bei Klett-Cotta. S. 76–111.

Brazelton TB (1994) Touchpoints: Opportunities for preventing problems in the parent-child relationship. Acta Paediatrica Suppl 394:35–39.

Bretherton I (2002) Konstrukt des inneren Arbeitsmodells – Bindungsbeziehungen und Bindungsrepräsentationen in der frühen Kindheit und im Vorschulalter. In: Brisch KH (1999) Bindungsstörungen. Von der Bindungstheorie zur Therapie. 2. Aufl. Stuttgart: Klett-Cotta.

Brisch KH, Grossmann KE, Grossmann K, Köhler L (Hrsg.) Bindung und seelische Entwicklungswege – Grundlagen, Prävention und klinische Praxis. Stuttgart: Klett-Cotta. S. 13–46.

Camaioni L (2001) Early language. In: Bremner G, Fogel A (Eds.) Blackwell handbook of infant development. Oxford, UK: Blackwell. S. 404–426.

Cohn JF, Tronick EZ (1983) Three-month-old infants' reaction to simulates maternal depression. Child Dev 54:185–193.

Cohn JF, Tronick EZ (1989) Specify of infants' response to mothers' affective behavior. J Am Acad Child Adol Psychiat 28:242–248.

Crockenberg S, Leerkes E (2000) Infant social and emotional development in family context. In: Zeanah CH (Hrsg.) Handbook of infant mental health. 2nd Edn. New York: The Guilford Press. Pp. 60–90.

Dapretto M, Davies MS, Pfeifer JH, Scott AA, Sigman M, Bookheimer SY, Iacoboni M (2006) Understanding emotions in others: mirror neuron dysfunction in children with autism spectrum disorders. Nat Neurosci 9(1):28–30.

Darwin C (1872) The expression of the emotions in man and animals. London: Murray. Deutsche Ausgabe: Der Ausdruck der Gemütsbewegungen be idem Menschen und den Tieren. Frankfurt a. Main: Eichborn.

De Haan EHF, Young AW, Newcombe F (1987) Face recognition without awareness. Cognitive Neuropsychology 4:385–415.

Ekman P (2003): Emotions revealed: Recognizing faces and feelings to improve communication and emotional life. New York: Times Books.

Emde RN (1984) The affective self: continuities and transformations from infancy. In: Call J, Galenson E, Tyson RL (Eds.) Frontiers of infant psychiatry 2. New York: Basic Books. Pp. 38–54.

Emery NJ (2000) The eyes have it: The neuro-ethology, function and evolution of social gaze. Neurosci Biobehav Rev 24:581–604.

Farroni T, Csibra G, Simion F, Johnson MH (2002) Eye contact detection in humans from birth. PNAS 99(14):9602–9605.

Field T, Cohen D, Garcia R, Greenberg R (1984) Mother-stranger face discrimination by the newborn. Infant Behav Dev 27:216–229.

Flitner A (2002) Spielen – Lernen. Praxis und Deutung des Kinderspiels. Weinheim/Basel: Beltz.

Fonagy P, Target M (2002) Neubewertung der Entwicklung der Affektregulation vor dem Hintergrund von Winnicotts Konzept des falschen Selbst. Psyche 56:839–862.

Fonagy P, Target M (2003) Psychoanalytic theories: Perspectives from Developmental Psychopathology. London and Philadelphia: Whurr Publishers.

Fonagy P, Steele M, Moran G, Steele H, Higgit MD (1993) Measuring the ghost in the nursery: An empirical study of the relation between parents' mental representation of childhood experiences and their infants' security of attachment. J Am Psychoanal Ass 41:957–989.

Fonagy P, Gergely G, Jurist E, Target M (2002) Affect regulation, mentalization and the development of the self. New York: Other Press. Deutsche Ausgabe (2004) Affektregulierung, Mentalisierung und die Entwicklung des Selbst. Stuttgart: Klett-Cotta.

Freire A, Eskritt M, Lee K (2004) Are eyes windows to a deceiver's soul? Children's use of another's eye gaze cues in a deceptive situation. Dev Psych 40:1093–1104.

Friedlmeier W (1999) Emotionsregulation in der Kindheit. In: Friedlmeier W, Holodynski M (Hrsg.) Emotionale Entwicklung: Funktion, Regulation und soziokultureller Kontext von Emotionen. Heidelberg: Spektrum Akademischer Verlag. S. 198–218.

Gallese V (2003) The roots of empathy: the shared manifold hypothesis and the neural basis of intersubjectivity. Psychopathology 36 (4):171–180.

Gallese V, Eagle MN, Mignone P (2007) Intentional attunement: mirror neurons and the neural underpinnings of interpersonal relations. J Am Psychoanal Assoc 55(1):131–176.

Gergely G, Watson J (1996) The social biofeedback theory of parent affect-mirroring: The development of emotional self-awareness and self-control in infancy. Int J Psychoanalysis 77:1181–1212.

Gergely G, Watson J (1999) Early social-emotional development. Contingency perception and the social-biofeedback model. In: Rochat P (Ed.) Early social cognition. Understanding self and others in the first months of life. Mahwah, NY: Erlbaum. Pp. 101–136.

Gopnik A, Kuhl PK, Meltzoff AN (2001) Forschergeist in Windeln. 2. Aufl. Kreuzlingen/München: Hugendubel.

Greenspan SI, Shanker SG (2004) The first idea – how symbols, language and intelligence evolved from our primate ancestor s to modern humans. Deutsche Ausgabe (2007) Der erste Gedanke – Frühkindliche Kommunikation und die Evolution menschlichen Denkens. Weinhein: Beltz.

Haxby JV, Hoffman EA, Gobbini MI (2000) The distributed human neural system for face perception. Trends Cognit Sci 4:223–233.

Holodynski M (1999 a) Emotionale Entwicklung und Perspektiven ihrer Erforschung. In: Friedlmeier W, Holodynski M (Hrsg.) Emotionale Entwicklung: Funktion, Regulation und soziokultureller Kontext von Emotionen. Heidelberg: Spektrum Akademischer Verlag. S. 1–26.

Holodynski M (1999 b) Handlungsregulation und Emotionsdifferenzierung. In: Friedlmeier W, Holodynski M (Hrsg.) Emotionale Entwicklung: Funktion, Regulation und soziokultureller Kontext von Emotionen. Heidelberg: Spektrum Akademischer Verlag. S. 30–51.

Iacoboni M, Dapretto M (2006) The mirror neuron system and the consequences of its dysfunction. Nat Rev Neurosci 7(12):942–951.

Iacoboni M, Mazziotta JC (2007) Mirror neuron system: basic findings and clinical applications. Ann Neurol 62(3):213–218.

Iacoboni M, Woods RP, Brass M, Bekkering H, Mazziotta JC, Rizzolatti G (1999): Cortical mechanisms of human imitation. Science 286:2526–2528.

Johnson MH, Morton J (1991) Biology and cognitive development: the case of face recognition. Oxford: Blackwell.

Johnson MH, Dziurawiec S, Ellis H, Morton J (1991) Newborns' preferential tracking of face-like stimuli and its subsequent decline. Cognition 40:1–19.

Karmiloff-Smith A, Klima E, Bellugi U, Grant J, Baron-Cohen S (1995) Is there a social module? Language, face processing, and theory of mind in individuals with Williams syndroms. J Cognitive Neuroscience 7:196–208.

Keysers C, Gazzola V (2006) Towards a unifying neural theory of social cognition. Prog Brain Res 156:379–401.

Kimura I, Kubota M, Hirose H, Yumoto M, Sakakihara Y (2004) Children are sensitive in averted eyes at the earliest stage of gaze processing. NeuroReport 15:1345–1348.

Klann-Delius G (2002) Bindung und Sprache in der Entwicklung. In: Brisch KH, Grossmann KE, Grossmann K, Köhler L (Hrsg.) Bindung und seelische Entwicklungswege – Grundlagen, Prävention und klinische Praxis. Stuttgart: Klett-Cotta. S. 87–107.

Kuhl PK, Meltzoff AN (1996) Infant vocalizations in response to speech: Vocal imitation and developmental change. JASA 100:2425–2438.

Largo RH (2007) Babyjahre. Die frühkindliche Entwicklung aus biologischer Sicht. 14. Aufl. München: Piper Verlag GmbH. S. 292–300.

Largo RH, Benz C (2003) Spielend lernen. In: Papoušek M, von Gontard A (Hrsg.) Spiel und Kreativität in der frühen Kindheit. Stuttgart: Pfeiffer bei Klett-Cotta. S. 56–75.

Liberman AM, Mattingly IG (1985) The motor theory of speech perception revised. Cognition 21:1–36.

Main M (2002) Organisierte Bindungskategorien von Säugling, Kind und Erwachsenem – Flexible bzw. unflexible Aufmerksamkeit unter bindungsrelevantem Stress. In: Brisch KH, Grossmann KE, Grossmann K, Köhler L (Hrsg.) Bindung und seelische Entwicklungswege – Grundlagen, Prävention und klinische Praxis. Stuttgart: Klett-Cotta. S. 165–218.

Meins E, Fernyhough C, Russell J (1998) Security of attachment as a predictor of symbolic and mentalising abilities: A longitudinal study. Soc Dev 7:1–24.

Meltzoff A (2002) Imitation as a mechanism of social cognition: Origins of empathy, theory of mind, and the representation of action. In: Goswami U (Hrsg.) Blackwell Handbook of childhood cognitive development. Oxford: Blackwell. Pp. 6–25.

Meltzoff AN, Moore MK (1983) Newborn infants imitate adult facial gestures. Child Dev 54:702–709.

Meltzoff AN, Moore MK (1989) Imitation in newborn infants: Exploring the range of gestures imitated and the underlying mechanisms. Dev Psychol 25:954–962.

Nagy E (2006) From imitation to conversation: The first dialogues with human neonates. Infant Child Dev 15:223–232.

Papoušek M (2002) Störungen des Säuglingsalters. In: Esser G (Hrsg.) Lehrbuch der klinischen Psychologie des Kindes- und Jugendalters. Stuttgart: Thieme. S. 80–101.

Papoušek M (2003) Gefährdungen des Spiels in der frühen Kindheit: Klinische Beobachtungen, Entstehungsbedingungen und präventive Hilfen. In: Papoušek M, von Gontard (Hrsg.) Spiel und Kreativität in der frühen Kindheit. Stuttgart: Pfeiffer bei Klett-Cotta. S. 174–214.

Papoušek M (2004) Regulationsstörungen der frühen Kindheit: Klinische Evidenz für ein neues diagnostisches Konzept. In: Papoušek M, Schieche M, Wurmser H (Hrsg.) (2004) Regulationsstörungen der frühen Kindheit. Bern: Hans Huber. S. 77–110.

Papoušek M (2008) Vom ersten Schrei zum ersten Wort: Die Sprache des Säuglings im Entwicklungskontext der Zwiesprache mit den Eltern. In: Brisch KH, Hellbrügge T (Hrsg.) Der Säugling – Bindung, Neurobiologie und Gene. Grundlagen für Prävention, Beratung und Therapie. Stuttgart: Klett-Cotta. S. 168–184.

Papoušek H, Papoušek M (1987) Intuitive parenting: A dialectic counterpart to the infant's integrative competence. In: Osofsky JD (Ed.) Handbook of infant development. 2nd Edn. New York: Wiley. Pp. 669–720.

Papoušek H, Papoušek M (1999) Symbolbildung, Emotionsregulation und soziale Interaktion. In: Friedlmeier W, Holodynski M (Hrsg.) Emotionale Entwicklung: Funktion, Regulation und soziokultureller Kontext von Emotionen. Heidelberg: Spektrum Akademischer Verlag. S. 135–155.

Papoušek M, von Hofacker N (2004) Klammern, Trotzen, Toben – Störungen der emotionalen Verhaltensregulation des späten Säuglingsalters und Kleinkindalters. In:

Papoušek H, Papoušek M, Kestermann G (2000) Preverbal communication: emergence of representative symbols. In: Budwig I, Uzgiris C, Wertsch JV (Eds.) Communication: An arena of development. Norwood NJ: Ablex Publishing Corporation.

Papoušek M, Schieche M, Wurmser H (Hrsg.) (2004) Regulationsstörungen der frühen Kindheit. Bern: Hans Huber. S. 201–232.

Pascalis O, de Haan M, Nelson CA (2002) Is face processing species-specific during the first year of life? Science 296(5571):1321–1323

Pauen S (2006) Wie Babys denken. Eine Geschichte des ersten Lebensjahres. München: Beck.

Platek SM, Keenan JP, Gallup GG, Mohamed FB (2004) Where am I? The neurological correlates of self and other. Brain Res Cognit Brain Res 19:114–122.

Porges SW (2003) Social engagement and attachment: A phylogenetic perspective. Ann NY Acad Sci 1008:31–47.

Porges SW, Doussard-Roosevelt JA, Portales AL, Greenspan SI (1996) Infant regulation of the vagal ‚brake' predicts child behavior problems: A psychobiological model of social behavior. Dev Psychobiol 29:697–712.

Rizzolatti G, Arbib MA (1998) Language within our grasp. Trends in Neurosciences 21:188–194.

Rizzolatti G, Fadiga L. Fogassi L, Gallese V (1999) Resonance behaviors and mirror neurons. Archives Italiennes de Biologie 137:85–100.

Rothbart MK, Derryberry D, Posner MI (1994) A pyschobiological approach to the development of temperament. In: Bates JE, Wachs TD (Hrsg.) Temperament: Individual differences at the interface of biology and behavior. Washington DC: American Psychological Association. Pp. 83–116.

Shaw DS, Gilliom M, Giovanelli J (2000) Aggressive behavior disorders. In: Zeanah CH Jr (Hrsg.) Handbook of Infant Mental Health. 2nd Edn. New York: The Guilford Press. Pp. 397–411.

Shaw DS, Owens EB, Giovanelli J, Winslow EB (2001) Infant and toddler pathways leading to early externalizing disorders. J Am Acad Child Adolesc Psychiatry 16:41–81.

Southgate V, van Maanen C, Csibra G (2007) Infant Pointing: Communication to Cooperate or Communication to Learn? Child Dev 78:735–740.

Sroufe LA (1996) Emotional development: The organization of emotional life in the first early years. New York: Cambridge University Press.

Stern D (1985) Die Lebenserfahrung des Säugling. Stuttgart: Klett-Cotta, Deutsche Ausgabe (1992).

Thomas A, Chess S, Birch HG (1968) Temperament and behavior disorders in children. London: University of London Press.

Tomasello M, Carpenter M, Liskowski U (2007) A new look at infant pointing. Child Dev 78:705–722.

Trevarthen C (1980) The foundations of intersubjectivity: Development of interpersonal and cooperative understanding in infants. In: Olson DR (Hrsg.) The social foundation of language and thought: Essays in honor of Jerome Bruner. New York: Norton. Pp. 316–342.

Weikum WM, Vouloumanos A, Navarra J, Soto-Faraco S, Sebastian-Galles N, Werker JF (2007) Visual language discrimination in infancy. Science 316(5828):1159.

Werker JF, Tees RC (1984) Cross-language speech perception: Evidence for perceptual reorganization during the first year of life. Infant Behav Dev 27:49–63.

Wolff NS, Gales ME, Shane E, Shane M (2000) The developmental trajectory from amodal perception to empathy and communication: The role of mirror neurons in this process. Psychoanal Inq 21:94–112.

8 Psychologische Theorien

Christiane Bormann-Kischkel

Störungen aus dem autistischen Spektrum sind neurobiologisch bedingte Entwicklungsstörungen. Dennoch wurde in vielen Experimenten nach zugrunde liegenden gestörten kognitiven Funktionen gesucht. Ein ehrgeiziges Unterfangen all dieser Ansätze war es, ein „Kerndefizit" der autistischen Störungen zu beschreiben. Um diesem Anspruch zu entsprechen, müsste eine Theorie zugleich spezifisch und universell sein: Die beschriebenen Störungsprozesse dürfen nur bei Menschen mit Autismus auftreten und sie müssen alle Symptombereiche erklären. Diesen Anspruch konnte keine Theorie bisher einlösen. Angesichts des heterogenen Störungsbildes ist es auch fraglich, ob dies je einer einzigen Theorie gelingen wird. Dennoch haben all diese Ansätze zum Verständnis der bizarren Verhaltensweisen, zu neuen Förderansätzen wie auch zur Suche nach organischen Grundlagen der Störung Wesentliches beigetragen. Durch Rückkoppelung zwischen Forschung und Förderung wurden in synergistischer Weise wesentliche Erkenntnisse über die Störung geliefert.

Gemeinsames Merkmal von Menschen mit ASS ist die grundlegende Intaktheit basaler sensorischer und perzeptueller Prozesse. Deviante Reaktionsmuster können als Über- oder Unterresponsivität auf bestimmte Reize vorkommen. Dabei handelt es sich häufig um Reaktionen auf Geräusche, taktile Stimulationen, visuelle Reize und Gerüche, aber auch um motorische Bewegungsmuster. Bestimmte Reize können abnorme Zuwendung oder heftige Vermeidungsreaktionen hervorrufen. Die auslösenden Bedingungen können für jedes Kind unterschiedlich sein. Eine intensive Beschäf-

tigung mit solchen Reizen ist häufig mit positiven Emotionen verbunden. Brauns (2002) beschreibt es als in sich belohnend. Die Aufgabe dieser Empfindungen beschreibt Williams (1998) als mit Verlustgefühlen verbunden:

„At the age of thirty-two, I finally did manage to move from the literal into the significant and it was quite a shock. One of the most striking of these instances was a simple one, where I put my cup with the other cups on what I knew, theoretically, was a tea trolley. As I put the cup down, the trolley shelf moved a bit and I put my hand underneath it to push it up and hear the woody noise I expected it would make when I did this repeatedly. As I did this I had the realisation that the shelf was able to move because it was *re*-moveable and that it was re-moveable so it could be cleaned. I jumped back like I'd been greeted by an alien and I felt nervous and a bit scared to find my mind had thought this way. [...] I was afraid I would lose all the beauty now. For me, the ability to move so quickly from the literal to the significant meant that eventually I, like most people, would have to struggle to see the sensory which is the art in life itself" (S. 17).

Menschen mit ASS sind in ihrer Wahrnehmungsfähigkeit an sich nicht beeinträchtigt. Besondere Probleme haben sie jedoch bei der Weiterverarbeitung von Reizen in einen bedeutungsgebenden Zusammenhang. Deviante Verarbeitungsprozesse können sich auch in einer abnormen Über- oder Unterresponsivität auf bestimmte Reize zeigen. Die perzeptuelle Qualität dieser Stimuli wird von den Kindern sehr intensiv empfunden. Dies ist häufig mit sehr positiven oder auch sehr negativen Empfindungen verbunden und wird dementsprechend intensiv bevorzugt oder panisch gemieden.

Ungeachtet der emotionalen Qualität, die solche „Sensationen" begleiten, illustriert dieses Beispiel die ungestörte basale Wahrnehmungsfähigkeit. Probleme entstehen erst bei der Integration und Koordination basaler Wahrnehmungen in größere, bedeutungstragende Zusammenhänge.

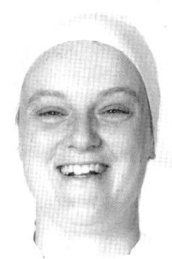

8.1 Affektiv-soziale Störung

Die erste psychologische Theorie über die Ursachen des frühkindlichen Autismus stammte von Kanner (1943) selbst, der eine angeborene Störung, affektiven Kontakt herzustellen, als Ursache vermutete. Der emotionale Ausdruck eines Menschen ist bedeutungsvoll, da sich von den ersten Lebenstagen an die Interaktion zwischen Säuglingen und ihren Eltern über den Austausch mimischer und vokaler emotionaler Signale abspielt (Stern 2003). In den vergangenen Jahrzehnten wurde in einer Vielzahl von Experimenten gezeigt, dass Kinder mit ASS besondere Schwierigkeiten haben, den emotionalen Ausdruck eines anderen Menschen zu beachten und zu verstehen. Neben dem Mimikerkennen ist auch das Erkennen von Emotionen an der Stimme, an Gesten und an der Körperhaltung beeinträchtigt. Darüber hinaus sind mimische Signale für autistische Kinder wenig relevant bei der Betrachtung von Gesichtern. Gibt es z. B. bei Zuordnungsaufgaben ein konkurrierendes Merkmal zur Mimik zu beachten, wie z. B. die Identität einer Person (▸ Abb. 8.1), so orientieren sich Kinder mit ASS häufiger an der Identität als an der Mimik. Kinder, die hinsichtlich Alter, sprachlichem und kognitivem Entwicklungsstand vergleichbar sind, bevorzugten als Grundlage der Zuordnung vermehrt die gleiche Mimik (Bormann-Kischkel 1990).

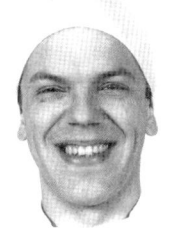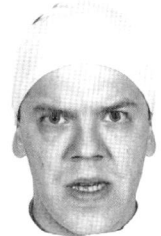

Abb. 8.1: Sortierungsaufgabe, bei der zwei Karten anhand der gleichen Mimik oder der Identität ausgewählt werden können

Stand die Mimik in Konkurrenz zu einer Kopfbedeckung, so reagierten Kinder mit ASS auch eher auf dieses sozial irrelevante Merkmal als auf den sozial relevanten Gesichtsausdruck (Hobson et al. 1988). Vor allen Dingen Hobson (1993) hat aufgrund dieser Ergebnisse eine Theorie entwickelt, der zufolge aus einer solchen Störung im affektiven Austausch auch Defizite im „So-tun-als-ob"-Spiel, im sozialen Rollenspiel und in der kognitiven Entwicklung entstehen. Obgleich in all diesen Untersuchungen im experimentellen Vorgehen Belege für ein mangelhaftes Verarbeiten emotionaler Reize gefunden wurden, waren diese Befunde jedoch teilweise dem experimentellen Vorgehen geschuldet (Hobson 1991). Als Vergleichsgruppen dienten in diesen Untersuchungen Kinder mit anderen Entwicklungsstörungen, die nach ihrer nonverbalen kognitiven Leistungsfähigkeit mit den Kindern mit Autismus-Spektrum-Störungen parallelisiert waren. Diese Unterschiede im Erkennen und Verstehen emotionaler Signale ließen sich nicht replizieren, wenn die Gruppenparallelisierung anhand der verbalen Leistungsfähigkeit erfolgte. Da diese bei Kindern mit ASS häufig stärker eingeschränkt ist als die nonverbale Leistungsfähigkeit (▸ Kap. 10.4.2), kann nicht ausgeschlossen werden, dass nicht die autistische Störung ausschlaggebend war, sondern das Ausmaß der intellektuellen Beeinträchtigung. Hierfür spricht zum einen, dass das Verständnis für emotionale Signale bei Kindern mit ASS mit dem (nonverbalen) Intelligenzniveau korreliert. Zum anderen ist bei Kindern mit Asperger-Syndrom durchaus ein Verständnis für einfache emotionale Signale vorhanden, sie scheitern jedoch bei komplexeren Emotionen wie Überraschung, Stolz oder Ekel. Es handelt sich also nicht um eine qualitative, sondern eher um eine quantitative Abweichung. Ähnlich widersprüchliche Befunde wurden für die Gesichterwahrnehmung bei Menschen mit ASS gefunden (Prior und Ozonoff 2007). Hier ist allerdings auch zu bedenken, dass es eine Untergruppe von Menschen mit ASS gibt, die möglicherweise zusätzlich an einer Prosopagnosie (Unfähigkeit, Menschen am Gesicht zu erkennen) leidet.

> Kinder mit ASS erkennen die emotionale Gestimmtheit anderer Menschen nicht oder nicht gut. An Mimik, Stimme und Körperhaltung erkennen sie die emotionalen Signale vergleichsweise schlechter als andere Kinder oder beachten sie nicht. Einfache Emotionen wie Freude, Trauer, Wut werden leichter erkannt als komplexe wie Stolz, Scham oder Überraschung.

Als gesichert kann jedoch gelten, dass Kinder mit ASS Gesichter und das Mienenspiel anhand qualitativ anderer Prozesse verarbeiten. So fokussieren Kinder mit ASS ihre Blicke und ihre Aufmerksamkeit bei Gesich-

tern auf die untere Gesichtspartie und die Mundregion. Ungestörte Kinder und Jugendliche betrachten bevorzugt die obere Hälfte eines Gesichts und die Augenpartie (Langdell 1978; Prior und Ozonoff 2007). Bei Aufgaben, in denen Fotos emotionaler Mienen nach ihrem inhaltlichen Ausdruck sortiert werden sollten, orientierten sich Kinder mit ASS zusätzlich an der Größe der Mundöffnung oder den entblößten Zähnen (Bormann-Kischkel et al. 1995). **Abbildung 8.2** zeigt eine Frau mit einem Gesichtsausdruck, der Erstaunen oder Überraschung ausdrückt. Sehr viele Kinder mit ASS bezeichneten diese Person als „müde". Einige gaben zur Begründung an, dass die Frau gähne (Bormann-Kischkel et al. 1995). Auch diese Fehlinterpretation lässt sich mit der Fokussierung auf die untere Gesichtspartie erklären. Die überrascht hochgezogenen Augenbrauen werden nicht berücksichtigt.

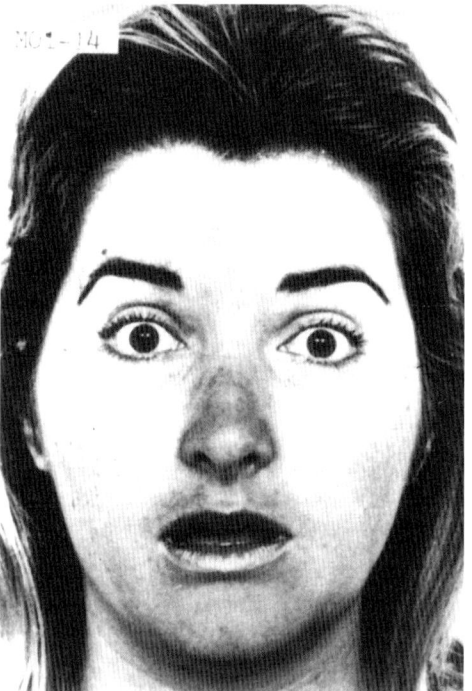

Abb. 8.2: Gesichtsausdruck, der von Kindern mit ASS als „müde" interpretiert wurde

Gesichter werden von Kindern mit ASS offenbar nicht ganzheitlich-gestalthaft wahrgenommen, sondern als Menge von einzelnen Details. In der gleichen Studie ergab sich bei der Zuordnung von Fotos zu emotionalen Lautäußerungen nur bei Kindern mit ASS eine Korrelation zu ihrem IQ, nicht bei Vergleichskindern mit anderen Entwicklungsstörungen. Kinder mit ASS können zwar Emotionen erkennen, aber sie benutzen dafür kognitiv-intellektuelle Strategien und keine intuitiven Prozesse. In ihrer quantitativen Leistung sind sie bei diesen Aufgaben daher eingeschränkt.

Beim Mimikerkennen beachten Kinder mit ASS nur Details und fokussieren ihre Aufmerksamkeit auf die untere Gesichtshälfte. Zur Identifikation emotionaler Mienen greifen sie mehr als andere Kinder auf kognitiv-intellektuelle Strategien zurück. Vor allem klügere Kinder mit ASS können so einen Teil ihres Defizits kompensieren.

8.2   Theory of Mind (ToM)

Seit etwa 20 Jahren hat dieses Konstrukt die psychologische Forschung an Kindern mit ASS nachhaltig beeinflusst. Gemeint ist damit, dass Menschen mit ASS kein Wissen über mentale Vorgänge anderer Menschen besitzen. Dass andere Personen Absichten hegen, sich Gedanken machen, über bestimmte Kenntnisse verfügen oder auch etwas nicht wissen, ist Menschen mit ASS nicht verständlich.

Dieser Ansatz wurde in einer Fülle von Arbeiten verfolgt (Überblicke z.B. bei Baron-Cohen 1995; Happé und Frith 1995). Dabei wurde nicht nur das Wissen, sondern auch Absichten, Wünsche, Überzeugungen zweiter Ordnung (John denkt, dass Peter

weiß...), die Fähigkeit zu lügen, zu täuschen, zu sabotieren etc. untersucht. Die Protagonisten solcher Situationen wurden in Erzählungen, auf Bildkarten, als Puppen oder auch als reale Menschen dargestellt. Auch ein Zeichentrickfilm, bei dem geometrische Figuren die Protagonisten sind, wurde verwendet (Klin 2000). Ungestörte Personen beschreiben den Inhalt dieses Films, indem sie den „handelnden" Kreisen und Dreiecken menschliche Absichten zuschreiben („Das große Dreieck ist böse, will den kleinen Kreis verjagen – der Kreis versteckt sich"). Menschen mit ASS beschreiben mehr die physikalischen Sachverhalte („Das Dreieck bewegt sich schnell hinter dem Kreis – der Kreis befindet sich hinter der Linie"). Offensichtlich wohnt unserer Wahrneh-

ToM: Falsche Überzeugung

Bei diesem Experiment wird einem Kind eine längliche Süßigkeitenschachtel („Smarties") gezeigt, in der etwas klappert. Fragt man das Kind, was darin enthalten sei, lautet die Antwort meistens „Smarties". Die Schachtel enthält jedoch keine Smarties, sondern einen Stift. Diesen zeigt man dem Kind, legt ihn dann wieder in die Schachtel. Nun kommt eine weitere Person hinzu, die den Inhalt der Schachtel noch nicht gesehen hat. Das Kind wird nun gefragt, was diese Person wohl antworten wird, wenn sie nach dem Inhalt der Schachtel gefragt wird. Antwortet das Kind mit „Smarties", so lässt dies darauf schließen, dass es weiss, dass andere Menschen etwas anderes wissen können als man selbst. Wenn ein Kind die Frage nach der Antwort der anderen Person mit „ein Stift" beantwortet, so bedeutet das, dass es noch kein Wissen über mentale oder kognitive Repräsentationen bei anderen Menschen besitzt, denn es geht davon aus, dass das Wissen anderer seinem eigenen entspricht.

mung ein starker Drang inne, Aktionen eine soziale Interpretation zukommen zu lassen, selbst wenn die Akteure selber über keine sozialen Empfindungen verfügen. Obgleich den ungestörten Personen dies bewusst ist, überlagert die anthropomorph interpretierende Sicht die physikalische Beschreibung.

Über eine ToM verfügen Kinder ohne ASS etwa ab dem dritten Lebensjahr. Da die autistische Störung jedoch früher beginnt, wurde die gemeinsame gerichtete Aufmerksamkeit („joint attention") als Vorläufer in der Entwicklung einer ToM gesehen. Ein Ausbleiben der gemeinsamen Aufmerksamkeit wurde als frühes Anzeichen autistischer Entwicklungsstörung gewertet. Bei 20–30 % aller Kinder mit ASS entwickelt sich jedoch eine ToM, obgleich die soziale Reziprozität in typischer Weise beeinträchtigt ist. ToM-Fähigkeiten werden deutlich vom sprachlichen und intellektuellen Entwicklungsstand eines Kindes beeinflusst. Viele Kinder mit ASS und gutem sprachlichen und intellektuellen Entwicklungsstand wie auch viele Kinder mit Asperger-Syndrom entwickeln durchaus ToM-Fertigkeiten, wenn auch verzögert. Da gute sprachliche und intellektuelle Fähigkeiten die Fähigkeit zum Mentalisieren verbessern, lässt sich auch die Frage nach dem Zusammenhang zwischen Diagnose und ToM umkehren, nämlich ob nicht bessere soziale und kommunikative Fähigkeiten erst die Entwicklung einer ToM erlauben (Prior und Ozonoff 2007). Die Ergebnisse von ToM-Experimenten sind durch die Wahl der experimentellen Gestaltung und der Materialien beeinflussbar. Es kann einen Unterschied ergeben, ob mit Abbildungen, Puppen oder realen Menschen gearbeitet wird. Je wirklichkeitsnäher die Materialien sind und je mehr die Situationen dem realen Erfahrungshintergrund der Kinder mit ASS entsprechen, desto eher sind diese zu korrekten Antworten in der Lage.

Eine weitere Einschränkung der Generalisierbarkeit ergab sich im Rahmen einer deutschen Replikationsstudie des ersten Experiments von Baron-Cohen et al. 1985 (Kißgen und Schleiffer 2002). Während in der englischen Studie die Kinder mit ASS eine eingeschränkte ToM aufwiesen und Kinder mit vergleichbarem kognitiven Entwicklungsstand ohne ASS nicht beeinträchtigt waren, zeigte sich das entgegengesetzte Bild in der deutschen Studie. Kinder mit Intelligenzminderung ohne ASS waren in ihrer ToM deutlich eingeschränkt, während 6 von 16 Kindern mit ASS über diese Fähigkeiten verfügten. ToM-Defizite wurden auch bei Personen mit anderen psychiatrischen Erkrankungen gefunden (Bruning et al. 2005). Prior und Ozonoff (2007) argumentieren daher, dass die Reduktion eines komplexen psychologischen Konstrukts auf eine einzige biologische Grundlage schwierig sei. Eine gestörte ToM sei derzeit eher als Endstrecke des kombinierten Ausfalls mehrerer psychologischer Funktionen denn als unitäre Fähigkeit zu verstehen. Auch eine ungeklärte Universalität („Wie lassen sich stereotype und rigide Verhaltensmuster mit einer mangelhaften ToM erklären?") zeigen die Grenzen dieses Ansatzes auf.

> Viele Kinder mit ASS sind eingeschränkt in ihrer Fähigkeit, sich in andere Menschen hineinzuversetzen. Dies beeinträchtigt ihr soziales Verständnis und erklärt ihre relative Unfähigkeit zu lügen oder zu täuschen.

8.3 Exekutive Dysfunktion

Mit dem Begriff der „exekutiven Funktionen" sind kognitive Prozesse gemeint, die zukunftsorientiert und auf das Erreichen eines Ziels hin orientiert sind. Im Einzelnen werden dazu gerechnet planerische und antizipatorische Fähigkeiten, die Hemmung irrelevanter Reaktionen, Flexibilität, Organisation und Selbstbeobachtung. Diese Steuerung wird im Wesentlichen im Frontalhirn geleistet. Auch hier gibt es unterschiedliche Paradigmen, mit denen exekutive Funktionen getestet werden können. Die bekanntesten sind der „*Wisconsin Card Sorting Test*" (WCST) und der „*Turm von Hanoi*" (▶ **Kap. 10.4.3**). Bei ersterem ist Flexibilität, definiert als schnelle Anpassung an Regeländerungen hilfreich. Bei letzterem ist planerisches Vorausschauen eine wesentliche Funktion. Bei beiden Aufgaben fanden sich bei Menschen mit ASS deutliche Beeinträchtigungen im Vergleich mit Menschen mit anderen Entwicklungsstörungen (Überblick bei Prior und Ozonoff 2007). Das auch klinisch häufig belastende, stereotype Beharren auf gleichen Abläufen wurde hier experimentell bestätigt. Zum Teil waren diese Ergebnisse so aussagkräftig, dass aufgrund der Leistungen in exekutiven Testaufgaben 80 % der Probanden der richtigen diagnostischen Kategorie zugewiesen werden konnten. In einer Literaturübersicht berichten Pennington und Ozonoff (1996), dass 13 von 14 zu diesem Zeitpunkt publizierte Studien Hinweise auf exekutive Dysfuntionen bei Menschen mit ASS beschrieben. Prior und Ozonoff (2007) berichten allerdings, dass bei etlichen Aufgaben zur Erfassung der exekutiven Funktionen keine Unterschiede zwischen Kindern mit ASS, Kindern mit anderen Entwicklungsstörungen und Kindern ohne Probleme im Vorschulalter bestanden. Dies wirft die Frage auf, inwieweit sich die exekutiven Funktionen erst im Entwicklungsverlauf der späteren Kindheit manifestieren.

Beeinträchtigte exekutive Funktionen sind nicht spezifisch für Kinder mit ASS, sondern werden auch von Kindern mit Aktivitäts- und Aufmerksamkeitsstörungen berichtet (z. B. Barkley 1998). Es gibt jedoch unterschiedliche Muster bei den diagnostischen Gruppen. Kinder mit ADHS haben stärkere Schwächen bei der Hemmung irrelevanter

Reaktionen, Kinder mit ASS sind eingeschränkter bei Aufgaben, in denen Flexibilität verlangt wird. Menschen zwischen 6 und 47 Jahren mit ASS mit durchschnittlichen Intelligenzleistungen waren in ihren exekutiven Funktionen insgesamt deutlich beeinträchtigt im Vergleich mit ungestörten Personen. Aus dem Ausmaß der Einschränkung ließ sich zwar nicht die Schwere der autistischen Störung vorhersagen, aber sie korrelierte mit ihren Anpassungsleistungen im Alltag (Ozonoff et al. 2004).

Interessant sind Ergebnisse über einen möglichen Zusammenhang von ToM und exekutiven Dysfunktionen bei jungen Kindern. In einer Studie zur ToM über die Fähigkeit zu täuschen, mussten der Versuchsleiter und das Kind um eine Süßigkeit wetteifern. Die Süßigkeit wurde in eine von zwei Schachteln gelegt, die nur für das Kind, aber nicht für den Erwachsenen einsichtig waren. Dem Kind wurde erklärt, dass es die Süßigkeit nur bekam, wenn es die *leere* Schachtel wählte. Nahm es die volle Schachtel mit der Süßigkeit, so erhielt der Erwachsene diese. Trotz vieler Versuche gelang es den Kindern mit ASS nicht, eine Täuschungsstrategie anzuwenden, was als Mangel der Perspektivenübernahme im Sinne einer ToM interpretiert wurde (Russel et al. 1991, zit. nach Prior und Ozonoff 2007). Bei einer Replikation zeigte sich jedoch, dass dieses Defizit bestehen blieb, wenn der Wettbewerb mit dem Versuchsleiter aufgegeben wurde. Die Kinder mussten nun nur noch die leere Schachtel wählen, um die Süßigkeit zu erhalten, der Versuchsleiter ging in jedem Fall leer aus. Auch unter diesen Bedingungen beharrten die Kinder jedoch auf der gefüllten Schachtel. Dies kann nun nicht mehr als Folge einer mangelnden Perspektivenübernahme interpretiert werden, sondern ist eher als beharrendes Haften am Gegenstand und so als mangelnde Flexibilität zu verstehen (Hughes und Russell 1993, zit. nach Prior und Ozonoff 2007). Dies würde bedeuten, dass ein gewisses Maß an exekutiver Fähigkeit vorhanden sein muss, damit soziale Situationen angemessen bewältigt werden.

> Menschen mit ASS neigen zu starren, unveränderbaren Verhaltensweisen, die nicht immer einem gegebenen Ziel angepasst werden. Diese in neuropsychologischen Untersuchungen beschriebene mangelnde Flexibilität erschwert die Anpassung bei sich ändernden äußeren Bedingungen erheblich. Dies gilt in besonderem Maße auch für soziale Interaktionen.

8.4 Mangel an zentraler Kohärenz

Utah Frith (1998) hat gemeinsam mit Francesca Happé einen Ansatz entwickelt, demzufolge Kinder mit ASS bei der Reizverarbeitung den Kontext vernachlässigen und sich auf einzelne Elemente beschränken, oder in ihren Worten: Sie vernachlässigen globale Strategien zugunsten lokaler Strategien. Die Fähigkeit zum Zergliedern komplexer Situationen wurde bereits vor 40 Jahren in der differenziellen Psychologie untersucht und ist unter dem Begriff „Feldunabhängigkeit" bekannt (Witkin et al. 1967). Man meinte damals, dass solche Wahrnehmungsstile persönlichkeitsspezifisch seien und brachte sie mit anderen Persönlichkeitsmerkmalen in Zusammenhang. Personen, die in den Wahrnehmungsaufgaben als „feldunabhängig" eingestuft worden waren, wurden auch mit Eigenschaften wie distanziert, zurückgezogen, interessiert an technischen Problemen, sozial desinteressiert, sozial ungeschickt geschildert. Mit der gleichen Wortwahl werden auch viele Menschen mit Asperger-Syndrom beschrieben, wenngleich das Ausmaß der spezifischen Eigen-

heiten bei ihnen sicher sehr viel ausgeprägter ist als bei Personen ohne Störung. Interessant ist jedoch, dass bei Menschen ohne Entwicklungsstörungen auch Zusammenhänge zwischen Wahrnehmungsstil und sozialen Verhaltensweisen beschrieben wurden. Nach Friths Ansicht ist jeder Mensch mit dem Bestreben ausgestattet, seine Wahrnehmungen in einen größeren, sinngebenden Kontext zu stellen. Bei Kindern mit ASS fehle dieses Bestreben oder diese Fähigkeit jedoch, was Frith als Mangel an zentraler Kohärenz bezeichnet. Eine Folge dieses Mangels ist die Anwendung lokaler, detailorientierter Strategien. Je nachdem, ob eine Aufgabe mehr lokale oder globale Verarbeitungsstrategien verlangt, kann sich eine schwache zentrale Kohärenz leistungsmindernd oder -fördernd auswirken. Experimentelle Befunde haben diese Vorhersagen zunächst bestätigt. Beim Herauslösen von geometrischen Figuren aus komplexen visuellen Bildern (*„Embedded Figures Test", EFT*) zeigen Kinder mit ASS keine Defizite gegenüber ungestörten Kindern (Shah und Frith 1983). Auch beim Mosaiktest, bei dem aus unterschiedlich farbigen Würfeln zweidimensionale Muster nachgebaut werden müssen, wirkt sich eine lokale Strategie förderlich aus. Autistische Kinder zeigen bei solchen Aufgaben häufig ihre persönlichen Leistungsspitzen, die im Gegensatz zur Verarbeitung von symbolhaft-abstraktem Material stehen (Shah und Frith 1993). Optische Täuschungen sind quasi natürliche Experimente, in denen unsere Wahrnehmung der Größe oder Form von geometrischen Figuren durch die visuelle Umgebung getäuscht wird (▶ **Kap. 10.4.3**). Die lokale Verarbeitungsstrategie, die den täuschenden Kontext ignoriert, führt dazu, dass autistische Kinder solchen Illusionen nicht unterliegen (Happé 1996). Konkurrieren visuelle Form und semantischer Gehalt einer Abbildung miteinander, so sortieren Kinder mit ASS bevorzugt nach der gleichen Form und nicht nach dem Inhalt (Bormann-Kischkel, unveröffentlichtes Manuskript; Müller 2007; ▸ Abb. 8.3).

Diese Präferenz der Kinder mit ASS kann als Hinweis auf eine schwache zentrale Kohärenz bei der Wahrnehmung von Abbildungen interpretiert werden. Die lokalen Strategien der Formwahrnehmung werden anstelle der globalen Strategien der semantischen Erfassung verwendet. Bei vielen Kindern mit ASS kam es allerdings zu einem spontanen Wechsel der Präferenz, nachdem sie die Abbildungen nach der ersten Zuordnung benennen mussten (Bormann-Kischkel, unveröffentlicht).

Hinweise auf eine schwache zentrale Kohärenz sind auch bei ausschließlich verbalem Material gefunden worden. Als Homographen werden im Englischen Wörter bezeichnet, die gleich geschrieben, aber je nach Bedeutung unterschiedlich ausgesprochen werden. Das Wort „tear" kann Träne oder Riss bedeuten, wird aber jeweils unterschiedlich ausgesprochen. Bei Leseaufgaben („She had a tear in her eye/She had a tear in her dress") greifen Kinder mit ASS bei solchen Sätzen auf die dominante Bedeutung zurück und vernachlässigen den Kontext des Satzes, indem sie „tear" im zweiten Satz gleich aussprechen wie im ersten Satz (Happé 1997). Ein weiteres Untersuchungsparadigma liegt in der Figur nach dem Konzept von Navon (1977) vor, bei der z.B. ein großer Buchstabe „H" aus kleinen Buchstaben „n" gebildet wird (▸ Abb. 8.4). Je nachdem, ob lokale oder globale Strategien angewendet werden, führt eine der Bedingungen zu relativen Leistungseinbußen.

```
nnnnnn      nnnnnn
nnnnnn      nnnnnn
nnnnnn      nnnnnn
nnnnnn      nnnnnn
nnnnnnnnnnnnnnnnn
nnnnnnnnnnnnnnnnn
nnnnnnnnnnnnnnnnn
nnnnnn      nnnnnn
nnnnnn      nnnnnn
nnnnnn      nnnnnn
nnnnnn      nnnnnn
```

Abb. 8.4: Beispiel nach einer Figur von Navon (1997)

Möglicherweise lässt sich die Fokussierung auf einzelne Gesichtsregionen wie die Mundöffnung mit entblößten Zähnen (s. o.) ebenfalls als mangelnde zentrale Kohärenz erklären. Ein Gesicht wird in seine Einzelmerkmale zerlegt, der Kontext des emotionalen Ausdrucks wird nicht verarbeitet. Nach diesem Modell wären die Probleme der sozio-affektiven Wahrnehmung eine Folge der schwachen zentralen Kohärenz. Ließe sich ein solcher Zusammenhang empirisch nachweisen, so wäre allerdings immer noch unklar, wo das Primat der Störung liegt: Verhindert eine angeborene Verarbeitungsstörung das Erkennen emotionaler Befindlichkeit via mangelndem Mimikerkennen und führt dann zu den sozialen Defiziten oder führt ein Ausfall im Gestalterkennen zu der Kompensationsstrategie der stückweisen Musterung eines Gesichts, die dann nur beeinträchtigte Resultate im Emotionserkennen liefern kann?

Die Stärke dieses theoretischen Ansatzes liegt in der gleichzeitigen Erklärung der Entwicklungsauffälligkeiten wie auch der relativen Stärken vieler Kinder mit ASS. Die Eindeutigkeit der experimentellen Befunde

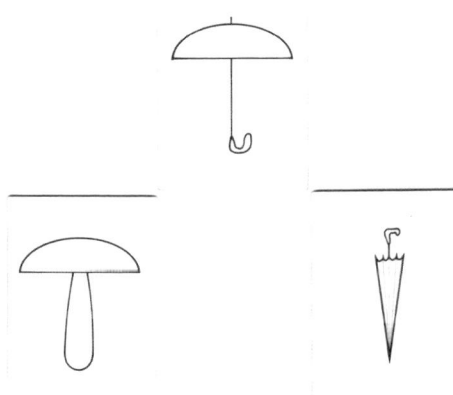

Abb. 8.3: Sortieraufgabe, bei der „zwei Bilder, die zusammengehören", ausgewählt werden sollen

und die starke Formulierung eines Mangels an zentraler Kohärenz haben sich mit der zunehmenden Überprüfung jedoch nicht halten lassen. In verschiedenen Aufgaben konnten Menschen mit ASS globale Strategien durchaus anwenden, wenn sie auf deren Relevanz hingewiesen wurden. Gleichwohl wird er in einer schwächere Version beibehalten, der zufolge die Verwendung lokaler Strategien der bevorzugte, aber nicht der einzig mögliche Wahrnehmungsmodus von Menschen mit ASS sei (Mottron et al. 2006). In ähnlicher Weise revidieren auch Happé und Frith (2006) diesen Ansatz; ebenso sehen sie eher korrelative als kausale Zusammenhänge zwischen schwacher zentraler Kohärenz und Defiziten in der sozialen Kognition. Die Präferenz zur lokalen Verarbeitung sei jedoch nicht nur ein Nebeneffekt der exekutiven Dysfunktion sondern sei auch unabhängig von ToM-Defiziten. Warum es zu dieser ungewöhnlichen Präferenz kommt, bleibt unerklärt, solange keine aussagekräftigen neurologischen Modelle hierfür existieren.

> Die bevorzugte Wahrnehmungsstrategie von Menschen mit ASS ist eine detailorientierte Aufnahme und Speicherung vieler Einzelreize. Die Integration in einen größeren, bedeutungstragenden Zusammenhang erfolgt nicht. Dabei scheint es sich aber nicht um eine Unfähigkeit zur Verwendung globaler Strategien zu handeln, sondern um eine relative Bevorzugung lokaler Verarbeitungsstrategien.

8.5 Beeinträchtigte Entwicklung des Selbst

Ein Problem aller beschriebenen Ansätze ist eine Untersuchungsperspektive, die zwar altersparallelisierte Vergleichsgruppen ein-

bezieht, die Entwicklungsbezogenheit dieser Funktionen jedoch außer Acht lassen muss. Eine ausführlichere Darstellung des Wissens über die Entwicklung der sozio-emotionalen Entwicklung im Kleinkindalter erfolgte bereits in ▶ Kap. 7. Im Folgenden soll unter Bezug auf die Theorie von Stern (1992) über die Entwicklung des Selbst versucht werden, eine integrierende theoretische Perspektive zwischen Wahrnehmungsstrategien, Entwicklungsprozessen und autistischer Störung herzustellen.

In neueren Ansätzen der kognitiven Psychologie und der Entwicklungspsychologie wird die Annahme eines unitären Selbstkonzepts im Sinne eines „wahren Ichs" aufgegeben. Stattdessen geht man von unterschiedlichen Facetten des Selbst aus. Dies sind bei Stern (2003) vier „Bereiche des Selbstempfindens", die sich aus unterschiedlichen Arten der Informationsverarbeitung entwickeln. Jede neue Stufe nimmt dabei die frühere in sich auf, sodass diese Erlebnisqualitäten nicht verloren gehen, sondern zugunsten der neuen in den Hintergrund treten. Stern versteht das Konstrukt des Selbst als eine Organisationsstruktur, die den Empfindungen eines Säuglings die subjektive Perspektive gibt. Ein Säugling wird von Anfang an als Individuum gesehen, das sich mit seiner Umwelt aktiv auseinandersetzt und sich in dieser Auseinandersetzung auch selbst empfindet. Die vier von Stern postulierten Bereiche, die das subjektive Erleben und damit die Struktur des Selbst kennzeichnen und die Zeitpunkte, ab denen sie etwa auftreten, sind die Empfindung des auftauchenden Selbst (0–8 Wochen), des Kern-Selbst (2–6 Monate), des subjektiven Selbst (6–15 Monate) und des verbalen Selbst (ab dem 15./18. Monat).

Empfindung des auftauchenden Selbst (0–8 Wochen)
Lernen und Wahrnehmung beginnen bereits intrauterin vor dem ersten Lebenstag (Karmiloff-Smith 1995). Säuglinge im Alter von

3–4 Wochen zeigen erstaunliche Leistungen wie die amodale Wahrnehmung von Formen oder die Parallelisierungen von Zeit- und Intensitätsstrukturen aus der visuellen und der auditiven Modalität. Durch Lernvorgänge erlebt der Säugling die Organisation dieser Einzelerfahrungen in einer sich allmählich herausschälenden Struktur. Säuglinge hören bereits nach 4–5 Wochen auf zu schreien, wenn sie zum Stillen hochgenommen werden, nicht erst, wenn sie gestillt werden. Bereits in den ersten Lebenswochen erlebt das Kind so durch angeborene Prozesse, aber auch durch eigene Erfahrungen, subjektive Perspektiven über die Welt. Viele solcher Einzelerlebnisse verbinden sich allmählich zu einem Netzwerk. Dieses Erleben ist dem Kind nicht bewusst und nicht kognitiv repräsentiert. Es ist das Empfinden dieser Erlebnisse und die Organisation in einem Netzwerk, das Stern als „auftauchendes Selbst" bezeichnet. Das Empfinden ist noch nicht differenziert in äußere Eindrücke und innere emotionale Qualität, vielmehr handelt es sich um ganzheitliche Erlebnisse. In **Tab. 8.1** ist in der linken Spalte Sterns Versuch, die Empfindung eines kleinen Säuglings zu beschreiben, in der rechten Spalte die verbale Formulierung des Geschehens wiedergegeben (Stern 1990, S. 30).

Dieser Text ist gekennzeichnet dadurch, dass Joey noch kein „Ich" besitzt, das die Welt empfindet. Das erlebende Ich und die Empfindung der Welt sind noch nicht differenziert („[…] ein Lied, das die Welt erfüllt", a. a. O.). Diese frühen Prozesse des Empfindens gehen im Verlauf der Entwicklung nach Sterns Ansicht nicht verloren, sondern werden von anderen kognitiven Prozessen überlagert. Ähnliche Empfindungen des Selbstvergessens können Erwachsene beim Meditieren, in Momenten sehr großer Verliebtheit, beim intensiven Hören von Musik, beim Betrachten von Bildern oder auch bei zutiefst konzentrierter Arbeit erleben.

Empfinden des Kern-Selbst (2–6 Monate)

Ab dem Alter von 2–3 Monaten erkennen Babys Kohärenz, zeitliche und räumliche Kontinuität und zeigen episodische Gedächtnisleistungen. Sie besitzen „Annahmen" über ihre Umwelt und reagieren mit Erstaunen, wenn diese Annahmen verletzt werden. Dies ermöglicht das Empfinden einer Kontinuität des Selbst. Das heißt, dass all die Empfindungen, die ein Säugling macht, nicht unverbunden oder inselhaft nebeneinanderstehen, sondern durch eine gemeinsame subjektive Struktur zu einem größeren

Tab. 8.1: Das Empfinden eines jungen Säuglings nach Stern (1990)

Subjektives Empfinden	Objektives Ereignis
„Auf einmal springt ein Stück Raum hervor. Eine dünne, aufrechte Säule. Sie steht regungslos und singt eine strahlende Melodie.	J. wendet den Kopf und sieht einen Gitterstab seines Holzbettchens.
Jetzt kommen ganz aus der Nähe andere Töne hinzu.	J. wendet seine Aufmerksamkeit dem peripheren Blickfeld zu.
Daneben steht eine weitere Raumsäule. Sie singt auch, und ihr Lied passt zu dem der ersten Säule.	J. erblickt den Gitterstab neben dem ersten Stab.
Ihrer beiden Melodien verflechten sich zu einem Zwiegesang, eine Melodie tönt laut, die andere leise…. Beide Formen verweben sich zu einem einzigen Lied, das die Welt erfüllt.	J. behält beide Stäbe im Blickfeld, aber der eine Stab ist ihm näher.
Dann kommt von irgendwoher ein anderer Ton. Eine Sternschnuppe: Sie blitzt auf und ist schon verschwunden."	J. rudert mit seinen Armen, einer kreuzt sein Blickfeld auf die Gitterstäbe.

Ganzen integriert werden. Wichtig für diese Integration ist, dass sich Säuglinge als Urheber ihrer Handlungen und als kohärente Wesen, deren Verhaltensweisen einen je eigenen Verlauf haben – abweichend vom Muster anderer Menschen – und als mit eigenen Affekten ausgestattete Wesen erleben. Mit zunehmender Erinnerungsfähigkeit verspüren sie die Kontinuität ihrer Empfindungen. All dies ist bei Babys bis zum Alter von sechs Monaten der Fall. Wegen des sozialen Austauschs zwischen Säuglingen und ihren Müttern und Vätern und den damit verbundenen Möglichkeiten, Empfindungen zu wiederholen, zu verändern und zu speichern, kommt hierbei dem sozio-affektiven Bereich eine besonders wichtige Rolle zu. Er ist nach Stern das Hauptmedium, in dem Säuglinge ihre Erfahrungen über die Welt machen. Beispiele sind die intensiven „Gespräche" zwischen Eltern und ihren kleinen Kindern. Elemente des gemeinsamen Plauderns sind z. B. das Abwechseln zwischen beiden Partnern und ein gegenseitiges Imitieren. All dies gelingt nur, wenn der Säugling zwischen seinen eigenen Aktionen und denen des anderen unterscheiden kann. Die Summe dieser Empfindungen ist in der Entwicklung der subjektiven Organisationsstruktur des Kern-Selbst, zusammengefasst. Komplementär dazu entsteht automatisch das Empfinden eines Kern-Anderen.

Empfinden eines subjektiven Selbst (6–15 Monate)

Zwischen dem siebten und dem neunten Lebensmonat entdeckt der Säugling, dass seine subjektiven, inneren Erfahrungen mit anderen geteilt werden können. Während im Bereich des Kern-Selbst die empathische Reaktion des anderen wahrgenommen wird, spürt der Säugling nun den empathischen Prozess zwischen sich und dem anderen. So wird die *Beziehung* zwischen sich und dem anderen zum Gegenstand der kindlichen Erfahrung. Für das Erleben der Intersubjektivität ist ein gemeinsamer Rahmen von Bedeutung und Kommunikationsmitteln erforderlich. Der affektive Austausch zwischen dem Erwachsenen und dem Kind erhält eine zusätzliche Funktion: Neben der affektiven Abstimmung dient er der Bewertung eines dritten, außerhalb der Interaktion liegenden Ereignisses. Dies geschieht z. B. bei sozialer Rückversicherung („social referencing") und bei der gemeinsam geteilten Aufmerksamkeit („joint attention"). Diese Verhaltensweisen haben einen intentionalen Hintergrund, denn das Kind vergewissert sich, ob der Erwachsene sein Verhalten beachtet.

Autismus und kein Kern-Selbst?

Versuche, die Schwierigkeiten autistischer Kinder unter dem Blickpunkt der Entwicklung des Selbst zu erklären, sind nicht neu. Allen Ansätzen ist gemeinsam, dass sie das primäre Defizit erst im Bereich der Entwicklung des subjektiven Selbst sehen (Mundy und Hogan 1994; Loveland 1993; Rogers und Pennington 1991) Auch für Hobson (1990) stellt die mangelhafte Fähigkeit von Kindern mit ASS zur gemeinsam gerichteten Aufmerksamkeit und zum affektiven Austausch zentrale Momente einer gestörten Entwicklung des intersubjektiven Selbst dar. Er weist auf die daraus resultierenden Einschränkungen in der weiteren Entwicklung hin. So sind z. B. die im Interview erfragten Selbstkonzepte autistischer Jugendlicher wesentlich weniger durch soziale Erfahrungen und Beziehungen gekennzeichnet als die einer nach Alter und Intelligenz vergleichbaren Gruppe Jugendlicher mit anderen Behinderungen (Lee und Hobson 1998).

Im Gegensatz zu diesen Ansätzen soll hier postuliert werden, dass die Störungen autistischer Kinder sich bereits auf der Stufe der Entwicklung eines Kern-Selbst manifestieren. Hier erleben Säuglinge die Integration und Zusammenfassung einzelner Sinneseindrücke zu einem Netzwerk. Es ist fraglich, ob sie die vorher fehlenden Verbindungen als undifferenziertes Chaos empfinden. Stern überlegt, ob nicht vielmehr „[…] der Säugling viele einzelne Erfahrungen [macht], die für ihn […] von herrlicher Klarheit und Lebendigkeit sind. Er nimmt die mangelnde Bezogenheit zwischen diesen Erlebnissen nicht wahr" (Stern 1992, S. 73). Die von Stern geschilderten fiktiven Empfindungen des kleinen Joey in der Phase des auftauchenden Selbst sind dadurch gekennzeichnet, dass es für Joey noch keine Trennung von subjektiver Struktur und der Welt gibt. Ähnlich lassen sich auch die folgenden Schilderungen von zwei jungen Frauen mit ASS bzw. Asperger-Syndrom verstehen: „Ich erinnere mich an meinen ersten Traum […] Ich bewegte mich durch Weiß. Leuchtende, flockige Farbpunkte umgaben mich überall. Ich bewegte mich durch sie hindurch, und sie bewegten sich durch mich hindurch. Das waren Dinge, die mich zum Lachen brachten. […] Schließlich hatte ich gelernt, mich in allem zu verlieren, wenn ich wollte, im Muster der Tapete, im Teppich, in dem Geräusch von etwas, immer und immer wieder, dem wiederholten hohlen Klang, den ich hörte, wenn ich mir gegen das Kinn klopfte. Selbst Leute waren nun kein Problem mehr. Ihre Worte wurden zu einem murmelnden Durcheinander, ihre Stimmen zu einem Klangmuster. Ich konnte durch sie hindurchsehen, bis es mich nicht mehr gab […]" (Williams 1992 S. 18 ff.).

(Im Kindergarten:) „Ich wurde sehr viel geschlagen und folgendermaßen beschrieben: ‚Sie sieht nichts, hört nicht, reagiert auf nichts und ist unsagbar dumm'. Tatsächlich war es aber so, dass ich sehr wohl alles mitgekriegt habe, und sehr viel mehr als die sich vorstellen konnten, aber es war so, als wäre kein Filter da, die einzige Möglichkeit, alles auszuhalten war die, so weit es geht, alles zu ignorieren. Die Welt war für mich so intensiv, dass ich sie körperlich gespürt habe, sowas wie Stimmen oder Geräusche. Ein Beispiel: Wenn meine Mutter staubsaugte, konnte ich dieses Geräusch nicht ertragen, es

war so, als würde es in mich eindringen, um damit fertig zu werden, habe ich ganz laut mitgejault, um das Geräusch auszusperren. Ich habe mich aber nicht versteckt, sondern bin dem Staubsauger gefolgt und war immer dicht hinter ihm. Nachdem mich meine Mutter meistens übersehen hat, dass ich dicht hinter ihr war, habe ich dementsprechend oft den Staubsaugergriff aufs Auge bekommen, und hatte des Öfteren ein Veilchen dort." (MB 2000).

Implikationen für ein theoretisches Verständnis
Unter dieser Annahme wären die Stereotypien der autistischen Kinder sensorische Spiele, die dem Bereich des auftauchenden Selbst entstammen und nicht durch nachfolgende Entwicklungsbereiche überlagert worden sind. Anders als bei nicht-autistischen Kindern entwickeln sich kein umfassendes Netzwerk und vor allem keine subjektive Perspektive. Es bleiben die gleichen Spiele, die mit unendlicher Dauer und Intensität verfolgt werden. Die autistischen Kinder schöpfen nur einen Teil des Reizangebots aus: Einige sind von Lichtmustern fasziniert, andere von Tönen und wieder andere von den kinästhetischen Empfindungen. Das affektive Erfahrungsfeld, das ihnen in den sozialen Interaktionen angeboten wird, wie gemeinsam geteilte Affekte, die Beeinflussung der Stimmung durch die Eltern, Trost oder Aufforderungen zum Spiel, ist den meisten autistischen Kindern lange Zeit unzugänglich. Folglich käme es bereits im Empfinden des Kern-Selbst zu Störungen. Das Kern-Selbst autistischer Menschen bliebe ein fragmentiertes, wenig variationsreiches Spektrum, dem die integrierende, subjektive Perspektive fehlt, oder, in anderen Worten, die Entwicklung des Selbst ist geprägt durch lokale Ereignisse. Die globale Strategie der integrierenden Subjektivität fehlt. Ohne Kern-Selbst kann sich auch kein Kern-Anderes entwickeln, ohne dieses kein subjektives Selbst, dessen Bereich sich

auf die Prozesse zwischen Selbst und Anderem erstreckt. Viele Eltern berichten, dass ihre autistischen Kinder erst im Vorschulalter Geschwister wahrnahmen oder auf Personen in ihrer Umgebung anders als auf die unbelebte Umwelt reagierten – was verständlich wird, wenn man annimmt, dass zusammen mit der gestörten Empfindung eines Kern-Selbst Menschen nicht als Andere erlebt werden können. Die Imitation anderer Menschen fällt schwer, wenn die körperliche Entsprechung vom Selbst und vom Anderen nicht erlebt wird, weil es keinen Anderen in Analogie zum Selbst gibt. Und auch das Erkennen der Absichten, Annahmen, des Wissens und der Wünsche anderer ist schwer möglich, wenn die Entwicklung Selbst/Anderer gestört ist. Sprache kann sich zwar entwickeln, wird aber nicht in den Dienst der Kommunikation mit dem Anderen gestellt. Wegen der durch sie herbeigeführten Selbstvergessenheit, die als angenehm empfunden wird, sind Stereotypien und Spezialinteressen schwer zu unterbinden, das Verharren in dieser Empfindung verhindert oder verlangsamt das Fortschreiten der Selbstentwicklung.

Williams (1998) Beschreibungen ihrer eigenen Entwicklung weist gewisse Ähnlichkeiten zu Sterns Theorie auf. Ein Zustand des reinen Empfindens, zu dem sie undifferenziert und unwillkürlich hingezogen wird und den sie „no self, no other" nennt, erinnert an die fiktive Beschreibungen von Joeys Empfindungen. Williams beschreibt ihr Erleben als Resonanz mit den physischen Merkmalen der Umwelt. Dieses Erleben beschreibt sie als berauschend, von großer Intensität und Schönheit; seinen Verlust schildert sie als schmerzhaft (s. o.). Ihre weitere Entwicklung schildert sie über den Zwischenschritt des fluktuierenden „all self, no other" (sie erlebt sich als Person gegenüber einer Außenwelt, unterscheidet aber nicht zwischen der belebten und der unbelebten Umwelt) und „no self, all other" (sie nimmt den anderen wahr, aber nicht simultan ihr eigenes Empfinden; soziale Information wird computerhaft gespeichert, aber die soziale Implikation wird nicht verstanden) bis hin zum reifen, simultanen „self and other".

Diese Überlegungen sind spekulativ, es lassen sich aber einige Vorhersagen daraus ableiten. Zur Entwicklung eines Kern-Selbst gehört die Fähigkeit zum episodischen oder autobiografischen Gedächtnis, um so die Kontinuität der eigenen Erfahrungen zu gewährleisten. Solche Gedächtnisleistungen wurden bei Babys von 3–6 Monaten beschrieben. Arbeiten mit autistischen Kindern über das Erinnern eigener Handlungen oder die Handlungen anderer Menschen sind nicht eindeutig. Teilweise erinnern sie schlechter als Vergleichskinder, ob sie selbst oder der Versuchsleiter eine bestimmte Handlung ausgeführt hatten. Sehr spannend ist eine Arbeit, bei der autistische Kinder nach Spaziergängen allein oder mit einem anderen Kind gefragt wurden, was sie bzw. was das andere Kind erlebt hat. Die Kinder mit ASS erinnerten Ereignisse, die ihnen selber zugestoßen waren, sehr viel schlechter als die Ereignisse der Partnerkinder. Die Autoren verstehen dies als Hinweis auf ein Defizit in autobiografischen Gedächtnisleistungen (Millwald et al. 2000).

Wie bereits erwähnt, stellt auch die *Imitation anderer Menschen* für viele autistische Kinder ein besonderes Problem dar. Auch jene, die andere imitieren können, sind in solchen Aufgaben auffällig. So gelang es vielen autistischen Kindern nur eingeschränkt, bei einer Imitationsaufgabe jene Bewegungen nachzuahmen, die auf ihren eigenen Körper hin orientiert waren (Lee und Hobson 1998). Es entstand der Eindruck, dass die Kinder keine oder nur eine mangelhafte Korrespondenz zwischen ihren eigenen motorischen Handlungen und denen anderer herstellen können. Interessanterweise werden sehr ähnliche Überlegungen formuliert im Hinblick auf gestörte Spiegelneuronen bei Menschen mit ASS. Die zunehmende Integration der Untersuchung psychologischer Funktionen mit den elaborierten Methoden bildgebender Verfahren lassen in Zukunft spannende Neuigkeiten in der Erforschung dieser Entwicklungsstörung erhoffen.

Literatur

Barkley RA (1998) Attention-deficit hyperactivity disorder. A handbook for diagnosis and treatment. New York, London: Guilford Press.

Baron-Cohen S (1995) Mindblindness: an essay on autism and theory of mind. Cambrigde MA: MIT Press.

Baron-Cohen S, Leslie AM, Frith U (1985) Does the autistic child have a ‚theory of mind‘? Cognition 21:37–46.

Bormann-Kischkel C (1978) Perceptual versus conceptual card sorting behaviour. Unveröffentlichtes Manuskript.

Bormann-Kischkel C (1990) Erkennen autistische Kinder Personen und Emotionen? Regensburg: Roderer Verlag.

Bormann-Kischkel C, Vilsmeier M, Baude B (1995) The development of emotional concepts in autism. J Child Psychol Psychiatry 36:1243–1259.

Brauns A (2002) Buntschatten und Fledermäuse. Hamburg: Hoffmann und Campe.

Bruning N, Konrad K, Herpertz-Dahlmann B (2005) Bedeutung und Ergebnisse der Theory of Mind-Forschung für den Autismus und andere psychiatrische Erkrankungen. Z Kinder Jugendpsychiatr Psychother 33:77–88.

Frith U (1989) Autism. Explaining the enigma. Oxford: Basil Blackwell.

Happé F (1996) Studying weak central coherence at low levels: children with autism do not succumb to visual illusions. A research note. J Child Psychol Psychiatry 37:873–877.

Happé F (1997) Central coherence and theory of mind in autism: reading homographs in context. Br J Development Psychol 15:1–12.

Happé F, Frith U (1995) Theory of mind in autism. In Schopler E, Mesibov GB (Hrsg.) Learning and Cognition in Autism. New York: Plenum. Pp. 177–197.

Happé F, Frith U (2006) The weak coherence account: Detail-focused cognitive style in Autism Spectrum Disorders. J Autism Dev Disord 36:5–25.

Hobson RP (1986 a) The autistic child's appraisal of expressions of emotion. J Child Psychol Psychiatry 27:321–342.

Hobson RP (1986 b) The autistic child's appraisal of expressions of emotion: A further study. J Child Psychol Psychiatry 27:671–680.

Hobson RP (1990) On the origins of self and the case of autism. Dev Psychopathol 2:163–181.

Hobson RP (1991) Methodological issues for experiments on autistic individuals' perception and understanding of emotion. J Child Psychol Psychiatry 32:135–1158.

Hobson RP (1993) Autism and the Development of Mind. Hove & Hillsdale: Lawrence Erlbaum.

Hobson RP, Ouston J, Lee A (1988) What's in a face? The case of autism. Br J Psychol 79:441–453.

Kanner L (1943) Autistic disturbances of affective contact. Nervous Child 2:217–250.

Karmiloff-Smith A (1995) The extraordinary cognitive journey from foetus through infancy. J Child Psychol Psychiatry 36:1293–1313.

Kißgen R, Schleiffer R (2002) Zur Spezifitätshypothese eines Theory-of-Mind Defizits beim Frühkindlichen Autismus. Z Kinder Jugendpsychiatr Psychother 30:29–40.

Klin A (2000) Attributing social meaning to ambiguous visual stimuli in higher functioning autism and Asperger syndrome: the social attibution task. J Child Psychol Psychiatry 41:831–846.

Langdell T (1978) Recognition of faces: an approach to the study of autism. J Child Psychol Psychiatry 19:255–268.

Lee A, Hobson RP (1998) On developing self-concepts: A controlled study of children and adolescents with autism. J Child Psychol Psychiatry 39:1131–1144.

Loveland K (1993) Autism, affordances, and the self. In: Neisser U (Hrs). The perceived self: Ecological and interpersonal sources of self-knowledge. Emory Symposia in Cognition. Cambridge University Press, Cambridge. Pp. 237–253.

Millwald C, Powell S, Messer D, Jordan R (2000) Recall for self and other in autism: Children's memory for events experienced by themselves and their peers. J Autism Dev Disord 30:15–28.

Mottron L, Dawson M, Soulières I, Hubert B, Burack J (2006) Enhanced perceptual functioning in autism: an update, and eight principles of autistic perception. J Autism Dev Disord 36 (1):27–43.

Müller C (2007) Autismus und Wahrnehmung. Marburg: Tectum Verlag

Mundy P, Hogan A (1994) Intersubjectivity, joint attention, and autistic developmental psychopathology. In: Cicchetti D, Toth C (Eds.) Disorders and dysfunctions of the self. Rochester Symposium on developmental psychopathology, Vol. 5. University of Rochester Press, Rochester. Pp. 1–30.

MB (Anonym) (2000) Persönliche Mitteilung. Brief einer Patientin mit Asperger-Syndrom.

Navon D (1977) Forest before trees: The precedence of global features in visual perception. Cognitive Psychology, 9:353–383.

Ozonoff S, Cook I, Coon H, Dawson G, Joseph R, Klin A, McMahon W, Minshew N, Munson J, Pennington B, Rogers S, Spence MA, Tager-Flusberg H, Volkmar F, Wrathall D (2004) Performance on Cambridge Neuropsychological Test Automated Battery subtests sensitive to frontal lobe function in people with autistic disorder: Evidence from the Collaborative Programs of Excellence in Autism Network. J Autism Dev Disord 34:139–150.

Pennington B, Ozonoff S (1996) Executive functions and developmental psychopathologies. J Child Psychol Psychiatry Annual Research Review 37:51–87.

Prior M, Ozonoff S (2007) Psychological factors in autism. In: Volkmar FR (Ed.) Autism and pervasive developmental disorders. 2. Edn. New York: Cambridge University Press. Pp. 67–128.

Rogers SJ, Pennington BF (1991) A theoretical approach to the deficits in infantile autism. Dev Psychopathol 3:137–162.

Shah A, Frith U (1993) Why do autistic individuals show superior performance on the Block Design task? J Child Psychol Psychiatry 34:1351–1364.

Shah A, Frith U (1983) An islet of ability in autistic children: a research note. J Child Psychol Psychiatry 24:613–620.

Stern D (1990) Tagebuch eines Babys. München: Piper.

Stern D (1992) Die Lebenserfahrung des Säuglings. 8. Aufl. Stuttgart: Cotta. [Original: Stern D (1985) The Interpersonal World of the Infant. New York: Basic Books].

Williams D (1992) Ich könnte verschwinden, wenn du mich berührst. München: Knaur.

Williams D (1998) Autism and Sensing. London: Jessica Kingsley Publ.

Witkin HA, Goodenough DR, Karp SA (1967) Stability of cognitive style from childhood to young adulthood. J Pers Soc Psychol 7:291–300.

9 Neurobiologische Erklärungsansätze

9.1 Genetik und Autismus-Spektrum-Störungen

Imma Rost

Sowohl Kanner als auch Asperger hatten bei den von ihnen beschriebenen Krankheitsbildern auch an genetische Ursachen gedacht; diese Vermutung wurde aber erst in den 1970er Jahren wieder aufgegriffen (Freitag 2007). Bis dahin wurden eher exogene Faktoren, beispielsweise auch eine gestörte Mutter-Kind-Beziehung für ursächlich gehalten (Abrahams und Geschwind 2008). Erst nachdem in den 1970er und 1980er Jahren zunehmend genetische Syndrome und Chromosomenstörungen beschrieben wurden, die als Teilsymptom ein autistisches Syndrom zeigten, wurde die Rolle der Genetik als Ursache für Autismus-Spektrum-Störungen (ASS) klarer. Ein Problem war lange Zeit die Schwierigkeit der genauen klinischen Abgrenzung des heterogenen Krankheitsbildes. Dafür waren eindeutige diagnostische Kriterien sowie standardisierte Untersuchungsinstrumente notwendig, die in den 1990er Jahren vorlagen, z.B. der ADI-R (Autism-Diagnostic Interview-Revised; Lord et al. 1994) bzw. ADOS (Autism Diagnostic Observation Schedule; Lord et al. 2000; ▸ **Kap. 10.1.3** und **10.1.4**). Die Schwierigkeiten in der Klassifikation schlagen sich in den Angaben zur Prävalenz nieder, die je nach der Definition des Autismus deutlich schwanken: auf der Basis der von Kanner angegebenen diagnostischen Kriterien wurde die Prävalenz auf 5–8/10 000 geschätzt; unter Anwendung neuerer diagnostischer Kriterien kommt man auf ca. 20/10 000 (Rutter und Simonoff 2007), beim weiter gefassten

autistischen Spektrum auf einen Bereich von 60/10 000. Eine Metaanalyse zu Prävalenzraten kommt auf eine Zahl von 37/10 000 (Fombonne 2005; ▸ **Kap. 3**).

Das Verhältnis von männlichen zu weiblichen Betroffenen liegt bei etwa 4:1, nähert sich aber 1:1 an, wenn man die Patienten mit deutlicher Intelligenzminderung betrachtet (Rutter und Simonoff 2007). Beim Asperger-Syndrom überwiegt das männliche Geschlecht mit ca. 8:1. Im Gegensatz zur Intelligenzminderung, von der auch mehr männliche als weibliche Personen betroffen sind, scheint das Überwiegen bei ASS nicht auf X-chromosomalen Genen zu beruhen (Abrahams und Geschwind 2008).

Das klassische Instrumentarium der Genetik zur Überprüfung, ob eine Erkrankung mehr durch genetische oder exogene Faktoren verursacht wird, stellten *Zwillingsstudien und Familienuntersuchungen* dar. Bei Zwillingsstudien werden die Konkordanzraten für einen bestimmten Phänotyp bei eineiigen und zweieiigen Zwillingen verglichen, was Rückschlüsse auf das Ausmaß genetischer Faktoren bei der Krankheitsursache erlaubt. Bei Familienuntersuchungen wird überprüft, ob, und wenn ja, wie häufig, weitere Familienmitglieder den gleichen Phänotyp aufweisen wie der Proband. Daraus lassen sich relative Erkrankungsrisiken und damit empirische Wiederholungsrisiken abschätzen. Falls es Hinweise auf eine monogene Ursache (Mendelsche Vererbung) gibt, kann bei einer Familienuntersuchung unter Umständen auch der Erbgang (z.B. autosomal dominant) erkannt werden. Sowohl Zwillings- als auch Familienuntersuchungen wurden überwiegend für den frühkindlichen Autismus durchgeführt.

Im Zusammenhang mit frühkindlichen Autismus wurden insgesamt vier Zwillingsstudien durchgeführt (Folstein und Rutter 1977; Ritvo et al. 1985; Steffenburg et al. 1989; Bailey et al. 1995), die Konkordanzraten bei monozygoten Zwillingen zwischen 36 und 96 % fanden, im Gegensatz zu den dizygoten Zwillingen, bei denen die Konkordanzraten bei 0 % lagen, was auf eine Erblichkeit von über 90 % schließen lässt. Die Tatsache, dass die Konkordanzrate der eineiigen Zwillinge nicht bei 100 % liegt, deutet aber auch daraufhin, dass neben genetischen Faktoren auch in geringerem Ausmaß exogene Faktoren bei der Entstehung der autistischen Störungen eine Rolle spielen (Freitag 2007).

In einer Familienstudie (Bolton et al. 1994) wurden Familienmitglieder von 99 Probanden mit einem frühkindlichen Autismus (F84.0) mit Familienmitgliedern von 36 Probanden mit Down-Syndrom in Bezug auf das Vorliegen eines frühkindlichen Autismus bzw. Autismus-Spektrum-Störung untersucht. Dabei hatten 5,8 % der Geschwister von Probanden mit einem frühkindlichen Autismus ebenfalls eine ASS, während keine Geschwister von Probanden mit Down-Syndrom eine Störung aus dem autistischen Spektrum hatten. Bei einer Prävalenz von ca. 20/10 000 in der Allgemeinbevölkerung bedeutet dies eine Steigerung des Erkrankungsrisikos um das 30-fache, wenn ein Geschwisterkind von einer ASS betroffen ist. In dieser und in einer anderen Studie (Piven et al. 1997) fanden sich außerdem bei Geschwistern bzw. weiteren Verwandten Symptome, die zwar nicht den diagnostischen Kriterien des frühkindlichen Autismus im engeren Sinn genügen, die aber dem weiteren autistischen Spektrum zugerechnet werden können, wie z. B. Defizite im Sozialverhalten und der Kommunikation sowie stereotype Verhaltensweisen.

Jorde et al. (1991) fanden deutlich weniger Symptome aus dem autistischen Spektrum bei zweit- und drittgradigen Verwandten einer Person mit ASS im Vergleich zu erstgradig Verwandten. Diese Tatsache und die bereits erwähnten unterschiedlichen Konkordanzraten eineiiger und zweieiiger Zwillinge weisen daraufhin, dass der idiopathische Autismus durch das Zusammenwirken mehrerer Gene verursacht wird.

Fortschritte in der zytogenetischen, molekularzytogenetischen und molekulargenetischen Diagnostik haben die Kenntnisse über Ursachen der ASS v. a. in den letzten 5–10 Jahren stark erweitert. So sind mittlerweile einige Syndrome bekannt, die stark mit Autismus assoziiert sind, wobei es sich sowohl um monogen als auch chromosomal bedingte Syndrome handelt (▶ **Kap. 9.2**). In diesen Fällen liegt dann definitionsgemäß ein syndromaler Autismus vor. Trotz der in diesen Fällen bekannten Ursache des Autismus ist meist noch keine Aussage darüber möglich, was im Einzelfall die autistische Symptomatik auslöst, selbst wenn die krankheitsassoziierte Chromosomenregion oder sogar ein Gen bzw. die Mutation bekannt ist. Das Wissen, dass auch Veränderungen in Einzelgenen oder in kleinen umschriebenen Chromosomenabschnitten zu Autismus führen können, und die modernen Möglichkeiten der Molekulargenetik haben weitere Forschungsanstrengungen zur Aufdeckung des genetischen Hintergrundes der ASS hervorgerufen. Die verschiedenen im Folgenden kurz dargestellten Ansätze haben zwar zur Identifikation einiger Gene geführt, die die Empfänglichkeit für ASS erhöhen, im Wesentlichen aber auch die klinische und genetische Heterogenität der Erkrankung bestätigt (s. auch Coon 2006).

Chromosomenstörungen

Zytogenetische Veränderungen, die fast jedes Chromosom betreffen können, sind in 6–7 % der Fälle von ASS zu finden (Abrahams und Geschwind 2008). Am häufigsten ist die Duplikation der Region 15q11–15q13 (Prader-Willi-/Angelman-Syndrom-Region, (▶ **Kap 9.2.4** und **9.2.5**), entweder durch ein zusätzliches isodizentrisches Markerchromosom (▶ **Abb. 9.1**) oder eine interstitielle Duplikation dieses Abschnitts auf dem von der Mutter vererbten Chromosom 15. Diese Chromosomenstörung liegt bei ca. 1–2 % aller Patienten mit ASS vor (Abrahams und Geschwind 2008). In aller Regel zeigen die

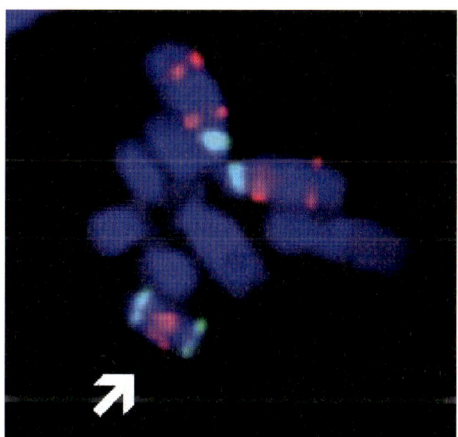

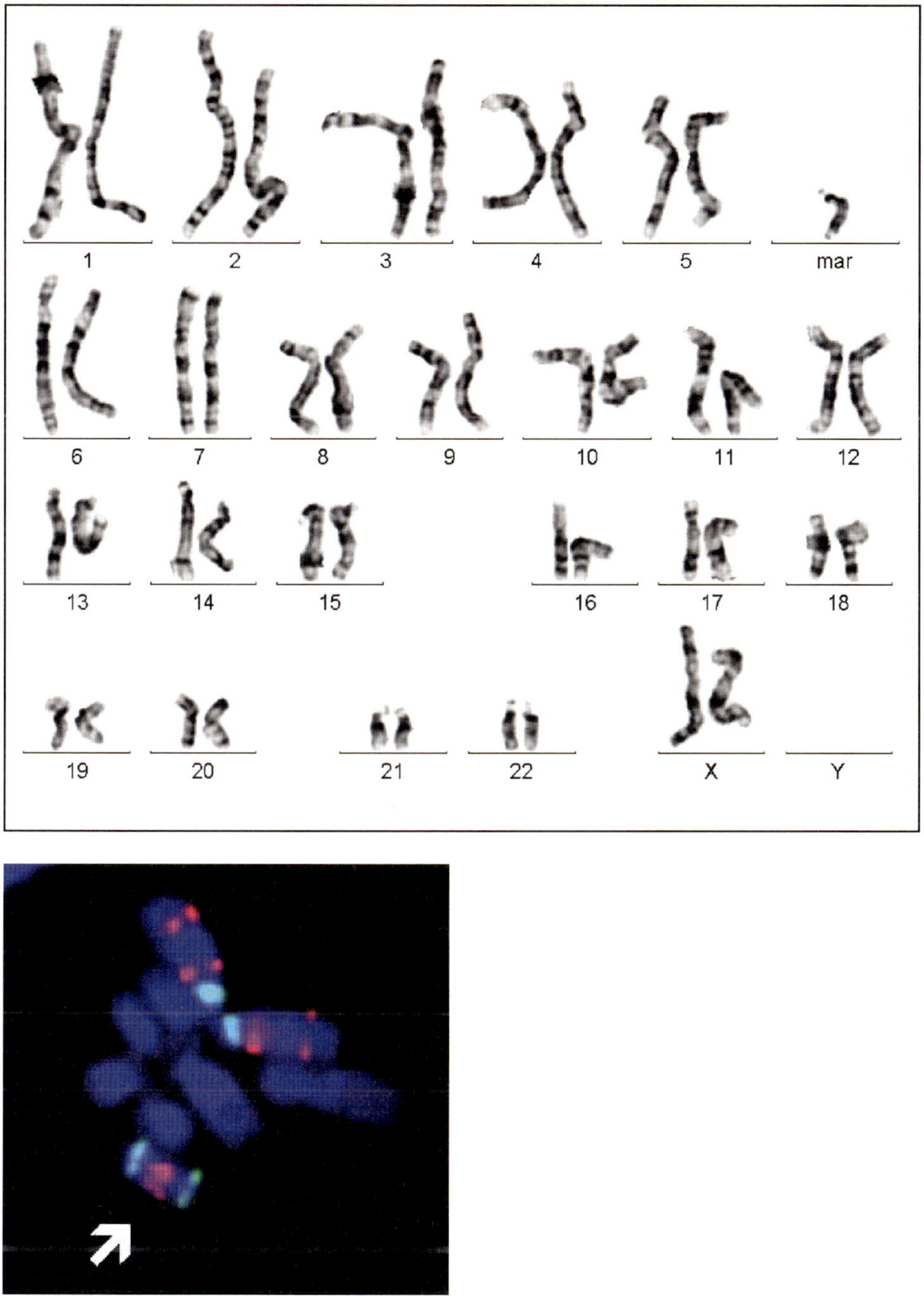

Abb. 9.1: Chromosomenanalyse (oben) mit zusätzlichem Markerchromosom 15 bei weiblichem Karyotyp und FISH-Analyse (unten) mit den beiden normalen Chromosomen 15 oben und dem zusätzlichen Markerchromosom unten, das die Kurzarme, die Zentromerregion und die Prader-Willi/Angelman-Syndrom-Region jeweils doppelt enthält [Verwendete Sonden: SNRP1 (rot), PML (rot), D15Z1 (grün) (Fa. Abbott GmbH, Wiesbaden)].

Patienten in variabler Ausprägung weitere Symptome wie Intelligenzminderung, ausgeprägte Muskelhypotonie und Epilepsie (Bolton et al. 2001; Simic und Turk 2004). Die Tatsache, dass hier eine Region betroffen ist, die dem „Genomic imprinting" unterliegt, also der Aktivierung bzw. Deaktivierung von Genen je nachdem, von welchem Elternteil sie vererbt werden, zeigt, dass auch epigenetische Faktoren an ASS beteiligt sind.

Eine weitere Chromosomenstörung, bei der die Patienten oft autistische Symptome haben, ist die Deletion 22q13.3 (▶ **Kap. 9.2.9**). In diesem Bereich liegt das SHANK3-Gen, dessen Genprodukt mit Neuroliginen interagiert, also Molekülen, die an der Synapsenfunktion beteiligt sind. Die Gene für Neuroligin 3 und 4 liegen auf dem X-Chromosom; in seltenen Fällen wurden Mutationen in diesen Genen bei Autismus gefunden (Jamain et al. 2003).

Array-CGH

Während die beiden oben genannten Chromosomenstörungen u. U. auch mit den klassischen Methoden der Zytogenetik und lichtmikroskopisch erkannt werden können, wurden viele der in den letzten Jahren erstmals diagnostizierten Aberrationen mit Spezialuntersuchungen, v.a. der Array-CGH („Comparative Genomic Hybridisation") entdeckt (Jaquemont et al. 2006; Marshall et al. 2008; Sebat et al. 2007). Dazu gehören sowohl die mittlerweile als Potocki-Lupski-Syndrom (▶ **Kap. 9.2.7**) bezeichnete Duplikation 17p11.2 (Potocki et al. 2007), als auch die in mehreren Array-CGH-Studien bei ca. 1 % der Patienten mit Autismus identifizierte Mikrodeletion 16p11.2 (Kumar et al. 2008). Diese Deletionen oder Duplikationen von DNA-Fragmenten mit einer Größe über 50 000 Basenpaaren werden auch als „Copy Number Variations" (CNV) bezeichnet. Mit einer Häufigkeit von ca. 1 % werden sie auch in der Allgemeinbevölkerung beobachtet, sodass der Nachweis einer CNV bei einem Patienten nicht unbedingt in unmittelbarem Zusammenhang mit seiner Erkrankung stehen muss. Wenn es sich um eine neu entstandene (de novo) CNV handelt, ist allerdings die Wahrscheinlichkeit eines ursächlichen Zusammenhangs größer, wobei im Fall einer multifaktoriellen Genese wie bei ASS einer einzelnen Variante in der Regel lediglich die Rolle eines modifizierenden Faktors, nicht aber eines Hauptgens zukommt. Trotzdem wird vermutlich die Identifikation von de novo CNVs auch neue Kandidatengene bzw. Signalwege aufzeigen, die zum Phänotyp der ASS beitragen oder ihn modifizieren.

Linkage-Analysen (Kopplungsstudien)

Kopplungsstudien untersuchen in Familien mit mehreren Betroffenen die gemeinsame Segregation eines genetischen Markers mit einem Phänotyp. Sie können genomweit oder auf kleinere Regionen beschränkt vorgenommen werden. Ziel ist die Identifikation von Regionen, in denen Gene liegen, die zum Phänotyp beitragen. Mehrere Studien gaben Hinweise auf Loci auf den meisten Chromosomen; viele waren nicht reproduzierbar. Bis jetzt wurde lediglich Kopplung für Loci in 17q11–17q21 und in 7q bestätigt (Abrahams und Geschwind 2008). Studien an sogenannten Endophänotypen, d. h. Teilsymptomen des autistischen Symptomenspektrums, lassen auf einen Genort auf dem Langarm von Chromosom 7 (7q34–36) schließen, der eine wichtige Rolle für die Sprachentwicklung spielt (Abrahams und Geschwind 2008; Freitag 2007). Auch das Fehlen genomweiter signifikanter Ergebnisse der Linkage-Studien kann ein Zeichen dafür sein, dass die einzelnen Gene nur jeweils einen geringen Beitrag in der Ausprägung der Symptomatik haben.

Assoziationsstudien

Assoziationsstudien untersuchen, ob eine Assoziation zwischen einer Variante (Genotyp) und einem Phänotyp, hier also ASS, besteht. Einige genomweite Studien sind

Tab. 9.1: Einige mit Autismus assoziierte monogene Erkrankungen und Chromosomenstörungen

Diagnose	Chromosomale Lokalisation	Gen
Fragiles X	Xq27.3	FMR1
Rett-Syndrom	Xq28	MECP2
Tuberöse Sklerose	9q34 bzw.16p13.3	TSC1/TSC2
Smith-Lemli-Opitz-Syndrom	11q12 – 13	DHCR7
Timothy-Syndrom	12p13	CACNA1C
Markerchromosom 15	trip15q12 – 13	UBE3A?
Potocky-Lupski-Syndrom	dup17p11.2	?
Phelan-McDermid-Syndrom	del22q13	SHANK3
Mikrodeletion 16p11.2	del16p11.2	?

noch nicht abgeschlossen. Mehrere Studien, die häufige Varianten in verschiedenen Kandidatengenen untersucht haben, konnten keine wesentlichen reproduzierbaren Hinweise auf eindeutige Kandidatengene erbringen. Auch dies ist ein Hinweis auf die klinische und genetische Heterogenität des Autismus und gleichzeitig auf die Schwierigkeiten von Assoziationsstudien, die auf klare diagnostische Einschlusskriterien und ausreichend große und homogene Studienpopulationen angewiesen sind.

Kandidatengene

Einige der bisher identifizierten Kandidatengene sind an der Synapsenfunktion beteiligt. Seltene Mutationen in diesen Genen gehen mit (syndromalem) Autismus einher. Zu diesen Genen gehören die Neuroligin-Gene 3 und 4 (NLGN3 und NLGN4X) auf dem X-Chromosom sowie das SHANK3-Gen auf dem Chromosom 22, das mit Neuroliginen interagiert (Abrahams und Geschwind 2008, S. 345). Ein weiteres Kandidatengen ist das RELN-Gen, das für das Protein Reelin kodiert, das für die neuronale Migration während der Hirnentwicklung von Bedeutung ist (Bacchelli und Maestrini 2006). Das RELN-Gen liegt in 7q22, einer Chromosomenregion, die in mehreren Kopplungsstudien identifiziert wurde. Als weiteres Kandidatengen wurde das SLC6A4-Gen in 17q11 identifiziert, das für einen Serotonin-

transporter kodiert (Bacchelli und Maestrini 2006).

Zusammenfassung

In den letzten 5–10 Jahren wurden eine Reihe von mit ASS assoziierten Genen und Syndromen identifiziert. Dabei wurde erwartungsgemäß „das Autismus-Gen" nicht gefunden, da sowohl die alten Zwillings- und Familienuntersuchungen als auch die aktuellen molekulargenetischen und Array-CGH-Studien auf eine genetische Heterogenität hinweisen, die der klinischen Heterogenität entspricht. Die bisher gefundenen de-novo-Mutationen und Syndrome sind in insgesamt 10–20 % der Patienten mit ASS ursächlich, wobei die einzelnen genannten Störungen jeweils nur 1–2 % aller Fälle verursachen (Abrahams und Geschwind 2008). Somit bleiben weiterhin 80–90 % der Fälle ursächlich unklar. In **Tab. 9.1** sind die wichtigsten mit Autismus assoziierten monogenen Erkrankungen und Chromosomenstörungen im Überblick zusammengestellt.

ASS sind ein klinisch und genetisch heterogenes Krankheitsbild. Die Genese ist multifaktoriell mit starker genetischer Komponente. In den meisten Fällen bleibt auch mit moderner Diagnostik die Ursache unklar.

Literatur

Abrahams BS, Geschwind DH (2008) Advances in autism genetics: on the threshold of a new neurobiology. Nat Rev Genet 9:341–355.

Bacchelli E, Maestrini E (2006) Autism Spectrum Disorders: Molecular Genetic Advances. Am J Med Genet 142C:13–23.

Bailey A, Le Couteur A, Gottesmann I, Bolton P, Simonoff E, Yuzda E et al. (1995) Autism as a strongly genetic disorder: evidence from a British twin study. Psychol Med 25:63–77.

Bolton P, Macdonald H, Pickles A, Rios P, Goode S, Crowson M, Bailey A, Rutter M (1994) A case-control family history study of autism. J Child Psychol Psychiatry35(5):877–900.

Bolton PF, Dennis NR, Browne CE, Thomas NS, Veltman MW, Thompson RJ, Jacobs P (2001) The Phenotypic Manifestations of Interstitial Duplications of Proximal 15 q With Special Reference to the Autistic Spectrum Disorders. Am J Med Genet 105:675–685.

Coon H (2006) Current perspectives on the genetic analysis of autism. Am J Med Genet 142C:24–32.

Folstein S, Rutter M (1977) Infantile autism: A genetic study of 21 twin pairs. J Child Psychol Psychiatry 18:297–321.

Fombonne E (2005) Epidemiology of autistic disorder and other pervasive developmental disorders. J Clin Psychiatry 66, (Suppl. 10):3–8.

Freitag CM (2007) The genetics of autistic disorders and its clinical relevance: a review of the literature. Mol Psychiatry 12:2–12.

Jamain S, Quach H, Betancur C, Rastam M, Colineaux C, Gillberg IC, Soderstrom H, Giros B, Leboyer M, Gillberg C, Bourgeron T, Paris Autism Research International Sibpair Study (2003) Mutations of the X-linked genes encoding neuroligins NLGN3 and NLGN4 are associated with autism. Nat Genet 34(1):27–29.

Jaquemont M-L, Sanlaville D, Redon R, Raoul O, Cormier-Daire V, Lyonnet S, Amiel J, Le Merrer M, Heron D, de Blois M-C, Prieur M, Vekemans M, Carter NP, Munnich A, Colleaux L, Philippe A (2006) Array-based comparative genomic hybridization identifies high frequency of cryptic chromosomal rearrangements in patients with syndromic autism spectrum disorders. J Med Genet 43:843–849.

Jorde LB, Hasstedt SJ, RitvoER, Mason-Brothers A, Freeman BJ, Pingree C, McMahon WM, Petersen B, Jenson WR, Mo A (1991) Complex Segregation Analysis of Autism. Am J Hum Genet 49:932–938.

Kumar RA, KaraMohamed S, Sudi J, Conrad DF, Brune C, Badner JA, Gilliam TC, Nowak NJ,

Cook Jr. EH, Dobyns WB, Christian SL (2008) Recurrent 16p11.2 microdeletions in autism. Hum Mol Genet 17 (4):628–638.

Lord C, Rutter M, Le Couteur A (1994) Autism-Diagnostic Interview-Revised: A revised version of a diagnostic interview for caregivers of individuals with possible pervasive developmental disorders. J Autism Dev Disord 24:659–685.

Lord C, Risi S, Lambrecht L, Cook EJ, Leventhal B, DiLavore P, Pickles A, Rutter M (2000) The autism diagnostic observation Schedule-generic: A standard measure of social and communication deficits associated with the spectrum of autism. J Autism Dev Disord 30:205–223.

Marshall CR, Noor A, Vincent JB, Lionel AC, Feuk L, Skaug J, Shago M, Moessner R, Pinto D, Ren Y, Thiruvahindrapduram B, Fiebig A, Schreiber S, Friedman J, Ketelaars CEJ, Vos YJ, Ficicioglu C, Kirkpatrick S, Nicolson R, Sloman L, Summers A, Gibbons CA, Teebi A, Chitayat D, Weksberg R, Thompson A, Vardy C, Crosby V, Luscombe S, Baatjes R, Zwaigenbaum L, Roberts W, Fernandez B, Szatmari P, Scherer SW (2008) Structural Variation of Chromosomes in Autism Spectrum Disorder. Am J Hum Genet 82:477–488.

Piven J, PalmerP, Jacobi D, Childress D, Arndt S (1997) Broader autism phenotype: evidence from a familyhistory study of multiple incidence autism families. Am J Psychiatry 154(2):185–190.

Potocki L, Bi W, Treadwell-Deering D, Carvalho CMB, Eifert A, Friedman EM, Glaze D, Krull K, Lee JA, Lewis RA, Mendoza-Londono R, Robbins-Furman P, Shaw C, Shi X, Weissenberger G, Withers M, Yatsenko SA, Zackai EH, Stankiewicz P, Lupski JR (2007) Characterization of Potocki-Lupski Syndrome (dup (17)(p11.2p11.2)) and Delineation of a Dosage-Sensitive Critical Interval That Can Convey an Autism Phenotype. Am J Hum Genet 80:633–649.

Ritvo ER, Spence MA, Freeman BJ, Mason-Brothers A, Mo A, Marazita ML (1985) Evidence for autosomal recessive inheritance in 46 families with multiple incidences of autism. Am J Psychiatry 142:187–192.

Rutter M, Simonoff E (2007) Autistic spectrum disorders (including Rett syndrome). In: Emery and Rimoin's, Priciples and Practice of Medical Genetics, 5th ed., Elsevier Ltd. (2007), 2576–2584.

Sebat J, Lakshmi B, Malhotra D, Troge J, Lese-Martin C, Walsh T, Yamron B, Yoon S, Krasnitz A, Kendall J, Leotta A, Pai D, Zhang R, Lee Y-H, Hicks J, Spence SJ, Lee AT, Puura K, Lehtimäki T, Ledbetter D, Gregersen PK, Bregman

J, Sutcliffe JS, Jobanputra V, Chung W, Warburton D, King M-C, Skuse D, Geschwind DH, Gillian TC, Ye K, Wigler M (2007) Strong Association of De Novo Copy Number Mutations with Autism. Science 315:445–449.

Simic M, Turk J (2004) Autistic spectrum disorder associated with partial duplication of chromosome 15; three case reports. Eur Child Adolesc Psychiatry 13:389–393.

Steffenburg S, Gillberg C, Hellgren L, Andersson L, LillberIC, Jakobson G et al. (1989) A twin study of autism in Denmark, Finland, Iceland, Norway and Sweden. J Child Psychol Psychiatry 30:405–416.

9.2 Genetische Syndrome und Autismus

Angelika Enders und
Imma Rost

Bei einigen genetisch bedingten Syndromen, die oft einhergehen mit einer Intelligenzminderung, kann eine autistische Symptomatik als Teil des Verhaltensphänotyps auftreten. Von einem sog. „Verhaltensphänotyp" („behavioural phenotype") wird gesprochen, wenn eine Kombination von bestimmten Entwicklungs- und Verhaltensmerkmalen bei Kindern mit einem definierten genetischen Syndrom mit einer höheren Wahrscheinlichkeit auftritt als dies bei Kindern mit einer mentalen Retardierung ungeklärter Ätiologie der Fall ist (Dykens 1995; Sarimski 2003a, S. 25). Der Begriff „syndromaler Autismus" beschreibt das Vorkommen von Merkmalen aus dem autistischen Formenkreis als Teilsymptom eines solch übergeordneten Syndroms. Gillberg und Coleman (1996) schätzen den Anteil an Personen mit Autismus aufgrund einer spezifischen medizinischen Ursache auf 24 %, während Fombonne (2003) unter Ausschluss von Epilepsie und Sinnesbehinderungen in seiner Metaanalyse 6–10 % (Tuchman et al. 1991; Rutter et al. 1994) als realistisch ansieht (▶ **Kap. 2.4**). Kielinen et al. (2004) ermittelten in einer populationsbasierten Studie unter 187 Kindern mit einer ASS (nach DSM-IV) eine Rate von 12,3 %, bei denen sich eine genetisch verursachte Störung nachweisen ließ.

In der Gegenüberstellung von Kindern, deren Symptomatik dem sog. „idiopathischen Autismus" zugerechnet wird, zu Kindern, bei denen ursächlich ein genetisch bedingtes Syndrom zugrunde liegt, wird im Folgenden schwerpunktmäßig auf einige der relativ häufigen Syndrome und deren Symptomkonstellation eingegangen. Insbesondere sollen deren neurobiologisch bedingte Verhaltensbesonderheiten im Kontakt- und Kommunikationsverhalten, beim Umgang mit Spielmaterial und charakteristische Bewegungsstereotypien Erwähnung finden, die differenzialdiagnostisch hinweisend sein können. Der Nachweis eines genetischen Syndroms hat Konsequenzen für die genetische Beratung, für prognostische Risikofaktoren oder das therapeutische Vorgehen.

Zu den bekanntesten, monogen (durch Veränderung nur eines Gens erklärt) vererbten Syndromen, die im Zusammenhang mit autistischen Störungen erwähnt werden, zählen die tuberöse Sklerose, das Fragile-X-Syndrom, das Rett-Syndrom und das Smith-Lemli-Opitz-Syndrom. Andere differenzialdiagnostisch zu erwägende bekannte Syndrome sind durch Mikrodeletionen bzw. -duplikationen bedingt und in ihrem klinischen Bild etwas heterogener, da nicht nur ein Gen betroffen ist: Mikrodeletion 22q11.2, Phelan-McDermid-Syndrom (del 22q13), Angelman-Syndrom, Prader-Willi-Syndrom (del 15q11–13), Smith-Magenis-Syndrom (del 17p11.2) und das Potocki-Lupski-Syndrom (dup17p11.2).

9.2.1 Tuberöse Sklerose

Die tuberöse Sklerose zählt zu den Phakomatosen oder neurokutanen Syndromen. Sie tritt mit einer geschätzten Prävalenz von 1:7 000 bis 1:10 000 auf und kann sich in fast allen Organen manifestieren. Man spricht deshalb auch vom Tuberösen-Sklerose-Komplex (TSC). Der Phänotyp ist sehr variabel. Er wird durch Mutationen im TSC1-Gen (Chromosom 9q34) bzw. im TSC2-Gen (Chromosom 16p13) hervorgerufen. TSC1 und TSC2 sind Tumorsuppressorgene und kodieren für sogenannte Tumorsuppressorproteine. Genprodukt des TSC1 ist das Hamartin, das des TSC2 das Tuberin. Nur beide intrazellulären Proteine

Tab. 9.2: Genetische Syndrome und Autismus (modifiziert nach Cohen et al. 2005)

Genetisches Syndrom	Prävalenz des Syndroms im AS	Prävalenz des AS im Syndrom	Prävalenz in der Bevölkerung (/100 000)
Deletion 22q11.2	?	30 %	20
Fragiles-X-Syndrom	1–3 %	10–20 %	14,25
Prader-Willi-Syndrom	?	25 %	10,7
Tuberöse Sklerose	1–4 %	25–60 %	8,8
Smith-Lemli-Opitz-Syndrom	?	70–85 %	6,5
Angelman-Syndrom	1–4 %	25–60 %	6,5
Rett-Syndrom	< 5 %	80–100 %	4,15
Smith-Magenis-Syndrom	1 %	80–100 %	4
Potocki-Lupski-Syndrom	?	Ca. 40 %	?
Deletion 22q13	?	10 %?	?

AS: Autistisches Spektrum

zusammen stellen ein funktionsfähiges Genprodukt dar, welches eine wichtige Rolle spielt bei Prozessen der neuronalen Proliferation, Differenzierung und Migration, in der Tumorsuppression und der intrazellulären Signalübertragung. Hamartin und Tuberin hemmen im Normalfall in den Zellen die Aktivität des Proteins mTOR („Mammalian Target Of Rapamycin"). Das Immunsuppressivum Rapamycin, besser bekannt unter der Bezeichnung Sirolimus, wirkt therapeutisch exakt über diesen Ansatz, indem es die Aktivität des Proteins mTOR hemmt. So liegt es nahe, bei Patienten mit TSC, bei denen aufgrund der Mutation im TSC1- und TSC2-Gen eine Hemmung der Aktivität von mTOR nicht erfolgt, zu versuchen, inwieweit das Immunsuppressivum Rapamycin die fehlenden Genprodukte substituieren kann. Aktuelle tierexperimentelle Arbeiten konnten belegen, dass eine Behandlung mit mTOR-Antagonisten in der Lage ist, das Erinnerungs- und Lernverhalten, Verhaltensauffälligkeiten wie auch die synaptische Plastizität zu verbessern (Ehninger et al. 2008) oder dass eine frühe Behandlung mit Rapamycin eine präventive Wirkung auf die Entstehung einer Epilepsie hat (Zeng et al. 2008). Erste klinische Studien konnten nachweisen, dass

Rapamycin das Wachstum von Angiomyolipomen der Niere und Riesenzellastrozytomen des Gehirns über die Zeit der Gabe hemmen kann (Bissler et al. 2008). Nach Ansicht von Paul und Thiele (2008) müssen derzeit noch weitere prospektive Studien abgewartet werden, bevor eine Therapie mit Sirolimus vielversprechend empfohlen werden kann.

Veränderungen an der Haut, insbesondere hypomelanotische Flecken („white spots") sind bei 80 % der Patienten mit TSC bereits im frühen Kindesalter nachweisbar (▶ Abb. 10.3). Bei etwa 85 % der Patienten mit TSC treten im Entwicklungsverlauf zerebrale Anfälle auf. Diese manifestieren sich oft schon im Säuglingsalter in Form von BNS-Anfällen (West-Syndrom) (▶ Kap. 5.3.1), können aber auch erst später in Erscheinung treten. Insbesondere eine früh auftretende Epilepsie ist mit einem erhöhten Risiko für eine Intelligenzbeeinträchtigung assoziiert. Ursächlich verantwortlich für die epileptischen Anfälle bei Patienten mit TSC sind meist fokale Herdbefunde mit kortikalen Dysplasien in Form von Tubera, subependymalen verkalkten Knötchen oder Riesenzellastrozytomen. Diese sind in der bildgebenden Diagnostik (Kernspintomografie oder Computertomografie) des Gehirns nachweisbar. So

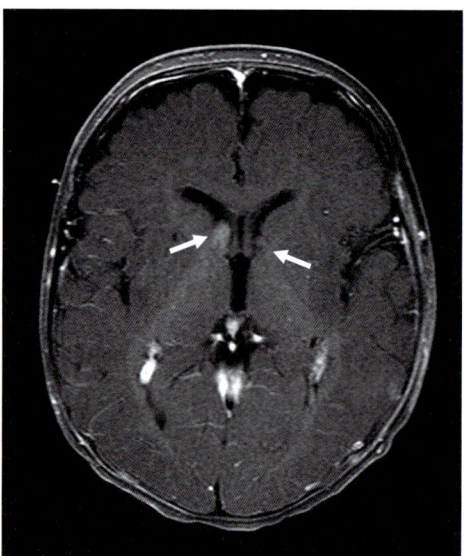

Abb. 9.2: Auf der axialen T1-gewichteten Sequenz im MRI eines sieben Monate alten Jungen zeigen sich zwei schwach Kontrastmittel aufnehmende Tubera am Foramen Monroi beidseits

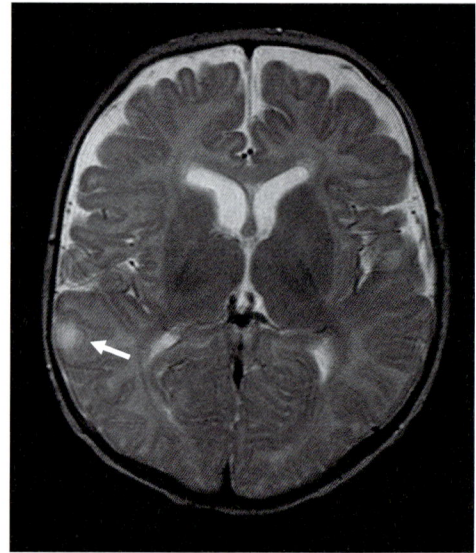

Abb. 9.3: Auf der axialen T2-gewichteten Sequenz im MRI ist im rechten Temporallappen ein ca. 1 cm großer kortikal gelegener rundlicher tuberöser Herd zu erkennen

lassen sich kortikale Tubera wie auch typischerweise im Bereich der Foramina Monroi lokalisierte Tubera nachweisen (▶ **Abb. 9.2**). Im Bereich der Foramina Monroi gefährden sie bei Wachstumstendenz den Liquorabfluss und führen damit ggf. zur Entwicklung eines Hydrozephalus. Die Anzahl und Lokalisation der kortikalen Veränderungen scheint mit dem Ausprägungsgrad der neurologischen Symptomatik zu korrelieren.

Ein gleichzeitiges Auftreten der Autismus-Spektrum-Störung und einer tuberösen Sklerose (TSC) ist häufiger, als man es aufgrund der jeweiligen Prävalenzen erwarten würde. Autistische Verhaltensmerkmale finden sich überwiegend bei Personen mit Mutationen im TSC2-Gen (Lewis et al. 2004; Freitag 2007) und sind bei 25 bei 50 % der Patienten mit TSC dokumentiert (Wiznitzer 2004; deVries et al. 2007). Es dominieren Beeinträchtigungen in der sozialen Kontakt- und Kommunikationsfähigkeit sowie in der Auf-

merksamkeits- und Aktivitätssteuerung. Ritualisierte Verhaltensweisen und Stereotypien treten aber selten in Erscheinung (Smalley 1998).

Die Assoziation mit einer ASS ist gehäuft zu erwarten, wenn eine Epilepsie vorliegt. Nach Bolton (2002) sind vor allem Tubera im Schläfenlappen (▶ **Abb. 9.3**) als Fokus epilepsietypischer Veränderungen und der frühe Beginn von Anfällen mit einer ASS assoziiert. Er sieht damit auch die mögliche Bedeutung des Temporallappens bei der Entstehung einer ASS bestätigt. Untersuchungen von Walz et al. (2002) konnten diese Korrelation nicht belegen. Sie fanden keine signifikant unterschiedliche Verteilung der Tubera in Abhängigkeit vom Auftreten einer autistischen Symptomatik. Andere Autoren berichten über eine Assoziation zwischen Autismus und epilepsietyptischen Potenzialen im Frontallappen (Kawasaki et al. 1997) oder im Parietallappen (Silk et al. 2006).

Die Anzahl der Tubera steht nicht nur in Korrelation zur Intelligenzminderung, sondern auch zu den Verhaltensauffälligkeiten und zur Auftretenswahrscheinlichkeit einer Epilepsie (Jambaqué et al. 1991). Etwa 57 % der Betroffenen verfügen über eine durchschnittliche oder niedrige Intelligenz, 43 % entwickeln eine Intelligenzminderung (Winterkorn et al. 2007). Die kognitiven Fähigkeiten waren eng korreliert mit dem Auftreten therapierefraktärer Anfälle und einer TSC2-Mutation. Menschen mit TSC sind im Laufe ihres Lebens immer gefährdet, Tumoren im Gehirn, aber auch anderen Organen wie Nieren, Lunge und an der Haut zu entwickeln. Regelmäßige präventive Untersuchungen sind deshalb für Betroffene empfohlen. „Consensus Guidelines" sind auch erarbeitet hinsichtlich Kognition und Verhalten und liegen mit entsprechenden diagnostischen und therapeutischen Empfehlungen vor (deVries et al. 2005).

Die Prävalenz einer tuberösen Sklerose in der Population von Menschen mit ASS beträgt lediglich 1–4 % (Rutter et al. 1994).

9.2.2 Fragiles-X-Syndrom

Das Fragile-X-Syndrom ist die häufigste monogen bedingte Ursache einer Intelligenzminderung. Internationale Studien zur Verbreitung des Fragilen-X-Syndroms erfassen eine Inzidenz von 1:2 000 bis 1:3 000 bei Jungen und Mädchen. Die Variabilität der Expression einzelner Merkmale ist beträchtlich.

Die Verdachtsdiagnose kann heute molekulargenetisch relativ rasch gesichert werden. Es handelt sich um eine Veränderung in einer sogenannten Trinukleotidsequenz im FMR1-Gen (Fragiles-X-Mentale Retardierung), das in der Region q27.3 auf dem langen Arm des X-Chromosoms liegt. In der Normalpopulation findet sich in dieser Region eine 6- bis 50-fache Wiederholung eines aus drei Basenbausteinen (CGG) beste-

henden DNS-Abschnitts. Bei einer Verlängerung dieses Repeats mit 50- bis 200-facher Wiederholung spricht man von einer Prämutation, bei mehr als 200-facher Wiederholung erfolgt eine funktionale Inaktivierung des FMR1-Gens (Xq27.3). Durch diese Inaktivierung wird die charakteristische Symptomatik hervorgerufen (▶ **Abb. 9.4**). Prämutationen sind in der weiblichen Keimbahn instabil und können als Vollmutation von der klinisch unauffälligen Mutter mit einer Wahrscheinlichkeit von 50 % an ihre Kinder vererbt werden.

Die klinischen Auswirkungen einer Vollmutation für die kognitive, sprachliche und soziale Entwicklung werden bei etwa zwei Drittel der betroffenen Mädchen durch die X-Inaktivierung kompensiert oder gemildert.

Entsprechend den Empfehlungen des „Internationalen Konsortiums zur Abklärung Mentaler Retardierung" sollen eine Chromosomenanalyse und ein molekulargenetischer Ausschluss eines Fragilen-X-Syndroms bei jedem Jungen mit ungeklärter Retardierung erfolgen.

Die Jungen haben – oft schon bei Geburt – etwas überdurchschnittliche Maße an Länge, Gewicht und Kopfumfang. Abgesehen von den eher großen Ohrmuscheln sind weitere Phänotypmerkmale, wie längliche Gesichtsform und betontes Kinn, im Kindesalter noch weniger prägnant als im Erwachsenenalter (▶ **Abb. 9.5**). Symptome einer Bindegewebsschwäche mit Muskelhypotonie und überstreckbaren Gelenken können auch zu einer Verzögerung der motorischen Entwicklung beitragen. Bereits im frühen Kindesalter fällt eine verzögerte Sprachentwicklung auf.

Wenn man vorliegende Daten zur Intelligenzbestimmung von Schulkindern mit Fragilem-X-Syndrom in Summe betrachtet, so findet sich ein durchschnittlicher IQ von 50, allerdings mit einer breiten Streuung. Betrof-

Fragiles X: Trinukleotid-Repeat-Mutation

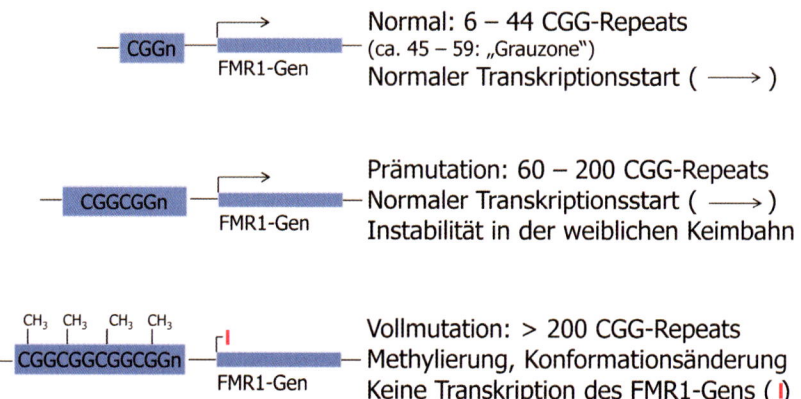

Normal: 6 – 44 CGG-Repeats
(ca. 45 – 59: „Grauzone")
Normaler Transkriptionsstart (⟶)

Prämutation: 60 – 200 CGG-Repeats
Normaler Transkriptionsstart (⟶)
Instabilität in der weiblichen Keimbahn

Vollmutation: > 200 CGG-Repeats
Methylierung, Konformationsänderung
Keine Transkription des FMR1-Gens (I)

FMR1-Gen = **F**ragiles X **M**entale **R**etardierung

Abb. 9.4: Schematische Darstellung des FMR1-Gens mit Normalbefund, Prämutation und Vollmutation (Rost 2007)

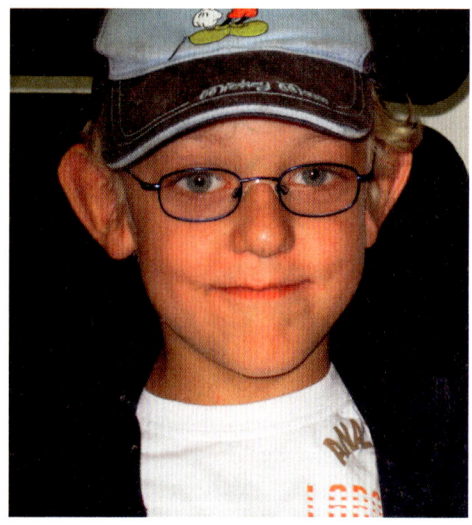

Abb. 9.5: 7-jähriger Junge mit Fragilem-X-Syndrom

Autismus der Fall ist (Sullivan et al. 2006). Verhaltensbesonderheiten wie Verlegenheitsgesten, Tippeln auf Zehenspitzen, Wedeln mit den Händen oder Flattern mit den Armen werden häufig als Ausdruck von Problemen der affektiven Selbstregulation beobachtet. Selbstregulation meint die selbstgesteuerte Verhaltensregulation im Kontext der Anpassung an und Auseinandersetzung mit den täglichen Herausforderungen der Umwelt (Schreckenbach und Sarimski 2008). Bei Frustration und Erregung kann es zu selbstverletzendem Verhalten wie Handbeißen und Kratzen kommen. Das Schmerzempfinden erscheint herabgesetzt. Überempfindlichkeit besteht jedoch gegenüber taktilen oder akustischen Reizen (Ohren zuhalten, abwehrende Reaktion auf Berührung). Objekte werden nicht selten durch Beriechen oder Belecken erkundet (Sarimski 2003a; Hatton et al. 2006).

Im Profil neuropsychologischer Befunde wird eine generelle Erschwernis hinsichtlich sequenzieller Informationsverarbeitung deutlich, andererseits besteht eine relative Stärke fene Jungen zeigen mit einer höheren Prävalenz Probleme in der Steuerung von Aktivität und Aufmerksamkeit (zwischen 54–59 %) als dies bei Kindern mit idiopathischem im visuellen Erfassen von Zusammenhängen. Die sprachlichen Äußerungen sind häufig charakterisiert durch unvollständige Sätze, Echolalien, verbale Perseverationen, oft in Verbindung mit zwanghaft wirkenden Äußerungen und charakteristischer Sprechmelodie („litaneiartig"). Der sprachliche Ausdruck wird oft auch als polternd beschrieben und bezieht sich auf das schnelle, wechselhafte, verwaschene Sprechen. Die Sprache ist desorganisiert, die Dialogfähigkeit schlecht und Kommentare oft unzusammenhängend.

Auffallend ist die Diskrepanz zwischen beobachtbarer sozialer Ängstlichkeit und scheuem Blickkontakt einerseits und Interesse an sozialen Beziehungen und guter sozialer Reaktionsbereitschaft andererseits. Dies stellt einen wesentlichen Unterschied zu Kindern mit ASS dar (▶ Video 5/Text 5). Bei Jungen mit Fragilem-X-Syndrom liegt – im Unterschied zu Kindern mit ASS – durchaus ein Interesse an sozialen Beziehungen vor. Sozial-kognitive Defizite, wie sie z. B. bei Aufgaben zum Erkennen von Emotionen oder in Theory-of-Mind-Aufgaben nachweisbar sind, werden bei ihnen nicht gefunden (Kau et al. 2004). Autistisch imponierende Verhaltensweisen treten vor allem bei Interaktionen mit Personen auf, die ihnen wenig vertraut sind, oder in Situationen, in denen sie mit neuen Anforderungen konfrontiert sind (Budimirovic et al. 2006). Eine amerikanische Studie von Cohen et al. (1989) hat beispielsweise durch sehr genaue Videoanalysen zeigen können, dass Jungen mit Fragilem-X-Syndrom zwar dem Blickkontakt ausweichen, sobald sie unmittelbar angesprochen oder angesehen werden, jedoch sofort den Erwachsenen beobachten, wenn dieser sich wiederum abwendet. Ein solches Verhalten lässt sich bei Kindern mit ASS nicht beobachten.

Fokale Veränderungen im EEG oder Anfälle sind in 17–50 % der Fälle erwähnt. Verschiedene MRI-Studien zeigen eine evidente Hypoplasie des Kleinhirnwurms (Reiss et al. 1988; Mostofsky et al. 1998).

Mehr als 50 Studien gingen der Frage der Häufigkeit des Fragilen-X-Syndroms unter Kindern mit ASS nach. Die Angaben schwanken stark zwischen 0 und 20 % (Folstein und Rosen-Sheidley 2001) und liegen im Mittel bei 5 %. Die Häufigkeit eines Fragilen X-Syndroms ist bei Kindern mit ASS damit nicht höher als bei Kindern und Erwachsenen mit intellektueller Behinderung generell. Umgekehrt werden bei etwa 25 % der männlichen und 6 % der weiblichen Patienten mit Fragilem-X-Syndrom autistische Verhaltensweisen mit den „Childhood Autism Rating Scales" (CARS) erfasst (Hatton et al. 2006). Nach Hagerman und Sobesky (1989) erfüllten 16 % der Jungen mit Fragilem-X-Syndrom die DSM-Kriterien für ASS. Besonders im frühen Kindesalter fällt die klinische Differenzierung offensichtlich nicht leicht. So berichten Rogers et al. (2001), dass bei 33 % der Jungen mit Fragilem-X-Syndrom im Alter von zwei bis vier Jahren die Diagnosekriterien der autistischen Störung erfüllt waren.

Viele Probleme der Selbstregulation, insbesondere das hyperaktive Verhalten, schwächen sich nach der Pubertät ab. Symptomatisch bleibt der scheue, verlegen ausweichende Blickkontakt in fremden Situationen. Therapeutisch gilt es früh, nach dem Konzept der „positiven Verhaltensunterstützung" (Sarimski und Steinhausen 2008) belastende Bedingungsgefüge zu analysieren, affektive Selbstregulation und alternative Kompetenzen des Kindes zu fördern, um kritische Erwartungssituationen besser bewältigen zu lernen. Eine frühzeitige Diagnosestellung ist aufgrund des 50 %igen Wiederholungsrisikos für die betroffen Familien von hoher Relevanz.

9.2.3 Rett-Syndrom

Das Rett-Syndrom (F84.2) ist als einziges der differenzialdiagnostisch zu erwägenden Syndrome im Klassifikationssystem der ICD-10 unter den tiefgreifenden Entwicklungsstörungen gesondert ausgewiesen (▸ **Kap. 2**). Die Inzidenz wird bei Mädchen mit 1:10 000 bis 1:15 000 angegeben, ist aufgrund der Varianz des klinischen Phänotyps jedoch möglicherweise höher zu vermuten. Ursache des Rett-Syndroms sind Mutationen und Deletionen im MECP2-Gen (Methyl-CpG-binding protein 2), das auf dem Langarm des X-Chromosoms in Position q28 lokalisiert ist. Das nahezu ausschließliche Auftreten bei Mädchen lässt sich durch eine X-chromosomal dominante Vererbung erklären, bei der die Mutation im männlichen Geschlecht (mit nur einem X-Chromosom) in der Regel einen Letalfaktor darstellt. Die Funktion des MECP2-Gens und seine Bedeutung für die Pathophysiologie des Syndroms sind bislang noch nicht vollständig geklärt und Gegenstand zahlreicher Forschungsaktivitäten.

Neuere Arbeiten konzentrieren sich auf Untersuchungen zur Rolle der Neurotransmitter und ihrer Metaboliten im Liquor. Ramaekers et al. (2003) vermuteten, dass ein mangelnder Transfer von Folaten durch die Blut-Hirn-Schranke zur Pathogenese des Rett-Syndroms beiträgt. Folsäure ist eingebunden in die Biosynthese von Tetrahydrobiopterin (BH$_4$), einem Cofaktor im Stoffwechsel der biogenen Amine, und kann so zu Veränderungen im Metabolismus von Phenylalanin, Serotonin und Dopamin führen. Sie hatten bei vier Patientinnen mit Rett-Syndrom erniedrigte Spiegel von 5-Methyltetrahydrofolat (5-MTHF), einem Folsäuremetaboliten im Liquor nachgewiesen, während die Spiegel von Folsäure im Serum im Normbereich lagen. Anfängliche Berichte einer mit klinischer Besserung einhergehenden Normalisierung der Metaboliten im Liquor unter Substitution von Folinsäure (Ramaekers et al. 2003; Ormazabal et al. 2005) konnten in nachfolgenden Studien nicht ausreichend bestätigt werden (Temudo et al. 2009; Neul et al. 2005). Offensichtlich haben Autoantikörper gegen membrangebundene Folsäurerezeptoren am Plexus chorioideus und nutritive Faktoren Einfluss auf die verfügbaren Folsäuremetaboliten im Zentralnervensystem (Ramaekers et al. 2007).

Beim „klassischen Rett-Syndrom" zeigen die Mädchen in der Regel bis zum Alter zwischen 7 und 18 Monaten eine weitgehend unauffällige Entwicklung. Dann folgt eine Periode der Neurodegeneration mit Verlust bereits erworbener Handfunktionen, eine Entwicklungsstagnation und -regression mit progredienter Rumpf- und Gangataxie bis hin zur -apraxie. Sie verlieren den eventuell bereits erworbenen Wortschatz und wirken zunehmend eingeschränkt in ihrem Handlungsrepertoire (▸ **Video/Text 6a**), insbesondere im Initiieren von zielorientierten Schritt- und Greifbewegungen, wogegen Mund und Augen im Wesentlichen zu gerichteten Bewegungen fähig bleiben. Sie entwickeln auch im weiteren Verlauf kaum expressive Sprache bei deutlich besserem Sprachverständnis. Oft imponiert ein intensiv gehaltener, fast durchdringender, aber wenig lebhafter oder wendiger Blickkontakt, der weitgehend die kommunikative Initiative übernimmt (▸ **Video/ Text 6b**). Zu den Verhaltensbesonderheiten zählen auch ein häufiges Zähneknirschen und das Umfeld belastende Schlafstörungen, die jedoch durch Gabe von Melatonin (Dosierung ▸ **Tab. 10.4**) oder L-Carnitin (50–100 mg/kg/Tag) positiv beeinflussbar sind (McArthur und Budden 1998; Ellaway et al. 1999).

Die mit abnehmender Handfunktion klassischerweise in Erscheinung tretenden reibenden, wringenden Handbewegungen (▸ **Video/Text 6c**) und ein fast zwanghaft erscheinendes, stereotypes Lutschen oder Beißen an den Händen, sobald die Arme nicht zur Stützfunktion eingesetzt werden oder der Mund nicht mit Schnuller besetzt ist, geben diesem Verhalten einen charakteristischen, fast Syndrom-spezifischen Wiedererkennungswert (▸ **Abb. 9.6**). Neurologisch entwickelt sich eine ataktisch-dyspraktische, später dyston-spastische Bewegungsstörung sowie eine Dysregulation autonomer Funktionen. In späteren Stadien treten Phasen irregulärer, vertiefter Atmung oder Atempausen auf, nicht selten in Kombination mit atypischen Absencen im Rahmen einer symptomatischen Epilepsie. Topiramat und Magnesiumcitrat können diese Atemregulationsstörungen günstig beeinflussen (Goyal et al. 2004; Egger et al. 1992).

Die pathognomonischen stereotypen Handbewegungen, die ataktisch-dyspraktische Bewegungsstörung und eine Dezeleration im Wachstum des Kopfumfangs (einsetzend im ersten bis vierten Lebensjahr) ermöglichen es, klinisch die Verdachtsdiagnose zu stellen, um sie molekulargenetisch zu sichern.

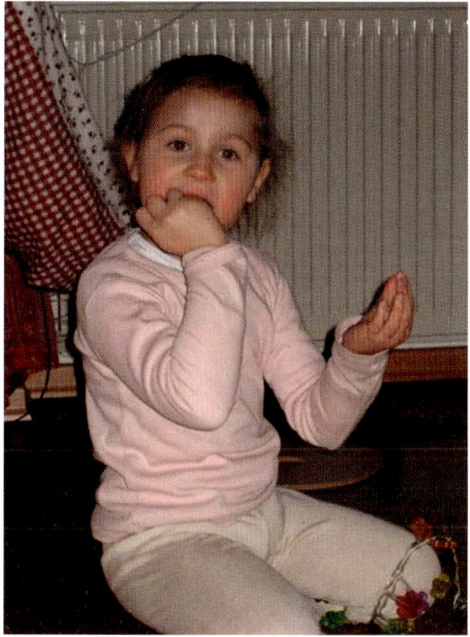

Abb. 9.6: Mädchen mit Rett-Syndrom und stereotypen Handbewegungen

MECP2-Mutationen wurden auch beschrieben bei Jungen mit neonataler Enzephalopathie und Atemregulationsstörungen (Leuzzi et al. 2004), bei Mädchen mit bereits konnataler Mikrozephalie (Erlandson und Hagberg 2005) und bei Kindern mit dem klinischen Phänotyp eines Angelman-Syndroms (Watson et al. 2001). Die klinische Symptomatik kann also durchaus variabel sein und vom oben beschriebenen klassischen Phänotyp abweichen.

Die geschilderte Symptomatik legt insbesondere hinsichtlich der Entwicklungsstagnation meist zu Anfang des zweiten Lebensjahrs Ähnlichkeiten zum Verlauf einer ASS nahe. Im Gegensatz zu Kindern mit ASS bleiben die Kinder mit Rett-Syndrom jedoch an sozialer Interaktion ausgesprochen interessiert und versuchen, Aufmerksamkeit zu binden und zu lenken. Häufig lächeln sie jemanden an, wenn sie Wünsche oder Bedürfnisse zum Ausdruck bringen wollen, und deuten sozusagen durch Blickwechsel zu Gegenständen oder Bildkarten. Zeigegesten können aufgrund der vorliegenden Apraxie nur eingeschränkt genutzt werden (Sarimski 2003 b). Frühzeitig soll aufgrund des erkennbaren Bedürfnisses, sich mitzuteilen, der Umgang mit leicht bedienbaren elektronischen Kommunikationshilfen mit Sprachausgabe (BigMack, Step-by-Step, GoTalk) und Bildkarten erlernt werden. Mädchen mit einer assoziierten Epilepsie zeigen sich oft weniger kommunikativ. Um selbstverletzendes Verhalten im Rahmen der Handstereotypien zu unterbinden, haben sich – zeitlich begrenzt eingesetzt – Ellbogen-übergreifende Armschienen bewährt. Skoliosen sind orthopädisch zu versorgen.

9.2.4 Angelman-Syndrom

Die Inzidenz des Angelman-Syndroms wird auf 1:10 000 bis 1:20 000 geschätzt.

Als Ursache liegt bei ca. 70 % der Fälle eine Mikrodeletion 15q11–13 auf dem von der Mutter vererbten Chromosom 15 vor. Eine uniparentale paternale Disomie (UPD15pat), d.h. beide Chromosomen 15 stammen vom Vater, keines von der Mutter, ist in ca. 1 %

ursächlich. Bei 10–15 % kann eine Mutation im UBE3A-Gen nachgewiesen werden. Bei den übrigen Patienten mit der klinischen Symptomatik eines Angelman-Syndroms bleibt die Ursache bisher unklar.

Kinder mit Angelman-Syndrom (Williams et al. 2006) werden im frühen Säuglingsalter durch ihr inkonstantes Fixationsvermögen auffallen, im Weiteren durch einen Strabismus divergens (▶ Abb. 9.7) und ungerichtetes, ataktisch-dyskinetisches Bewegungsverhalten, auch beim Erlernen des Greifens. Charakteristisch ist ihr anhaltendes, exzessives, orales Explorationsverhalten weit über das Säuglingsalter hinaus. Sie entwickeln eine deutliche Mehrfachbehinderung, wobei die Sprachentwicklung stark beeinträchtigt bleibt. Viele Kinder erwerben nur einen umschriebenen Wortschatz von weniger als 20 Worten. Bei Erregung wedeln sie gerne mit den Armen. Sie sind besonders fasziniert von Wasser. Ein zerebrales Anfallsleiden tritt bei 80 % der Kinder auf und setzt meist vor dem 3. Lebensjahr ein. Das EEG zeigt charakteristischerweise hochgespannte Theta-Rhythmen (▶ Abb. 10.5). Die Kinder sind emotional meist freudig gestimmt, Lachepisoden auf inadäquate Stimuli sind typisch. Belastend für das familiäre Umfeld sind anhaltende Schlafstörungen, die sich durch Melatonin (Dosierung ▶ Tab. 10.4) beeinflussbar zeigen (Braam et al. 2008).

Gerade im frühen Kindesalter kann es rein klinisch aufgrund der ähnlichen Symptomatik schwierig sein, Mädchen mit Angelman-Syndrom von Mädchen mit Rett-Syndrom abzugrenzen. Beide entwickeln eine Mikrozephalie, eine ataktische Bewegungsstörung, zerebrale Anfälle und eine Intelligenzminderung. Beide sind kaum zu sprachlichen Äußerungen fähig und führen fast zwanghaft die Hände zum Mund. Auch über Störungen im Schlafverhalten wird in beiden Fällen berichtet. Kinder mit Angelman-Syndrom greifen oft fahrig nach Gegenständen und explorieren sie vorwiegend oral, wogegen Mädchen mit Rett-Syndrom ein zielge-

richtetes Greifen verlernen. Hier kommt der anamnestisch oft berichtete Entwicklungsknick mit Verlust bereits erlernter Funktionen zum Tragen. Kinder mit Angelman-Syndrom zeigen deutlich mehr mimische Reaktionen und lachen gerne auch laut, sie reagieren auf soziales Lächeln und ihren Namen. Sie benutzen Gebärden zur Verständigung (Walz 2007), wogegen Mädchen mit Rett-Syndrom vorwiegend über ihr Blickverhalten kommunizieren.

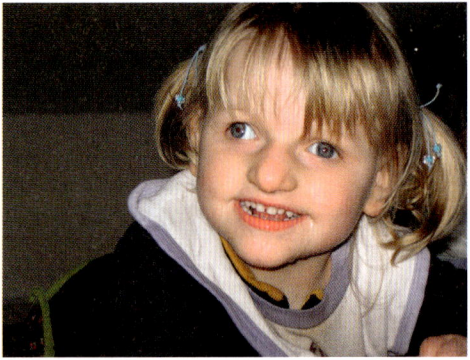

Abb. 9.7: Phänotyp eines Kindes mit Angelman-Syndrom

Eine Komorbidität zwischen Angelman-Syndrom und ASS wurde in mehreren Studien belegt. Trillingsgaard und Østergaard (2004) untersuchten 16 Kinder mit Angelman-Syndrom mit dem ADOS-G und konnten die Diagnose ASS bei 13 dieser Kinder bestätigen. In einer Übersichtsarbeit von Veltman et al. (2005) zu zwölf Studien wurden von 104 Probanden mit ASS zwei (1,9 %) mit der Diagnose Angelman-Syndrom erfasst.

9.2.5 Prader-Willi-Syndrom

Kinder mit Prader-Labhart-Willi-Syndrom (PWS) fallen im Neugeborenen- und frühen Säuglingsalter durch erschwerten Blickkontakt, ihre Mimikarmut, ihr verzögertes reaktives Verhalten auf Zuwendung und Reizangebote sowie durch eine ausgeprägte Trinkschwäche auf. Zudem sind sie sehr schläfrig. Oft müssen sie zu den Mahlzeiten sogar geweckt werden. Sie verhalten sich „pflegeleicht" und signalisieren kaum ihre Bedürfnisse. So schreien oder weinen sie wenig. Motorisch sind sie extrem hypoton und wenig eigenaktiv. Gerade im frühen Säuglingsalter bieten Kinder mit Prader-Willi-Syndrom viele Merkmale, die in Checklisten zur Früherkennung einer autistischen Störung aufgeführt sind.

Das anfänglich schlechte Gedeihen und problematische Trinkverhalten schlägt im Laufe der ersten Lebensjahre dann um in ein nur schwer zu kontrollierendes Essverhalten, das ohne diätetische und verhaltensmodifizierende Intervention zur ausgeprägten Adipositas führt. Eine selektive Bevorzugung von Speisen oder bestimmten Geschmacksrichtungen ist bei Kindern mit PWS nicht zu erwarten. Ihr aktives und reaktives Verhalten bleibt verlangsamt. So setzt auch die Sprachentwicklung verspätet ein, die Artikulation ist undeutlich. Im sozialen Kontext jedoch entwickeln die Kinder wenig Scheu, sie sind sozial sehr offen und zugewandt und sind im Kleinkindes- und Vorschulalter bevorzugt an Rollenspielen interessiert. Andererseits sind sie wie autistische Kinder sehr beharrend auf gewohnter Ordnung, Vorlieben oder vertrauten Abläufen. Kommt es hier zu Veränderungen, endet dies häufig in verzweifelten Trotz- oder Wutanfällen. Sie neigen dazu, Gegenstände zu horten und zu sammeln, aber sie ordnen sie nicht nach kategorialen Gesichtspunkten.

Lässt der Verhaltensphänotyp klinisch an ein Prader-Willi-Syndrom denken, kann diese Hypothese in der klinischen Untersuchung durch den Nachweis eines begleitenden Hypogonadismus (Hodenhochstand beim Jungen, Labiensynechie beim Mädchen) gestützt werden. Die Kinder sind oft hellhäutig und blond (bei Mikrodeletion) (▶ Abb. 9.8). Ohne Substitution von Wachstumshormon bleiben sie meist kleinwüchsig.

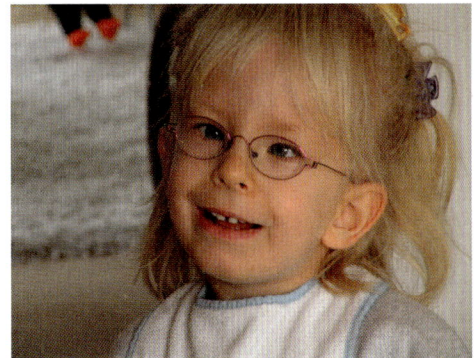

Abb. 9.8: Phänotyp eines Kindes mit Prader-Willi-Syndrom

Die Häufigkeit des Prader-Willi-Syndroms wird mit 1:10 000 bis 1:15 000 angegeben.

Genetisch liegt in 70 % der Fälle – wie beim Angelman-Syndrom – eine Mikrodeletion 15q11–13 vor, jedoch auf dem vom Vater vererbten Chromosom 15, und bei 25 % der Kinder eine uniparentale mütterliche Disomie 15 (UPD15mat), d.h. beide Chromosomen 15 stammen in diesem Fall von der Mutter, keines vom Vater.

Veltmann et al. (2004; 2005) geben die Häufigkeit autistischer Verhaltensweisen bei Kindern mit PWS mit 25 % an und weisen wie Milner et al. (2005) und Dimitropoulos und Schultz (2007) daraufhin, dass autistische Verhaltensweisen bevorzugt bei den Kindern mit PWS zu beobachten sind, bei denen eine uniparentale maternale Disomie zugrundeliegt.

9.2.6 Smith-Magenis-Syndrom

Kinder mit Smith-Magenis-Syndrom (SMS) zeigen eine Intelligenzstörung mit breiter Varianz zwischen IQ-Werten von 20–78 (im Mittel IQ um 40–54), wobei die Sprachentwicklung besonders ausgeprägt betroffen ist. Die Stimme ist oft tief und heiser. Aufgrund einer velopharyngealen Dysfunktion kommt es bei 94 % der Kinder zu Problemen in der Nahrungsaufnahme. Bei knapp 70 %

der Kinder entwickelt sich eine Schwerhörigkeit. Davon haben – infolge gehäufter Mittelohrentzündungen – 65 % eine Schallleitungsschwerhörigkeit, 35 % eine sensineurale Schwerhörigkeit. Bei 85 % kommt es zur Entwicklung einer Kurzsichtigkeit und eines Strabismus. Da ein erhöhtes Risiko einer Netzhautablösung beschrieben wird, sind regelmäßige augenärztliche Untersuchungen dringend angeraten.

Trotz ihrer kognitiven Entwicklungsstörung zeigen sie einen sicheren, konstanten Blickkontakt und ein starkes Bedürfnis nach Zuwendung durch Erwachsene. Nicht selten kommt es zu Wutanfällen, die im Zusammenhang mit Schwierigkeiten stehen, sich adäquat verständlich zu machen. Besondere repetitive motorische Verhaltensweisen scheinen typisch und treten bereits früh besonders bei Erregung und bei Freude auf: die Kinder verschränken die Arme und drücken sie gegen ihren Oberkörper, was in der Literatur als sogenannte „Selbstumarmung" benannt wird oder falten die Hände, verschränken die Finger und pressen sie in Höhe des Kinns zusammen (Finuance et al. 1994; Sarimski 2003 a). Als Folge einer peripheren Neuropathie entwickeln sie ein reduziertes Schmerz- und Temperaturempfinden. In diesem Zusammenhang erklärt sich, dass oft erhebliche Selbstverletzungen, wie Kopfschlagen, Handbeißen, Zupfen oder Abziehen der Finger- und Zehennägel zu beobachten sind. Als besondere Eigenart und Gefährdung wird auch berichtet, dass diese Kinder sich häufig Gegenstände in alle erreichbaren Körperöffnungen stecken (Sarimski 2003 a). Gleichzeitig wird über eine erhöhte Empfindsamkeit gegenüber taktilen Reizen am Kopf berichtet. Die Kinder tolerieren häufig kein Kämmen oder Haare waschen. Jugendliche und Erwachsene fallen durch ein „lick and flip"-Verhalten auf (Ablecken der Finger und stereotypes Umblättern von Zeitschriften und Büchern). Es besteht ein erhöhtes Bedürfnis nach Ritualen und nach einem absehbaren, strukturierten

Tagesablauf. Schon bei kleinen Kindern werden aufgrund einer Beeinträchtigung des zirkadianen Melatoninrhythmus Schlafstörungen berichtet, die zu längeren nächtlichen Wachphasen führen. Diese sind über Gabe von Melatonin (Dosierung ▶ Tab. 10.4) oft positiv zu beeinflussen.

Äußere Merkmale sind zwar charakteristisch, aber selten so ausgeprägt, dass sie eine Blickdiagnose erlauben: Mittelgesichtshypoplasie, breite Nasenwurzel, nach außen oben ansteigende Lidachsen, bogenförmige („M"-förmige) Oberlippe mit deutlichem Philtrumeinschnitt, ungewöhnlich geformte Ohren. Im Säuglings- und Kleinkindalter imponieren nicht selten zirkuläre Einschnürungen an den Unterarmen (Rost 2000). Bei 29 % der Kinder liegt eine Hypothyreose vor (Greenberg et al. 1996; Smith et al. 1998; Gropman et al. 2006).

Die Inzidenz wird mit 1:25 000 angegeben. Das Smith-Magenis-Syndrom ist ein „Contiguous Gene-Syndrome" (CGS), das durch eine interstitielle Mikrodeletion im kurzen Arm von Chromosom 17 (del 17p11.2) gekennzeichnet ist, die zu einer partiellen Monosomie 17p11.2 führt.

9.2.7 Potocki-Lupski-Syndrom

Erst neu als Entität beschrieben ist das Potocki-Lupski-Syndrom, bei dem neben autistischen Verhaltensweisen, Sprachentwicklungsproblemen und einer Intelligenzminderung zentrale und obstruktive Schlafapnoen und angeborene Herzfehler auftreten. Während klinisch keine Anfälle beobachtet werden, zeigten sechs von sieben Kindern im EEG Auffälligkeiten in Form einer okzipital betonten Alpha-Aktivität. Als autistische Verhaltensweisen wurden beschrieben mangelnder Blickkontakt (3/7), motorische Stereotypien (4/7), sensorische Hypersensitivität (5/7), Echolalien (6/7), fehlendes funktionelles Spiel oder Symbolspiel (3/7) und ein Fehlen geteilter Aufmerksamkeit (3/7) (Potocki et al. 2007). Ursache des Syndroms ist eine Mikroduplikation in 17p11.2, also der Region, deren Deletion das Smith-Magenis-Syndrom verursacht.

9.2.8 Deletion 22q11.2

Bei der Mikrodeletion 22q11.2 – auch bekannt als als DiGeorge-, Shprintzen- oder Velo-kardio-faziales-Syndrom – besteht eine große klinische Variabilität. Mit einer Inzidenz von etwa 1:4000 zählt sie zu den häufigsten nachgewiesenen Mikrodeletionssyndromen. Die verschiedenen Phänotypen sind nicht immer mit einer Intelligenzminderung assoziiert. Das DiGeorge- (Leitsymptome: Herzfehler, Immundefekt, Minderwuchs, velopharyngeale Insuffizienz) und das Shprintzen-Syndrom (Leitsymptome: velopharyngeale Insuffizienz, Herzfehler, marfanoider Habitus ohne Großwuchs, Dysmorphie-Zeichen) sind im klinischen Spektrum die wohl bekanntesten Syndrome. Bereits diskrete Symptome können hinweisend sein auf die Mikrodeletion wie eine Hypernasalität in der Artikulation oder ein Herzfehler (v. a. Aortenbogenanomalien), Kleinwuchs v. a. in Kombination mit diskreten Auffälligkeiten im Phänotyp. Kindliche Verhaltensauffälligkeit in Form extremer Schüchternheit oder im Kindesalter beginnende Psychosen sind beschrieben. Die Mikrodeletion 22q11.2 wird vorwiegend (zu 25–30 %) mit neuropsychiatrischen Störungen aus dem Formenkreis der schizophrenen oder schizoaffektiven Störungen in Verbindung gebracht (Liu et al. 2002). Niclasson et al. (2001) untersuchten 32 Kinder und junge Erwachsene mit Mikrodeletion 22q11.2 und fanden bei 56 % der Kinder neuropsychiatrische Störungen (Einschränkungen der kognitiven Fähigkeiten bei 53 %, ADHS bei 44 % und ASS bei 31 %). Eine Mikrodeletion 22q11.2 findet sich bei 6 % der Kinder mit einer Schizophrenie, bei 2 % der Schizophrenien im Erwachsenenalter.

9.2.9 Mikrodeletion 22q13 (Phelan-McDermid-Syndrom)

Erstmals wurde 1985 von Watt et al. eine Mikrodeletion 22q13 als Ursache einer Entwicklungsstörung bei einem 14-jährigen Jungen mit tiefgreifender Entwicklungsstörung, fehlender Sprachentwicklung und diskreten Dysmorphiezeichen publiziert.

In den letzten Jahren wurde dann wiederholt das klinische Bild von Patienten mit Deletionen am Chromosom 22 beschrieben, die nicht die DiGeorge-Syndrom-Region in 22q11.2, sondern die terminale Region 22q13 betreffen. Durch diese Deletion ist das SHANK3-Gen betroffen. Es reguliert die strukturelle Organisation der Dendriten und ist an der Bindung von Neuroliginen beteiligt. Gene, die Neuroligine kodieren, können bei Patienten mit ASS mutiert sein (▶ **Kap. 9.1**).

Als Leitsymptom der Deletion 22q13 gilt eine *ausgeprägte Muskelhypotonie*, die meist bereits beim Neugeborenen vorliegt, sodass diese Deletion in die Differenzialdiagnose der ausgeprägten Hypotonie im Neugeborenenalter einbezogen werden sollte. Neben der generalisierten Muskelhypotonie zeigt sich im Verlauf eine deutliche Entwicklungsstörung, die vor allem die Sprachentwicklung betrifft bis hin zum Ausbleiben einer expressiven Sprache. Bei einigen Patienten wurden autistische Verhaltensweisen beschrieben wie mangelnder Blickkontakt, Probleme, soziale Beziehungen aufzubauen und stereotype Kau- oder Schmatzbewegungen. Charakteristisch – im Gegensatz zu vielen anderen Chromosomenstörungen – sind normale bis große Körpermaße. Äußere Merkmale sind vergleichsweise diskret und variieren offenbar in Abhängigkeit von der Deletionsgröße: Dolichozephalie, Ohr-

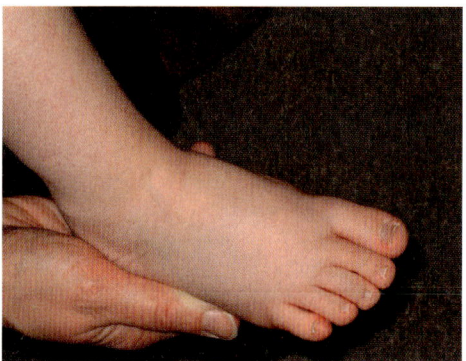

Abb. 9.9: Dysplastische Zehennägel bei Kind mit Deletion 22q13

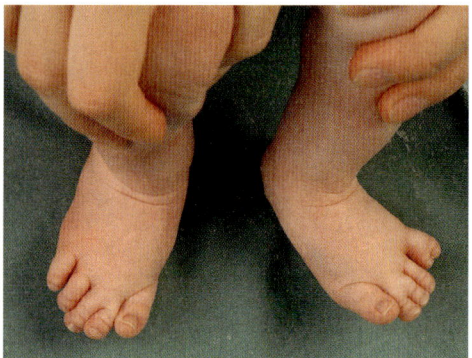

Abb. 9.11: Ausgeprägte kutane Syndaktylien zwischen der zweiten und dritten Zehe, hier in Kombination mit einer postaxialen Polydaktylie und Fußfehlstellung (Talus verticalis) bei einem Kind mit Smith-Lemli-Opitz-Syndrom (Abb. 9.10 und 9.11: Fotoarchiv des Dr. von Haunerschen Kinderspitals)

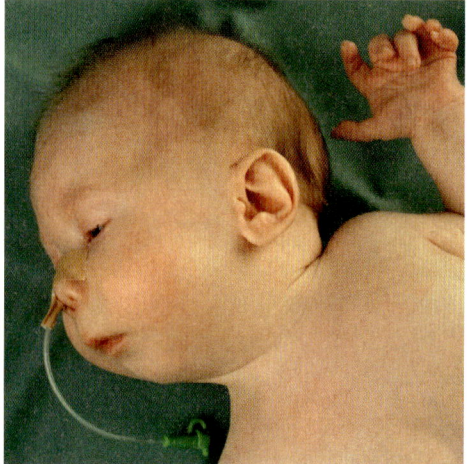

Abb. 9.10: Seitprofil eines Kindes mit Smith-Lemli-Opitz-Syndrom (antevertierte Nasenlöcher, kleiner Unterkiefer, hängende Lider, Polydaklylie der Hand)

9.2.10 Smith-Lemli-Opitz-Syndrom

Das Smith-Lemli-Opitz-Syndrom (SLOS) galt ursprünglich als Dysmorphie-Syndrom. Seit nachgewiesen werden konnte, dass diesem Syndrom eine biochemisch (bzw. molekulargenetisch) nachweisbare Störung der Cholesterinbiosynthese zugrunde liegt (Irons et al. 1994; Tint et al. 1994), wird es den Stoffwechselerkrankungen zugerechnet. Ursächlich sind Mutationen im Gen der 7-Dehydrocholesterin-Reduktase (DHCR7, chromosomale Lokalisation: 11q12–q13), eines Enzyms im Syntheseweg des Cholesterols. Der Körper kann so selbst kein Cholesterin herstellen. Die Inzidenz wird mit 1:10 000 bis 1:30 000 angegeben. Cholesterin wird bereits vorgeburtlich zur ungestörten strukturellen und funktionellen Reifung des Gehirns benötigt. Betroffene Kinder imponieren somatisch meist durch eine Mikrozephalie und Gedeihstörung sowie ihr charakteristisches Aussehen mit nach lateral abfallenden Lidachsen, Epikanthus, Ptosis und zurückgesetz-

muscheldysplasien, Epicanthus, Ptosis, periorbitale Weichteilfülle, verstrichenes Philtrum, volle Lippen, betontes Kinn, weiche, große Hände und dysplastische Zehennägel (▶ **Abb. 9.9**). Die Eltern berichten über fehlendes Schwitzen und eine hohe Schmerztoleranz. Bei knapp einem Drittel der Kinder treten Krampfanfälle auf (Phelan et al. 2001; Manning et al. 2004). Es gibt derzeit noch keine verlässlichen Daten zur Inzidenz.

ten, kleinen Unterkiefer (▸ **Abb. 9.10**). Eine partielle Syndaktylie der zweiten und dritten Zehe (> 95 %) ggf. mit einer postaxialen Polydaktylie an Händen oder Füßen (25 %) und Fußfehlstellungen (z. B. Talus verticalis; ▸ **Abb. 9.11**) sind erkennbare Skelettveränderungen. Angeborene Katarakte werden bei 20 % beschrieben.

An Fehlbildungen können Gaumenspalte (40–50 %), Herzfehler (40 %) und urogenitale Anlagestörungen wie eine Hypospadie (50 %), Hypoplasien oder zystische Veränderungen der Niere auftreten. Die Kinder zeigen früh eine vermehrte Irritabilität und Hyperaktivität, Schlafstörungen und stereotypes, selbstverletzendes Verhalten. Die intellektuelle Entwicklung ist beeinträchtigt, die sprachlichen Ausdrucksmöglichkeiten sind begrenzt (Hoffmann und Haas 2000). Das klinische Spektrum ist sehr breit, sodass auch Patienten mit milder Manifestation beschrieben wurden.

Sikora et al. (2006) fanden bei den 14 von ihnen untersuchten Kindern mit SLOS (Altersspektrum 3–16 Jahre) die Diagnosekriterien einer ASS zu 71 bis 86 % (in Abhängigkeit vom Evaluationsinstrument) erfüllt. Tierney und Mitarbeiter untersuchten 56 Kinder mit Smith-Lemli-Opitz-Syndrom. 17 dieser Kinder, die älter als 18 Monate waren, wurden mit dem ADI-R erfasst, von diesen erfüllten neun die Diagnosekriterien einer ASS. Eine tendenzielle Verbesserung der Verhaltensauffälligkeiten und der Aufmerksamkeitsspanne wurde unter Substitution von Cholesterol berichtet. Eine Normalisierung der Befunde ist jedoch nicht zu erwarten (Tierney et al. 2000, 2001; Hahn und Neubauer 2005). Die möglichst frühzeitige Diagnosestellung hat dennoch Konsequenzen für die supportive Behandlung und genetische Beratung.

9.2.11 Seltenere Syndrome

Weitere Syndrome, bei denen autistische Symptome vorliegen können, sind u. a. das Joubert-Syndrom, das Cornelia-de-Lange-Syndrom, das Williams-Beuren-Syndrom (del 7q11.23) und das Timothy-Syndrom. Letzteres wird durch Mutationen im CACNA1C-Gen („Calcium channel voltage-dependent L-type alpha 1C subunit") verursacht und geht neben neurologisch-psychiatrischen Symptomen u. a. auch mit Herzrhythmusstörungen einher (Abrahams und Geschwind 2008, S. 344). Für die Neurofibromatose und das Down-Syndrom ist kein gehäuftes Auftreten autistischer Verhaltensweisen nachgewiesen, wenn die Komorbidität zur Intelligenzminderung berücksichtigt wird (Fombonne 2003).

9.2.12 Herausforderung und Chance einer frühen differenzierenden Diagnostik für Beratung und Interventionsplanung

Im frühen Kindesalter sind die Symptome einer Entwicklungsstörung häufig noch wenig spezifisch. Eine klare differenzialdiagnostische Abgrenzung wird oft erst aus dem Entwicklungsverlauf erkennbar werden. Der fehlende Blickkontakt eines Kindes, das fehlende soziale Lächeln wird nicht selten eines der ersten Symptome einer sich abzeichnenden kognitiven oder sozial-emotionalen Entwicklungsstörung sein. Bei einigen genetisch bedingten Syndromen, die mit einer Intelligenzminderung einhergehen, können autistische Verhaltensweisen als Teil des Verhaltensphänotyps auftreten. Bewusst erfolgte in den Ausführungen eine Beschränkung auf häufige genetisch bedingte Syndrome, die in der differenzialdiagnostischen Gegenüberstellung zu Kindern mit frühkindlichem Autismus relevant erschienen.

Selbst dem noch so erfahrenen Untersucher gelingt es in vielen Fällen leider nicht, die Ätiologie einer sich abzeichnenden Entwicklungsstörung eindeutig zu klären und nachzuweisen. Er muss die Symptomkombinationen entsprechender Störungsbilder verinnerlicht haben und sie, quasi wie beim Differenzieren verschiedener Gesichter, diesen zuordnen können. Es muss ihm gelingen, sozusagen ein „Déjà-vu-Erlebnis" aus seiner klinischen Erfahrung abzurufen, trotz der Einzigartigkeit eines jeden einzelnen Kindes.

Die genetische Diagnostik macht auch heute noch weitgehend die Lenkung durch eine klinische Verdachtsdiagnose erforderlich. Die Festlegung einer Diagnose soll nicht zu Schubladendenken verführen, nicht zur Stigmatisierung. Die frühe diagnostische Zuordnung einer Entwicklungsproblematik kann jedoch auf der Basis Syndrom-spezifischen Wissens eine wesentliche Orientierungsgrundlage bieten für das weitere diagnostische Vorgehen, die Beratung der Familie und therapeutische Empfehlungen. Prognostische Risiken gilt es zu bedenken, wie beispielsweise das Entwickeln einer Hörstörung oder Netzhautablösung beim Kind mit Smith-Magenis-Syndrom, die Entwicklung einer Adipositas beim Kind mit Prader-Willi-Syndrom oder ein genetisch bedingtes Wiederholungsrisiko, wie insbesondere relevant bei Familien mit einem Kind mit Fragilem-X-Syndrom. Die psychologische Untersuchung von Kindern mit einem genetisch bedingten Syndrom sollte auch Autismus-spezifische Diagnostikinstrumente einbeziehen, um eine Koinzidenz im Sinne eines syndromalen Autismus zu klären. Der Verhaltensphänotyp dieser Kinder unterscheidet sich in bestimmten Kernmerkmalen – wie oben ausgeführt – aufgrund der syndromspezifischen genetischen Disposition vom Bild des idiopathischen Autismus.

Die *Therapieplanung* sollte sich deshalb an der individuellen Symptomatik orientieren und Wissen um die syndromspezifischen Verhaltensweisen und genetisch bedingten Besonderheiten einbeziehen. In Zusammenarbeit mit Elternselbsthilfegruppen kann es gelingen, an einer größeren Population als in Einzelfallbeobachtungen Merkmalshäufigkeiten und spezifische Gemeinsamkeiten im Profil von Stärken und Schwächen zu erfassen, um gezielte therapeutische Konzepte bezüglich ihrer Wirksamkeit zu prüfen. Elternselbsthilfegruppen stellen eine wichtige Börse des Informationsaustausches für Professionelle und Betroffene dar. Im Sinne des Konzepts der „positiven Verhaltensunterstützung" (Sarimski und Steinhausen 2008) gilt es, ein besonderes Augenmerk auf die Stärken der Kinder zu lenken, um so kompensatorisch ihr Selbstwertempfinden zu stärken und alternative Kompetenzen zur Bewältigung kritischer Anforderungssituationen zu nutzen. Nicht alle Behandlungsansätze für ASS erscheinen für diese Patienten stimmig (Cohen et al. 2005). Es kommt schwerpunktmäßig den Behandlungsansätzen Bedeutung zu, die die Modifikation von auslösenden Bedingungen problematischer Verhaltensweisen sowie den Aufbau von Kommunikation und selbstregulativen Bewältigungskompetenzen beinhalten. Diese Maßnahmen zur Förderung sollten gerade im jungen Kindesalter unter Einbeziehung der Eltern in einer interdisziplinären Arbeitsgruppe koordiniert geplant und transparent vermittelt werden. Das weitere Betreuungsumfeld (Familie, Kindergarten oder Schule) ist in den Förderkontext bestmöglich einzubeziehen. Eltern ist es primär ein Anliegen, ihr Kind besser zu verstehen und es so gezielt und effektiv wie möglich fördern und unterstützen zu können.

Literatur

Abrahams BS, Geschwind DH (2008) Advances in autism genetics: on the threshold of a new neurobiology. Nat Rev Genet 9:341–355.

Bissler J, McCormack F, Young L, Elwing J, Chuck G, Leonard J, Schmithorst V, Laor T, Brody A, Bean J, Salisbury S, Franz D (2008) Sirolimus for angiolipoma in tuberous sclerosis complex or lymphangioleiomyomatosis. N Engl J Med 358:140–151.

Bolton P, Park R, Higgins J, Griffiths P, Pickles A (2002) Neuro-epileptic determinants of autism spectrum disorders in tuberous sclerosis complex. Brain 125:1247–1255.

Braam W, Smits MG, Didden R, Curfs LM (2008) Melatonin is effective in treating sleep problems in Angelman syndrome but problems in metabolising melatonin may be part of the Angelman phenotype. J Intellect Disabil Res 52(10):814.

Budimirovic D, Bukelis I, Cox C, Gray R, Tierney E, Kaufmann W (2006) Autism spectrum disorder in Fragile X syndrome: differential contribution of adaptive socialization and social withdrawal. Am J Med Genet 140:1814–1826.

Chakrabarti S, Fombonne E (2001) Pervasive developmental disorders in preschool children. JAMA 285:3093–3099.

Cohen D, Pichard N, Tordjman S, Baumann C, Burglen L, Excoffier E, Lazar G, Mazet P, Pinquier C, Verloes A, Héron D (2005) Specific genetic disorders and autism: Clinical contribution towards their identification. J Autism Dev Disord 35(1):103–116.

Cohen I, Vietze P, Sudhalter V (1989) Parent-child dyadic gaze patterns in fragile X males and in non-fragile X males with autistic disorder. J Child Psychol Psychiatry 30:845–856

DeVries P, Humphrey A, McCartney D, Prather P, Bolton P, Hunt A; TSC Behavioural Consensus Panel (2005) Consensus clinical guidelines for the assessment of cognitive and behavioural problems in Tuberous Sclerosis. Eur Child Adolesc Psychiatry 14(4):183–190.

DeVries P, Hunt A, Bolton P (2007) The psychopathologies of children and adolescents with tuberous sclerosis complex (TSC): a postal survey of UK families. Eur J Child Adolesc Psychiatr 16 (1):16–24.

Dimitropoulos A, Schultz R (2007) Autistic-like symptomatology in Prader-Willi syndrome: a review of recent findings. Curr Psychiatry Rep 9 (2):159–164.

Dykens E (1995) Measuring behavioural phenotypes: Provocations from the „new genetics". Am J Ment Retard 99:522–532.

Egger J, Hofacker N, Schiel W, Holthausen H (1992) Magnesium for hyperventilation in Rett's syndrome. Lancet 340(8819):621–622.

Ehninger D, Han S, Shilyansky C, Zhou Y, Li W, Kwiatkowski DJ, Ramesh V, Silva AJ (2008) Reversal of learning deficits in a Tsc2+/- mouse model of tuberous sclerosis. Nat Med 14 (8):843–848.

Ellaway CJ, Williams K, Leonard H, Higgins G, Wilcken B, Christodoulou J (1999) Rett syndrome: randomized controlled trial of L-carnitine. J Child Neurol 14:62–67.

Erlandson A und Hagberg B (2005) MECP2 abnormality phenotypes: clinicopathologic area with broad variability. J Child Neurol 20:727–732.

Finuance B, Konar D, Haas-Givler B, Kurtz M, Scott C (1994) The spasmodic upper-body squeeze: a characteristic behaviour in Smith-Magenis syndrome. Dev Med Child Neurol 36:70–83.

Folstein SE, Rosen-Sheidley B (2001) Genetics of autism: complex aetiology for a heterogenous disorder. Nat Rev Genet 2:943–955.

Fombonne E (2003) Epidemiological surveys of autism and other pervasive developmental disorders: an update. J Autism Dev Disord 33 (4):365–382.

Freitag CM (2007) The genetics of autistic disorders and ist clinical relevance: a review of the literature. Mol Psychiatry 12:2–12.

Gillberg C, Coleman M (1996) Autism and medical disorders: a review of the literature. Dev Med Child Neurol 38(3):191–202.

Goyal M, O'Riordan MA, Wiznitzer M (2004) Effect of topiramate on seizures and respiratory dysrhythmia in Rett syndrome. J Child Neurol 19(8):588–591.

Greenberg F, Lewis RA, Potocki L et al. (1996) Multidisciplinary Clinical Study of Smith-Magenis Syndrome (Deletion 17p11.2) Am J Med Gen 62:247–254.

Gropman AL. Duncan WC, Smith AC (2006) Neurologic and developmental features of Smith-Magenis Syndrome (del 17p11.2) Ped Neurol 34 (5):337–350.

Hagerman RJ, Sobesky WE (1989) Psychopathology in fragile X syndrome. Am J Orthopsychiatry 59:142–152.

Hahn A, Neubauer B (2005) Autismus und Stoffwechselerkrankungen – was ist gesichert? Z Kinder Jugendpsychiatr 33(4):259–271.

Hatton DD, Sideris J, Skinner M, Mankowski J, Bailey DB Jr, RobertsJ, Mirrett P (2006) Autistic behaviour in children with fragile X syndrome: prevalence, stability, and the impact of FMRP. Am J Med Genet 140A:1804–1813.

Hoffmann G und Haas D (2000) Disorders of cholesterol synthesis. In: Fernandes J, Saudubray J-M, van den Berghe G (Hrsg.) Inborn metabolic diseases. 3rd Edn. Heidelberg New York: Springer. Pp. 337–342.

Irons M, Elias ER, Tint GS, Salen G, Frieden R, Buie TM, Ampola M (1994) Abnormal cholesterol metabolism in the Smith-Lemli-Opitz-Syndrome: report of clinical and biochemical findings in four patients and treatment in one patient. Am J Med Genet 50(4):347–352.

Jamain S, Quach H, Betancur C, Rastam M, Colineaux C, Gillberg IC, Soderstrom H, Giros B, Leboyer M, Gillberg C, Bourgeron T, Paris Autism Research International Sibpair Study (2003) Mutations of the X-linked genes encoding neuroligins NLGN3 and NLGN4 are associated with autism. Nat Genet 34(1):27–29.

Jambaqué I, Cusmai R, Curatolo P, Cortesi F, Perrot C, Dulac O (1991) Neuropsychological aspects of tuberous sclerosis in relation to epilepsy and MRI findings. Dev Med Child Neurol 33(8):698–705.

Kau A, Tierney E, Bukelis I, Stump M, Kates W, Trescher W, Kaufmann W (2004) Social behavior profile in young males with fragile X syndrome: characteristics and specifity. Am J Med Genet 126:9–17.

Kawasaki Y, Yokota K, Shinomiya M, Shimizu Y, Niwa S (1997) Brief report: Electroencephalographic paroxysmal activities in the frontal area emerged in middle childhood and during adolescence in a follow-up study of autism. Journal of Autism and Developmental Disorders 27:605–620.

Kielinen M, Rantala H, Timonen E, Lina S-L, Moilanen I (2004) Associated medical disorders and disabilities in children with autistic disorder. Autism 8:49–60.

Leuzzi V, Di Sabato ML, Zollino M, Montanaro ML, Seri S (2004) Early-onset encephalopathy and cortical myoclonus in a boy with MECP2 gene mutation. Neurology 63:1968–1970.

Lewis JC, Thomas HV, Murphy KC, Sampson JR (2004) Genotype and psychological phenotype in tuberous sclerosis. J Med Genet 41:203–207.

Liu H, Heath SC, Sobin C, Roos JL, Galke BL, Blundell ML, Leane M, Robertson B, Wijsman EM, Rapoport JL, Gogos JA, Karayiorgou M (2002) Genetic variation at 22q11 PRODH2/DGCR6 locus presents an unusal pattern and increases susceptibility to schizophrenia. Proc Natl Acad Sci USA 99:3717–3722.

Manning MA, Cassidy SB, Clericuzio C et al. (2004) Terminal 22 q deletion syndrome: a newly recognized cause of speech and language disability in the autism spectrum. Pediatrics 114:451–457.

McArthur AJ, Budden SS (1998) Sleep dysfunction in Rett syndrome: a trial of exogenous melatonin treatment. Dev Med Child Neurol 40:186–192.

Milner K, Craig E, Tompson R, Veltman M, Thomas S, Roberts S, Bellamy M, Curran S, Sporikou C, Bolton P (2006) Prader-Willi syndrome: intellectual abilities and behavioural features by genetic subtype. J Child Psychol Psychiatry 46:1089–1096.

Mostofsky SH, Mazzocco MM, Aakalu G, Warofsky IS, Denckla MB, Reiss AL (1998) Decreased cerebellar posterior vermis size in fragile X syndrome: correlation with neurocognitive performance. Neurology 50(1):121–130.

Neul JL, Maricich SM, Islam M, Barrish J, Smith OE, Bottiglieri T, Hyland K, Humphreys P, Percy A, Glaze D (2005) Spinal fluid 5-methyltetrahydrofolate levels are normal in Rett syndrome. Neurology 64:2151–2152.

Niklasson L, Rasmussen P, Oskarsdottir S, Gillberg C (2001) Neuropsychiatric disorders in 22q11 deletion syndrome. Genet Med. 3:79–84.

Ormazabal A, Artuch R, Vilaseca MA, Aracil A, Pineda M (2005) Cerebrospinal fluid concentrations of folat, biogenic amines and pterins in Rett syndrome: treatment with folic acid. Neuropediatrics 36:380–385.

Paul E, Thiele E (2008) Efficacy of Sirolimus in treating Tuberous Sclerosis and Lymphangiomyomatosis. N Engl J Med 358:190–192.

Phelan M, Rogers C, Saul R, Stapleton G, Sweet K, McDermid H, Shaw S, Claytor J, Willis J, Kelly D (2001) 22q13 deletion syndrome. Am J Med Genet 101:91–99.

Potocki L, Bi W, Treadwell-Deering D, Carvalho C, Eifert A, Friedman E, Glaze D, Krull K, Lee J, Lewis R, Mendoza-Londono R, Robbins-Furman P, Shaw C, Shi X, Weissenberger G, Withers M, Yatsenko S, Zackai E, Stankiewicz P, Lupski J (2007) Characterization of Potocki-Lupski Syndrome (dup(17)(p11.2p11.2)) and delineation of a dosage-sensitive critical interval that can convey an autism phenotype. Am J Hum Genet 80:633–649.

Ramaekers V, Hansen SI, Holm J, Opladen T, Senderek J, Häusler M, Heimann G, Fowler B, Maiwald R, Blau N (2003) Reduced folate transport to the CNS in female Rett patients. Neurology 61:506–515.

Ramaekers VT, Sequeira JM, Artuch R, Blau N, Temudo T, Ormazabal A, Pineda M, Aracil A, Roelens F, Laccone F, Quadros EV (2007) Folate receptor autoantibodies and spinal fluid 5-methyltetrahydrofolate deficiency in Rett syndrome. Neuropediatrics 38(4):179–183.

Reiss A, Patel S, Kumar A, Freund L (1988) Neuroanatomical variations of the posterior fossa in men with the fragile X (Martin-Bell) syndrome. Am J Med Genet 31:407–414.

Rogers S, Wehner E, Hagerman R (2001) The behavioural phenotype in fragile X: Symptoms of autism in very young children with fragile X syndrome, idiopathic autism, and other developmental disorders. J Dev Behav Pediatr 22 (6):409–417.

Rost I (2000) Chromosomale Mikrodeletionssyndrome. Monatsschr Kinderheilkd 148:55–69.

Rost I (2007) Fragiles-X (Martin-Bell)-Syndrom. In: Klein HG und Rost I (Hrsg.) Leistungsverzeichnis 2007/2008 – Zentrum für Humangenetik und Laboratoriumsmedizin. 4. Aufl. S. 116. (*www.medizinische-genetik.de*)

Rutter M, Simonoff E (2007) Autistic spectrum disorders (including Rett syndrome). In: Emery and Rimoin's, principles and practice of medical genetics. 5ᵗʰ Edn. Elsevier. Pp. 2576–2584.

Rutter M, Bailey A, Bolton P, Le Couteur A (1994) Autism and known medical conditions: myth and substance. J Child Psychol Psychiatry 35:311–322.

Sarimski K (2003 a) Entwicklungspsychologie genetischer Syndrome. 3. Aufl. Göttingen: Hogrefe

Sarimski K (2003 b) Rett-Syndrom: Individuelle Variabilität in Entwicklungs- und Verhaltensmerkmalen und psychosoziale Belastung. Z Kinder Jugendpsychiatr Psychother 31 (2):123–132.

Sarimski K, Steinhausen H-C (2008) Psychosche Störungen bei geistiger Behinderung. Leitfaden der Kinder- und Jugendpsychiatrie. Göttingen: Hogrefe.

Schreckenbach J, Sarimski K (2008) Selbstregulationsprobleme im Alltag und Elternbelastung bei Jungen mit Fragilem-X-Syndrom. Frühförderung Interdisziplinär 27:174–185.

Sikora DM, Pettit-Kekel K, Penfield J, Merkens LS, Steiner RD (2006) the near universal presence of autism spectrum disorder in children with Smith-Lemli-Opitz syndrome. Am J Med Genet 140:1511–1518.

Silk T, Rinehart N, Bradshaw J, Tonge B, Egan G, OBoyle M (2006) Visuospatial processing and the function of the prefrontal-parietal networks in autism spectrum disorders. A functional MRI study. Am J Psychiatr 163:1440–1443.

Smally S (1998) Autism and tuberous sclerosis. J Autism Dev Disord 28:407–414.

Smith ACM, Dykens E, Greenberg F (1998) Behavioral phenotype of Smith-Magenis syndrome (del 17p11.2) Am J Med Genet 81:179–185.

Sullivan K, Hatton D, Hammer J, Sideris J, Hooper S, Ornstein P, Bailey D (2006) ADHD symptoms in children with FXS. Am J Med Genet A. 140:2275–2288.

Temudo T, Rios M, Prior C, Carrilho I, Santos M, Maciel P, Sequeiros J, Fonseca M, Monteiro J, Cabral P, Vieira JP, Ormazabal A, Artuch R (2009) Evaluation of CNS neurotransmitters and folate in 25 patients with Rett disorder and effects of treatment. Brain Dev 31:46–51.

Tierney E, Nwokoro N, Porter F, Freund L, Ghuman J, Kelley R (2001) Behavior phenotype of RSH/Smith-Lemli-Opitz syndrome. Am J Med Genet 98:191–200.

Tierney E, Nwokoro N, Kelley R (2000) Behavioural phenotype of RSH/Smith-Lemli-Opitz syndrome. Ment Retard Dev Disab Res Rev 6:131–134.

Tint GS, Irons M, Elias ER, Batta AK, Frieden R, Chen TS, Salen G (1994) Defective cholesterol biosynthesis associated with the Smith-Lemli-Opitz syndrome. N Engl J Med 330(2):107–113.

Trillingsgaard A und Østergaard J (2004) Autism in Angelman syndrome. Autism 8:163–174.

Tuchman RF, Rapin I, Shinnar S (1991) Autistic and dysphasic children. II. Epilepsy. Pediatrics 88:1219–1225.

Veltman M, Craig E, Bolton P (2005) Autism spectrum disorders in Prader-Willi and Angelman Syndromes: a systematic review. Psychiatr Genet 15(4):243–254.

Veltman M, Tompson R, Roberts S, Thomas S, Whittington J, Bolton P (2004) Prader-Willi syndrome. A study comparing deletion and uniparental disomy cases with reference to autism spectrum disorders. Eur Child Adolesc Psychiatr 13:42–50.

Walz NC (2007) Parent report of stereotyped behaviors, social interaction, and developmental disturbances in individuals with Angelman syndrome. J Autism Dev Disor 37(5):940–947.

Walz NC, Byars AW, Egelhoff JC, Franz DN (2002) Supratentorial tuber localisation and autism in tuberous sclerosis complex. J Child Neurol 17:830–832.

Watson P, Black G, Ramsden S, Barrow M, Super M, Kerr B, Clayton-Smith J (2001) Angelman syndrome phenotype associated with mutation in MECP2, a gene encoding a methyl CpG binding protein. J Med Genet 39:132–136.

Watt JL, Olson IA, Johnston AW, Ross HS, Couzin DA, Stephen GS (1985) A familial pericentric inversion of chromosome 22 with a recombinant subject illustrating a „pure" partial monosomy syndrome. J Med Genet 22:283–287.

Williams CA, Beaudet AL, Clayton-Smith J et al. (2006) Angelman Syndrome 2005: Updated consensus for diagnostic criteria. Am J Med Genet 140A:413–418

Winterkorn EB, Pulsifer MB, Thiele EA (2007) Cognitive prognosis of patients with tuberous sclerosis complex. Neurology 68(1):62–64.

Wiznitzer M (2004) Autism and tuberous sclerosis. Journal of Child Neurology 19 (9):675–679.

Zeng LH, Gutmann DH, Wong M (2008) Rapamycin prevents epilepsy in a mouse model of tuberous sclerosis complex. Ann Neurol 63 (4):444–453.

Zoghbi HY, Francke U (2001) Rett Syndrome. In: Scriver CR, Beaudet AL, Sly WS (Eds.) The metabolic and molecular bases of inherited disease. 8th Edn. New York: McGraw-Hill. Pp. 6329–6338.

9.3 Neurometabolische Störungen

Angelika Enders und
Regina Ensenauer

Angeborene neurometabolische Störungen sind selten und gehen klinisch häufig mit der Entwicklung einer Epilepsie, Bewegungsstörung oder Intelligenzminderung einher. Nur bei einigen dieser Stoffwechselstörungen wird in der Beschreibung konsekutiver Symptome auf ein autistisches Verhalten verwiesen. Nicht immer ist den Literaturquellen eindeutig zu entnehmen, ob die als autistisch beschriebene Symptomatik durch eine qualifizierte klinische Diagnostik gesichert war und in welcher Häufigkeit Kriterien der ASS bei der jeweiligen metabolischen Störung bisher beobachtet wurden.

Um die wichtigsten angeborenen Störungen, die unbehandelt zu neurologischen Beeinträchtigungen mit Intelligenzminderung führen, wie die Phenylketonurie oder Hypothyreose möglichst frühzeitig erfassen und behandeln zu können, wurde in Deutschland Ende der 1960er Jahre erstmals ein Neugeborenenscreening auf angeborene Stoffwechselstörungen und Endokrinopathien flächendeckend eingeführt (Guthrie und Susi 1963; Bickel 1963). Das Spektrum der erfassten Stoffwechselstörungen wurde vor nahezu zehn Jahren durch den Einsatz der ESI-Tandem-Massenspektroskopie (kurz: Tandem-MS) deutlich erweitert. Nach den aktuellen „Kinder-Richtlinien des Bundes" wurde im April 2005 für Deutschland ein auf 14 methodisch verlässlich erfassbare und behandelbare Erkrankungen erweitertes Neugeborenenscreening bundesweit verbindlich eingeführt (Hess 2005).

So kann bei den in Deutschland seit 2005 geborenen Kindern davon ausgegangen werden, dass nach Durchführung des erweiterten Neugeborenenscreenings auf angeborene Stoffwechselstörungen und Endokrinopathien diese 14 klinisch relevanten angeborenen Störungen (▸ Übersicht 9.1) bereits in der Neugeborenenzeit präventiv erfasst werden. Ein erfolgtes Neugeborenenscreening wird im Vorsorgeheft vermerkt. Bei Kindern, die in anderen Ländern geboren wurden, ist der erfolgte Ausschluss all dieser endokrinologischen und metabolischen Störungen zu prüfen und ggf. diagnostisch zu berücksichtigen (▸ Übersicht 10.4).

Nicht erfasst werden im Rahmen des derzeitigen Neugeborenenscreenings Störungen des Purin- und Pyrimidinstoffwechsels, des Kreatinstoffwechsels sowie mitochondriale Erkrankungen, für die in Kasuistiken auch Symptome wie stereotype Verhaltensweisen, fehlendes Interesse an sozialen Interaktionen, Impulsivität und kurze Aufmerksam-

Übersicht 9.1: Im erweiterten Neugeborenenscreening erfasste Erkrankungen (Kinder-Richtlinie des Bundes 2005)

- Hypothyreose
- Adrenogenitales Syndrom (AGS)
- Biotinidasemangel
- Galaktosämie
- Phenylketonurie (PKU) und Hyperphenylalaninämie (HPA)
- Ahornsirupkrankheit (MSUD)
- Medium-Chain-Acyl-CoA-Dehydrogenase (MCAD)-Mangel
- Long-Chain-3-Hydroxy-Acyl-CoA-Dehydrogenase (LCHAD)-Mangel
- Very-Long-Chain-Acyl-CoA-Dehydrogenase (VLCAD)-Mangel
- Carnitinstoffwechseldefekte
  a. Carnitin Palmitoyl Transferase 1 (CPT-1)-Mangel
  b. Carnitin-Palmitoyl-Transferase-2 (CPT-2)-Mangel
  c. Carnitin-Acylcarnitin-Translokase (CACT)-Mangel
- Glutarazidurie Typ I (GA I)
- Isovalerianazidämie (IVA)

keitsspannen beschrieben sind (Page 2000; Stromberger et al. 2003; Oliveira et al. 2005). Die Sicherung der Assoziation von ASS und den benannten metabolischen Störungen ist mit Autismus-spezifischen Testverfahren nur vereinzelt belegt. Einen aktuellen und kritisch wertenden Überblick über die wichtigsten, mit Autismus assoziierten angeborenen neurometabolischen Störungen gibt die Arbeit von Hahn und Neubauer (2005).

Betroffen sind sehr unterschiedliche Stoffwechselwege, je nach Lokalisation des Enzymdefekts im Organismus. Gehäuft finden sich darunter Störungen mit Auswirkung auf die Signalübertragung im Gehirn (Neurotransmitter wie Dopamin, Noradrenalin, GABA, Serotonin) und den zellulären Energiestoffwechsel. Störungen des Stoffwechsels von Purin- und Pyrimidinnukleotiden wirken sich als essenzielle Komponenten auf den Zellstoffwechsel (Regulation, Energiespeicherung und -transfer) sowie die DNA- und RNA-Synthese aus. Purine sind wichtige Bestandteile der DNA und RNA, die zu Harnsäure abgebaut werden.

Im Folgenden soll detaillierter auf die wichtigsten Störungen eingegangen werden.

9.3.1 Enzymdefekte mit Auswirkungen auf den Purin-/ Pyrimidinstoffwechsel

Bei einer Reihe von Patienten mit typischen Symptomen eines frühkindlichen Autismus gemäß den DMS-V-Kriterien und zumeist milder oder mäßiger Intelligenzminderung ist bei normalen Werten von Harnsäure im Serum eine gegenüber Gesunden deutlich vermehrte Ausscheidung von Harnsäure im 24-Stunden-Sammelurin nachweisbar. Etwa 50 % dieser Probanden zeigen neurologisch eine Ataxie, Störungen der Feinmotorik und zerebrale Anfälle. Nach allerdings älteren Arbeiten soll eine solche erhöhte Harnsäureausscheidung bei 10–

30 % der untersuchten Probanden gefunden worden sein (Gillberg und Coleman 2000; Page 2000; Hahn und Neubauer 2005). Die Ursache dieser Auffälligkeit erscheint bislang noch ungeklärt. Eine effektive Therapie ist nicht bekannt. Es wird allerdings berichtet, dass einige dieser Patienten von einer purinarmen Diät oder einer Therapie mit Allopurinol profitiert haben sollen (Coleman et al. 1974). Gut standardisierte Studien hierzu liegen aber nicht vor (Page 2000; Hahn und Neubauer 2005).

Derzeit sind etwa 38 Enzymdefekte des Purin- und Pyrimidinstoffwechsels dokumentiert. Klinisch imponieren diese Störungen durch Manifestationen in der Nierenfunktion (Harnwegsinfekte, Nierensteine, Niereninsuffizienz), durch neurologische Störungen (Epilepsie, Bewegungsstörung im Sinne einer Spastik, Dystonie oder Ataxie, autistisches und autoaggressives Verhalten, Taubheit), Arthritis, Minderwuchs, Muskelkrämpfe und Muskelschwund, Anämie und Immundefekte (Zschocke und Hoffmann 2004).

Die klinische Symptomatik ist wie bei anderen Stoffwechselstörungen unspezifisch und sehr variabel. Deshalb wäre eine Analyse auf Purin- und Pyrimidinmetabolite als Teil eines „selektiven Stoffwechselscreenings" empfehlenswert. Im Purinstoffwechsel ist Harnsäure das Endprodukt des Abbaus. Im Pyrimidinstoffwechsel gibt es kein solches einheitliches Stoffwechselendprodukt. In der Regel ist Urin für die Diagnostik ausreichend, weil die meisten Metabolite hier akkumulieren.

Diagnostisch empfohlen wird die Ausscheidung der Purine und Pyrimidine sowie der Harnsäure im 24-Stunden-Sammelurin oder alternativ im Morgenurin (als Ratio bezogen auf Kreatinin). Da Purine und Pyrimidine stark von der Ernährung beeinflusst werden, können sie damit Schwankungen unterliegen. Einen Tag vor und während der Sammelperiode sollte deshalb auf die Zufuhr von Methylxanthinen (Kakao, schwarzer

Tee, Kaffee, Lakritze) verzichtet werden. Alternativ zur Bestimmung im Urin kann die Diagnostik auch im Liquor erfolgen.

Autistische Verhaltensweisen werden bei etwa der Hälfte der Kinder mit einem *Adenylosuccinat-Lyase(ADSL)-Mangel* vermutet (Page 2000; van den Berghe et al. 2006). Neuere Arbeiten vermuten, dass die Ausprägung autistischer Verhaltensweisen abhängig ist von der residualen Enzymaktivität (Race et al. 2000).

Bei der *Nukleotidaseüberaktivität ("Nucleotide depletion syndrome")* kommt es zu einem übermäßigen Abbau der Purin- und Pyrimidinnukleotide und Nachweis einer verminderten bis niedrig-normalen Harnsäureausscheidung im Urin. Die Diagnose kann durch den Nachweis einer gesteigerten Hydrolysierung von Purin- und Pyrimidinnukleotiden in Fibroblasten gesichert werden. Neben gehäuften Infekten sind klinisch bei diesen Patienten autistische Verhaltensweisen, zerebrale Anfälle, erhebliche Sprachentwicklungsstörungen sowie motorisch Beeinträchtigungen der Haltungskontrolle und Feinmotorik beschrieben. Positive Therapieeffekte mit Uridin sind berichtet (Page 2000).

9.3.2 Enzymdefekte mit Auswirkungen auf den Neurotransmitterstoffwechsel

Am bekanntesten ist unter diesem Aspekt die unbehandelte *Phenylketonurie* (therapiebedürftige Formen), die aufgrund eines toxischen Effekts des erhöhten Phenylalanins zu einer irreversiblen Schädigung des sich entwickelnden Gehirns, einer schweren Intelligenzminderung und sekundär zu einer Beeinträchtigung des Serotonin- und Katecholaminstoffwechsels im Gehirn führt (Walter et al. 2006). Die Phenylketonurie und Hyperphenylalaninämien betreffen etwa 1:7 000 Neugeborene (Hoffmann 2007) und werden heute in den westlichen Ländern am zuverlässigsten über das Neugeborenenscreening auf angeborene Stoffwechselstörungen erfasst. Therapeutische Empfehlungen bestehen in der Einhaltung einer phenylalaninarmen Diät, die in den ersten Lebenswochen einsetzen und lebenslang eingehalten werden muss. So können weitgehend alle Folgeschäden vermieden werden. Dennis und Mitarbeiter (1999) konnten aber zeigen, dass bei Kindern mit diätetisch nicht optimal eingestellter Phenylketonurie das Persönlichkeits- und Leistungsprofil bei neuropsychologischen Untersuchungen dem von Kindern mit ASS und normaler Intelligenz entspricht.

Auch bei Vorliegen eines angeborenen *Tetrahydrobiopterin(BH$_4$)-Mangels* (Kofaktor für die Hydroxylierung aromatischer Aminosäuren) kommt es zur Akkumulation von Phenylalanin im Blut ("Atypische Phenylketonurie") und ebenfalls verminderter Synthese von Serotonin und Katecholaminen, also einer Defizienz wichtiger Neurotransmitter im Gehirn.

BH$_4$ ist strukturell eng verwandt mit dem Vitamin Folsäure, das ebenfalls ein Pterin-Abkömmling ist. Erniedrigte Spiegel von 5-Methyltetrahydrofolat (5-MTHF), einem Folsäuremetaboliten im Liquor, sind bei Patienten mit Rett-Syndrom und zerebralem Folsäuremangel nachgewiesen (Ramaekers et al. 2003; Ramaekers und Blau 2004; Ormazabal et al. 2005), während die Spiegel von Folsäure im Serum im Normbereich lagen. Da diese Veränderungen offensichtlich im Zusammenhang stehen mit einem mangelnden Transfer von Folsäure durch die Blut-Hirn-Schranke aufgrund von Autoantikörpern gegen membrangebundene Folsäurerezeptoren am Plexus chorioideus (Ramaekers et al. 2005; 2007a, b), sind sie im folgenden Kapitel unter den immunologischen Befunden (▶ **Kap. 9.4**) besprochen.

Succinat-Semialdehyd-Dehydrogenase-Mangel (SSADH-Mangel)

Ein Mangel dieses Enzyms führt zu einer Störung beim Abbau der Gammaaminobuttersäure (GABA), des wichtigsten hemmenden Neurotransmitters im Gehirn (Jaeken et al. 2000). Das klinische Bild ist geprägt durch eine globale Entwicklungsstörung mit weitgehend fehlender Sprachentwicklung, einer ataktischen Bewegungsstörung (mit okulomotorischer Apraxie) und gelegentlichen zerebralen Anfällen. Unter den Verhaltensauffälligkeiten sind autistisches Verhalten mit geringer sozialer Kontaktaufnahme, stereotypes, hyperkinetisches Verhalten, Fremd- und Autoaggression beschrieben (Gibson et al. 2003). Die Diagnose kann durch Nachweis einer erhöhten Ausscheidung von Gammahydroxybuttersäure bei der Bestimmung der organischen Säuren im Urin erfolgen. Die Ausscheidung nimmt jedoch mit zunehmendem Alter ab und kann deshalb bei semiquantitativer Analytik zu falsch negativen Befunden führen. Verlässlicher ist die Bestimmung der erhöhten GABA-Konzentration im Liquor sowie die Bestimmung der Enzymaktivität in Lymphozyten (Jaeken et al. 2006). Eine therapeutische Option besteht in der Behandlung betroffener Menschen mit Vigabatrin, welches die GABA-Transaminase zu hemmen vermag. Der klinische Therapieerfolg ist aber keineswegs befriedigend (Gropman 2003).

9.3.3   Mitochondriopathien

In einer groß angelegten epidemiologischen Studie konnten Oliveira et al. (2007) bei 4 % der untersuchten Kinder mit ASS im Rahmen der erfolgten Stoffwechseldiagnostik eine Mitochondriopathie nachweisen. Die Hypothese einer zugrundeliegenden Störung des Energiestoffwechsels wurde durch den wiederholten Nachweis erhöhter Laktatspiegel im Blut einiger Probanden gestützt. Oliveira et al. (2005) hatten bei 14 von 69 untersuchten Kindern mit ASS eine Laktaterhöhung nachgewiesen. Bei elf dieser Kinder wurde aus einer Biopsie des M. deltoideus

die Funktion der mitochondrialen Atmungskettenenzyme bestimmt. Dabei ließ sich bei sechs dieser Kinder ein Defekt in einem oder mehreren Komplexen (am häufigsten Komplex I, IV und V) der Atmungskette bestätigen. Molekulargenetische Untersuchungen des mitochondrialen Genoms (mtDNA) konnten keine Deletionen oder Mutationen nachweisen. Nach den Definitionskriterien erfüllten fünf der untersuchten elf Kinder nachweislich die Klassifikationskriterien einer Mitochondriopathie (Oliveira et al. 2005). Auch wenn anzunehmen ist, dass mitochondriale Erkrankungen nur selten Ursache für ASS sind, gehören sie zu den häufiger beobachteten angeborenen Stoffwechselerkrankungen und sind bei den Kindern mit ASS, die Zeichen einer zentralmotorischen Bewegungsstörung, Epilepsie oder Multisystemerkrankung aufweisen, differenzialdiagnostisch zu berücksichtigen.

9.3.4   Enzymdefekte mit Auswirkungen in anderen Stoffwechselwegen

Kreatinmangelsyndrome

Kreatinmangelsyndrome werden durch drei monogene Defekte betreffend die Synthese oder den zellulären Import von Kreatin verursacht. Kreatin wird entweder in Leber und Pankreas synthetisiert oder über die Nahrung zugeführt. Ein Kreatintransporter ist für den Transport in die Gehirn- und Muskelzellen notwendig. Das Kreatin-/Kreatinphosphatsystem ist über die Kreatinkinase (CK) mit dem ATP/ADP-System verknüpft und dient als Energiespeicher und -puffer in den Zellen von Gehirn und Muskel.

Kreatinmangelsyndrome verursachen unbehandelt eine Intelligenzminderung, Sprachentwicklungsstörungen, extrapyramidale Bewegungsstörungen und zerebrale Anfälle (Stromberger et al. 2003). Bei einigen Patienten wurden auch autistische Verhaltensweisen wie geringes Interesse an sozialer

Interaktion und Bewegungsstereotypien beschrieben (Leuzzi 2002; van der Knaap et al. 2000). Die Sicherung der Assoziation von ASS und Kreatinstoffwechselstörungen durch standardisierte Verfahren an einer größeren Gruppe von Patienten ist bisher noch nicht erfolgt.

Der diagnostische Nachweis gelingt über die Untersuchung von Kreatin (bzw. der Kreatin/Kreatinin-Ratio) und Guanidinoacetat im Urin sowie Plasma und Liquor. Die erniedrigte Konzentration von Kreatin im Gehirn kann mittels Magnetresonanzspektroskopie nachgewiesen werden. Vermutlich ist die Effektivität einer Substitutionstherapie umso höher, je früher damit begonnen wird. Doch selbst später diagnostizierte Patienten profitieren von einer Therapie. Sie besteht in der Substitution mit Kreatin (400 mg/kgKG pro Tag in 3–6 Dosen) und bei Vorliegen eines Guanidinoacetat-Methyltransferase(GAMT)-Defekts in diätetischen Maßnahmen zur Reduktion des sich anhäufenden neurotoxischen Guanidinoacetats (Muntau 2007).

Smith-Lemli-Opitz-Syndrom
Unzweifelhaft belegt ist dagegen das gehäufte Auftreten autistischer Verhaltensweisen auch bei Kindern mit Smith-Lemli-Opitz-Syndrom (SLOS) (Sikora et al. 2006). Seit nachgewiesen werden konnte, dass dem mit Dysmorphien einhergehenden SLOS (▸ Kap. 9.2.10) eine biochemisch nachweisbare Störung der Cholesterinbiosynthese zugrunde liegt, wird es den Stoffwechselerkrankungen zugerechnet. Die diagnostische Bestätigung nach klinischer Verdachtsdiagnose kann entweder biochemisch oder molekulargenetisch erfolgen. Biochemisch kann bei den meisten der betroffenen Probanden eine erhöhte Serumkonzentration von 7-Dehydrocholesterin (7-DHC) oder eine erhöhte Ratio bezogen auf das Serumcholesterin nachgewiesen werden. Meist liegt eine Hypocholesterinämie vor, diese ist jedoch für die Diagnosestellung nicht ausreichend sensitiv.

Der Vererbungsmodus ist autosomal rezessiv. Das DHCR7-Gen kodiert für die 7-Dehydrocholesterin-Reduktase und ist in der chromosomalen Region 11q12–q13 lokalisiert. Es ist das bisher einzige Gen, das mit dem Smith-Lemli-Opitz-Syndrom assoziiert ist.

> Angeborene Stoffwechselstörungen erklären nur bei wenigen Menschen die autistische Symptomatik.
>
> Assoziationen sind beschrieben bei Störungen des Purin- und Pyrimidinstoffwechsels, bei Kreatinmangelsyndromen und Mitochondriopathien sowie bei Enzymdefekten, die Auswirkungen auf den Neurotransmitterstoffwechsel bedingen.
>
> Eine überwiegend erkennbare neurometabolische Störung als Erklärungsmodell autistischer Störungen ist daraus bislang nicht ableitbar.
>
> Zugrundeliegende Stoffwechselstörungen sind nach bisheriger Erfahrung insbesondere dann wahrscheinlicher, wenn die ASS einhergeht mit anderen Organmanifestationen oder neurologischer Symptomatik wie zerebralen Anfällen, Bewegungsstörungen oder regressiven Veränderungen.
>
> Ein selektives Stoffwechselscreening zum Ausschluss der genannten neurometabolischen Störungen ist in die diagnostischen Empfehlungen unter ▸ Kap. 10.2 aufgenommen und in ▸ Übersicht 10.4 zusammengestellt.

Erfolgversprechende Therapieempfehlungen bestehen in der Gabe einer erhöhten Kalorien- und exogenen Cholesterinzufuhr (50–100 mg/kgKG/Tag), die ergänzt werden sollte durch die Hemmung der endogenen Biosynthese durch Inhibitoren der HMG-CoA-Reduktase (Simvastatin) zur Reduktion des 7-DHC. Erfolge werden offenbar vor allem bei milderer Ausprägung der Symptomatik erzielt. Darunter wird über ein besseres Gedeihen und einen positiven Effekt auf die autistische Symptomatik, Irritabilität, Hyperaktivität, das Schlaf- und Sozialverhalten berichtet (Aneja und Tierney 2008).

Literatur

Aneja A, Tierney E (2008) Autism: the role of cholesterol in treatment. Int Rev Psychiatry 20 (2):165–170.

Bickel H (1963) Wege zur Frühdiagnose der Phenylketonurie in der Bevölkerung. Dtsch Med Wochenschr 88:1850–1854.

Coleman M, Landgrebe M, Landgrebe A (1974) Progressive seizures with hyperuricosuria reversed by allopurinol. Arch Neurol 31:238–242.

Dennis M, Lockeyer L, Lazenby AL, Donelly RE, Wilkinson M, Schoonheyt W (1999) Intelligence patterns among children with high-functioning autism, phenylketonuria, and childhood head injury. J Autism Dev Disord 29:5–17.

Gibson KM, Gupta M, Pearl PL, Tuchman M, Vezina LG, Snead OC, Smit LM, Jakobs C (2003) Significant behavioural disturbances in succinic semialdehyde dehydrogenase (SSADH) deficiency (gamma-hydroxybutyric aciduria). Biol Psychiatry 54:763–768.

Gillberg C und Coleman M (2000) The biology of the autistic syndromes. Clinics in Developmental Medicine 126. London: MacKeith.

Guthrie R, Susi A (1963) A simple phenylalanine method for detecting phenylketonuria in large populations of newborn infants. Pediatrics 32:338–343.

Gropman A (2003) Vigabatrin and newer interventions in succinic semialdehyde dehydrogenase deficiency. Ann Neurol 54 (Suppl):S66–S72.

Hahn A und Neubauer BA (2005) Autismus und Stoffwechselerkrankungen – was ist gesichert? Z Kinder Jugendpsychiatr Psychother 33(4): 259–271.

Hess R (2005) Richtlinien des Bundesausschusses der Ärzte und Krankenkassen über die Früherkennung von Krankheiten bei Kindern bis zur Vollendung des 6. Lebensjahres (Kinderrichtlinien) zur Einführung des erweiterten Neugeborenen-Screenings vom 21. Dezember 2004. Dtsch Ärzteblatt 102(16):A1158–A1163.

Hoffmann GF (2007) Aminosäurenstoffwechselstörungen. In: Schölmerich J (Hrsg.) Medizinische Therapie 2007/2008. Heidelberg: Springer. S. 473–482.

Jaeken J, Jakobs C, Clayton PT, Wevers RA (2006) Disorders of neurotransmission. In: Fernandes J, Saudubray J-M, van den Berghe, Walter JH (Eds.) Inborn metabolic diseases. 4th Edn. Heidelberg New York: Springer. Pp. 359–372.

Leuzzi V (2002) Inborn errors of creatine metabolism and epilepsy: clinical features, diagnosis, and treatment. J Child Neurol 17 Suppl 3:3589–3597.

Muntau A (2007) Kreatinstoffwechselstörungen. In: Reinhardt D (Hrsg.) Therapie der Krankheiten im Kindes- und Jugendalter. 8. Aufl. Heidelberg: Springer. S. 179–180.

Ormazabal A, Artuch R, Vilaseca MA, Aracil A, Pineda M (2005) Cerebrospinal fluid concentrations of folate, biogenic amines and pterins in Rett syndrome: treatment with folinic acid. Neuropediatrics 36:380–385.

Oliveira G, Diogo L, Grazina M, Gracia P, Ataíde A, Marques C, Miguel T, Borges L, Vicente AM, Oliveira CR (2005) Mitochondrial dysfunction in autism spectrum disorders: a population-based study. Dev Med Child Neurol 47:185–189.

Oliveira G, Ataíde A, Marques C, Miguel TS, Coutinho AM, Mota-Vieira L, Goncalves E, Lopes NM, Rodrigues V, Carmona da Mota H, Vicente AM (2007) Epidemiology of autism spectrum disorder in Portugal: prevalence, clinical characterization, and medical conditions. Dev Med Child Neurol 49(10):726–733.

Page T (2000) Metabolic approaches to the treatment of autism spectrum disorders. J Autism Dev Disord 30:463–469.

Race V, Marie S, Vincent M-F, van den Berghe G (2000) Clinical, biochemical, and molecular genetic correlations in adenylosuccinate lyase deficiency. Human Molecular Genetics 9:2159–2165.

Ramaekers VT, Hansen SI, Holm J, Opladen T, Senderek J, Häusler M, Heimann G, Fowler B, Maiwald R, Blau N (2003) Reduced folate transport to the CNS in female Rett patients. Neurology 61:506–515.

Ramaekers VT, Blau N (2004) Cerebral folate deficiency. Dev Med Child Neurol 46:843–851.

Ramaekers VT, Rothenberg SP, Sequeira JM, Opladen T, Blau N, Quadros EV, Selhub J (2005) Autoantibodies to folate receptors in the cerebral folate deficiency syndrome. N Engl J Med 352:1985–1991.

Ramaekers VT, Blau N, Sequeira JM, Nassogne M-C, Quadros EV (2007a) Folate receptor autoimmunity and cerebral folate deficiency in low-functioning autism with neurological deficits. Neuropediatrics 38(6):276–281.

Ramaekers VT, Sequeira JM, Artuch R, Blau N, Temudo T, Ormazabal A, Pineda M, Aracil A, Roelens F, Laccone F, Quadros EV (2007b) Folate receptor autoantibodies and spinal fluid 5-methyltetrahydrofolate deficiency in Rett syndrome. Neuropediatrics 38(4):179–183.

Sikora DM, Pettit-Kekel K, Penfield J, Merkens LS, Steiner RD (2006) The near universal presence of autism spectrum disorders in children with Smith-Lemli-Opitz syndrome. Am J Med Genet A 140A:1511–1518.

Stromberger C, Bodamer OA, Stöckler-Ipsiroglu S (2003) Clinical characteristics and diagnostic clues in inborn errors of creatine metabolism. J Inherit Metab Dis 26:299–308.

Van den Berghe G, Vincent M-F, Marie S (2006) Disorders of purine and pyrimidine metabolism. In: Fernandes J, Saudubray J M, van den Berghe G, Walter JH (Eds.) Inborn metabolic diseases. 4th Edn. Heidelberg New York: Springer. Pp. 433–449.

Van der Knaap MS, Verhoeven NM, Maaswinkel-Mooij P, Pouwels PJ, Onkenhout W, Peeters EA, Stöckler-Ipsiroglu S, Jakobs C (2000) Mental retardation and behavioral problems as presenting signs of a creatine synthesis defect. Ann Neurol 47:540–543.

Walter JH, Lee PJ, Burgard P (2006) Hyperphenylalaninaemia. In: Fernandes J, Saudubray J-M, van den Berghe G, Walter JH (Eds.) Inborn metabolic diseases. 4th Edn. Heidelberg New York: Springer. Pp. 221–232.

Zschocke J, Hoffmann GF (2004) Vademecum Metabolicum. Diagnose und Therapie erblicher Stoffwechselkrankheiten 3. Aufl. Stuttgart: Schattauer.

9.4 Immunologische Befunde und Autismus-Spektrum-Störungen

Angelika Enders

Etwa ein Drittel der befragten Eltern berichten über eine Stagnation oder Regression der Sprachentwicklung verbunden mit einem Verlust sozialer Kompetenzen bei ihren Kindern meist im Alter zwischen 12 und 30 Monaten. Dieser Prozess lässt in der Regel anamnestisch keinen Zusammenhang mit auslösenden Faktoren erkennen. Obwohl es naheliegt zu vermuten, dass bei Kindern mit einer genetischen Disposition möglicherweise negative Umgebungseinflüsse die Entwicklung autistischer Störungen anstoßen oder auslösen, konnten solche bislang nicht belegt werden. Potenziell kämen dafür alle psychobiosozialen Faktoren in Frage, die in irgendeiner Form von außen auf den Organismus Einfluss nehmen.

Durch eine Publikation von Wakefield et al. 1998 waren die Masern-Mumps-Röteln (MMR)-Impfungen in den Verdacht geraten, die autistische Symptomatik bei Kindern auszulösen.

Der britische Gastroenterologe Wakefield und seine Kollegen hatten über acht Kinder berichtet, bei denen erste autistische Verhaltensweisen im zeitlichen Rahmen von vier Wochen nach einer MMR-Impfung aufgetreten waren. Diese Kinder zeigten gastrointestinale Symptome (Durchfall, Bauchschmerzen) und eine endoskopisch nachweisbare noduläre Lymphknotenschwellung im Darm. Die Autoren postulierten die Hypothese, dass die MMR-Impfung zu einer entzündlichen Veränderung der Darmschleimhaut führt, die über eine Permeabilitätsstörung regulär nicht durchlässige Enteropeptide (Eiweißabbauprodukte im Darm) in die Blutbahn übertreten lässt und diese pathologische Verände-

rungen im Zentralnervensystem auslösen. Neben dem viralen Auslöser der MMR-Impfung wurde auch Thiomersal, ein in geringer Dosierung beigefügter quecksilberhaltiger Konservierungsstoff, als exogen toxischer Faktor in Impfstoffen als Auslöser der Symptomatik diskutiert. Mittlerweile sind zahlreiche Studien diesen Hypothesen nachgegangen, konnten jedoch keinen kausalen Zusammenhang von Impfungen und dem Auftreten autistischer Störungen belegen (Gerber und Offit 2009; Fombonne 2008; Chen et al. 2004; Heron and Golding 2004; Hviid et al. 2003).

Im Zusammenhang mit belegten Veränderungen in der strukturellen Hirnreifung (▶ Kap. 9.5) – wie z. B. der verminderten Neuronendichte und neuronalen Vernetzung – wurden auch pränatale Risikofaktoren analysiert. Bekanntermaßen gehen Rötelninfektionen in der Schwangerschaft mit einer erhöhten Rate von ASS einher (Chess 1971; Chess et al. 1978). Von 243 Kindern mit einer konnatalen Rötelninfektion erfüllten 17 Kinder (7 %) die Diagnosekriterien einer autistischen Störung. In einzelnen Kasuistiken werden auch andere konnatale Infektionen (z. B. Cytomegalievirus, Herpesviren) im Kontext der Entwicklung einer ASS erwähnt (Libbey et al. 2005; Ivarsson et al. 1990).

Die potenzielle Rolle genetischer Risikofaktoren für chronisch entzündliche Erkrankungen oder Autoimmunprozesse wurde in den letzten Jahren von verschiedenen Arbeitsgruppen untersucht. Es gibt Berichte über Assoziationen zu bestimmten HLA-Klassen (Lee et al. 2006; Torres et al. 2006; Warren et al. 1996). Im familiären Umfeld von Kindern mit ASS fanden sich im Vergleich zu Kontrollfamilien gehäuft Autoimmunerkrankungen wie Diabetes, rheumatoide Arthritis, systemischer Lupus erythematodes und Funktionsstörungen der Schilddrüse (Comi et al. 1999). Mouridsen und Mitarbeiter (2007) konnten solche Daten bei Kindern mit frühkindlichem Autismus nicht im gleichen Ausmaß bestätigen. Sie fanden jedoch bei den Müttern eine erhöhte Assoziation zur Colitis ulcerosa, bei den Vätern zum Typ-1-Diabetes. In den Seren von Kindern mit ASS wurden erhöhte Autoantikörper gegen Proteine verschiedener antigener Strukturen im Zentralnervensystem nachgewiesen (Wills et al. 2009; Cabanlit et al. 2007; Connolly et al. 2006; Singer et al. 2006; Vojdani et al. 2004; Vojdani et al. 2002; Evers et al. 2002; Connolly et al. 1999). Die zum Teil widersprüchlichen Daten fassten Wills et al. (2007) in einer Übersicht zusammen und bestätigten bei Personen mit ASS das Vorkommen von Autoantikörpern, die gegen neurale Antigene gerichtet sind. Diese Autoantikörper werden jedoch auch im Zusammenhang mit anderen immunologischen Prozessen nachgewiesen und zeigen sich somit als nicht spezifisch und nicht ausschließlich verantwortlich für das Auftreten des heterogenen Spektrums autistischer Störungen.

Im Jahr 1990 berichteten erstmals Warren et al. über mütterliche Antikörper gegen Lymphozyten von Kindern mit ASS. Zimmerman et al. (2006) wiesen bei Müttern von Kindern mit frühkindlichem Autismus spezifische Serumantikörper nach, die sich gegen pränatal entwickelte Antigene im Gehirn richteten, was zu Vermutungen Anlass

Übersicht 9.2: Symptomatik des zerebralen Folsäuremangel-Syndroms im ersten Lebensjahr

- Deutliche Unruhe, Irritabilität und Schlafstörungen
- Eine Dezeleration des Kopfwachstums im Alter von 4–18 Monaten
- Eine Entwicklungsretardierung mit folgender -stagnation oder -regression
- Hypotonie und Ataxie in den ersten zwei Lebensjahren
- Entwicklung von Pyramidenbahnzeichen (beinbetont)
- Dyskinesien
- Ggf. Auftreten einer Epilepsie

gab, dass diese Autoantikörper die Plazentaschranke passieren und somit Einfluss auf die fetale Hirnentwicklung nehmen können. Besonders interessant sind Untersuchungen von Martin et al. (2008), die bei Rhesusaffen stereotypes und hyperaktives Verhalten provozieren konnten, wenn diese Affen IgG-Antikörper von Müttern autistischer Kinder injiziert bekommen hatten, jedoch keine entsprechenden Verhaltensänderungen entwickelten, wenn die Injektion von Müttern stammte, die keine Kinder mit ASS hatten.

Konkrete Zusammenhänge zwischen funktionellen Einschränkungen, neurometabolischen und autoimmunologischen Befunden zeigt die Arbeitsgruppe um Ramaekers et al. in den letzten Jahren auf. Sie waren bei Patientinnen mit Rett-Syndrom auf erniedrigte Spiegel von 5-Methyltetrahydrofolat (5-MTHF), einem Folsäuremetaboliten im Liquor, aufmerksam geworden. Die Spiegel von Folsäure im Serum lagen dabei im Normbereich (Ramaekers et al. 2003). Ein verminderter Transfer von Folsäure ins Zentralnervensystem wurde sowohl bei Probanden mit Rett-Syndrom (▶ **Kap. 9.2.3**) als auch bei Kindern mit frühkindlichem Autismus, niedrigem Funktionsniveau und spezifischen neurologischen Auffälligkeiten nachgewiesen (▶ **Übersicht 9.2**; Ramaekers et al. 2005; 2007). Trotz normaler Folsäurespiegel im Serum war im Liquor die Konzentration von 5-Methyltetrahydrofolsäure (5-MTHF) bei 23 von 25 dieser Kinder erniedrigt. 5-MTHF ist der im Liquor aktive Folsäuremetabolit. Bei 19 der 23 untersuchten Kinder ließen sich im Serum Autoantikörper gegen membrangebundene Folsäurerezeptoren am Plexus chorioideus nachweisen. Die orale Zufuhr von Folinsäure (5-Formyltetrahydrofolate, beginnend mit 1 mg/kgKG pro Tag) führte zu einer Normalisierung von 5-MTHF im Liquor und zu einer parziellen oder vollständigen klinischen Besserung der Symptomatik im Beobachtungszeitraum von zwölf Monaten. Da lösliche Folsäure-bindende Proteine in der Milch eine 90 %ige Homologie in der Aminosäuresequenz mit dem membrangebundenen Folsäurerezeptor am Epithel des Plexus chorioideus aufweisen und diese Folsäurerezeptoren mit Antikörpern gegen Folsäure-bindende Proteine in der Milch (Ramaekers et al. 2005) kreuzreagieren, haben Ramaekers et al. 2008 den Einfluss einer milchfreien Ernährung bei diesen Probanden untersucht und konnten rückläufige Titer der Folsäureautoantikörper nachweisen. Eine milchfreie Ernährung könnte somit die Supplementierung von Folinsäure zusätzlich unterstützen (Ramaekers et al. 2008).

> Das zerebrale Folsäuremangel-Syndrom ist in der Differenzialdiagnose von Kindern mit ASS klinisch zu berücksichtigen.
> Der frühzeitige Nachweis von Folsäurerezeptor-Autoantikörpern im Serum hat einen wesentlichen Einfluss auf die präventive und therapeutische Behandlung dieser Gruppe von Kindern mit frühkindlichem Autismus, Intelligenzminderung und neurologischen Auffälligkeiten (Symptomatik ▸ **Übersicht 9.2**).

Bei etwa 40–50 % der in Westeuropa lebenden Mädchen mit Rett-Syndrom lassen sich erniedrigte Spiegel von 5-MTHF im Liquor nachweisen, wohingegen Probandinnen in Nordamerika zu 93 % normale Werte zeigten (Ramaekers et al. 2007). Die Spiegel sind unabhängig vom MECP2-Genotyp und bestehen trotz normaler Folsäurewerte im Serum. Folsäurerezeptor-Autoantikörper waren bei 8 von 33 Mädchen mit Rett-Syndrom in Europa nachweisbar, sechs dieser acht Mädchen hatten erniedrigte 5-MTHF-Spiegel im Liquor. Da die Mädchen in Nordamerika durchwegs höhere Folsäurespiegel sowohl im Serum als auch im Liquor aufwiesen, ist anzunehmen, dass dies auf die übliche Zugabe von Folsäure in Lebensmitteln zurückzuführen ist und somit eine Fol-

säuresubstitution einem zerebralen Folsäuremangel-Syndrom vorbeugen könnte.

Offensichtlich haben Autoantikörper gegen membrangebundene Folsäurerezeptoren am Plexus chorioideus und auch nutritive Faktoren Einfluss auf die verfügbaren Folsäuremetaboliten im Zentralnervensystem (Ramaekers et al. 2007).

Literatur

Cabanlit M, Wills S, Goines P, Ashwood P, van de Water J (2007) Brain-specific autoantibodies in the plasma of subjects with autistic spectrum disorder. Ann NY Acad Sci 1107:92–103.

Chen W, Landau S, Sham P, Fombonne E (2004) No evidence for links between autism, MMR, and measles virus. Psychol Med 34(3):543–553.

Chess S (1971) Autism in children with congenital rubella. J Autism Child Schizophr 1:33–47.

Chess S, Fernandez P, Korn S (1978) Behavioral consequences of congenital rubella. J Pediatr 93:699–703.

Comi AM, Zimmerman AW, Frye VH, Law PA, Peeden JN (1999) Familial clustering of autoimmune disorders and evaluation of medical risk factors in autism. J Child Neurol 14 (6):388–394.

Connolly AM, Chez MG, Pestronk A, Arnold ST, Mehta S, Deuel RK (1999) Serum autoantibodies to brain in Landau-Kleffner variant, autism, and other neurologic disorders. J Pediatr 134(5):607–613.

Connolly AM, Chez M, Streif EM, Keeling RM, Golumbek PT, Kwon JM, Riviello JJ, Robinson RG, Neuman RJ, Deuel RM (2006) Brain-derived neurotrophic factor and autoantibodies to neural antigens in sera of children with autistic spectrum disorders, Landau-Kleffner syndrome, and epilepsy. Biol Psychiatry 59 (4):354–363.

Evers M, Cunningham-Rundles C, Hollander E (2002) Heat shock protein 90 antibodies in autism. Mol Psychiatry 7(Suppl 2):S26–S28.

Gerber JS und Offit PA (2009) Vaccines and autism: a tale of shifting hypotheses. Clin Inf Dis 48:456–461.

Fombonne E (2008) Thimerosal disappeares but autism remains. Arch Gen Psychiatry 65(1):15–16.

Gerber JS, Offit PA (2009) Vaccines and autism: a tale of shifting hypotheses. Clin Infect Dis 48 (4):456–461. Doi: 10 1086/596 476.

Heron J and Golding J (2004) Thimerosal exposure in infants and developmental disorders: a prospective cohort study in the United Kingdom does not support a causal association. Pediatrics 114:577–583.

Hviid A, Stellfeld M, Wohlfahrt J, Melbye M (2003) Association between thiomerosal-containing vaccine and autism. JAMA 290 (13):1763–1766.

Ivarsson SA, Bjerre I, Vegfors P, Ahlfors K (1990) Autism as one of several disabilities in two children with congenital cytomegalovirus infection. Neuropediatrics 21(2):102–103.

Lee LC, Zachary AA, Leffell MS, Newschaffer CJ, Matteson KJ, Tyler JD, Zimmerman AW (2006) HLA-DR4 in families with autism. Pediatr Neurol 35(5):303–307.

Libbey JE, Sweeten TL, McMahon WM, Fujinami RS (2005) Autistic disorder and viral infections. J Neurovirol 11(1):1–10.

Martin LA, Ashwood P, Braunschweig D, Cabanlit M, van de Water J, Amaral DG (2008) Stereotypies and hyperactivity in rhesus monkeys exposed to IgG from mothers of children with autism. Brain Behav Immun 22:806–816.

Mouridsen SE, Rich B, Isager T, Nedergaard NJ (2007) Autoimmune diseases in parents of children with infantile autism: a case-control study. Dev Med Child Neurol 49(6):429–432.

Ramaekers V, Hansen SI, Holm J, Opladen T, Senderek J, Häusler M, Heimann G, Fowler B, Maiwald R, Blau N (2003) Reduced folate transport to the CNS in female Rett patients. Neurology 61:506–515.

Ramaekers VT, Rothenberg SP, Sequeira JM, Opladen T, Blau N, Quadros EV, Selhub J (2005) Autoantibodies to folate receptors in the cerebral folate deficiency syndrome. N Engl J Med 352:1985–1991.

Ramaekers VT, Blau N, Sequeira JM, Nassogne M-C, Quadros EV (2007) Folatreceptor autoimmunity and cerebral folat deficiency in low-functioning autism with neurological deficits. Neuropediatrics 38:276–281.

Ramaekers VT, Sequeira JM, Blau N, Quadros EV (2008) A milk-free diet downregulates folate receptor autoimmunity in cerebral folate deficiency syndrome. Dev Med Child Neurol 50 (5):346–352.

Singer HS, Morris CM, Williams PN, Yoon DY, Hong JJ, Zimmerman AW (2006) Antibrain antibodies in children with autism and their unaffected siblings. J Neuroimmunol 178:149–155.

Torres AR, Sweeten TL, Cutler A, Bedke BJ, Fillmore M, Stubbs EG, Odell D (2006) The association and linkage of the HLA-A2 class I allele with autism. Hum Immunol 67:346–351.

Vojdani A, Campbell AW, Anyanwu E, Kashanian A, Bock K, Vojdani E (2002) Antibodies to neuron-specific antigens in children with autism: possible cross-reaction with encephalitogenic proteins from milk, Chlamydia pneumoniae, and Streptococcus group A. J Neuroimmunol 129:168–177.

Vojdani A, O'Bryan T, Green JA, Mccandless J, Woeller KN, Vojdani E, Nourian AA, Cooper EL (2004) Immune response to dietary proteins, gliadin, and cerebellar peptides in children with autism. Nutr Neurosci 7(3):151–161.

Wakefield AJ, Murch SH, Anthony A, Linnell J, Casson DM, Malik M, Berelowitz M, Dhillon AP, Thomson MA, Harvey P, Valentine A, Davies SE, Walker-Smith JA (1998) Ileal-lymphoid-nodular hyperplasia, non-specific colitis, and pervasive developmental disorder in children. Lancet 351:637–641.

Warren RP, Odell JD, Warren WL, Burger RA, Maciulis A, Daniels WW, Torres AR (1996) Strong association of the third hypervariable region of HLA-DR beta 1 with autism. J Neuroimmunol 67(2):97–102.

Warren RP, Cole P, Odell JD, Pingree CB, Warren WL, White E, Yonk J, Singh VK (1990) Detection of maternal antibodies in infantile autism. J Am Acad Child Adolesc Psychiatry 29 (6):873–877.

Wills S, Cabanlit M, Bennett J, Ashwood P, Amaral D, van de Water J (2007) Autoantibodies in autisms spectrum disorders (ASD). Ann NY Acad Sci 1107:79–91.

Wills S, Cabanlit M, Bennett J, Ashwood P, Amaral DG, van de Water J (2009) Detection of autoantibodies to neural cells of the cerebellum in the plasma of subjects with autism spectrum disorders. Brain Behav Immun 23 (1):64–74.

Zimmerman AW, Connors SL, Matteson KJ, Lee L-C, Singer HS, Castaneda JA, Pearce DA (2007) Maternal antibrain antibodies in autism. Brain Behav Immun 21:351–357.

9.5 Neuroanatomische und neurofunktionelle Befunde

Angelika Enders

Die interpersonale Neurobiologie geht davon aus, dass das Gehirn ein soziales Organ ist, das durch Erfahrung geprägt wird (Cozolino 2007, S. 17). Eine neuronale Grundlage für Empathie oder soziale Intelligenz wurde erstmals 1990 von Leslie Brothers postuliert. Aus Tierversuchen, Zellstudien und neurologischen Studien zog sie den Schluss, dass soziale Intelligenz im Wesentlichen eine Funktion folgender zerebraler Strukturen darstellt: der Amygdala (Mandelkerne), des orbito-frontalen Kortex (OFC) und des oberen temporalen Sulcus und Gyrus (STG). Als funktionelle Einheit nannte sie dies das „soziale Gehirn". Heute schreiben wir auch dem System der Spiegelneurone einen wichtigen Stellenwert zu.

Es gibt evidente Hinweise, dass bei Primaten vorrangig die Amygdala (Mandelkerne) für das Sozialverhalten verantwortlich sind. Durch die evolutionären Veränderungen bis zum menschlichen Gehirn hat die Amygdala den Sitz der Exekutivfunktion bei der schnellen Bewertung von Bedrohungen und beim Auslösen der Kampf-Flucht-Reaktion in gefährlichen Situationen behalten (Hamann et al. 2002). Die Amygdala ist Teil des limbischen Systems und Schlüsselkomponente des emotionalen Gedächtnisses. Sie bringt das mit den Sinnen wahrgenommene Objekt in Verbindung mit den bisherigen Erfahrungen. Dabei werden angenehme und positive Reize weniger konsistent gespeichert als negative oder bedrohliche Reize. Die direkten und schnellen neuronalen Verbindungen der Amygdala mit dem Hypothalamus und den limbisch-motorischen Zentren übersetzen diese Bewertung schnell in körperliche

Zustände (Hormonsekretion, Kreislaufregulation, Nahrungsaufnahme u. a.) und reaktives Handeln (Flucht- und Angstreaktion oder Initiation des Lachens oder Weinens). Die Hauptrolle der Amygdala besteht in der Regel darin, Wachsamkeit und Aufmerksamkeit zu modulieren, um Informationen zu sammeln, emotional relevante Ereignisse und Personen zu erinnern und ein entsprechendes Handeln vorzubereiten (Cozolino 2007). Beim Menschen wird die *Amygdala* aktiviert, wenn es gilt, Signale von sozialer Relevanz zu entschlüsseln und zu bewerten, wie Blickverhalten, mimische Äußerungen, Gesichtsausdruck oder Körpersprache. Es scheint somit naheliegend, eine Funktionsstörung der Amygdala bei Menschen mit Autismus zu vermuten. Doch selbst wenn eine Fehlfunktion der Amygdala eine Komponente autistischen Verhaltens erklären würde, spricht die vielfältige Symptomatik dagegen, dass sie die ausschließliche Ursache ist. Eine Fehlregulierung der sensorischen, motorischen, kognitiven und affektiven Verarbeitung lässt auf eine Beeinträchtigung mehrerer kortikaler und subkortikaler Netzwerke schließen (Cozolino 2007).

So sind viele neuropathologische und neurofunktionelle Untersuchungen der Rolle der Amygdala nachgegangen. Autopsiebefunde von Menschen mit Autismus ließen eine erhöhte Zelldichte in den Amygdala bei unverändertem Volumen nachweisen (Courchesne 1997). Studien mit struktureller Magnetresonanz (sMRI) geben ein uneinheitliches Bild vom Volumen der Amygdala bei Probanden mit ASS (Cody et al. 2002). Sparks et al. (2002) wiesen in der dreidimensonalen Kernspintomografie bei Kindern mit ASS im Altersspektrum von 36–56 Monaten ein um 13–16 % gesteigertes Volumen der Amygdala nach. Neuere Studien lassen vermuten, dass eine Vergrößerung der Amygdala mit ausgeprägteren Angststörungen (Juranek et al. 2006) und schlechterer sozialer und kommunikativer

Kompetenz (Munson et al. 2006) assoziiert ist.

Eine Studie (Baron-Cohen et al. 1999), die erwachsene Menschen mit Autismus und normaler Intelligenz oder Asperger-Syndrom untersuchte, konnte zeigen, dass diese während einer empathischen Unterhaltung in der funktionellen Kernspintomografie (fMRI) eine signifikant geringere Aktivierung der Amygdala aufwiesen. Auch wenn diese Untersuchungen nahelegen, dass ein anormaler Befund in den Amygdala eine wesentliche Rolle für die Ausprägung eines autistischen Verhaltens spielt, ist es sehr wahrscheinlich, dass es sich dabei nicht um die einzige neuronale Region handeln dürfte, die abnorm gesteuert ist. So gibt es in Zusammenhang mit Untersuchungen bei Probanden mit ASS auch Berichte über Kleinhirnfunktionsstörungen, Störungen der Hippocampusformation, im medialen frontalen Kortex und in den fronto-limbischen Verbindungen.

Folglich konzentrieren sich andere Untersuchungen auf Veränderungen in Struktur und Funktion des *Kleinhirns*, denn klinisch lässt sich eine Vielfalt autistischer Verhaltensweisen dem breiten Spektrum der Rechenleistung, der Koordination zeitlicher Abläufe und der regulierenden Funktionen des Kleinhirns zuordnen. Es gibt Hinweise auf strukturelle Veränderungen im Kleinhirn bei Menschen mit ASS. Mit bildgebenden Verfahren finden sich nachweislich Veränderungen im Bereich des Kleinhirnwurms bei Männern und Frauen mit Fragilem-X-Syndrom (Mostofsky et al. 1998; Reiss et al. 1988) und Kindern mit Joubert-Syndrom (▶ **Kap. 9.2**), für die in Kasuistiken auch autistische Symptome berichtet sind. Klinisch interessant sind in diesem Zusammenhang auch jüngste Berichte über die enge Korrelation autistischer Verhaltensparameter bei sehr kleinen Frühgeborenen (< 1 500 g) mit läsionellen Veränderungen im Kleinhirn. Limeropoulos et al. (2008) wiesen auf das hohe Risiko sehr kleiner Frühgeborener (Ge-

burtsgewicht < 1 500 g) hin, autistische Symptome zu entwickeln und bezifferten dies mit 26 %. Interessanterweise waren auffällige Screeningwerte nach dem M-CHAT eng korreliert mit nachweislichen Veränderungen der Kleinhirnstrukturen in der zerebralen Bildgebung (▶ **Kap. 5.2.2**).

Der Kleinhirnwurm ist von zentraler Bedeutung für die Steuerung des Gleichgewichts, für die zeitlich und räumlich zunehmend präzisere motorische Steuerung sowie Ausdrucksweisen in der Kommunikation und symbolischen Repräsentation. Eine Kleinhirnwurmhypoplasie ist jedoch kein spezifischer Befund bei Menschen mit ASS. Hypoplasien des Kleinhirnwurms lassen sich nicht selten auch im Rahmen anderer Entwicklungsstörungen, psychiatrischer Erkrankungen und/oder bei Menschen mit Intelligenzminderung nachweisen (Kaufmann et al. 2003; Amaral et al. 2008).

Die Kleinhirnhemisphären haben sich entwicklungsgeschichtlich mit den Assoziationsregionen des zerebralen Kortex entwickelt. Über modulierende neuronale Verbindungen ist das Kleinhirn deshalb auch in koordinierender Funktion an Prozessen höherer Hirnfunktionen beteiligt, wie beispielsweise bei der Modulation von Sprache und Affektregulierung oder bei der Steuerung von Augenbewegungen. In letzter Zeit sind vermehrt Studien durchgeführt worden, die eine verminderte Koordination der Aktivität in verschiedenen Hirnarealen bei der Durchführung von verschiedenen Handlungen oder Aufgaben mittels funktionell bildgebender Verfahren (fMRI) beschrieben und konnten dabei eine verminderte Konnektivität nachweisen (Lainhart 2006, Freitag 2008, S. 32). Dabei sind Befunde einer verminderten Aktivierung des Gyrus fusiformis, einer Struktur des Temporallappens, die mit der Verarbeitung von Gesichtern assoziiert ist, bislang am besten belegt (Hubl et al. 2003). Es konnte gezeigt werden, dass Personen mit Asperger-Syndrom während einer Aufgabe zur Erkennung von Gesichtern unterschiedlichen emotionalen Ausdrucks im Gegensatz dazu jene Strukturen des Temporallappens (Gyrus temporalis inferior rechts) aktivieren, die bei gesunden Probanden für die Erkennung von Objekten zuständig sind, d.h. sie nehmen Gesichter gleich Objekten wahr. Personen mit ASS zeigen überdies Defizite beim Lesen biologischer Bewegungen, jedoch nicht beim Lesen der Bewegung geometrischer Figuren (Blake et al. 2003). Offensichtlich arbeiten viele Hirnregionen der sozialen Kognition bei Menschen mit ASS abnormal aufgrund einer verminderten Konnektivität in den neuronalen Netzwerken, die den Kortex, das limbische System und das Kleinhirn miteinander verbinden (Baron-Cohen et al. 2000).

Eine der aufregendsten Entdeckungen in den Neurowissenschaften war vor wenigen Jahren die Entdeckung der *Spiegelneurone*. Als „Spiegelneurone" werden Nervenzellen bezeichnet, die im eigenen Körper ein bestimmtes Programm realisieren können, die aber auch dann aktiv werden, wenn man beobachtet oder miterlebt, wie ein anderes Individuum dieses Programm in die Tat umsetzt. Diese Spiegelneurone wurden mittlerweile in allen Zentren des Gehirns nachgewiesen, in denen Erleben und Verhalten gesteuert wird. Sie treten während des Beobachtens einer Handlung bereits dann in Aktion, wenn hinreichend Hinweise vorliegen, worauf eine begonnene Aktion hinauslaufen wird und ermöglichen somit ein intuitives Verstehen der Handlung eines Gegenübers ohne langes Nachdenken. Sie lassen im Beobachter das spürbar und wirksam werden, was er sieht oder erlebt. Buccino et al. (2004) konnten den Nachweis für die Existenz solcher Neurone erbringen und sie zunächst eindeutig im Broca-Zentrum lokalisieren. Die Hypothese, dass Kernsymptome des autistischen Spektrums auf eine Dysfunktion des Spiegelneuronensystems zurückzuführen ist, liegt nahe, da es drei wesentliche Symptome der Störung be-

gründen könnte: die Störungen des motorischen, sprachlichen und sozialen Verhaltens. Verschiedene Arbeitsgruppen haben mithilfe unterschiedlicher Techniken bei Personen mit ASS den Nachweis einer Dysfunktion der Spiegelneurone erbracht (Hadjikhani et al. 2006; Williams et al. 2006; Nishitani et al. 2004). Funktionelle MRI (fMRI) Untersuchungen belegen eine klare Korrelation zwischen einer Reduktion der Aktivität der Spiegelneuronenverbände und der Ausprägung autistischer Symptomatik (Dapretto et al. 2006).

In der bildgebenden Darstellung neuronaler Faserverläufe und Projektionsbahnen im Gehirn kommt einer methodischen Weiterentwicklung der Kernspintomografie, der sog. Diffusions-Tensor-Bildgebung (DTI) eine besondere Rolle zu. Sie ermöglicht es, Faserverläufe und Bahnsysteme im Gehirn darzustellen und erlaubt Rückschlüsse auf den Verlauf und die Integrität zerebraler Faserverbindungen (Traktografie). Auf diese Weise lässt sich bei Probanden mit ASS eindeutig eine reduzierte zerebrale Konnektivität nachweisen (Alexander et al. 2007; Courchesne et al. 2007).

Bei etwa 25 % der Kinder mit ASS liegt der Kopfumfang über der 97. Perzentile (Bailey et al. 1993). Berichte über ein vergrößertes Hirnvolumen (Hazlett et al. 2005) stehen in Zusammenhang mit einer klinisch beobachtbaren verstärkten Zunahme des Kopfumfangs der Kinder mit ASS im ersten und zweiten Lebensjahr (Courchesne et al. 1999). In bildgebenden Studien zeichnet sich im Alter von zwei bis vier Jahren sowohl mehr weiße wie auch graue Substanz ab (Courchesne et al. 2007. Das vergrößerte Hirnvolumen relativiert sich im Laufe der Entwicklung. Im Erwachsenenalter lässt sich bei Menschen mit ASS insbesondere im Frontallappen und Temporallappen weniger graue Substanz als bei Kontrollpersonen nachweisen (Lainhart 2006). Möglicherweise steht das größere Volumen mit einer geringeren Apoptose (natürlicher Zelltod zugunsten besserer Effektivität) von Nervenzellen im frühen Kindesalter in Zusammenhang (Freitag 2008).

Selbst wenn sich derzeit in der bildgebenden Diagnostik wenig übereinstimmende Befunde zu umschriebenen morphologischen Veränderungen im Gehirn von Menschen mit ASS nachweisen lassen, gibt es unstrittige Ergebnisse hinsichtlich eines erhöhten Gehirnvolumens (Courchesne 2002) und der verminderten Ausprägung und Konnektivität des Balkens (Casanova 2006; Casanova et al. 2009; Alexander et al. 2007). Dies könnte die Annahme von Happé und Frith (1996) stützen, dass dem vielschichtigen klinischen Bild einer autistischen Störung eine unzureichende neuronale Vernetzung – möglicherweise aufgrund einer gestörten Synaptogenese – zugrunde liegt. Das System der Spiegelneurone scheint hiervon wesentlich mitbetroffen.

> Unter klinischen Gesichtspunkten gibt es derzeit keine eindeutige Indikation zur zerebralen Bildgebung, um die Diagnose einer ASS zu stellen oder sie zu klassifizieren. In Assoziation mit einer Bewegungsstörung, Epilepsie oder Intelligenzminderung kann sie diagnostisch hilfreich sein.

Literatur

Alexander AL, Lee JE, Lazar M, Boudos R, DuBray MB, Oakes TR, Miller JN, Lu J, Jeong EK, McMahon WM, Bigler ED, Lainhart JE (2007) Diffusion tensor imaging of the corpus callosum in Autism. Neuroimage 34(1):61–73.

Amaral DG, Schumann CM, Nordahl CW (2008) Neuroanatomy of autism. Trends Neurosci 31 (3):137–145.

Baron-Cohen S (2005) Autism. In: Hopkins B, Barr RG, Michel GF, Rochat P (Eds.) The Cambridge Encyclopedia of Child Development. Cambridge: Cambridge University Press.

Baron-Cohen S, Ring HA, Weelwright S, Bullmore ET, Brammer MJ, Simmons A, Williams SC (1999) Social intelligence in the normal and autistic brain: an fMRI study. Eur J Neurosci 11 (6):1891–1898.

Bailey A, Luthert P, Bolton P, Le Couteur A, Rutter M, Harding B (1993) Autism and megalencephaly. Lancet 341:1225–1226.

Blake R, Turner LM, Smoski MJ (2003) Visual recognition of biological motion is impaired in children with autism. Psychological Science 14:151–157.

Brothers L (1990) The social brain: a project for integrating primate behaviour and neurophysiology in a new domain. Concepts Neurosci 1:27–51.

Buccino G, Binkofski F, Riggio L (2004) The mirror neuron system and action recognition. Brain Lang 89(2):370–376.

Casanova MF (2006) Neuropathological and genetic findings in autism: the significance of a putative minicolumnopathy. Neuroscientist 12 (5):435–441.

Casanova MF, El-Baz A, Mott M, Mannheim G, Hassan H, Fahmi R, Giedd J, Rumsey JM, Switala AE, Farag A (2009) Reduced gyral window and corpus callosum size in autism: possible macroscopic correlates of a minicolumnopathy. J Autism Dev Disord. Epub ahead of print, Jan 16.

Cody H, Pelphrey K, Piven J (2002) Structural and functionel magnetic resonance imaging of autism. Int J Dev Neurosci 20:421–438.

Courchesne E (1997) Brainstem, cerebellar and limbic neuroanatomical abnormalities in autism. Curr Opin Neurobiol 7(2):269–278.

Courchesne E (2002) Abnormal early brain development. Mol Psychiatry 7(Suppl 2):S21–S23.

Courchesne E, Muller RA, Saitoh O (1999) Brain weight in autism: normal in the majority of cases, megalencephalic in rare cases. Neurology 52:1057–1059.

Courchesne E, Pierce K, Schumann CM, Redcay E, Buckwalter JA, Kennedy DP, Morgan J (2007) Mapping early brain development in autism. Neuron 56(2):399–413.

Cozolino L (2007) Die Neurobiologie menschlicher Beziehungen. Kirchzarten: VAK Verlags GmbH.

Dapretto M, Davies MS, Pfeifer JH, Scott AA, Sigman M, Brookheimer SY et al (2006) Understanding emotions in others: mirror neuron dysfunction in children with autism spectrum disorders. Nature Neurosci 9:28–30.

Freitag CM (2008) Autismus-Spektrum-Storungen. München: Ernst Reinhardt Verlag.

Hamann SB, Ely TD, Hoffman JM, Kilts CD (2002) Ecstasy and agony: Activation of the human amygdala in positive and negative emotion. Psychol Sci 13:135–141.

Happé F, Frith U (1996) The neuropsychology of autism. Brain 119:1377–1400.

Hazlett HC, Poe M, Gerig G, Smith RG, Provenzale J, Ross A, Gilmore J, Piven J (2005) Magnetic resonance imaging and head circumference study of brain size in autism: both through age 2 years. Arch Gen Psychiatry 62:1366–1376.

Hadjikhani N, Joseph RM, Snyder J, Tager-Flusberg H (2006) Anatomical differences in the mirror neuron system and social cognition network in autism. Cereb Cortex 16:1276–1282.

Hubl D, Bölte S, Feineis-Matthews S, Lanfermann H, Federspiel A, Strik W, Poustka F, Dierks T (2003) Functional imbalance of visual pathways indicates alternative face processing strategies in autism. Neurology 11;61(9):1232–37.

Iacoboni M, Mazziotta JC (2007) Mirror Neuron System: Basic Findings and Clinical Applications. Ann Neurol 62(3):213–218.

Irons M, Elias ER, Salen G, Tint GS, Batta AK (1993) Defective cholesterol biosynthesis in Smith-Lemli-Opitz-Syndrome (letter). Lancet 341:1414.

Juranek J, Mukherjee K, Rickmann M, Martens H, Calka J, Südhof TC, Jahn R, Differential expression of active zone proteins in neuromuscular junctions suggests functional diversification, 2006, European Journal of Neuroscience, 24:3043–3052.

Kaufmann WE, Cooper KL, Mostofsky SH, Capone GT, Kates WR, Newschaffer CJ, Bukelis I, Stump MH, Jann AE, Lanham DC (2003) Specificity of cerebellar vermian abnormalities in autism: a quantitive magnetic resonance imaging study. J Child Neurol 18:463–470.

Lainhart JE (2006) Advances in autism neuroimaging research for the clinician and geneticist. Am J Med Genet C Semin Med Genet 142:33–39.

Limeropoulos C, Bassan H, Sullivan R, Soul JS, Robertson RL, Moore M, Ringer SE, Volpe JJ, du Plessis AJ (2008) Positive Screening for Autism in Ex-preterm Infants: Prevalence and Risk Faktors. Pediatrics 121:758–765.

Mostofsky SH, Mazzoco MM, Aakalu G, Warsofsky IS, Denckla MB, Reiss AL (1998) Decreased cerebellar posterior vermis size in fragile X syndrome: correlation with neurocognitive performance. Neurology 50(1):121–130.

Munson J, Dawson G, Abbott R, Faja S, Webb SJ, Friedman SD, Shaw D, Artru A, Dager SR (2006) Amygdalar volume and behavioural development in autism. Arch Gen Psychiatry 63(6):686–693.

Nishitani N, Avikainen S, Hari R (2004) Abnormal imitation-related cortical activation sequences in Asperger's syndrome. Ann Neurol 55:558–562.

Reiss AL, Patel S, Kumar AJ, Freund L (1988) Preliminary communication: neuroanatomical variations of the posterior fossa in men with fragile X (Martin Bell) syndrome. Am J Med Genet 31(2):407–414.

Sparks BF, Friedman SD, Shaw DW, Aylward EH, Echelard D, Artru AA, Maravilla KR, Giedd JN, Munson J, Dawson G, Dager SR (2002) Brain structural abnormalities in young children with autism spectrum disorder. Neurology 59(2):184–192.

Williams JH, Waiter GD, Gilchrist A (2006) Neural mechanisms of imitation and „mirror" neuron functioning in autistic spectrum disorder. Neuropsychologia 44:610–621.

C   Diagnostische Einschätzung

10   Diagnostische Vorgehensweise

10.1   Autismusspezifische Instrumente

Michele Noterdaeme

10.1.1   Einleitung

Die Diagnose Autismus-Spektrum-Störungen beruht auf der Beschreibung des Verhaltens. Die wesentlichen Merkmale und Kernsymptome, die zur Diagnose eines Autismus führen, sind in ▸ Kap. 4 zusammengefasst.

ASS sind komplexe Krankheitsbilder. Zusätzlich zu den für die diagnostische Zuordnung notwendigen Kernsymptomen treten oft komorbide Symptome auf (▸ Kap. 5). Neben psychischen Symptomen wie Aufmerksamkeitsstörungen, Aggressivität, selbstverletzendem Verhalten, Enuresis, Enkopresis, Essstörungen und Schlafproblemen können auch neurologische Probleme im Vordergrund der Symptomatik stehen. Personen mit autistischen Störungen zeigen häufig kognitive Beeinträchtigungen. In einigen Fällen geht die Störung mit genetischen Syndromen einher (▸ Kap. 9.2).

In einer Münchener Stichprobe wurde in der Zeit zwischen 2003 und 2007 bei mehr als 600 Patienten die Diagnose einer tiefgrei-

fenden Entwicklungsstörung gesichert (Noterdaeme und Wriedt 2009).

Bei 77 % der untersuchten Patienten wurde die Diagnose einer frühkindlichen autistischen Störung gestellt. Bei 13 % der Patienten wurde ein Asperger-Syndrom diagnostiziert und bei 6 % eine atypische autistische Störung. Die verschiedenen Subkategorien sind in **Abbildung 10.1** dargestellt.

Die Auswertung der Elternangaben bezüglich des Beginns der Symptomatik zeigt, dass Eltern früh die Auffälligkeiten ihrer Kinder bemerken. Mehr als die Hälfte der Eltern berichten über Auffälligkeiten in der Entwicklung der Kinder in den ersten beiden Lebensjahren. Trotzdem wird die Diagnose oft sehr viel später gestellt. Bei den Kindern mit der Diagnose eines frühkindlichen Autismus (F84.0) wird die Diagnose um das sechste Lebensjahr gestellt, bei den Kindern mit der Diagnose eines Asperger-Syndroms (F85.4) um das neunte Lebensjahr (Noterdaeme et al. 2008).

Die von den Eltern beschriebenen frühen Symptome lassen sich in der Regel den drei Kernbereichen der ASS zuordnen. Bei Kindern mit einer frühkindlichen autistischen Störung stehen vor allem Sprach- und Kommunikationsprobleme im Vordergrund, bei Kindern mit einem Asperger Syndrom berichten die Eltern uber typische soziale Probleme (▸ Video 7/Text 7). Die spezifische Gesamtkonstellation wird aber häufig nicht erkannt oder durch komorbide Störungen überschattet (z. B. eine schwere Entwicklungsstörung, eine Epilepsie oder psychiatrische Symptome). Die Verteilung der frühen Symptome ist in **Abbildung 10.2** dargestellt.

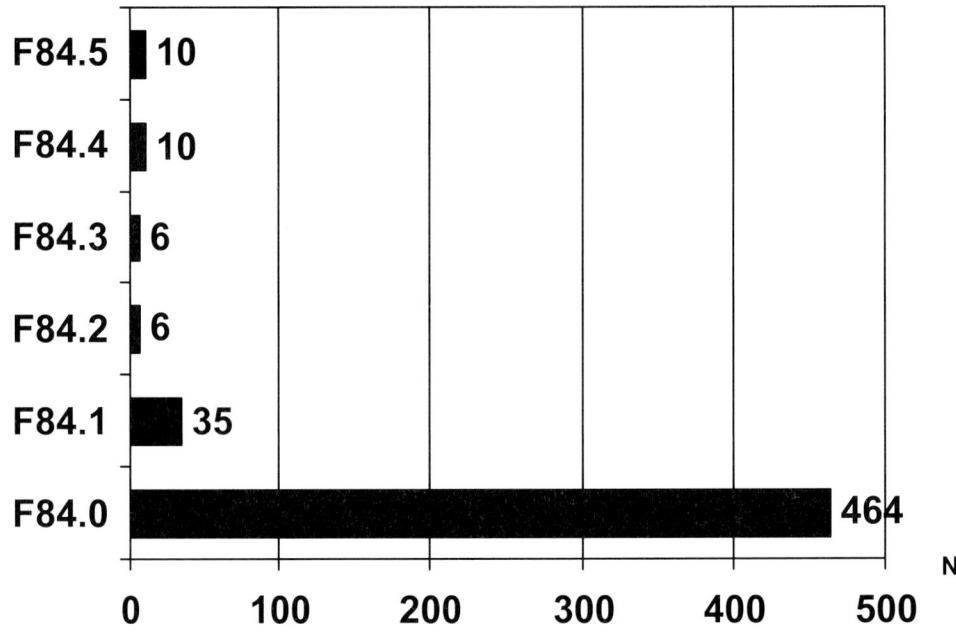

F84.0   Frühkindlicher Autismus
F84.1   Atypischer Autismus
F84.2   Rett-Syndrom
F84.3   Desintegrative Störung des Kindesalters
F84.4   Überaktive Störung mit Intelligenzminderung und Bewegungsstereotypien
F84.5   Asperger-Syndrom

Abb. 10.1: Verteilung der Diagnosen innerhalb der Kategorie der tiefgreifenden Entwicklungsstörungen (F84)

Die hohe Häufigkeit an komorbiden Störungen aus den Bereichen Psychiatrie (Achse 1), Neurologie und Genetik (Achse 4) sowie Entwicklungsstörungen (Achse 3 und Achse 2) betont die Notwendigkeit einer umfassenden Diagnostik auf den sechs Achsen des multiaxialen Klassifikationsschemas. Die besonderen Belastungen im psychosozialen Umfeld, z. B. wenn mehrere Kinder in der Familie von einer autistischen Störung oder einer Intelligenzminderung betroffen sind, werden auf Achse 5 kodiert. Die Gesamtbeeinträchtigung der Person wird auf Achse 6 festgehalten.

Der diagnostische Prozess bei Autismus-Spektrum-Störungen besteht aus verschiedenen Elementen, die in ▸ Übersicht 10.1 zusammengefasst sind. Die zwei Hauptbestandteile sind die genaue *Befragung der Eltern* und die *Beobachtung* des Kindes. Dies erfordert mehrere Termine und, vor allem bei jüngeren Kindern, einen längeren Beobachtungszeitraum von manchmal mehreren Monaten in einem interdisziplinären Team unter Anwendung von spezifischen Beobachtungs- und Interviewverfahren (▸ Video 8a–f/Text 8). Es gibt keinen „Labortest" für den frühkindlichen Autismus. Die Diagnose wird anhand einer Reihe von Verhaltensweisen gestellt, die zum Teil altersabhängig auftreten (▸ Kap. 4).

% der Kinder

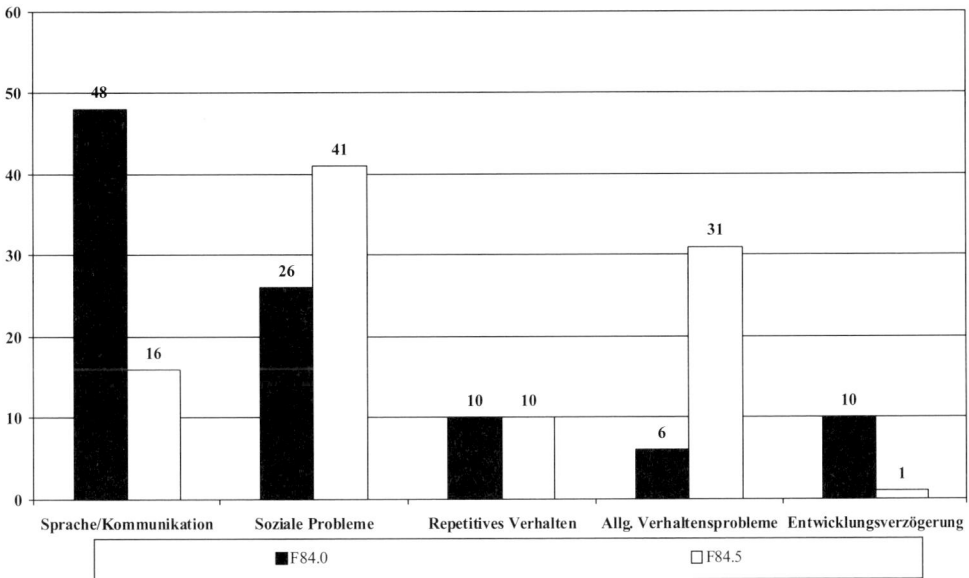

Sprache/Kommunikation | Soziale Probleme | Repetitives Verhalten | Allg. Verhaltensprobleme | Entwicklungsverzögerung

■ F84.0   □ F84.5

Sprache/Kommunikation: Verzögerung oder Ausbleiben der Sprachentwicklung, eigenartiger Sprachgebrauch, Echolalie, Floskelsprache, pedantische Sprache, Auffälligkeiten in der Intonation.
Soziale Probleme: kein Blickkontakt oder Körperkontakt, keine sozialen Spiele, kein Interesse an Bezugspersonen, Probleme im Kontakt mit Gleichaltrigen.
Repetitives Verhalten: motorische Stereotypien, sensorische Besonderheiten, ritualisiertes Verhalten oder Spiel, Spezial- oder Sonderinteressen.
Allgemeine Verhaltensprobleme: motorische Unruhe, Impulsivität, Aufmerksamkeitsstörungen, aggressives oder autoaggressives Verhalten, Schlaf- und Essstörungen.
Entwicklungsverzögerung: generell zurück in der Entwicklung, motorisch retardiert, körperliche und neurologische Probleme (z.B. Epilepsie, genetisch bedingte Syndrome).

Abb. 10.2: Verteilung der frühen Symptome bei frühkindlichem Autismus (F84.0) und Asperger-Syndrom (F84.5)

In den letzten zehn Jahren wurden Instrumente entwickelt, die eine standardisierte Diagnostik der tiefgreifenden Entwicklungsstörung anstreben. Dabei muss zwischen Verfahren, die eher als Screening geeignet sind, und solchen, die eine sicherere diagnostische Einschätzung ermöglichen, unterschieden werden. In den folgenden Absätzen sind die wichtigsten deutschsprachigen Instrumente dargestellt.

10.1.2 Screeningsinstrumente zur Früherkennung autistischer Störungen

Die *„Checklist for Autism in Toddlers"* *(CHAT)* wurde für den Kinderarzt in der Praxis entwickelt (Baron-Cohen et al. 1992). Es ist ein kurzes, aus zwei Teilen bestehendes Instrument: Es werden neun Ja-Nein-Fragen an die Eltern gestellt und fünf Verhaltens-

Übersicht 10.1: Diagnostische Bausteine bei Autismus-Spektrum-Störungen

---

Angaben von Eltern bzw. engsten Bezugspersonen (▸ Kap. 10.1.2, 10.1.3)

- Alter bei Beginn der Probleme
- Frühe Entwicklungsgeschichte (Kleinkindzeit, Kindergartenzeit)
- Aktuelle Entwicklungen
- Angaben von Kindergarten, Tagestätte, Schule etc. in Hinblick auf Auffälligkeiten in der sozialen Kommunikation und im Verhalten
- Familienanamnese, insbesondere das Vorhandensein von Entwicklungsstörungen, Intelligenzminderungen, psychiatrischen Störungen
- Medizinische Anamnese

Beobachtung/psychiatrische Evaluation (▸ Kap. 10.1)

- Kernsymptomatik, insbesondere die Art der sozialen Probleme (aloof, passiv oder odd), Vorhandensein von ängstlich-zwanghaftem Verhalten
- Zusätzliche psychiatrische Probleme, insbesondere Aufmerksamkeitsprobleme, Aggressivität, selbstverletzendes Verhalten oder Angst und Depression im Jugendalter
- Regelmäßige psychiatrische Follow-ups nach der Initialdiagnose

Neuro(psychologische Evaluation) (▸ Kap. 10.4)

- Intelligenzniveau, Profil (Anwendung von mehrdimensionalen Verfahren)
- Sprache und Kommunikation
  - Lexikalische und syntaktische Ebene, expressiv und rezeptiv
  - Pragmatische Ebene (Verstehen von Witz, Humor und Ironie, Doppelbedeutungen, turn-taking etc.)
- Theory of Mind (Erkennen von Mimik und Emotionen, soziale Situationen)
- Exekutivfunktionen (Arbeitsgedächtnis, Aufmerksamkeit, Handlungsplanung)
- Zentrale Kohärenz
- Adaptatives Verhalten, Funktionsniveau im Alltag

Medizinische Evaluation (▸ Kap. 10.2 und 10.3)

- Hör- und Sehstörungen ausschließen
- Stoffwechselscreening
- Entwicklungsneurologische und körperliche Untersuchung
- EEG (Schlafableitung); ev. CCT/MRI
- Genetisches Konsil (z. B. Fragiles-X, Rett-Syndrom, Angelman-Syndrom, Tuberöse Sklerose)

---

merkmale in der Untersuchungssituation beobachtet. Zentral sind Fragen bzw. Verhaltensmerkmale, die die gemeinsame Aufmerksamkeit (Item B2), das Spielverhalten (Symbolspiel, Items A5 und B3), das hinweisende Zeigen (protodeklaratives Zeigen, Items A7, B4) und das soziale Interesse beurteilen (A2, A4) (▸ **Tab. 10.1**). Das Instrument ist für den Altersbereich ab 18 Monate bis 3 Jahre vorgesehen. Die CHAT ist die verbreiteste und am besten evaluierte Skala zur Früherkennung von autistischen Störungen. Es liegen zwei sehr ähnliche deutsche Fassungen vor, die bei Poustka et al. (2004) und unter *www.autismus-koeln.de/CHAT-FORMULAR.html* abgedruckt sind.

Die Durchführung der CHAT dauert etwa 15 Minuten und wurde in England im Rahmen der Vorsorgeuntersuchung bei 16 000 Kindern im Alter von 18 Monaten erprobt

Tab. 10.1: „Checklist for Autism in Toddlers" (Baron-Cohen et al. 1992) nach Poustka et. al. (2004)

A: Fragen an die Eltern	B: Verhaltensmerkmale in der Untersuchungssituation
A.1 Lässt Ihr Kind sich schaukeln, reitet es gerne auf Ihren Knien usw.?	**B.1** Hat das Kind in der Untersuchung mit Ihnen Blickkontakt aufgenommen?
A.2 Zeigt Ihr Kind Interesse an anderen Kindern?	**B.2** Machen Sie das Kind auf sich aufmerksam, dann zeigen Sie auf einen interessanten Gegenstand am anderen Ende des Zimmers und sagen: „Guck mal! Da ist ein…". Beobachten Sie das Gesicht des Kindes, schaut sich das Kind um, damit es sieht, worauf Sie zeigen?
A.3 Spielt Ihr Kind gerne „Kuckuck" oder „Verstecken"?	
A.4 Spielt Ihr Kind „So-tun-als-ob"-Spiele? (z. B. mit einer Spielzeugtasse und Spielzeugteekanne „So tun als ob" es Tee einschenkt)	**B.3** Machen Sie das Kind auf sich aufmerksam. Dann geben Sie dem Kind eine Spielzeugtasse und eine Spielzeugteekanne und sagen: „Kannst du mir einen Tee einschenken?" Tut das Kind so, als ob es einem Tee einschenkt?
A.5 Zeigt Ihr Kind mit dem Zeigefinger auf Dinge, die es haben *möchte*?	
A.6 Zeigt Ihr Kind mit dem Zeigefinger auf Dinge, die es *interessant* findet?	**B.4** Fragen Sie das Kind „Wo ist das Licht/die Lampe?" Zeigt das Kind mit dem Zeigefinger auf das Licht/die Lampe?
	B.5 Kann das Kind mit Bauklötzen einen Turm bauen (wenn ja, wie viele Klötze benutzt es)?
A.7 Kann Ihr Kind mit kleinen Spielsachen (z. B. Autos oder Klötzen) funktionsgerecht spielen, ohne sie vorwiegend in den Mund zu stecken, sie zu befingern, fallen zu lassen oder zu werfen	
A.8 Bringt Ihr Kind Ihnen Gegenstände, um Ihnen etwas zu *zeigen?*	

(Baird et al. 2000). Die erste Euphorie bezüglich der CHAT als Screeninginstrument in der Allgemeinbevölkerung hat deutlich nachgelassen, seitdem eine populationsbasierte Studie zeigte, dass das Verfahren zwar eine hohe Spezifität (98 %) für Autismus hat, jedoch eine sehr geringe Sensitivität (38 %) aufweist. Mögliche Ursachen für die falsch negativ eingestuften Kinder sehen die Autoren in der fehlerhaften Interpretation der Eltern bezüglich bestimmter Items. So wird in Teil A der CHAT sowohl das protodeklarative Zeigen (A7) wie auch das protoimperative Zeigen (A6) abgefragt. Das protodeklarative Zeigen (A7) hat einen ausgeprägten kommunikativen Charakter und bezieht sich auf die Fähigkeit der Kinder, durch Zeigen eine Situation der gemeinsamen Aufmerksamkeit herzustellen („joint attention"). Autistische Kinder haben überwiegend mit diesem kommunikativen Zeigen Probleme, während sie sehr wohl das protoimperative

Zeigen (A6) nutzen, um z. B. etwas zu trinken oder zu essen zu bekommen. Oft wird diese Unterscheidung nicht klar genug betont, und Eltern beantworten beide Fragen mit „ja", wenn das Kind überhaupt zeigt, ohne den unterschiedlichen kommunikativen Charakter des Zeigens zu berücksichtigen.

Bessere Sensitivitätswerte ergeben sich bei der Anwendung des Instrumentes in Hochrisikogruppen und im klinischen Gebrauch. Die CHAT scheint in der augenblicklichen Fassung eher geeignet zu sein, um bei ausgewählten Kindern, die die Eltern wegen bestimmter Verhaltens- oder Entwicklungsprobleme vorstellen, ein Screening bezüglich autistischer Störungen durchzuführen (Scambler et al. 2001). In der jetzigen Fassung ist das Instrument als generelles Screening im Rahmen der Vorsorgeuntersuchungen nicht praktikabel.

Ausgehend von der CHAT wurde die *M-CHAT* entwickelt („*Modified Checklist for*

Autism in Toddlers"). Dieses Instrument besteht aus 23 „Ja/Nein"-Fragen zur Früherkennung von Autismus-Spektrum-Störungen im Alter von 24 Monaten. Es gibt keine direkte Beobachtung des Kindes in der Untersuchungssituation. Im Vergleich zur CHAT sind die Spezifizität (bis zu 99 %) und vor allem die Sensitivität (bis zu 97 %) für die untersuchten Stichproben höher. Folgt man den Ergebnissen von Robins et al. (2001), dann sind folgende Ergebnisse als Warnsignale für das Vorliegen einer Störung aus dem autistischen Spektrum zu werten:

- Gesamtwert = 3 (hohe Wahrscheinlichkeit)
- Gesamtwert = 6 (sehr hohe Wahrscheinlichkeit)
- Mindestens zwei auffällige Antworten bei den folgenden Items:
  – Zeigt Ihr Kind Interesse an anderen Kindern?
  – Hat Ihr Kind jemals den Zeigefinger benutzt, um auf etwas zu zeigen oder um Interesse für etwas zu bekunden?
  – Bringt Ihr Kind Ihnen Dinge, um Sie Ihnen zu zeigen?
  – Imitiert Sie Ihr Kind (z. B. wenn Sie eine Grimasse schneiden)?
  – Reagiert Ihr Kind auf seinen Namen, wenn Sie es rufen?
  – Wenn Sie auf ein Spielzeug am anderen Ende des Zimmers zeigen, schaut Ihr Kind es dann an?

Die M-CHAT und die Anleitung zur Anwendung können auf der Homepage der kinder- und jugendpsychiatrischen Klinik der Universität Frankfurt abgerufen werden (*http://www.klinik.uni-frankfurt.de/zpsy/kinderpsychiatrie/Downloads/M-CHAT_dt.pdf*).

Die diagnostische Einschätzung im frühen Alter wird meist auf zwei Ebenen stattfinden. Der erste Schritt findet in der Regel in Kinderarztpraxen bzw. bei Therapeuten statt, die junge Kinder im Rahmen von verschiedenen Problemen betreuen. Untersuchungsinstrumente wie die CHAT oder M-CHAT sind in diesem Rahmen einsetzbar. Dort wird aufgrund der Schilderungen der Eltern und durch Beobachtung des Kindes der erste Verdacht auf eine autistische Störung formuliert und mit den Eltern besprochen.

Der zweite Schritt besteht in einer Vorstellung des Kindes bei spezialisierten Zentren mit dem Ziel, eine umfassende Diagnostik zu veranlassen.

10.1.3 Diagnostische Interviews

Die Befragung der Eltern oder engsten Bezugspersonen nimmt in der Diagnostik von autistischen Störungen eine zentrale Rolle ein. Viele relevante Informationen und Entwicklungsdaten können nur über die Fremdanamnese erhoben werden. Im Bereich der ASS liegen mehrere diagnostische Interviews vor, die sich zur standardisierten Befragung als wertvoll erwiesen haben und verbreitet Anwendung finden (Bölte und Poustka 2005). In einer deutschsprachigen Fassung liegen das *ADI-R* (Rutter et al. 2003 b; deutsche Fassung Bölte et al. 2006) und das „*Asperger Syndrome and High Functioning Autism Diagnostic Interview*" (ASDI, Gillberg et al. 2001; deutsche Fassung Steinhausen 2002) vor.

Das „*Autism Diagnostic Interview-Revised*" *(ADI-R)* ist ein standardisiertes, halbstrukturiertes, vom Untersucher geleitetes Interview, basierend auf Angaben der Eltern bzw. der engsten Bezugsperson des Kindes (Lord et al. 1994). Die aktuelle deutschsprachige Fassung des ADI-R ist die Übersetzung der nochmals revidierten und leicht gekürzten jüngsten angelsächsischen Fassung des ADI-R (Rutter et al. 2003 b). Dabei werden für den Autismus typische Verhaltensweisen im Laufe der Entwicklung erfragt. Die Anwendung des ADI-R ist immer möglich, wenn das normative Entwicklungsalter des Patienten mindestens 2,0 Jahre beträgt. In der Regel ist eine Anwendung des ADI-R ab dem dritten chronologischen Lebensjahr gegeben. Die Durchführungsdauer des ADI-R liegt zwischen 90 Minuten und vier Stunden und besteht aus einem umfassenden Interviewheft mit 93 nummerierten Items. Der Untersucher soll sich das Verhalten des Kindes für verschiedene Zeiträume schildern lassen. Am häufigsten kodiert der Interviewer für die Zeiträume *aktuell* und *höchst abnorm 4.–5. Lj.* Die Erfahrung zeigt, dass im Alter von vier bis fünf Jahren die typischen sozio-kommunikativen Defizite der Kinder mit ASS deutlich zu erkennen sind, und die Gefahr gering ist, dass diese durch reine Entwicklungsverzögerung bedingt sind.

Die Fragen zu den Verhaltensweisen und den möglichen Kodierungen sind im Interviewheft formuliert. In dem abgebildeten Beispiel in ▸ Übersicht 10.2 handelt es sich um die Fähigkeit des Kindes, gezielt die Aufmerksamkeit zu lenken.

Es wird so lange weitergefragt, bis der Untersucher die beschriebenen Verhaltensweisen in eine der vorgegebenen Antwortkategorien einordnen kann.

Die Beurteilung ist bei allen Fragen ähnlich: Eine „null" bedeutet nahezu unauffällig. In unserem Beispiel bedeutet dies, dass es den Kindern gelingt, die Aufmerksamkeit der Eltern anhand verschiedener Gegenstände zu wecken. Die weiteren Abstufungen (1 und 2) bedeuten, dass es den Kindern nur bedingt gelingt, Aufmerksamkeit zu zeigen oder zu lenken, während die „drei" beinhaltet, dass keine solchen Verhaltensweisen beobachtet werden können.

Zum ADI-R gehören fünf Algorithmen. Es gibt zwei *diagnostische* Algorithmen (Altersspanne 2;0 bis 3;11 und ab 4,0 Jahre und älter), die verwendet werden sollten, wenn die Diagnosestellung im Vordergrund steht. Die drei *aktuellen Algorithmen* (2;0 bis 3;11 Jahre, 4;0 bis 9;0 Jahre und 10;0 Jahre und älter) können angewandt werden, wenn Therapieplanung oder -bewertung bzw. Fördermaßnahmen Anliegen der Diagnostik

und daher auch Aussagen über den Schweregrad der aktuellen Symptomatik von Bedeutung sind.

Übersicht 10.2: Beispiel aus ADI-R

Aufmerksamkeit zeigen und Aufmerksamkeit auf etwas lenken

Zeigt das Kind Ihnen Dinge, die es interessieren? Würde es Ihnen z.B. ein neues Spielzeug bringen, damit Sie es sehen? Würde es Ihre Aufmerksamkeit auf etwas lenken, was es gerade spielt oder macht? Wie war das, als es 5 Jahre alt war?

0 = Zeigt regelmäßig Gegenstände, indem es diese zu den Eltern bringt, mit keiner anderen Intention als der, Aufmerksamkeit zu teilen

1 = Zeigt Dinge wie oben beschrieben, aber mit geringerer kommunikativer Qualität

2 = Bringt gelegentlich Dinge zu den Eltern, in Verbindung mit Sonderinteressen

3 = Keine sozialen Verhaltensweisen dieser Art

Aktuell ☐

Höchst abnorm 4.–5. LJ ☐

Die Algorithmen umfassen eine Auswahl von bis zu 42 Fragen, die zu Bereichsschwellenwerten (soziale Interaktion, Kommunikation und Sprache, stereotype Verhaltensweisen, abnorme Entwicklung) gerechnet werden. Die diagnostischen Algorithmen geben Schwellenwerte für jeden einzelnen Bereich an. Anhand des Algorithmus wird eine Summe für die drei Verhaltensbereiche „soziale Interaktion", „Kommunikation" und „repetitives Verhalten" gebildet. Bei Überschreiten des Schwellenwertes in allen Bereichen erfolgt dann die Zuordnung zu der Diagnose (meist) „frühkindlicher Autismus".

Das ADI-R ist ein umfassend evaluiertes Instrument. Die Untersuchungen zur Reliabilität und Validität sprechen für eine gute bis sehr gute Eignung des Instruments für den Einsatz in der klinischen Praxis (Bölte et al. 2006).

Der Untersucher braucht ein spezifisches Training und Erfahrung mit dem Verhalten autistischer Kinder, damit er die einzelnen Verhaltensweisen zuverlässig einschätzen kann. Generell besteht bei dem Instrument die Tendenz, Kinder mit einer Intelligenzminderung zu häufig als autistisch einzustufen, während Kinder mit einem Asperger-Syndrom oder einem atypischen Autismus und durchschnittlicher Intelligenz eher zu wenig diagnostiziert werden.

Das „*Asperger Syndrom Diagnostik-Interview*" (Gillberg et al. 2001; deutsche Fassung Steinhausen 2002, und unter *http://www.kjpd.uzh.ch/praxismaterialien. html* abrufbar) ist die deutsche Fassung des ASDI. Das Interview besteht aus 20 Fragen, die mit „0/1" (unauffällig/auffällig) bewertet werden und unter sechs Störungsbereichen zusammengefasst sind:

1. Soziale Interaktion
2. Enge Interessensmuster
3. Routinen/Rituale
4. Sprech- und Sprachauffälligkeiten
5. Nonverbale Kommunikationsprobleme
6. Motorische Ungeschicklichkeit

Werden in den Bereichen 2, 3, 5 und 6 mindestens ein, im Bereich 1 mindestens zwei Items und im Bereich 4 mindestens drei Items positiv bewertet, sind die Kriterien für ein Asperger-Syndrom nach ASDI erfüllt. Bei der Eichung der Originalfassung von Gillberg et al. (2001) zeigte sich eine sehr gute Retest- und Interraterreliabilität.

10.1.4 Beobachtungs- und Ratingsskalen

Für die Diagnostik von autistischen Störungen ist die direkte Beobachtung des Verhal-

tens und, wenn möglich, die Befragung des Patienten von entscheidender Bedeutung. Die Beobachtungen ergänzen die Befragung der Bezugspersonen. Um eine valide Aussage über die psychischen Merkmale einer Person zu gewinnen, müssen Untersuchungssituation und Exploration bewusst gestaltet werden. Zu diesem Zweck sind standardisierte psychodiagnostische Skalen hilfreich (Bölte und Poustka 2005).

Das „*Autism Diagnostic Oberservation Schedule-Generic*" *(ADOS-G)* ist ein standardisiertes (Spiel-)Interview, in dem eine Reihe von Situationen geschaffen wird, in denen die Kommunikation, die soziale Interaktion und das Spielverhalten erfasst werden (Lord et al. 2000; deutsche Fassung Rühl et al. 2004). Das Interview dauert etwa 30–45 Minuten und besteht aus vier Modulen, die je nach kognitiver und sprachlicher Entwicklung der Person eingesetzt werden können. Das Modul 1 (vorsprachliches Modul) ist konzipiert für jüngere Kinder oder für Kinder ohne Sprachentwicklung und ist in seiner Durchführung kürzer und dem Verhalten von schwerer behinderten Kindern eher angepasst. Das Modul 2 ist für Kinder, die bis zu Drei-Wort-Sätze sprechen können, jedoch nicht über fließende Sprachfähigkeiten verfügen. Die Module 3 und 4 sind jeweils für Kinder (Modul 3) oder Erwachsene (Modul 4), die fließend sprechen können, entwickelt worden.

Das Vorgehen in den verschiedenen Modulen ist ähnlich: Es werden Situationen geschaffen, in denen mit der Person interagiert wird. Typischerweise reagieren Personen auf bestimmte Situationen mit bestimmten Verhaltensweisen. Es wird nun geprüft, wie Personen mit autistischen Störungen reagieren.

Bei jüngeren Kindern (Modul 1 und 2) wird möglichst attraktives Spielzeug gewählt und beobachtet, wie mit dem Spielzeug umgegangen wird. Der Untersuchungsleiter greift dann in das Spiel ein und versucht, eine Interaktion herzustellen. So wird z. B.

beabsichtigt, das Kind dazu zu bringen, einen bestimmten Gegenstand anzusehen und seine Aufmerksamkeit gezielt darauf zu fokussieren (freies Spiel, Reaktion auf gemeinsame Aufmerksamkeit). Bei einer weiteren Spielsequenz geht es darum, ob das Kind in der Lage ist, dem Untersucher klar zu machen, dass es ein bestimmtes Spiel (z. B. Seifenblasen) weitermachen möchte. Dies geschieht üblicherweise durch Lautäußerungen, Worte, Gestik und/oder Mimik und es wird beobachtet, ob das junge autistische Kind in der Lage ist, dies zu tun. Es wird häufig beobachtet, dass Kinder mit autistischen Störungen bestimmte Spiele mit einem gewissen Interesse verfolgen, jedoch kein Interesse an einer Wiederholung zeigen. Lässt man z. B. einen Luftballon fliegen (und das Kind hat sichtbar Spaß an der Beobachtung), stellt sich die Frage, ob das Kind beim nächsten Anblick eines Luftballons dieses Spiel antizipieren kann (Antizipation). Es wird geprüft, ob ein funktionelles Spiel (z. B. Auto hin- und herfahren) oder ein Symbolspiel (z. B. mit Puppe/Knetmasse eine Füttersituation spielen) vorhanden sind, und ob das Kind auf seinen Namen reagiert und soziales Lächeln zeigt.

Die wichtigsten Spielsequenzen der Module 1 und 2 sind in ▸ **Tab. 10.2** zusammengestellt.

Die Beobachtung wird bei jüngeren Kindern in der Regel in Anwesenheit der Eltern durchgeführt.

Bei älteren Kindern und Erwachsenen steht neben dem Spiel auch das Gespräch im Vordergrund (Modul 3 und 4) (▸ **Video 9a–b/Text 9**). Neben sozio-emotionalen Fragen gibt es auch Fragen zur Alltagsgestaltung. Der Unterschied zwischen den Modulen 3 und 4 besteht vor allem darin, dass die notwendigen Informationen in Modul 3 durch Kombination von Befragung und Spiel gewonnen werden, während Modul 4 überwiegend aus Interviewanteilen besteht. Die Aufgaben der Module 3 und 4 sind in **Tabelle 10.3** zusammengestellt.

Die beobachteten Verhaltensweisen werden nach einem festgelegten Schema bewertet. Ähnlich wie beim ADI-R bedeutet die Kodierung „null" unauffälliges Verhalten, während die Abstufungen „eins" bis „drei" auf autistische Verhaltensweisen hindeuten.

Jedes Modul verfügt über einen eigenen Algorithmus. Das ADOS-G unterscheidet je nach Höhe des Schwellenwertes zwischen der eng gefassten Diagnose einer frühkindlichen autistischen Störung (AUT) und der weiter gefassten Kategorie einer Störung innerhalb des autistischen Spektrums (AS).

Im ADOS-G basiert die diagnostische Klassifikation des Algorithmus auf der Überschreitung von Schwellenwerten für die Dimensionen „soziale Interaktion" und „Kommunikation" sowie der Schwellenwert für die zusammenfassende Skala „Kommunikation und soziale Interaktion". Obwohl eingeschränkte und repetitive Verhaltensweisen kodiert werden, bietet das ADOS keinen geeigneten Rahmen für die ausreichende Beurteilung dieser Auffälligkeiten.

Das ADOS-G ist ein umfassend evaluiertes Instrument. Die Untersuchungen zur Reliabilität und Validität sprechen für eine gute Eignung des Instruments für den Einsatz in der klinischen Praxis (Rühl et al. 2004).

Die korrekte Durchführung des Spielinterviews erfordert ebenfalls ein spezifisches Training und setzt Erfahrung im Umgang mit autistischen Kindern und deren besonderen Verhaltensweisen voraus.

Die „*Childhood Autism Rating Scale*" *(CARS)* (Schopler et al. 1980) wurde für den deutschen Sprachraum von Steinhausen (1996) unter dem Namen „Autismus Beurteilungsskala" bearbeitet. Sie beinhaltet 15 Funktionsbereiche, die jeweils operationalisiert sind und auf einer vierstufigen Schweregradskala eingeschätzt werden. Bei der Summe der einzelnen Skalen wird ein Gesamtscore von < 29 als „unauffällig" bezeichnet, ein Wert zwischen 30 und 36 als „milder Autismus" und ein Wert > 37 als „schwerer Autismus".

Tab. 10.2: ADOS-G: Aufgaben Modul 1 und Modul 2

Modul 1	Modul 2
Freies Spiel	Konstruktionsaufgabe
Reaktion auf den Namen	Reaktion auf den Namen
Reaktion auf gemeinsame Aufmerksamkeit	„So-tun-als-ob"-Spiel
Seifenblasenspiel	Gemeinsames interaktives Spiel
Antizipation einer Handlungsfolge	Konversation
Reaktion auf Lächeln	Reaktion auf gemeinsame Aufmerksamkeit
Antizipation einer sozialen Handlungsfolge	Demonstrationsaufgabe
Funktionale und symbolische Imitation	Beschreibung eines Bildes
Geburtstagsfeier	Erzählen einer Geschichte
Snack	Freies Spiel
	Geburtstagsfeier
	Snack
	Antizipation einer Handlungsfolge
	Seifenblasenspiel

Tab. 10.3: ADOS-G: Aufgaben Modul 3 und Modul 4

Modul 3	Modul 4
Konstruktionsaufgabe	Konstruktionsaufgabe*
„So-tun-als-ob"-Spiel	Erzählen einer Geschichte
Gemeinsames interaktives Spiel	Beschreibung eines Bildes*
Demonstrationsaufgabe	Konversation
Beschreibung eines Bildes	Momentane Arbeitssituation/Schule*
Erzählen einer Geschichte	Soziale Schwierigkeiten
Cartoons	Gefühle
Konversation	Demonstrationsaufgabe
Gefühle	Cartoons*
Soziale Schwierigkeiten	Pause
Pause	Alltag*
Freundschaft und Ehe	Freundschaft und Ehe
Einsamkeit	Einsamkeit
Erfinder einer Geschichte	Zukunftspläne und Träume
	Erfinden einer Geschichte

* optional

„*Entwicklungs- und Verhaltensprofil für Kinder*" (PEP-R; Schopler et al. 2002), sowie „*Entwicklungs- und Verhaltensprofil für Jugendliche und Erwachsene*" (AAPEP; Mesibov et al. 2000) sind die Bezeichnungen für die deutschen Fassungen des PEP-R und der AAPEP. Beide Verfahren beinhalten einen leistungs- und einen verhaltensdiagnostischen Teil. Das Verfahren wurde spezifisch zur Förderdiagnostik und für Verlaufsuntersuchungen bei Autismus-Spektrum Störungen entwickelt. Die Entwicklungsskala des PEP-R beinhaltet 131 Items auf einer dreistufigen Skala zu unterschiedlichen kogniti-

ven und motorischen Bereichen. Die Verhaltensskala umfasst 43 Items, ebenfalls auf einer dreistufigen Skala. Das PEP-R kann bei Kindern mit einem Entwicklungsalter bis sieben Jahre verwendet werden, danach ist das AAPEP einzusetzen. Diese Skala umfasst sechs Bereiche (berufliche Fertigkeiten, Eigenständigkeit, Freizeitgestaltung, Arbeitsverhalten, funktionelle Kommunikation und zwischenmenschliches Verhalten) in je drei Lebensbereichen (Klinik/Wohnen/Arbeit).

Die „*Skala zur Erfassung von Autismus-Spektrum-Störungen*" bei Minderbegabten

(SEAM-M; Kraijer und Melchers 2003) dient sowohl der Diagnostik als auch der Interventionsplanung bei minderbegabten Personen mit ASS im Alter von 2–70 Jahren. Das Instrument umfasst zwölf „0/1" Items für abweichendes Verhalten (z. B. Autoaggression) oder fehlendes Verhalten (z. B. Sprache), das anhand von Alltagssituationen eingeschätzt wird. Zur Auswertung werden die Itemwerte addiert, wobei einige Items besonders gewichtet werden.

10.1.5 Fragebogen

Fragebogenverfahren haben den Vorteil, dass in kurzer Zeit ohne großen Zeitaufwand seitens des Experten auf standardisierte Weise viel Information über eine Person gewonnen werden kann. Es besteht aber die Gefahr, das Fragen falsch oder gar nicht verstanden werden. Ebenso können bestimmte Probleme aggraviert oder dissimuliert werden. Fragebögen dienen somit primär als Screeninginstrumente zum Generieren von Verdachtsdiagnosen. Eine umfassende Diagnostik anhand von Elterninterviews und Beobachtungsskalen kann durch Fragebögen keineswegs ersetzt werden.

Einer der am meisten verwendeten Fragebögen ist der *„Fragebogen zur Sozialen Kommunikation"* (FSK, Bölte und Poustka 2006). Es handelt sich hierbei um die deutsche Übersetzung der „Social Communication Questionnaire" (SCQ; Rutter et al. 2003a). Der FSK-Fragebogen ist aus dem ADI-R abgeleitet und besteht aus 40 Items, die von den engsten Bezugspersonen des Kindes bewertet werden müssen. Die Durchführung des FSK dauert etwa 20 Minuten (15 Minuten ausfüllen, 5 Minuten Auswertung). Das Itemformat ist binär („ja/nein"), wobei etwas mehr als die Hälfte der Items invers kodiert sind, d. h. die „Nein"-Antworten werden symptomatisch gewertet und ergeben also einen Punkt. Der maximale Punktwert beträgt 39 für sprechende und 33

Punkte für nicht sprechende Probanden. Item 1 ist eine reine Entscheidungsfrage (liegt funktionale Sprache vor?) und wird nicht gewertet. Es liegen zwei Versionen des FSK vor: eine „Lebenszeit"-Fassung, die das Verhalten der Person hinsichtlich der gesamten Entwicklungsgeschichte erfasst, sowie eine „Aktuell"-Fassung zur Einschätzung des Verhaltens in den letzten drei Monaten.

Das Instrument ermöglicht eine Schweregradmessung klinisch relevanter autistischer Symptomatik und erlaubt durch das Vorhandensein von empirisch gewonnenen Trennwerten eine Einschätzung, ob Autismus oder eine andere Störung aus dem autistischen Spektrum vorliegt oder nicht. Die Interpretation des FSK hinsichtlich des Vorliegens einer Störung aus dem autistischen Spektrum wird vor allem auf der Basis des Summenwertes der „Lebenszeit"-Fassung vorgenommen. Wird der Schwellenwert von 15 erreicht, ist eine Störung aus dem Spektrum wahrscheinlich, wird der Schwellenwert 16 erreicht, so ist die Diagnose frühkindlicher Autismus im engeren Sinne wahrscheinlich und eine weiterführende Diagnostik, z. B. mit dem ADOS oder dem ADI-R indiziert. Die empirischen Studien zeigen eine gute Reliabilität und Validität an.

„Die Marburger Beurteilungsskala zum Asperger Syndrom" (MBAS) ist ein Fragebogen für Personen zwischen 6 und 24 Jahren mit durchschnittlichen kognitiven Fähigkeiten (Kamp-Becker et al. 2005). Der Bogen besteht aus 57 Beschreibungen, die auf einer 5-stufigen Skala von einer Bezugsperson eingeschätzt werden sollen (von „niemals" bis zu „immer"). Es gibt 37 Verhaltensbeschreibungen für das aktuelle Verhalten, 14 Verhaltensbeschreibungen für das vierte bis fünfte Lebensjahr und sechs Fragen zu Sprachbeginn und sprachlichen Auffälligkeiten. Die einschätzende Bezugsperson sollte nach Möglichkeit täglich mit dem Kind/Jugendlichen zusammen sein und mit dem üblichen Verhalten des Betroffenen vertraut sein. Der Aufbau und die Fragen des Ins-

truments orientieren sich an den diagnostischen Kriterien für das Asperger-Syndrom, die in den gebräuchlichen Klassifikationssystemen (ICD-10 und DSM-IV) festgelegt sind. Die Fragen lassen sich in vier Skalen zusammenfassen:

- Theory of Mind, Kontakt- und Spielverhalten   Schwellenwert 38
- Geteilte Aufmerksamkeit, Freude, Mimik und Gestik   Schwellenwert 21
- Stereotypes und situationsinadäquates Verhalten   Schwellenwert 20
- Auffälliger Sprachstil, Sonderinteressen, Motorik   Schwellenwert 16

Der Gesamtschwellenwert liegt bei 103. Die Verdachtsdiagnose Asperger-Syndrom wird vergeben, wenn der Gesamtscore über dem Schwellenwert liegt und keine Sprachentwicklungsverzögerung vorliegt (Item 52 und 53 mit „nein" beantwortet). Die Verdachtsdiagnose High-functioning-Autismus wird vergeben, wenn der Gesamtscore über dem Schwellenwert liegt und eine deutliche Sprachentwicklungsverzögerung vorliegt (Item 52 und 53 mit „nein" beantwortet).

Instrumente wie das ADI-R, die ADOS und der FSK gehören zu den „Goldstandards" in der Diagnostik von autistischen Störungen. Bei diesen Instrumenten handelt es sich um klinische Skalen, die Autismus-Spektrum-Störungen in enger Anbindung an die ICD-10 und DSM-IV operationalisieren und Autismus „kategorial" betrachten, d. h. als ein psychopathologisches Syndrom, an dem eine Person erkrankt ist oder nicht.

Mit der *Skala zur Erfassung sozialer Reaktivität* (SRS; Constantino und Gruber 2005; deutsche Fassung Bölte und Poustka 2008) wird ein Fragebogen eingeführt, der den Anspruch erhebt, Autismus als ein dimensionales, in der Allgemeinbevölkerung normalverteiltes Merkmal abzubilden. Besondere Bedeutung hat der SRS bei der Auffindung von Personen mit leichteren, jedoch durchaus behandlungsbedürftigen

ASS im Übergangsbereich vom subklinischen zum klinischen Bereich.

Die SRS ist als Elternfragebogen zur Beurteilung von Kindern oder Jugendlichen konzipiert. Die Skala erfasst soziale, kommunikative und rigide Verhaltensweisen bei Probanden zwischen 4 und 18 Jahren im Sinne einer dimensionalen Diagnostik von Autismus. Sie eignet sich besonders zur Identifikation und Schweregradeinteilung bei Autismus, Asperger-Syndrom, atypischem Autismus und nicht näher bezeichneter tiefgreifender Entwicklungsstörung. Der Fragebogen besteht aus 65 Items, die auf einer 4-stufigen Skala („0 = trifft nicht zu" bis „3 = trifft fast immer zu") eingeschätzt werden sollen. Die Bearbeitung des SRS beansprucht etwa 15–20 Minuten, die Auswertung 5–10 Minuten. Die Fragen werden fünf Subskalen zugeordnet:

1. Soziale Bewusstheit (8 Items): Fähigkeit, sozial relevante Schlüsselreize zu erkennen.
2. Soziale Kognition (12 Items): Fähigkeit, soziale Schlüsselreize adäquat zu interpretieren.
3. Soziale Kommunikation (22 Items): Fähigkeit, angemessen auf soziale Schüsselreize zu reagieren.
4. Soziale Motivation (11 Items): Bedürfnis, sozial zu interagieren.
5. Autistische Manierismen (12 Items): Stereotypes Verhalten und restriktive Interessen.

Die Interpretation der Rohwerte erfolgt über die Zuordnung von T-Normen, die eine Einschätzung der berichteten autistischen Verhaltensweisen in Relation zu Kindern und Jugendlichen der Allgemeinbevölkerung ermöglichen. Zudem liegen Autismusnormen auf der Basis einer Stichprobe von Kindern und Jugendlichen mit ASS vor (Autismus, Asperger-Syndrom, atypischer Autismus, nicht näher bezeichnete tiefgreifende Entwicklungsstörung).

10.1.6 Zusammenfassung

Autistische Störungen sind schwerwiegendste Behinderungen, die das Kind und seine Familie ein Leben lang begleiten. Eine Heilung des Autismus ist nicht möglich, eine frühe Behandlung wird aber die Entwicklung der Kinder günstig beeinflussen. Um diese frühen Interventionen zu ermöglichen, ist es nötig, die Störungen bei kleinen Kindern sicher zu erkennen.

Obwohl die Symptomkonstellation zwischen dem 18. und 24. Lebensmonat recht typisch ist, wird die Diagnose in der klinischen Praxis erst sehr viel später gestellt. Die Schwierigkeiten einer frühzeitigen Diagnose hängen mit den Gegebenheiten der kindlichen Entwicklung zusammen. Autistische Verhaltensweisen können erst erkannt werden, wenn ein bestimmtes Spiel-, Sprach- und Kontaktverhalten, das wir bei normalen Kindern erwarten, ausbleibt. Darüber hinaus verändern sich autistische Symptome in den verschiedenen Altersstufen, einige verschwinden, andere, neue Symptome kommen dazu (▶ **Video 10a–c/ Text 10**). Das Spektrum der autistischen Symptome wird noch dadurch erweitert, dass autistische Kinder in ihrer Persönlichkeit und ihrer Intelligenz große Unterschiede aufweisen. Darüber hinaus gibt es Verwirrung über die Einschätzung der Symptomatik: oft wird angenommen, dass autistische Kinder jeglichen Kontakt abwehren (so wird z. B. als typisches Merkmal das Fehlen von Blickkontakt beschrieben) oder gar nicht sprechen können. Das Fehlen von eindeutiger Entwicklungsverzögerung im Bereich der Sprache ist einer der Gründe, warum Menschen mit autistischen Störungen auf einem hohen Funktionsniveau erst relativ spät erkannt werden.

Wenn Eltern über Probleme und Symptome im Bereich des autistischen Spektrums berichten, ist eine sorgfältige und umfassende diagnostische Abklärung notwendig. Die vorgestellten Diagnostikinstrumente sind reliable und valide Instrumente. Die Ergebnisse, die anhand der Algorithmen abgeleitet werden und eine Einordnung der Probleme innerhalb des autistischen Spektrums ergeben, müssen aber jeweils im Rahmen des gesamten klinischen Bildes interpretiert werden. Dies fordert seitens des Untersuchers ausführliche Kenntnisse im Bereich der autistischen Störungen, anderen angrenzenden Entwicklungsstörungen, neurologischen und psychiatrischen Störungen sowie in der Anwendung der verschiedenen diagnostischen Instrumente und deren Möglichkeiten und Grenzen.

Literatur

Baird G, Charman T, Baron-Cohen S, Cox A, Swettenham J, Wheelwright B, Drew A (2000) A screening instrument for autism at 18 months of age: a 6 year follow-up study. J Am Acad Child Adolesc Psychiatr 39:694–702.

Baron-Cohen S, Allen J, Gillberg C (1992) Can autism be detected at 18 months? The needle, the haystack and the CHAT. Br J Psychiatry 161:839–843.

Bölte S, Poustka F (2005) Psychodiagnostische Verfahren zur Erfassung von autistischen Störungen. Z Kinder Jugendpsychiatr Psychother 33:5–14.

Bölte S, Rühl D, Schmötzer G, Poustka F (2006) ADI-R Diagnostisches Interview für Autismus-Revidiert. Bern: Hans Huber.

Bölte S, Poustka F (2006) FSK Fragebogen zur sozialen Kommunikation. Bern: Huber

Bölte S, Poustka F (2008) SRS-Skala zur Erfassung sozialer Reaktivität. Bern: Huber

Constantino JN, Gruber CP (2005) Social responsiveness scale (SRS). Los Angeles: Western Psychological Services.

Filipek P, Accardo P, Baranek G, Cook E, Dawson G, Gordon B, Gravel J, Johnson C, Kallen R, Levy S, Minshew N, Ozonoff S, Prizant B, Rapin I, Rogers S, Stone W, Teplin S., Tuchman R, Volkmar F (1999) The screening and diagnosis of autistic spectrum disorder. J Autism Dev Disord 29:439–484.

Gillberg C, Gillbert C, Rastam M, Wentz E (2001). The Asperger Syndrome (and high-functioning autism) Diagnostic Interview (ASDI): a preliminary study of a new structured clinical Interview. Autism 5:57–66.

Kamp-Becker I, Mattejat F, Wolf-Ostermann K, Remschmidtt H (2005) Die Marburger Beurteilungsskala zum Asperger-Syndrom (MBAS): ein Screeningsverfahren für autistischen Störungen auf hohem Funktionsniveau. Z Kinder Jugendpsychiatr Psychother 33:15–26.

Kraijer D, Melchers P (2003) Skala zur Erfassung von Autismusspektrumstörungen bei Minderbegabten (SEAS-M). Frankfurt: Swets.

Lord C, Rutter M, Le Couteur A (1994) Autism Diagnostic Interview-Revised: A revised version of a diagnostic interview for caregivers of individuals with possible pervasive developmental disorders. J Autism Dev Disord 24:659–685.

Lord C, Risi S, Lambrecht L, Cook E, Leventhal B, Dilavore P, Pickles A, Rutter M (2000) The Autism Diagnostic Observation Schedule-Generic: A standard measure of social and communication deficits associated with the spectrum of autism. J Autism Dev Disord 30:205–222.

Mesibov G, Schopler E, Schaffer B, Landrus R (2000) AAPEP-Entwicklungs- und Verhaltensprofil für Jugendliche und Erwachsene. Dortmund: Modernes Lernen.

Noterdaeme M, Wriedt E (2009) Begleitsymptomatik bei tief greifenden Entwicklungsstörungen: I. Intelligenzminderung und psychiatrische Komorbidität. Zeitschrift für Kinder- und Jugendpsychiatrie und Psychotherapie (accepted)

Noterdaeme M, Springer S, Wriedt E (2008) Früherkennung autistischer Störungen. Nervenheilkunde 11:38–39

Poustka F, Bölte S, Feineis-Matthews S, Schmötzer G (2004) Autistischen Störungen. Leitfaden Kinder- und Jugendpsychotherapie. Bd. 5. Göttingen: Hogrefe.

Robins D, Fein D, Barton M, Green J (2001). The Modified Checklist for Autism in Toddlers: An initial study investigating the early detection of autism and pervasive developmental disorders. J Autism Dev Disord 31:131–148.

Rühl D, Bölter S, Feineis-Matthew S, Schmötzer G (2004) Diagnostische Beobachtungsskala für Autistische Störungen (ADOS). Bern: Hans Huber.

Rutter M, Bailey T, Lord C (2003) Social Communication Questionnaire (SCQ). Los Angeles: Western Psychological Services.

Rutter M, Le Couter A, Lord C (2003) Autism Diagnostic Interview-Revised (ADI-R). Los Angeles: Western Psychological Services

Scambler D, Rogers S, Wehner E (2001) Can the checklist for autism in toddlers differentiate young children with autism from those with developmental delays. J Am Acad Child Adolesc Psychiatr 40:1457–1463.

Schopler E, Reichler R, De Vellis R, Daly K (1980) Toward objective classification of childhood autism: Childhood Autism Rating Scale (CARS). J Autism Dev Disord 10:91–103.

Schopler E, Reichler R, Bashford A, Lansing M, Markus L (2002) PEP-R entwicklungs- und Verhaltensprofil. Dortmund: modernes lernen.

Steinhausen HC (1996) Psychische Störungen bei Kindern und Jugendlichen. Lehrbuch der Kinder- und Jugendpsychiatrie. 4. Aufl. München: Urban und Schwarzenberg.

Steinhausen HC (2002) Psychische Störungen bei Kindern und Jugendlichen. Lehrbuch der Kinder- und Jugendpsychiatrie. 5. Aufl. München: Urban und Fischer.

10.2 Neuropädiatrische Diagnostik

Angelika Enders und Gerhard Kluger

Eltern konsultieren in der Sorge oder Verunsicherung um die Entwicklung ihres Kindes in der Regel primär den betreuenden Kinderarzt. Eine allgemein- und neuropädiatrische Untersuchung steht somit oft am Anfang eines diagnostischen Prozesses.

Übersicht 10.3: Ebenen der klinischen Befunderhebung nach Geenen (1999)

Erfragen
Anamnese – aktuelle Situation

  Beobachten
  Verhaltenskriterien – Phänotyp – Bewegung

    Prüfen
    Geprüfte Items – Untersuchung

      Messen
      Standardisierte Tests – quantifizierbare Scores

        Erleben im Alltag
        Wie und wofür nutzt das Kind seine Fähigkeiten?

10.2.1 Anamnese

Das Erfragen der elterlichen Sorge, des aktuellen Anlasses zur Vorstellung und der Vorgeschichte des Kindes leiten den Anfang jeder Befunderhebung. Zu erfassen sind weiter:

- Anamnese von Schwangerschaft und Geburt,
- Meilensteine und Dynamik der Entwicklung,
- Familienanamnese.

Wesentlich ist es, beim Erheben der Anamnese immer genau nach dem Entwicklungsverlauf des Kindes und dem Entstehen von Symptomen sowie möglichen Einflussfaktoren zu fragen:

- Verlief die bisherige Entwicklung kontinuierlich, aber verlangsamt?
- Zeigte sie schubweise Veränderungen? Im Zusammenhang mit fieberhaften Ereignissen oder Nüchternperioden?
- Kam es zu einer Stagnation oder gar zu einem Verlust bereits erworbener Fähigkeiten?

Der Verlust von bereits erlernten Worten oder manuellen Fertigkeiten wird bei Kindern mit ASS beschrieben oder gilt als charakteristisch für Mädchen mit Rett-Syndrom (▶ **Kap. 9.2.3**). Er könnte hinweisend sein für eine neurometabolische oder neurodegenerative Erkrankung. Krisenhafte Verschlechterungen in Situationen, in denen der Organismus auf körpereigene Energiereserven zurückgreifen muss, wie beispielsweise bei Fieber oder einer Gastroenteritis, können hinweisend sein für mitochondriale Erkrankungen (▶ **Kap. 9.3**).

Wichtige Ausnahmen:
  Entwicklungsstagnation und Verlust bereits erworbener Handfunktionen beim Mädchen mit Rett-Syndrom als genetisch bedingter Entwicklungsstörung.
  Das Smith-Lemli-Opitz-Syndrom und auch andere Stoffwechseldefekte gehen häufig *nicht mit erkennbar progredienter Symptomatik* einher.

Dagegen werden kritische Ereignisse um die Geburt oder in der Schwangerschaft sowie genetisch bedingte Entwicklungsstörungen eher eine Residualsymptomatik nach sich ziehen mit verlangsamter, jedoch kontinuierlicher Entwicklung. Allerdings steht dabei zu erwarten, dass durch die unterschiedliche Entwicklungsdynamik der Abstand zur Norm im zeitlichen Verlauf diskrepanter wird.

Einige exogene Faktoren und immunologische Prozesse werden im Zusammenhang mit der Entstehung autistischer Störungen diskutiert. Möglicherweise können sie in vereinzelten Fällen die Entwicklung autistischer Störungen anstoßen. Gefragt werden sollte nach Schilddrüsenfehlfunktionen, Autoimmunerkrankungen oder Medikamenteneinnahme der Mutter während der Schwangerschaft oder konnatalen/neonatalen Infektionen beim Kind mit Affektionen des Zentralnervensystems. Gibt es im familiären Umfeld Menschen mit auffälligem emotionalem, kommunikativem oder kognitivem Entwicklungsprofil?

10.2.2 Klinisch-neurologische Untersuchung des Kindes

Der Verdacht auf das Vorliegen autistischer Verhaltensweisen wird meist im Kleinkind- oder Kindergartenalter in Erwägung gezogen. Speziell bei der Untersuchung junger Kinder mit kognitiven, sozial-emotionalen oder sprachlichen Entwicklungsauffälligkeiten, sind Sprach- und Situationsverständnis sowie die Anpassungsfähigkeit des Kindes zu berücksichtigen. Die Untersuchung wird sich primär auf die Beobachtung des Kindes in seinem spontanen Bewegungsverhalten und während einer angebotenen semistrukturierten und interaktiven Spielsituation beschränken. Dies setzt von Seiten des Untersuchers ein erhöhtes Maß an Flexibilität voraus und eine sichere Kenntnis des Katalogs der zu überprüfenden Untersuchungsparameter (▶ Übersicht 10.4).

Zur neurologischen Beurteilung ist es hilfreich, das Kind am Flur ein längeres Stück beim Gehen oder Laufen zu beobachten, so können Gangbild, Bewegungstempo, Kraft, Koordination und Balance beobachtet werden. Am Tisch sitzend wird beim Turmbauen eine Dysmetrie oder Dyskinesien erkennbar. Kraftdosierung und Anpassung sind z. B. auch beim Legen von Puzzles erforderlich. Über das Nachzeichnen eines Kreises, Demonstrieren des Zähneputzens oder Schneiden von Papier erhält man einen Eindruck zur Händigkeit. Bei der neurologischen Untersuchung des Kindes mit Verdacht auf eine ASS ist zu berücksichtigen, dass im Rahmen einer klassischen neuropädiatrischen Untersuchung die regelrechte Ausführung vieler Items ein gutes Instruktionsverständnis, das aufmerksame Beobachten der gestellten, ggf. demonstrierten Aufgabe und die Fertigkeit zum Imitieren der motorischen Handlung grundlegend voraussetzt. Eine nicht korrekt ausgeführte Diadochokinese beim Kind oder Jugendlichen mit ASS wird beispielsweise nicht zwingend als Hinweis auf eine Kleinhirnfunktionsstörung zu werten sein, sondern muss immer im Gesamtkontext beurteilt werden.

Auch Verhaltensbesonderheiten im Kindesalter kommen häufig motorisch zum Ausdruck, z. B. in Form von Wedeln mit den Händen, Flattern mit den Armen, Laufen auf Zehenspitzen, und korrelieren mit der psychischen Befindlichkeit. Bestimmte repetitive motorische Phänomene sind so spezifisch, dass sie als Verhaltensphänotyp benannt sind und als charakteristisch für bestimmte genetische Syndrome gelten (▶ Kap. 9.2).

Von einem sogenannten „Verhaltensphänotyp" spricht man, wenn eine Kombination von bestimmten Entwicklungs- und Verhaltensmerkmalen bei Kindern mit einem definierten genetischen Syndrom mit einer höheren Wahrscheinlichkeit auftritt als dies bei Kindern mit einer mentalen Retardation ungeklärter Ätiologie der Fall ist und damit einen syndromspezifischen Wiedererkennungswert gewinnt (Dykens 1995; Flint und Yule 1994; Sarimski 2003, S. 25). So können auch spezifische Verhaltensmerkmale bereits im Säuglings- oder Kleinkindesal-

Übersicht 10.4: Kriterien der neurologischen Beurteilung

Untersuchungsbedingungen mit möglicher neurologischer Relevanz

- Gesundheitszustand (akute/chronische Erkrankung)
- Gestationsalter (bei Frühgeborenen)
- Medikamente (Psychopharmaka/Sedativa/Antikonvulsiva)
- Vigilanz/Verhaltenszustand

Körperliche Auffälligkeiten mit möglicher neurologischer Relevanz

- Körpermaße (Perzentilenkurve), Körperbau
- Kopfumfang, Kopfform, Schädelnähte, Fontanelle
- Dysmorphien, Phänotypmerkmale
- Atmung, körperliche Belastbarkeit, Organomegalie (Leber, Milz)
- Haut: Elastizität, trophische Störungen, Pigmentveränderungen, Naevi, Hämangiome
- Gelenkfehlstellungen, -beweglichkeit

Hirnnervenfunktionen

- Fixieren, Sehfähigkeit, Lichtreaktion, Blickfolge, Okulomotorik
- Hörvermögen, Reaktion auf Geräusche
- Reaktion auf sensible Reize im orofazialen Bereich, Speichelfluß
- Faziale Innervation, Mimik
- Mund- und Zungenbewegungen, Saugen, Kauen und Schlucken, Stimme, Lautäußerungen und Sprache

Sensomotorik

- Haltung (Symmetrie, Variabilität, Stellung der Gelenke)
- Bewegungsquantität
- Bewegungsqualität: (Flüssigkeit, Zielorientierung, unwillkürliche Bewegungen, Kraftdosierung, Tempo, Handlungsplanung, Variabilität, fokussierte Aufmerksamkeit, Innehalten in Bewegungszwischenstufen)
- Muskeltonus (Haltung/Prüfung des Widerstands bei passiver Bewegung/catch)
- Muskelkraft (Bewegungen gegen Schwerkraft/gegen Widerstand, Faszikulieren)
- Trophik der Muskulatur
- Reflexe (Muskeleigenreflexe, Fremdreflexe)
- Reaktion auf taktile Reize (Oberflächensensibilität)
- Irritabilität (Empfindlichkeit gegenüber Reizen)
- Gleichgewicht, statisch und dynamisch (Stehen, Romberg, Einbeinstand, Gangbild, Seiltänzergang, Zehengang, Fersengang)
- Dominanz (Händigkeit)
- motorische Fertigkeiten/Koordination (z. B. sitzen, frei stehen, gehen, rennen, hüpfen, Ball werfen)

---

ter als Früherkennungsmerkmale hinweisend für die Entwicklung einer ASS sein (▶ **Kap. 4.1**).

Viele junge Kinder ängstigen sich, wenn sie berührt werden, insbesondere am Kopf. Die körperliche Untersuchung des Kindes mit ASS sollte deshalb an den Schluss der Untersuchungssituation gesetzt werden und auf dem Schoß der Eltern erfolgen. Zu achten ist auf Phänotypmerkmale, die eine Assoziation

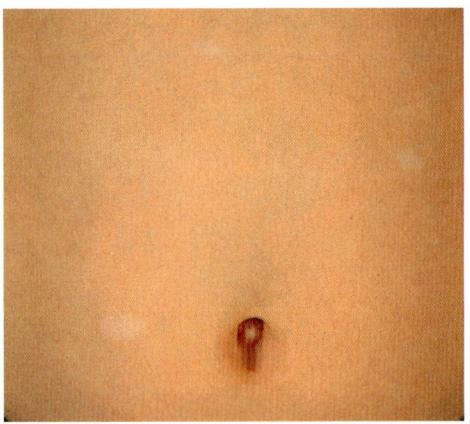

Abb. 10.3: Mehrere hypomelanotische Flecken („white spots") bei einem Jungen mit tuberöser Sklerose. Oftmals sind sie nur im „Wood-Licht" erkennbar.

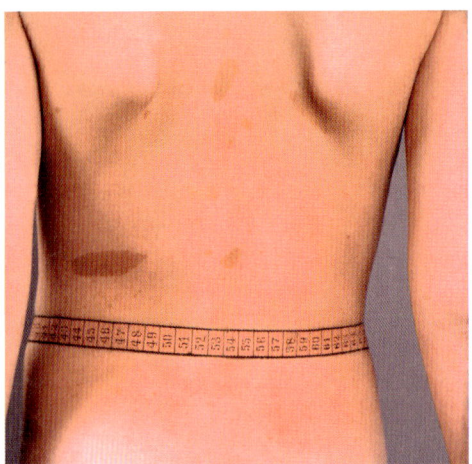

Abb. 10.4: Multiple Café-au-lait-Flecken bei einem Patienten mit Neurofibromatose Typ 1

zu einem genetischen Syndroms nahelegen, wie z. B. eine Syndaktylie der zweiten und dritten Zehe, die charakteristischerweise beim Smith-Lemli-Opitz-Syndrom vorkommt (▶ **Kap. 9. 2. 10**). Unumgänglich sind das Bestimmen der Körpermaße, insbesondere des Kopfumfangs, und deren Beurteilung im Perzentilenverlauf. Durch eine gründliche Inspektion der Haut können klinisch Pigmentveränderungen (▶ **Abb. 10.3** und **Abb. 10.4**) und damit neurokutane Syndrome (z. B. eine tuberöse Sklerose oder Neurofibromatose) ausgeschlossen werden.

Aus dem resultierenden *Symptomkomplex* wird sich eine *Befundbeurteilung/Hypothese* ergeben, die es dann in gezielten diagnostischen Schritten zu prüfen gilt. Der klinische Alltag zeigt, dass eine Schrotschuss-Diagnostik ohne klare Hypothesenbildung nur selten zur Diagnose führt. Meist erkennen wir auch nur, was wir bereits einmal gesehen und erlebt haben. Die Beurteilung von Kindern mit Entwicklungs- und Verhaltensbesonderheiten setzt deshalb klinische Erfahrung und Wissen voraus (Enders 2003).

Mit spezifischen diagnostischen Beobachtungsinstrumenten zur Früherkennung autistischer Störungen (▶ **Kap. 10.1**) lässt sich die Hypothese einer ASS objektivieren und die Ausprägung des beobachteten Verhaltens skalieren. Zur standardisierten Beurteilung der motorischen und kognitiven Kompetenz eignen sich im Kleinkindalter die „Griffith-Entwicklungsskalen" und die „Münchner Funktionelle Entwicklungsdiagnostik". Beide Tests sind für deutsche Kinder gut normiert. Die im englischen Sprachraum und weltweit am besten evaluierten „Bayley Scales of Infant Development" (Bayley II) für den Altersbereich 1 bis 42 Monate liegen jetzt auch in einer deutschen Bearbeitung vor (Reuner et al. 2007). Eine deutsche Normierung wurde bislang noch nicht vorgenommen.

Da sich das kindliche Gehirn noch in einem dynamischen, funktionellen Reifungsprozess befindet, sind Hirnfunktionen hinsichtlich ihrer Integrität auch erst prüfbar, wenn sie über das entsprechende Stadium der funktionellen Reife verfügen. Zur Beurteilung der Entwicklungsdynamik und Überprüfung der postulierten Hypothesen sind deshalb *wie-*

derholte Beurteilungen im Entwicklungsverlauf wünschenswert. Die Einschätzung kindlicher Entwicklung basiert zum einen auf der Feststellung des Entwicklungsstandes, der einen Rückschluss erlaubt über die Reife des kindlichen Zentralnervensystems, zum anderen auf der qualitativen Beurteilung des neurologischen Verhaltens, die Aufschluss gibt über die Integrität des Nervensystems. Die Feststellung allein, dass ein Kind eine bestimmte Entwicklungsstufe bis zu einem definierten Zeitpunkt noch nicht erreicht hat, erklärt noch nicht die Ursache einer Entwicklungsverzögerung. Erst aus einer an qualitativen Kriterien orientierten Beobachtung und Beurteilung des neurologischen Verhaltens werden sich ätiologisch, prognostisch und therapeutisch relevante Rückschlüsse ergeben (Enders 2008).

Gerade im Bereich der Frühdiagnostik und Elternberatung kann es hilfreich sein, sich auf Videoaufnahmen zur Verhaltensbeurteilung und Verlaufsdokumentation stützen zu können.

> Reife und Integrität des kindlichen Nervensystems erschließen sich aus Altersentsprechung und Qualität des neurologischen Verhaltens.

10.2.3 Indikation zu weiterführender Diagnostik

Spezifische Untersuchungen der Sinnesfunktionen

Pädaudiologische und ophthalmologische Untersuchungen sind in der differenzialdiagnostischen Abgrenzung bei Kindern mit autistischen Verhaltensweisen und als Grundlage für die therapeutische Planung immer erforderlich. Die üblichen kinderärztlichen Screeningverfahren sind oft nicht verlässlich genug. Da Kinder mit ASS erfahrungsgemäß Schwierigkeiten haben, sich auf solche Untersuchungsverfahren einzustellen, die eine spe-

zifische Kooperation erforderlich machen (Beobachtungsaudiometrie, Spielaudiometrie, Sehprüfung), scheuen Eltern oft diese für alle Beteiligten belastenden Untersuchungstermine. Sie sind zum sicheren Ausschluss einer Sinnesbeeinträchtigung jedoch unumgänglich. Um diagnostisch Sicherheit zu erhalten, wird es nicht selten notwendig sein, alternativ objektive Messverfahren (Cochlea-Scan, Tympanometrie oder elektrische Hirnstammaudiometrie, sog. BERA) einzusetzen.

EEG-Diagnostik

Trotz manchmal erschwerter Ableitbedingungen und fehlender wissenschaftlicher Evidenz für die kausale Bedeutung einer Epilepsie oder epilepsietypischer EEG-Veränderungen gehört bei jedem (Klein-)Kind bereits bei Verdacht auf die Entwicklung einer ASS eine differenzierte EEG-Diagnostik zur Standarduntersuchung, auch wenn sich bisher klinisch keine Anfälle manifestiert haben. Bei begleitenden kognitiven Störungen oder gar im Rahmen einer autistischen Regression (▶ Kap. 4) ist zum Ausschluss eines subklinischen Status epilepticus im Non-REM-Schlaf unbedingt auch eine Ableitung im Schlaf zu fordern. Dabei ist eine Schlafinduktion mit Melatonin (Dosierung ▶ Tab. 10.4) oft hilfreich. Möglicherweise ergeben sich aus dem EEG diagnostische Hinweise auf das Zugrundeliegen eines Angelman-Syndroms in Form hochgespannter Theta-Aktivität (▶ Abb. 10.5).

Tab. 10.4: Dosierung von Melatonin zur Schlafinduktion in Abhängigkeit vom Alter

Alter	Dosierung
Etwa 30 Minuten vor erwünschtem Schlaf mit Flüssigkeit aufgelöst	
1–3 Jahre	3 mg (1–6 mg)
4–6 Jahre	5 mg (3–10 mg)
ab 7 Jahren	8 mg (5–15 mg)
Individualisierte Dosierungen mit Abweichungen nach oben und unten möglich	

Wenn die Indikation zur Therapie der Epilepsie unter der Überlegung diskutiert wird, dadurch neben den Anfällen auch Kognition und Verhalten positiv beeinflussen zu können, müssen vor Therapiebeginn diese Bereiche entwicklungsdiagnostisch oder neuropsychologisch bestmöglich dokumentiert werden, um zusammen mit den EEG-Veränderungen zur Überprüfung des Therapieerfolges erneut evaluiert werden zu können.

Treten anfallsverdächtige Zustände auf, soll ausgehend von einer speziellen epileptologischen Anamnese unter Einbeziehung der Familienanamnese, des Alters bei Erstmanifestation, des neurologischen und pädiatrischen Befundes sowie der Anfallssemiologie das Epilepsiesyndrom und dessen Ätiologie differenziert werden. Dies ist grundlegend zur Wahl einer Erfolg versprechenden Medikation. Differenzialdiagnostisch sind isolierte oder in Kombination auftretende nicht-epilepische Anfälle abzugrenzen.

Magnetresonanztomografie (MRT gleich MRI)

Eine MRI-Untersuchung des Gehirns sollte zweifelsfrei bei jeder Begleitmanifestation einer Epilepsie oder ungeklärten Intelligenzminderung erfolgen. Zur Aufdeckung kortikaler Dysplasien, Heterotopien, Anlagestörungen oder Hippocampusatrophien sind konventionelle MRI-Scans allerdings oft qualitativ nicht ausreichend sensitiv. Zu fordern sind T1-und T2-gewichtete Sequenzen des Gehirns in mindestens zwei orthogonalen Ebenen in der dünnsten technisch möglichen Schnittführung des jeweiligen Gerätes (Neubauer und Groß 2008). SPECT, PET und funktionelle MRI-Untersuchungen (fMRI) dienen derzeit noch vorwiegend

Übersicht 10.5: Bei ASS empfohlene Labordiagnostik (modifiziert nach Hahn und Neubauer 2005)

Obligat

- Blutbild mit Diff., Elektrolyte
  Transaminasen, Kreatinkinase
  Harnsäure, Kreatinin
  Cholesterin (gesamt, nüchtern)
  Laktat, Blutgasanalyse, Ammoniak
  Glukose, Immunglobuline
  T4, T3, TSH
- Quantitative Bestimmung der Aminosäuren im Plasma
  Acylcarnitine im Plasma
- Quantitative Bestimmung der organischen Säuren im Urin
  Purin-/Pyrimidinmetabolite und Harnsäure im 12 (–24)h-Sammelurin
  Guanidinoacetat, Kreatin und Kreatinin im 12 (–24)h-Sammelurin
- Laktat/Kreatinin-Ratio im Urin
- Lumbalpunktion mit Bestimmung
  Zellzahl, Glukose, Eiweiß, Laktat
  IgG, IgM und oligoklonale Banden
  Aminosäuren und Neurotransmitter (inkl. 5-MTHF)

Fakultativ, symptomorientiert

- Virologische Diagnostik
  (z. B. Toxoplasmose, Röteln, CMV, Herpes, HIV)
- ggf. Autoantikörper
- Bei V. a. Smith-Lemli-Opitz-Syndrom: Sterol-Diagnostik (7-Dehydrocholesterin)

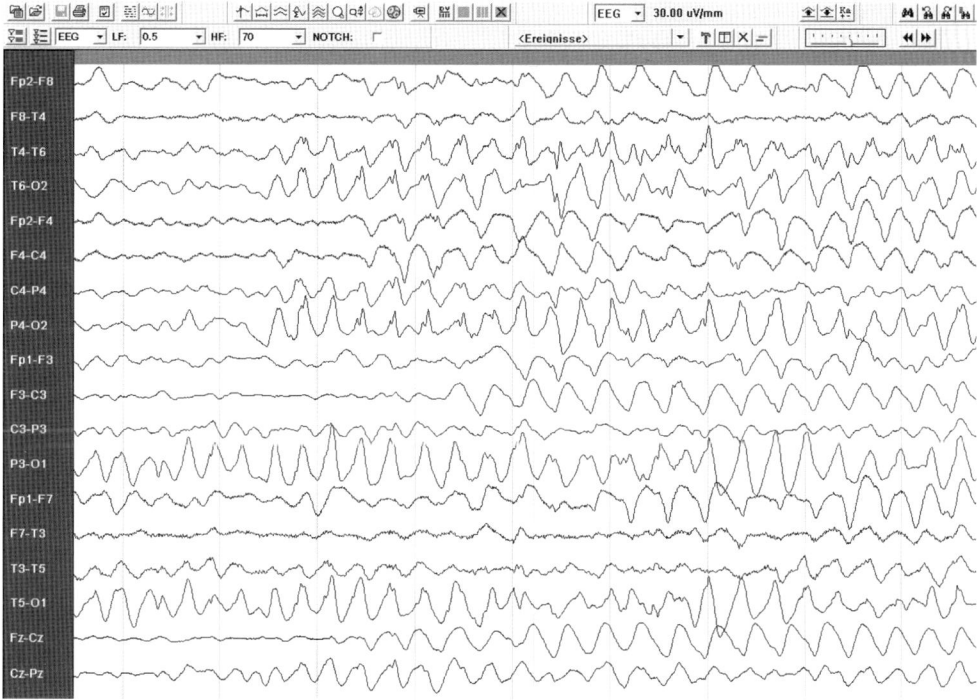

Abb. 10.5: EEG mit hochgespannter rhythmischer Theta-Aktivität

der prächirurgischen Epilepsiediagnostik oder Forschungszwecken.

Laborchemische Untersuchungen

Bei Patienten mit ASS im Rahmen angeborener Stoffwechselerkrankungen bestehen fast ausnahmslos weitere Organmanifestationen oder neurologische Auffälligkeiten wie Bewegungsstörungen, Intelligenzminderung oder zerebrale Anfälle (▶ Kap. 9.3). Aufgrund der eventuellen Möglichkeit einer kausalen oder supportiven Therapie bei Nachweis einer angeborenen Stoffwechselerkrankung muss in solchen Fällen so frühzeitig wie möglich bei gestellter Verdachtsdiagnose eine neurometabolische Diagnostik erfolgen. Besonders darauf zu achten ist bei Kindern, die nicht in Deutschland geboren sind, da die Screeningstandards in den europäischen Ländern nicht einheitlich geregelt sind. Erfolgte Screeninguntersuchungen sind

in der Regel im Vorsorgeheft vermerkt. Die derzeit empfohlenen Laboruntersuchungen (Hahn und Neubauer 2005) sind in **Übersicht 10.5** zusammengefasst.

Literatur

Dykens E (1995) Measuring behavioral phenotypes: Provocations from the „New Genetics". Am J Ment Retard 99:522–532.

Enders A (2003) Muskelhypotonie im frühen Kindesalter – klinische Differentialdiagnose. Kinderärztliche Praxis 8:516–526.

Enders A (2008) Die klinisch-neurologische Untersuchung des Kindes und Beurteilung seiner Entwicklung. In: Rosenecker J, Schmidt H (Hrsg.) Pädiatrische Anamnese, Untersuchung, Diagnose. Heidelberg: Springer. S. 156–185.

Flint J, Yule W (1994) Behavioural phenotypes. In: Rutter M, Taylor E, Hersov L (Eds.) Child and Adolescent Psychiatry. 3rd Edn. Oxford: Blackwell. Pp. 666–687.

Geenen R (1999) Materialien zur Unterrichts-
gestaltung im Bobath-Kurs München, nicht
veröffentlicht.

Hahn A, Neubauer BA (2005) Autismus und
Stoffwechselerkrankungen – was ist gesichert?
Z Kinder Jugendpsychiatr Psychother 33
(4):259–271.

Neubauer BA, Groß S (2008) Leitlinien Kinder-
heilkunde/Neuropädiatrie zu Diagnostischen
Prinzipien bei Epilepsien im Kindesalter
(*http://www.uni-duesseldorf.de/AWMF/ll/022–
007.htm*; Zugriff am 01. 11. 2008).

Reuner G, Rosenkranz J, Pietz J, Horn R (Hrsg.)
(2007) Bayley Scales of Infant Development
(Bayley II) – Deutsche Fassung. Frankfurt/
Main: Harcourt Test Services.

Sarimski K (2003) Entwicklungspsychologie genetischer Syndrome. 3. Aufl. Göttingen: Hogrefe Verlag.

10.3 Genetische Diagnostik und Beratung

Imma Rost

Genetische Beratung wird meist aus zwei Gründen gesucht: zum einen, um durch eine klare Diagnose Angaben zur individuellen Prognose zu ermöglichen, zum anderen, um Aussagen zu einem eventuellen Wiederholungsrisiko machen zu können.

Zunächst wird wie in jeder genetischen Beratung die Eigen- und Familienanamnese über mindestens drei Generationen erhoben. Zur genetischen Beratung sollten alle relevanten Vorbefunde des Patienten vorliegen. Beides dient im Zusammenhang mit der klinischen Untersuchung dazu, zunächst festzustellen, ob eine syndromale Form vorliegt. Diese Unterscheidung ist deshalb wichtig, weil sich die Wiederholungsrisiken eines syndromalen Autismus erheblich von denen des idiopathischen unterscheiden können (McMahon et al. 2006). Liegt z. B. bei einem Jungen ein Fragiles-X-Syndrom aufgrund einer Vollmutation vor, dann ist seine Mutter obligatorische Überträgerin mit entweder einer Prä- oder einer Vollmutation und einem 50 %-igen Risiko, das betroffene Gen an weitere Nachkommen zu vererben, wobei die Wahrscheinlichkeit, Kinder mit einer Vollmutation zu bekommen, auch bei den meisten Trägerinnen einer Prämutation hoch ist.

Da als häufigste genetische Ursache des Autismus Chromosomenstörungen gefunden werden, gehört die zytogenetische Untersuchung an den Anfang der Diagnostik, außer es besteht klinisch der Verdacht auf eine Grunderkrankung, die z. B. durch eine molekulargenetische Zieldiagnostik bestätigt werden kann, beispielsweise das Fragile X. Zusätzliche Symptome, die an eine Chromosomenstörung denken lassen, sind z. B. Entwicklungsverzögerung, Minderwuchs, Dysmorphiezeichen und angeborene Fehlbildungen.

Bei klinischem Verdacht kann die molekulargenetische Untersuchung zum Ausschluss des Fragilen X indiziert sein, auch bei Mädchen, obwohl diese beim Fragilen X im Vergleich zu Jungen deutlich seltener (6 % vs. 25 %) autistische Züge haben. Bei Mädchen mit Entwicklungsrückschritten in der Anamnese sollte auch an ein Rett-Syndrom gedacht und die MECP2-Gen-Diagnostik in die Wege geleitet werden.

Nachdem in zunehmendem Maß durch die Array-CGH submikroskopisch kleine chromosomale Imbalancen im Zusammenhang mit Autismus gefunden werden, kann auch diese Untersuchung entsprechend aktueller Empfehlungen (Marshall et al. 2008) indiziert sein. Bei nicht-syndromalem Autismus wurden von Marshall et al. (2008) in 7 % der Familien mit einem Betroffenen De-novo-CNV gefunden und in 2 % der Familien mit mehreren Betroffenen.

Wenn sich kein Hinweis auf ein bekanntes genetisches Syndrom oder eine Chromosomenstörung als Ursache ergibt, kann unter der Annahme einer multifaktoriellen Ätiologie ein empirisches Wiederholungsrisiko für Geschwister angegeben werden, das zwischen 6 und 8 % anzusetzen ist. (Folstein und Rosen-Sheidley 2001; Freitag 2007; Muhle et al. 2004). Auch in den Fällen mit einer bekannten Ursache wie z. B. dem Fragilen X kann zwar das Wiederholungsrisiko für die Grunderkrankung, nicht aber für das Auftreten des Autismus angegeben werden, da die Häufigkeit auch intrafamiliär variabel ist.

Genetische Diagnostik sollte grundsätzlich zumindest mit dem Angebot einer genetischen Beratung verbunden sein, v. a. wenn Minderjährige untersucht werden. Sowohl genetische Beratung als auch genetische Diagnostik sind immer freiwillig; Ratsuchende haben ein Recht auf Nichtwissen im Zusammenhang mit genetischer Diagnostik. Dies ist besonders dann zu berücksichtigen, wenn sich, wie auch beim Autismus, aus der Diagnostik in der Regel keine therapeutischen Konsequenzen ergeben (McMahon et al. 2006; Folstein und Rosen-Sheidley 2001).

Bei unbekannter Ursache des Autismus beträgt das empirische Wiederholungsrisiko für Geschwister 6–8 %.

Übersicht 10.6: Mögliche genetische Diagnostik bei Autismus in Abhängigkeit von der zusätzlichen klinischen Symptomatik

---

- Konventionelle Chromosomenanalyse
- FMR1: Fragiles-X-Syndrom
- MECP2: Rett-Syndrom
- Methylierungstest/FISH-Analyse: Angelman-Syndrom/zusätzliches Markerchromosom 15
- FISH-Analyse auf Mikrodeletion 22q13
- Array-CGH

Literatur

Folstein SE, Rosen-Sheidley B (2001) Genetics of autism: complex aetiology for a heterogenous disorder. Nat Rev Genet 2:943–955.

Freitag CM (2007) The genetics of autistic disorders and ist clinical relevance: a review of the literature. Mol Psychiatry 12:2–12.

Marshall CR, Noor A, Vincent JB, Lionel AC, Feuk L, Skaug J, Shago M, Moessner R, Pinto D, Ren Y, Thiruvahindrapduram B, Fiebig A, Schreiber S, Friedman J, Ketelaars CEJ, Vos YJ, Ficicioglu C, Kirkpatrick S, Nicolson R, Sloman L, Summers A, Gibbons CA, Teebi A, Chitayat D, Weksberg R, Thompson A, Vardy C, Crosby V, Luscombe S, Baatjes R, Zwaigenbaum L, Roberts W, Fernandez B, Szatmari P, Scherer SW (2008) Structural variation of chromosomes in autism spectrum disorder. Am J Hum Genet 82:477–488.

McMahon WM, Baty BJ, Botkin J (2006) Genetic Counseling and Ethical Issues for Autism. Am J Med Genet 142C:52–57.

Muhle R, Trentacoste SV, Rapin I (2004) The genetics of autism. Pediatrics 113:e472–e486.

10.4 Neuropychologische Diagnostik

Christiane Bormann-Kischkel

Psychologische Untersuchungsmethoden lassen sich in psychometrische und projektive Verfahren einteilen. Psychometrische Verfahren erlauben durch ihre standardisierte Vorgabe das Quantifizieren von definierten Verhaltensweisen und gestatten so objektive Vergleiche und Vorhersagen anhand statistisch bekannter Zusammenhänge. In projektiven Testverfahren sollen hingegen die individuellen Wünsche, Fantasien, „Projektionen" eines Menschen erfasst werden, die durch Bilder oder Geschichten ausgelöst werden. Solche Antworten liefern qualitative Informationen über die innere Erlebniswelt eines Menschen. Das Arbeitsgebiet der Neuropsychologie sucht eine Verbindung zwischen Hirnfunktion und psychologischer Leistung herzustellen (Remschmidt und Kamp-Becker 2005). Klassische Untersuchungsfelder der Neuropsychologie sind Intelligenz-, Aufmerksamkeits- und Gedächtnisfunktionen, im Störungsfall auch sprachliche Funktionen. Im Bereich der Autismusforschung kommen in den vergangenen Jahren mannigfaltige Versuche hinzu, für die bekannten und typischen psychologischen Dysfunktionen von Menschen mit ASS spezifische hirnorganische Lokalisationen nachzuweisen. Obgleich diese experimentellen Befunde im guten Einklang mit den klinischen Symptomen stehen, ist es bisher jedoch nicht möglich, anhand solcher Befunde die Diagnose einer tiefgreifenden Entwicklungsstörung zu stellen oder aus ihnen eine ursächliche Erklärung für die Störung abzuleiten.

Die psychologische Diagnostik liefert Informationen über die allgemeine Funktions- und Leistungsfähigkeit eines Menschen. Ausgeprägte Störungen der Intelligenz, der Sprache, der Aufmerksamkeit oder des Gedächtnisses sind mit Einschränkungen in der Alltagsbewältigung verbunden. Dies trifft auch auf Kinder und Jugendliche mit ASS zu. Aufgrund der komplexen Problematik kann eine psychologische Untersuchung bei ihnen jedoch aufwändiger sein als bei ungestörten Kindern. Bei ausreichender klinischer Erfahrung ist dies jedoch möglich und aussagekräftig. Für alle Testverfahren (und für alle Testteilnehmer) gilt, dass die Bereitschaft zur Mitwirkung gegeben sein muss. Bei Ängsten, Verweigerungen oder Verständnisproblemen ist eine Untersuchung erst möglich, wenn diese überwunden sind oder durch die Verwendung angemessener Testverfahren berücksichtigt werden. Eine sensible Testdurchführung stellt dies in Rechnung. Nach unserer Erfahrung ist nahezu jedes Kind testbar, allerdings bedarf es dazu Einfühlungsvermögen und Geduld. Ist ein Kind unter standardisierten Bedingungen nicht testbar, kann im Sinne eines klinisch-adaptiven Vorgehens von den Standardisierungsbedingungen abgewichen werden, um die Kapazität eines Kindes einschätzen zu können. So kann z.B. bei Probanden mit starken Aufmerksamkeitsstörungen oder mit selbststimulierendem Verhalten die in einigen Untertests erforderliche zeitliche Beschränkung aufgegeben werden. In anderen Fällen kann es hilfreich sein, einen Test in mehreren kurzen Ansätzen, ggf. auch mit Belohnungsanreizen, durchzuführen. Auf die Ermittlung eines normierten IQ muss in solchen Fällen allerdings verzichtet werden. Die bisweilen gefürchtete Traumatisierung aufgrund einer Testuntersuchung wurde in unserer klinischen Praxis noch nie beobachtet, vielmehr reagieren die meisten Kinder mit Interesse und Neugier auf die Testaufgaben, wenn der Untersucher sich angemessen auf sie einstellt.

> Psychologische Tests liefern u.a. Aussagen über die Stärken und Schwächen in der Leistungsfähigkeit eines Kindes. In sensibler Weise durchgeführt, liefern sie auch bei Kindern mit ASS aussagekräftige Ergebnisse.

10.4.1 Intelligenzdiagnostik

Eine der klassischen Definitionen der Psychologie lautet: „Intelligenz ist das, was ein Intelligenztest misst." Das bedeutet, dass es Intelligenz *an sich* nicht gibt, sondern dass sie ein theoretisches Konstrukt ist, das nur im Rahmen des jeweiligen Tests zu interpretieren ist. Da unterschiedlichen Intelligenztests verschiedene theoretische Annahmen zugrunde liegen und die Tests aus unterschiedlichen Aufgaben bestehen, sollen sie kurz skizziert werden (▶ Tab. 10.5). Gegenstand aller Intelligenztests ist die Fähigkeit, komplexe Probleme möglichst schnell und richtig zu lösen. Neben erfahrungsabhängigem, erworbenen Wissen (kristalline Intelligenz) wird auch eine bildungsunabhängige allgemeine Begabung (fluide Intelligenz) geprüft. Andere Beschreibungen von Intelligenztests beziehen sich auf das Material der Aufgabenstellung (verbal oder nonverbal) oder auf die zum Lösen der Aufgaben erforderlichen kognitiven Prozesse (einzelheitliches vs. ganzheitliches Denken). Generell gilt: Je mehr Dimensionen und je mehr Bereiche ein Test umfasst, desto aussagekräftiger ist das Ergebnis. Je einseitiger das Aufgabenspektrum ist, desto eingeschränkter ist die Vorhersagefähigkeit auf die Leistungsfähigkeit außerhalb der Testsituation.

Umfassende, verbale wie nonverbale, kristalline und fluide Intelligenzleistungen werden z.B. durch den „Hannover-Wechsler-Intelligenztest für das Vorschulalter-III" (HAWIVA-III; Ricken et al. 2007), den „Hamburg-Wechsler-Intelligenztest für Kinder" (HAWIK-IV; Petermann und Petermann 2007), die „Kaufmann-Assessment Battery for Children" (K-ABC; Melchers und Preuß 1991) und das „Allgemeine Intelligenz Diagnostikum 2" (AID-2; Kubinger und Wurst 2000) überprüft. Für Jugendliche und Erwachsene stehen mit dem „Wechsler Intelligenztest für Erwachsene" (WIE; von Aster et al. 2006) und dem „Kaufman-Test zur Intelligenzmessung für Jugendliche und Erwachsene" (K-TIM; Melchers et al. 2006) ebenfalls mehrdimensionale Verfahren zur Verfügung. Der „Snijders-Oomen Nonverbale Intelligenztest" wurde ursprünglich für gehörlose und sprachgestörte Kinder entwickelt. Er liegt in zwei Versionen für die Altersbereiche von 2–7 und von 5–17 Jahren vor (SON-R 2–7; Tellegen et al. 1998; SON-R 5–17; Snijders et al. 1997), der „Grundintelligenztest Skala 2" (CFT 20; Weiß 1998) sowie die „Matrizen-Tests" von Raven aus der „Testbatterie für Geistig Behinderte" (TBGB; Bondy et al. 1969) sind Verfahren, die Problemlöseprozesse mit nichtsprachlichem Material erfassen. Dementsprechend spielen erworbenes Wissen und sprachliche Fähigkeiten eine geringere Rolle bei ihrer Bearbeitung. Ihr Einsatz sollte erwogen werden bei jungen oder sprachlich und intellektuell eingeschränkten Kindern mit ASS, wenn Instruktionsverständnis und Kooperationsverhalten noch nicht sehr ausgeprägt sind. Die „Bunten Matrizen" und der „CFT-20" liegen in Computerversionen vor, die für viele Kindern mit ASS einfacher in der Bearbeitung sind, da sie soziale Interaktionen minimieren. Für eine orientierende Einschätzung der intellektuellen Begabung kann auch die „Columbia Mental Maturity Scale" (CMM), ein weiterer Untertest aus der TBGB eingesetzt werden. Ist keine Kooperation zu erzielen, kann über die Beschreibung der im Alltag möglichen lebenspraktischen und sozialen Anpassungsleistungen eine Einschätzung vorgenommen werden (Bölte und Poustka 2002). Erfreulicherweise korrelieren die meisten Tests zufriedenstel-

Tab. 10.5: Intelligenztests

Test	Beschreibung	Quelle
Hannover-Wechsler-Intelligenztest für das Vorschulalter-III (HAWIVA-III)	Mehrdimensional. Verbal und non-verbal. Gesamt-IQ + zwei Teilindizes	Ricken et al. (2007)
Hamburg-Wechsler-Intelligenztest für Kinder-IV (HAWIK-IV)	Mehrdimensional. Verbal und non-verbal. Gesamt-IQ + vier Teilindizes	Petermann und Petermann (2007)
Allgemeine Intelligenz Diagnosti-kum 2 (AID-2)	Mehrdimensional. Verbal und non-verbal. Gesamt-IQ + zwei Teilindizes	Kubinger und Wurst (2000)
Kaufman-Assessment Battery for Children (K-ABC)	Mehrdimensional. Verbal und non-verbal. Gesamt-IQ + drei Teilindizes. Fluide und kristalline Intelligenz	Melchers und Preuß (1991)
Kaufman-Test zur Intelligenz-messung für Jugendliche und Erwachsene (K-TIM)	Mehrdimensional. Verbal und non-verbal. Gesamt-IQ + zwei Teilindizes. Fluide und kristalline Intelligenz	Melchers et al. (2006)
Wechsler Intelligenztest für Erwachsene (WIE)	Mehrdimensional. Verbal und non-verbal. Gesamt-IQ + zwei Teilindizes	von Aster et al. (2006)
Snijders-Oomen Nonverbaler Intelligenztest 2–7 (SON-2–7)	Mehrdimensional. Nonverbal. Gesamt-IQ + zwei Teilindizes	Tellegen et al. (1998)
Snijders-Oomen Nonverbaler Intelligenztest 5–17 (SON 5–17)	Mehrdimensional. Nonverbal. Gesamt-IQ und zwei Teilindizes	Snijder et al. (1997)
Grundintelligenztest Skala 2 (CFT-20)	Unidimensional. Nonverbal. IQ + Teilindizes	Weiß (1998)
Matrizentests von Raven (CPM; SPM; APM)	Unterschiedlich schwierige Versio-nen. Unidimensional. Nonverbal.	CPM: TBGB, Bondy et al. (1969)
Columbia Mental Maturity Scale (CMM)	Unidimensional. Nonverbal.	TBGB, Bondy et al. (1969)

lend bis gut miteinander. Mit der Vorhersage der schulischen Leistungsfähigkeit korrelie-ren mehrdimensionale Intelligenztests bes-ser, sodass sie bei diesen Fragestellungen zu bevorzugen sind.

> Mehrdimensionale Intelligenztests sind in der Regel vor unidimensionalen zu bevor-zugen. Auch bei Kindern mit ASS liefern sie im Allgemeinen zuverlässige und prognostisch sichere Einschätzungen.

Intelligenzniveau

Neben diesen allgemeinen Vorbemerkungen zur Intelligenzdiagnostik gibt es Besonder-heiten bei Kindern und Jugendlichen mit ASS. Diese unterscheiden sich voneinander hinsichtlich ihrer Intelligenz wie andere Kin-der und Jugendliche auch. Über die Gruppe hinweg kommen alle Grade intellektueller Leistungsfähigkeit vor, allerdings mit einer deutlich anderen Häufigkeitsverteilung als in der Gesamtbevölkerung (▶ Kap. 5.3). Etwa ab dem sechsten Lebensjahr ist der IQ zuverlässig und stabil zu ermitteln und erlaubt eine gute Vorhersage über die weitere intellektuelle Entwicklung und den Schul-erfolg eines Kindes. Es gibt einzelne Berichte von deutlich messbaren Intelligenzzuwäch-sen bei sehr jungen Kindern mit ASS, dem stehen aber auch Entwicklungsverläufe von Kindern entgegen, die sich verschlechtern (Amorosa und Noterdaeme 2002). Intelligenz und Sprachentwicklung sind nicht unabhängig voneinander: Kinder, die keine Sprache entwickeln oder erwerben, sind in ihrer intellektuellen Leistungsfähigkeit eingeschränkter als Kinder, die sprechen. Dieses Ergebnis ist kein Artefakt der verwendeten Testverfahren, da es sich in nonverbalen Tests bestätigt. Bei Kindern und Jugendlichen mit Asperger-Syndrom ist definitionsgemäß der IQ höher als bei Kindern mit frühkindlichem Autismus.

Die Tatsache, dass alle Intelligenzgrade in der Gruppe der Menschen mit ASS vorkommen, bedeutet einerseits, dass eine tiefgreifende Entwicklungsstörung nicht mit einer Einschränkung der Intelligenz erklärt werden kann. Andererseits ist der Umkehrschluss, die „wahre" Intelligenz von Kindern mit ASS sei deshalb unbeeinträchtigt, ebenso unzutreffend. Vielmehr ist die neben der autistischen Störung auftretende intellektuelle Beeinträchtigung als Hinweis auf eine umfassende Schädigung zu werten, die sich auf beide Bereiche auswirkt. Die kognitive Entwicklung bestimmt die allgemeine Leistungsfähigkeit eines Menschen und sie moderiert den Verlauf der autistischen Störung.

> Die intellektuellen Leistungen von Kindern mit ASS zeigen interindividuell große Schwankungen. Die Störung kann bei allen Intelligenzgraden auftreten. Eine niedrige Intelligenz ist keine Erklärung für eine ASS. Eine gute Begabung geht häufig mit einer besseren Sprachentwicklung und einem günstigeren Entwicklungsverlauf einher.

Profile

a) Verbal- und Handlungsteil

Die Intelligenztestprofile von Kindern mit ASS sind auch intraindividuell nicht einheitlich. Im Allgemeinen werden höhere Werte im Handlungs-IQ als im Verbal-IQ erzielt (Rumsey 1992). In einem Überblicksartikel

fanden Siegel et al. (1996), dass in 9 von 16 Studien der Verbal-IQ um 12 Punkte unter dem Handlungs-IQ lag. In vier Studien war der Verbal-IQ höher als der Handlungsteil, die Differenzen waren jedoch weniger ausgeprägt. Ein ähnliches Ergebnis berichten auch Rühl et al. (1995). Diese Differenz verlor sich jedoch, wenn jene Probanden, von denen nur der Handlungsteil vorlag, aus der Analyse ausgeschlossen wurden. Diese Untergruppe hatte aufgrund ihrer sprachlichen Einschränkungen nur den Handlungsteil lösen können, wies einen deutlich niedrigeren Handlungs-IQ auf und ist demnach stärker beeinträchtigt. Die relativ besseren Werte im Verbalteil lassen sich so teilweise als Artefakt des Testeinsatzes erklären, da der Verbalteil mit den stärker beeinträchtigten Probanden nicht durchgeführt werden konnte. In zwei neueren Arbeiten, in der auch Kinder mit einem IQ unter 70 mit Handlungs- und Verbalteil untersucht wurde, konnten die besseren Leistungen im Handlungsteil nicht bestätigt werden (Coolican et al. 2008), allerdings wurden hier ein anderer Intelligenztest verwendet. Ebenso konnte die Diskrepanz zwischen Handlungs- und Verbalteil nicht mehr bei einer durchschnittlich intelligenten Gruppe von Erwachsenen mit Asperger-Syndrom oder ASS gefunden werden (Spek et al. 2008). Da die Diagnose eines Asperger-Syndroms eine Sprachentwicklungsstörung ausschließt, ist dieser Befund jedoch nicht verwunderlich. Möglicherweise erklären unterschiedliche Probandengruppen die widersprüchlichen Befunde. Je jünger und je eingeschränkter die untersuchten Kinder waren, desto wahrscheinlicher ist es, dass ihre sprachlichen Beeinträchtigungen sich in verminderten verbalen Intelligenztestleistungen abgebildet haben. Nicht bei jedem einzelnen Kind mit Asperger-Syndrom oder ASS findet sich also eine ausgeprägte Diskrepanz zwischen Verbal- und Handlungsteil, so dass weder das Vorliegen noch das Nicht-Vorliegen eines solchen Profils für die Diagnose aussagekräftig ist. Das Profil sagt aber etwas über die intellektuellen Stärken und Schwächen eines Kindes aus.

b) Visuo-konstruktive Leistungen und soziale Abstraktionsprozesse

Kinder mit ASS zeigen nicht nur zwischen Verbal- und Handlungsteil diskrepante Leistungen. Auch innerhalb dieser Bereiche können sich charakteristische Muster finden lassen. Besondere Stärken finden sich in Aufgaben, in denen visuo-konstruktive Leistungen verlangt werden (Bormann-Kischkel und Dirlich-Wilhelm 1981; Ehlers et al. 1997, Rühl et al. 1995; Mayes et al. 2008; Coolican et al. 2008). Dies sind Untertests wie der Mosaiktest beim HAWIK, der CFT-20 oder die Matrizentests nach Raven. Weitere Stärken finden sich in verbalen Aufgaben, die Fakten und formales Wissen abfragen wie die HAWIK-Untertests „Allgemeines Wissen", „Gemeinsamkeiten Finden" oder „Zahlennachsprechen". Die Leistungen einzelner Kinder liegen bei solchen Aufgaben gelegentlich nicht nur über ihrem eigenen Gesamtniveau, sondern auch über dem Durchschnittsbereich der Gesamtbevölkerung. Diesen Stärken stehen ausgeprägte Schwächen gegenüber in Aufgaben mit komplexen sozialen Sachverhalten, etwa beim „Allgemeinen Verständnis" und beim „Bilderordnen", oder wenn Abstraktionsprozesse und Kategorienbildungen erforderlich sind (Kushner et al. 2007). **Abbildung 10.6** zeigt beispielhaft für eine Gruppe von Kindern mit ASS die starken Schwankungen der Testleistungen über das Gesamtprofil wie auch innerhalb eines Untertests.

Dieses Muster der relativen Stärken und Schwächen bleibt auch bei der Neubearbeitung des HAWIK-IV konstant. Die besten Leistungen werden in den Untertests „Matrizen", „Bildkonzepte", „Mosaik-Test", „Gemeinsamkeiten Finden" und „Wortschatz-Test" erzielt, die schwächsten in den Untertests „Zahlen-Symbol-Test", „Symbolsuche", „Buchstaben-Zahlen-Fol-

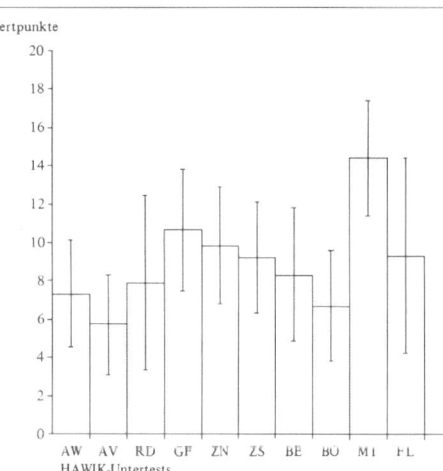

Abb. 10.6: Mittelwerte und Standarbabweichungen von 10 Kindern mit ASS im HAWIK (aus Bormann-Kischkel und Dirlich-Wilhelm 1981)

gen" und „Allgemeines Verständnis" (Mayes und Calhoun 2008). Leider wurde auf den Untertest „Bilderordnen" verzichtet, durch den das Verständnis für soziale Situationen erfasst wurde. Relevante Informationen zu diesem Bereich können jedoch auch auf informelle Weise z.B. durch das Beschreiben von Bildgeschichten eingeholt werden. Da im HAWIK-IV der Verbal- und Handlungs-IQ zugunsten von vier Indizes aufgegeben werden, bilden sich die Stärken der Kinder mit ASS auf dem Index „Wahrnehmungsgebundenes Logisches Denken" ab, während sich die Schwächen auf den Indizes Arbeitsgedächtnis und Verarbeitungsgeschwindigkeit niederschlagen. Auch in einer Studie mit Erwachsenen mit ASS oder Asperger-Syndrom mit einem IQ > 80 konnten mit dem WAIS-III die bekannten Stärken im Allgemeinen Wissen, Mosaiktest und Matrizen gefunden werden (Spek et al. 2008). In der Subgruppe der Menschen mit Asperger-Syndrom wurden in dieser Arbeit im Widerspruch zu anderen gute Ergebnisse im Allgemeinen Verständnis gefunden. Dies könnte jedoch auch auf der kognitiven

Analyse sozialer Situationen im Gegensatz zum intuitiven Verständnis beruhen.

Die Testergebnisse von Menschen mit Asperger-Syndrom belegen, dass die relativen Schwächen und Stärken in den Profilen nicht auf sprachliche Faktoren allein zurückgeführt werden können. Als Ursache für die relativ guten Leistungen im Mosaiktest und ähnlichen Aufgaben wird die von den Kindern mit ASS bevorzugte Strategie der Kontextvernachlässigung oder der Mangel an zentraler Kohärenz angenommen (Shah und Frith 1993, ▸ Kap. 7). Zu den guten Leistungen in verbalen Untertests wie „Allgemeines Wissen" und „Gemeinsamkeiten Finden" dürften das gute Faktengedächtnis dieser Kinder, ihre guten Fähigkeiten zum Repetieren (Hermelin und O'Connor 1970) sowie die einfache Aufgabenstruktur beitragen. Die Verlangsamung im Index „Arbeitsgeschwindigkeit" könnte eine Folge der detailorientierten Verarbeitung sein. Das Fehlen einer globalen Orientierung führt zu einer schrittweisen Lösung und kostet so bei Aufgaben mit visuellen Details mehr Zeit.

In **Abb. 10.7** ist das HAWIK-III-Profil eines 12,5-jährigen Jungen mit Asperger-Syndrom dargestellt. Bei einem Gesamt-IQ von 83 liegt der Verbal-IQ bei 97, der Handlungs-IQ bei 73. Die relativen Stärken im Rechnerischen Denken und im Zahlennach-

sprechen sind durch sein großes Interesse an Zahlen erklärbar. Der relativ bessere Verbalteil ist ein Abbild seiner intensiven Förderung. Im Handlungsteil bildet sich die Strategie der Kontextvernachlässigung als relative Stärke im Mosaiktest ab, während sie sich im Figurenlegen als nicht hilfreich erweist. Die relativ schlechteren Leistungen im Bilderergänzen und Bilderordnen spiegeln seine Schwierigkeiten im Erfassen alltäglicher und sozialer Zusammenhänge wider, der Wert im Zahlensymboltest seine detailorientierte und damit verlangsamte Arbeitsweise.

Wegen der Heterogenität des Intelligenztestprofils ist es ratsam, bei Kindern mit ASS möglichst einen mehrdimensionalen Test durchzuführen. Wenn dies nicht möglich ist, ist der Einsatz eines eindimensionalen Tests besser als gar kein Test. Für den deutschen Sprachraum normiert sind der SON-R 2–7 und SON-R 5–17, der CFT-20 sowie die Matrizen-Tests von Raven. Ein sehr guter Test in der Anwendung mit sprachlich eingeschränkten Kindern ist die „Leiter International Performance Scale", die in einer überarbeiteten Fassung (Roid und Miller 1997) mit gutem Erfolg bei amerikanischen Vorschulkindern (Kuschner et al. 2007) eingesetzt wurde. Für die im deutschen Sprachraum zugängliche Version stehen jedoch nur veraltete amerikanische Normen zur Ver-

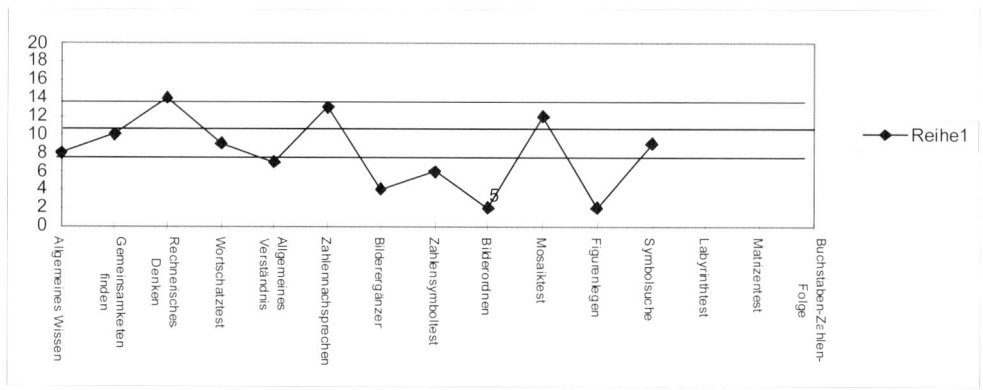

Abb. 10.7: HAWIK-III-Profil eines 12,5-jährigen Jungen mit Asperger-Syndrom

fügung. Bei der Interpretation des Befundes sollte berücksichtigt werden, dass bei Einsatz der Matrizen-Tests und des CFT-20 mit einer Überschätzung des Gesamt-IQs vor allem bei Kindern mit niedrigeren IQs gerechnet werden muss (Mottron 2004).

Versuche, das Intelligenztestprofil zur Differenzialdiagnose zwischen dem Asperger-Syndrom, dem frühkindlichem Autismus (Coolican et al. 2008, Spek et al. 2008) oder einer Aufmerksamkeitsstörung heranzuziehen (Ehlers et al. 1997), liefern keine zufriedenstellenden Resultate. Intelligenztestbefunde sollten nur zur Aussage über die intellektuelle Leistungsfähigkeit verwendet werden, die kinderpsychiatrische Diagnose ist durch andere Untersuchungsverfahren zu sichern.

Schwankungen des Testprofils müssen bei der Interpretation berücksichtigt werden. Weder der niedrigste noch der höchste noch der gemittelte Wert gibt die „wahre" Intelligenz eines Kindes adäquat wieder. Vielmehr beschreibt die Schwankung die typische Leistungsfähigkeit und damit seine individuellen Stärken und Schwächen. Das scheinbar hohe Potenzial ist auf eine umschriebene Aufgabenstellung begrenzt und kann nicht genutzt werden, ähnliche hohe Leistungen in anderen Bereichen zu erzielen. Aus pädagogischer Sicht gibt eine solche Stärke jedoch Hinweise auf kognitive Ressourcen, die zur Kompensation oder Unterstützung genutzt werden können. Gegen die Interpretation der Schwächen als Motivationsdefizit oder Testangst sprechen die gleichzeitig vorhandenen Stärken im Testprofil.

Bei der Gesamtbewertung der Ergebnisse ist zu beachten, dass neben der Intelligenz auch die Ausprägung der autistischen Störung die Leistungsfähigkeit bestimmt. Ein hochintelligentes Kind mit ausgeprägten, wenig beeinflussbaren Ritualen und ohne Interesse für seine soziale Umwelt ist unter Umständen stärker beeinträchtigt als ein intellektuell weniger gut begabtes Kind, das trotz seiner Einschränkungen immer wieder ins Gruppengeschehen integriert werden kann.

Savant-Fähigkeiten

Bei einem Teil der Kinder und Jugendlichen mit ASS werden außergewöhnliche Begabungen und Talente beobachtet, die nicht nur über ihrem eigenen intellektuellen Niveau liegen, sondern auch weit über die Fähigkeiten von ungestörten Menschen herausragen, sog. „Savant-Fähigkeiten". Diese hervorragenden Leistungen beziehen sich im Allgemeinen nur auf einen Bereich, etwa auf mathematische, zeichnerische, musikalische Fähigkeiten, aber auch auf sprachliches oder kalendarisches Wissen. Menschen mit solchen Begabungen kreieren in ihren Bereichen eigenständige und einzigartige Werke. In sehr spannenden Analysen der zugrunde liegenden psychologischen Funktionen konnte Hermelin (2001) zeigen, dass diese Leistungen nicht auf simplem Auswendigwissen beruhen. Menschen mit Savant-Fähigkeiten sind in ihrem Spezialgebiet durchaus in der Lage, relevante Regeln zu erfassen, anzuwenden und in schöpferischer Weise Abstraktionsprozesse zu gestalten. Für die psychodiagnostische Einschätzung bleibt jedoch leider festzuhalten, dass dieses sehr hohe Niveau auf die individuellen Spezialgebiete beschränkt bleibt und keine Vorhersage auf die allgemeine Leistungsfähigkeit im Alltag erlaubt.

In **Abb. 10.8** ist die Zeichnung der 5,6-jährigen Nadja, ein Mädchen mit ASS ohne kommunikative Sprache abgebildet. Als Vorlagen standen dem Kind konventionelle Bilder von Wachposten zur Verfügung (Selfe 1977).

Eine ganz andere Art zeichnerischer Begabung offenbart sich in **Abb. 10.9**, in der der Künstler Peter Myers sich mit der Form seiner Hand beschäftigt. Die grafische

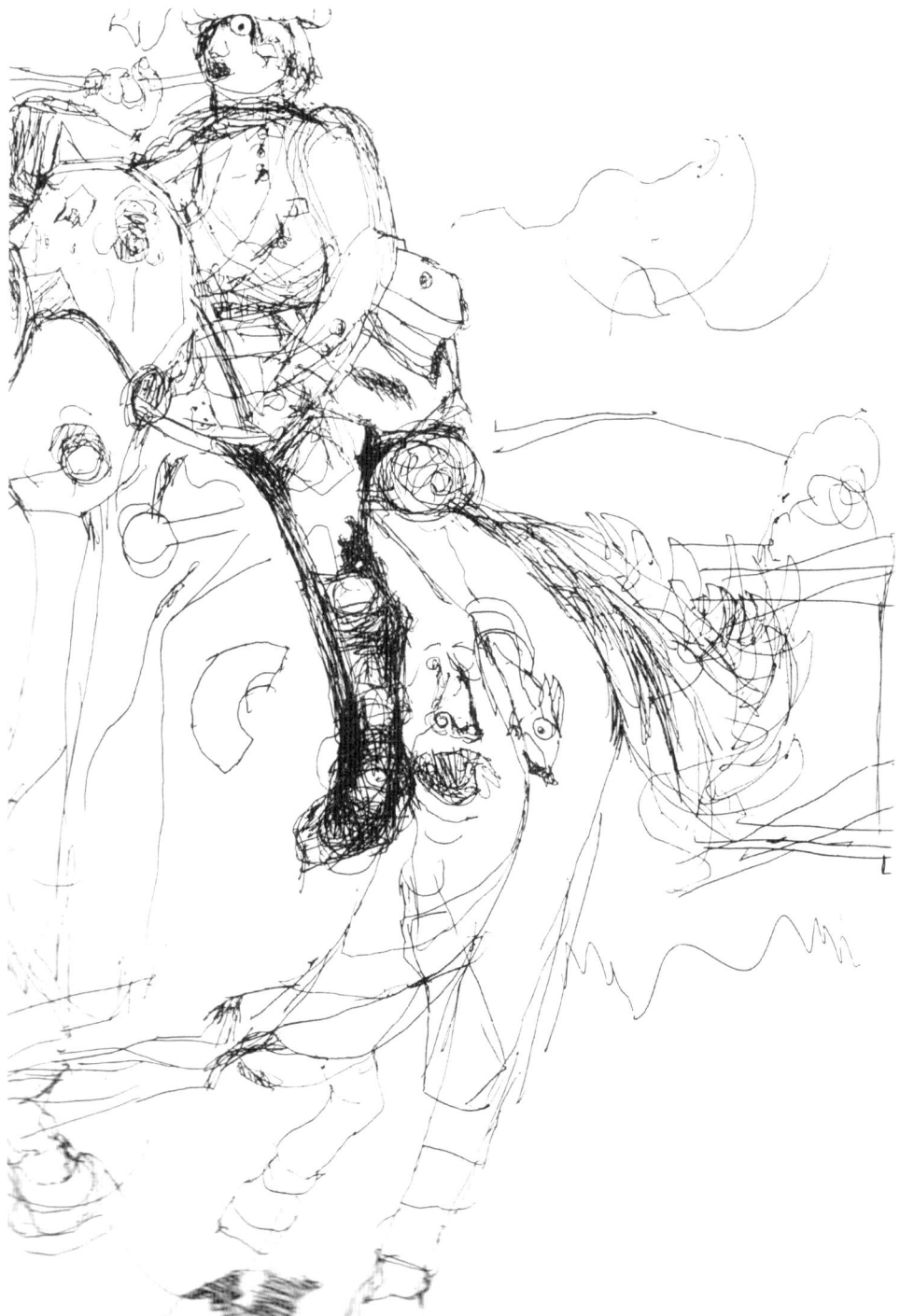

Abb. 10.8: Zeichnung eines 5,6 Jahre alten Mädchens ohne Sprache

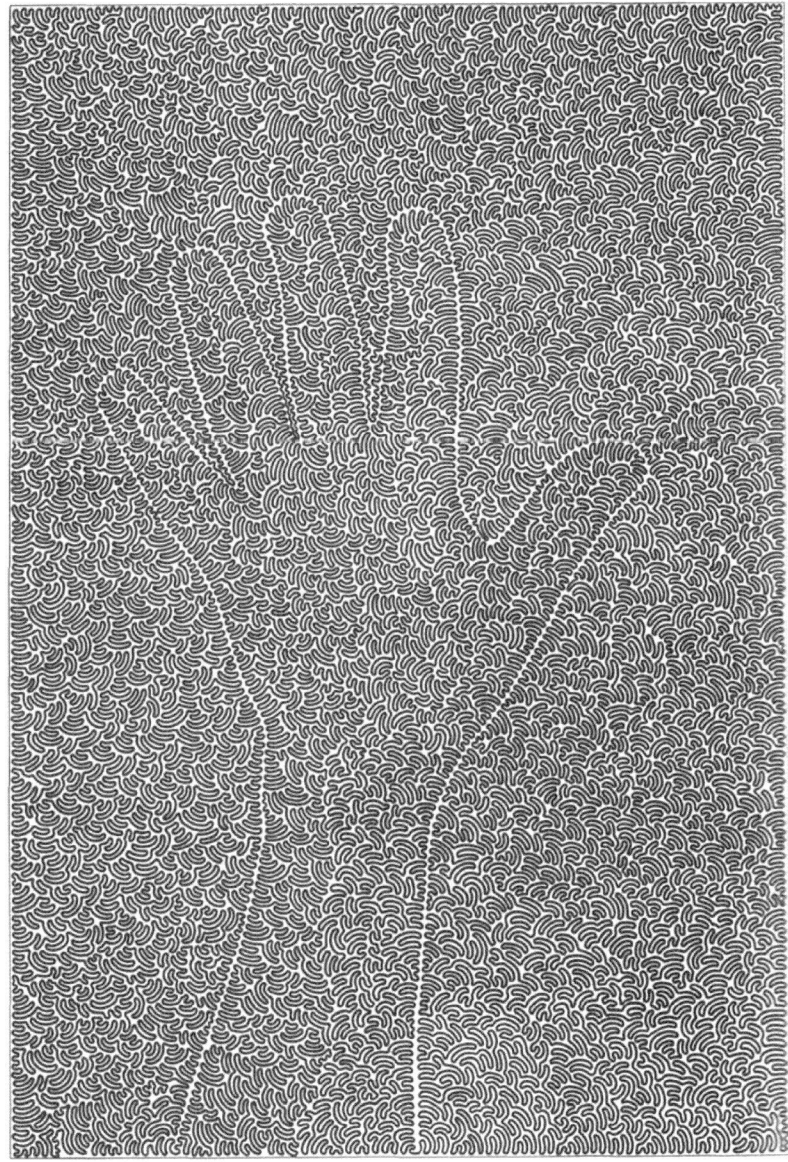

Abb. 10.9: „Peter's hand" (Erläuterungen im Text)

Gestaltung entwickelt er aus einer einzigen Linie („one-line-maze"; Myers et al. 2004).

Aufmerksamkeit

Wie Intelligenz setzt sich auch Aufmerksamkeit aus unterschiedlichen Funktionen zusammen. Die verschiedenen Strategien entwickeln sich im Verlauf der Kindheit in unterschiedlichem Tempo und sind mit der Reifung bestimmter Hirnareale assoziiert (Fimm 2007). Obgleich bei autistischen Kindern schon früh gestörte Prozesse im allgemeinen Erregungsniveau oder in einer überselektiven Wahrnehmung als ursächlich vermutet wurden, ließ sich dies durch den mentalen Entwicklungsstand oder abweichende kognitive Verarbeitungsstrategien (▶ Kap. 8) erklären und weniger durch eine Störung der Aufmerksamkeit selbst (Burack et al. 1997). Kinder mit ASS zeigen in standardisierten Aufmerksamkeits-Tests Stärken in der Fokussierung und Aufrechterhaltung ihrer Aufmerksamkeit. Besondere Schwächen zeigen sie in der Verteilung der Aufmerksamkeit auf mehrere Aspekte und beim ständigen Wechsel zwischen mehreren Aspekten (Prior und Ozonoff 2007). Kinder mit ADHS haben hingegen mehr Probleme bei der Aufrechterhaltung der Aufmerksamkeit und der Impulskontrolle, jedoch weniger mit der Flexibilität (Ozonoff et al. 2004; Sinzig et al. 2007), obgleich hier widersprüchliche Befunde vorliegen. Sinzig et al. (2007) berichten, dass sich Aufmerksamkeitsfunktionen mit zunehmendem Alter verbessern, allerdings in unterschiedlicher Weise bei den untersuchten Gruppen. Besonders ausgeprägt waren die Unterschiede zwischen 11–14 Jahre alten Kindern mit ADHS und solchen mit ASS bei Daueraufmerksamkeit und Inhibition zugunsten der Kinder mit ASS. Dies könnte auf unterschiedliche Reifungsvorgänge von Aufmerksamkeitsfunktionen hinweisen. Auch im Vergleich mit sprachentwicklungsgestörten Kindern zeigten Kinder mit ASS keine Beeinträchtigungen hinsichtlich Daueraufmerksamkeit und selektiver Aufmerksamkeit. In exekutiven Aufmerksamkeitsstrategien waren beide Gruppen beeinträchtigt, sprachgestörte Kinder jedoch stärker bei Aufgaben im verbalen Arbeitsgedächtnis, Kinder mit ASS vor allem bei der Flexibilität (Noterdaeme et al. 2001). Aufgrund der hohen Komorbidität von Aufmerksamkeits- und Impulskontrollstörungen bei Kindern mit ASS ist die Untersuchung der Aufmerksamkeitsfunktionen im Rahmen der psychologischen Diagnostik daher sinnvoll. Mit der „Testbatterie zur Aufmerksamkeitsprüfung" TAP (Zimmermann und Fimm 2002) bzw. der Kinderversion KITAP (Zimmermann und Fimm 2004) stehen standardisierte und normierte Tests zur Verfügung, die am Computer durchgeführt werden können.

Gedächtnis

Klinisch beeindrucken neben Gedächtnisproblemen immer wieder auch supranormale Gedächtnisleistungen, etwa im Kalendergedächtnis. Wiederholt wurden Ähnlichkeiten in den Gedächtnisfunktionen zwischen Kindern mit ASS und Menschen mit einem amnestischen Syndrom diskutiert. In einer Zusammenschau der vorliegenden Literatur konkludieren Prior und Ozonoff (2007) jedoch, dass sich in den qualitativen Strategien deutliche Unterschiede finden. Im Gegensatz zum amnestischen Syndrom weisen Kinder mit ASS keine Beeinträchtigungen beim Paar-Assoziations-Lernen auf. Beim Kurzzeitgedächtnis werden nur ausgeprägte Rezenz-Effekte (= Wiedergabe nur der letzten Elemente einer zu erinnernden Reizfolge) beobachtet, die sich wohl durch die guten auditiv-repetitiven Fähigkeiten erklären lassen. Weitere Erinnerungs- oder Reproduktionseinschränkungen, die bei Kindern mit ASS beobachtet werden, sind eher erklärbar durch ihre relative Unfähigkeit, Bedeutung, Struktur und semantische Hinweisreize zu nutzen (z. B. Hermelin und O'Connor 1970), als durch Gedächtnisprobleme an sich.

10.4.2 Sprachdiagnostik

Unsere symbolische Sprache stellt eine spezifische Art des kommunikativen Austauschs dar. Kommuniziert werden kann auch anhand nonverbaler Signale wie Mimik, Gestik, Körperhaltung, sogar der Kleiderwahl („dress code"). Unsere Sprache kann anhand der Form (Phonologie und Syntax), des Inhalts (Semantik) und der Anwendung (Pragmatik) beschrieben werden (Bloom und Lahey 1978). Für die Sprachdiagnostik ist wichtig zu wissen, dass bei Kindern mit ASS die Entwicklung dieser drei Bereiche dissoziiert verläuft.

Sprache und Autismus

Lange Jahre galt es als gesichert, dass etwa die Hälfte der Kinder mit ASS keine gesprochene Sprache entwickelt. Paul (2007) weist daraufhin, dass in neueren Studien nur noch etwa 20 % aller Kinder mit ASS ohne jegliche Sprache seien. Hier dürften allerdings die Kriterien, ab wann man einem Kind Sprachvermögen zubilligt, eine Rolle spielen. Etliche Kinder und Jugendliche erwerben zwar keine flüssige Sprache, lernen es jedoch, einzelne Begriffe zu verstehen und diese auch zu gebrauchen, allerdings häufig nur nach intensiven Fördermaßnahmen. Auch das Sprachverständnis ist erheblich eingeschränkt.

Ein aussagekräftiger Prädiktor für das Niveau der sprachlichen und intellektuellen Entwicklungsmöglichkeit ist das Alter, in dem die Kinder zu sprechen beginnen. Wenn ein Kind bis zum Alter von etwa sechs Jahren noch nicht spricht, ist es unwahrscheinlich, dass es noch Sprache entwickeln wird. In diesem Fall sollte man in der Förderung vermehrt Alternativen zur gesprochenen Sprache wie Gesten, Gebärden oder visuelle Zeichensysteme verwenden (Bach 2006; Bernard-Opitz et al. 1988). Solche Systeme können supportive Funktionen übernehmen, wenn Kinder besser auf visuelle als auf auditive Reize reagieren. Eine flüssige und effiziente Kommunikation kann auch hierdurch nicht aufgebaut werden, wenn das Kind in seinem Sprachvermögen eingeschränkt ist.

> Etwa 20–50 % aller Kinder mit ASS entwickeln keine flüssige Sprache. Das kritische Alter, bis zu dem sich Sprache entwickelt, liegt bei etwa sechs Jahren. Sprach- und Intelligenzentwicklung korrelieren miteinander.

Auch zur Beschreibung der Sprachentwicklung ist es notwendig, Tests durchzuführen, um den Entwicklungsstand in phonologischer, semantischer und syntaktischer Hinsicht zu erfassen (▶ Tab. 10.6). Bei sehr jungen und intellektuell eingeschränkten Kindern sind standardisierte Testverfahren häufig noch nicht möglich. In diesem Fall sollten anhand intensiver Sprach- und Verhaltensbeobachtungen entsprechende Einschätzungen vorgenommen werden. Besonders wichtig ist hierbei die Beschreibung der kommunikativen und pragmatischen Kompetenz (z. B. Zollinger 2002). Nach Möglichkeit sollten aber auch hier standardisierte Verfahren eingesetzt werden, wie sie in allgemeinen logopädischen Untersuchungen üblich sind. Hierzu gehören etwa orientierend der „Sprachentwicklungstest für drei- bis fünfjährige Kinder" (SETK 3–5; Grimm 2001) der „Aktive Wortschatztest für drei- bis fünfjährige Kinder – Revision" (AWST-R; Kiese-Himmel 2007) der „Wortschatz- und Wortfindungstest für 6- bis 10-Jährige" (WWT 6–10; Glück 2007) der „Marburger Sprachverständnistest für Kinder"(MSVK; Elben und Lohaus 2000) und der „Test zur Überprüfung des Grammatikverständnisses" (TROG-D; Fox 2007).

Sprachentwicklung

Berichte über die Anfänge der Sprachentwicklung bei Kindern mit ASS sind unter der Einschränkung der retrospektiven Erfassung

Tab. 10.6: Auswahl von Sprachtests[1]

Test	Beschreibung	Quelle
Sprachentwicklungstest für drei- bis fünfjährige Kinder (SETK 3–5)	Orientierend, mehrere Faktoren umfassend	Grimm (2001)
Aktiver Wortschatztest für drei- bis fünfjährige Kinder – Revision (AWST-R 3–5)	Überprüfung des Wortschatzes – jüngere Kinder	Kiese-Himmel (2007)
Wortschatz- und Wortfindungstest für 6- bis 10-Jährige (WWT 6–10)	Überprüfung des Wortschatzes – ältere Kinder	Glück (2007)
Marburger Sprachverständnistest für Kinder (MVSK)	Untersuchung des Sprachverständnisses	Elben und Lohaus (2000)
Test zur Überprüfung des Grammatikverständnisses (TROG-D)	Untersuchung der grammatikalischen Fähigkeiten	Fox (2007)
Beschreibung der kommunikativen und pragmatischen Kompetenz		Zollinger (2002)

[1] Herzlichen Dank an Frau Inga Peicher für die Unterstützung bei der Zusammenstellung

zu verstehen. Als gesichert kann jedoch gelten, dass autistische Kinder sich in den ersten Lebensmonaten nicht durch die Art ihrer Lautproduktionen von anderen Kindern mit vergleichbarer Entwicklungseinschränkung und auch nicht von ungestörten Kindern unterscheiden. Manche, aber nicht alle Kinder, fallen durch reduzierte Lautproduktionen auf.

Etwa mit 10 Monaten sind bei ungestörten Kindern deutliche Hinweise für kommunikative Absichten zu erkennen. Sie verlangen nach bestimmten Dingen, lehnen ungewünschte Spielangebote ab, versuchen die Aufmerksamkeit der Eltern auf Dinge oder Ereignisse zu lenken („joint attention"). Die von den Kindern verwendeten Ausdrucksformen bestehen zunächst aus einfachen Gesten (Hand ausstrecken, Abwenden), die zunehmend komplexer werden (deuten, Kopf schütteln) und allmählich von Vokalisationen unterstützt und schließlich ersetzt werden. Bei autistischen Kindern werden sehr viel weniger kommunikative Gesten beobachtet. Diese werden nicht aus sozialer Intention eingesetzt, sondern primär um das Verhalten des anderen zu regulieren. Nicht der soziale Kontakt ist das Ziel, sondern die Veranlassung einer bestimmten Handlung. Der Blick zum Gegenüber oder direkter Blickkontakt

ist selten. Kinder mit ASS benutzen eher ungewöhnliche Gesten wie die Hand der Eltern anzustoßen. Wenn sie zu vokalisieren beginnen, benutzen sie ihre Lautäußerungen in ungewöhnlicher und idiosynkratischer Weise. Eltern präverbaler Kinder erkennen anhand von vom Tonband vorgespielten Lautäußerungen den Kontext (z. B. Freude, Frustration, Trauer), sowohl bei ihrem eigenen als auch bei einem unbekannten Kind. Spielte man Eltern von drei bis fünf Jahre alten Kindern mit ASS die entsprechenden Äußerungen vor, so waren die Eltern nur bei ihrem eigenen Kind in der Lage, den passenden Kontext zu benennen (Ricks und Wing 1976). Offensichtlich entwickelten sich bei den Kindern mit ASS jeweils eigene, ungewöhnliche Vokalisationsformen. Nur die eigenen Eltern waren aufgrund der Kenntnis ihres Kindes in der Lage, die Vokalisationen inhaltlich richtig zu deuten.

Gegen Ende des zweiten Lebensjahres werden die sprachlichen Einschränkungen der autistischen Kinder sehr deutlich. Ungestörte Kinder verfügen in diesem Alter etwa über einen Wortschatz von 200 Begriffen und verwenden Zwei-Wort-Kombinationen (*Papa Arbeit; Auto putt*). Bei etwa 20 % der Kinder mit ASS wird berichtet, dass sie bis zum Alter von 18 Monaten bis zu zehn Worte erworben hatten, diese aber langsam wieder verloren. Manchmal wurden auch einzelne alte Begriffe beibehalten. Dieser Verlauf wird als deutlich verschieden von der Hellerschen Demenz geschildert, bei der ein wesentlich höheres Sprachniveau erreicht wurde und der Abbau sehr viel schneller verläuft (Kurita 1985; zit. nach Klicpera et al. 2002).

In vielen Untersuchungen wurden hinsichtlich der Entwicklung von Syntax und Morphologie Parallelen und Ähnlichkeiten zwischen Kindern mit ASS, anderen retardierten und ungestörten Kindern gefunden. Auch der Erwerb von semantischen Kategorien, der Zugriff auf Wortbedeutungen oder die Zuordnung von Begriffen zu Oberbegriffen sind nicht qualitativ verschieden von den Prozessen bei nicht-autistischen Kindern, ob mit oder ohne Entwicklungsstörung (Klicpera et al. 2002; Lord und Paul 1997; Paul 2007). Die Diskrepanz zwischen dem verbalen und nonverbalen Entwicklungsstand ist bei Kindern mit ASS jedoch größer als bei Kindern mit Wahrnehmungsproblemen oder intellektueller Retardierung ohne ASS. Diese Diskrepanz verringert sich zwar im Verlauf der Entwicklung, die beschriebenen Einbrüche in den kommunikativen Bereichen sind davon jedoch unberührt. Paul (2007, S. 145) schlägt für die Untersuchung präverbaler Kinder mit der Verdachtsdiagnose ASS vor, folgende Mittel der Kommunikation zu erfassen: Blick zur Person, „Drei-Punkt-Blick" (= Blick Gegenstand – Person – Gegenstand oder Person – Gegenstand – Person), Verwendung konventioneller Gesten (guckuck, winke winke), Verwendung unkonventioneller Gesten, typische Vokalisationen, untypische Vokalisationen, Echolalien, spontanes Sprechen. Zur Erfassung der kommunikativen Funktionen eines Kindes soll beobachtet werden, ob ein Kind etwas verlangt, protestiert, Freude teilt, kommentiert/gemeinsame Aufmerksamkeit herstellt, ob es spielerisch vorgibt, etwas zu tun („pretend play"), auf seinen Namen reagiert, auf Ansprache reagiert und Gegen-

stände am Namen erkennt. Ein solches Raster liefert nicht nur eine gute Einschätzung der kindlichen Kommunikationsfähigkeit, sondern liefert auch Hinweise auf Förderansätze.

> Bereits vor Beginn der formalen Sprachentwicklung zeigen viele Kinder mit ASS Auffälligkeiten in der Kommunikation. Sie zeigen keine oder wenig präverbale Verhaltensweisen für die soziale Interaktion.

Sprachliche Besonderheiten
Wenn Kindern mit einer ASS zu sprechen beginnen, fallen neben den sprachlichen Einschränkungen einige hervorstechende Merkmale sprachlicher Devianz auf. Diese Auffälligkeiten nehmen – anders als bei Kindern mit anderen sprachlichen Beeinträchtigungen – mit der Verbesserung der sprachlichen Fertigkeiten zu. In den diagnostischen Kriterien werden vor allem Echolalien, Vertauschung von Pronomina und die Verwendung idiosynkratischer Begriffe oder Wortneuschöpfungen sowie die unangemessene Verwendung von Sprache genannt.

Echolalien
Viele Kinder mit einer ASS wiederholen Äußerungen wortwörtlich in der gleichen Intonation und manchmal auch in der gleichen Stimmlage, wie sie gesprochen wurden. Dies können die letzten Worte eines zuvor gehörten Satzes sein, Werbespots oder auch ganze Gespräche. Echolalien sind nicht spezifisch für autistische Kinder, sondern kommen auch bei Kindern mit Sprachentwicklungsstörungen, bei hirnverletzten oder blinden Kindern und vorübergehend auch im Rahmen der ungestörten Sprachentwicklung vor. Echolalische Äußerungen spiegeln nicht die sprachliche Kompetenz eines Kindes wieder, sondern können das Resultat eines guten repetitiven auditiven Gedächtnisses sein.

Echolalie als auditive Gedächtnisleistung

Ein 4-jähriges Kind kann alle Strophen von „Der Mond ist aufgegangen" auswendig singen. Wünsche kann es jedoch nicht äußern. Hat es Durst, bekommt es einen Schreianfall. Aufgrund des guten verbalen Gedächtnisses wird es sprachlich als sehr kompetent eingeschätzt. Der Wutanfall wird als Ausdruck mangelnder Erziehung oder extremen Eigensinns verstanden, da dem Kind aufgrund seiner guten Gedächtnisleistung mehr sprachliche Kompetenz zugetraut wird, als es tatsächlich besitzt.

Nicht alle echolalischen Leistungen sind so spektakulär. Wenn ein Kind auf den Gruß „Hallo Peter" mit „Hallo Peter" antwortet, ist sofort ersichtlich, dass die Äußerung unpassend ist. Dementsprechend wurden Echolalien in den ersten behavioristischen Behandlungsansätzen als unerwünschtes Verhalten definiert, das gelöscht werden sollte. Genauere Analysen, unter welchen Bedingungen Echolalien auftreten, zeigen, dass es sich um sehr heterogene Verhaltensweisen handelt, die unterschiedliche Funktionen haben können (Schuler und Prizant 1985). Sehr kommunikationsfern ist das intensive Repetieren von Video- oder Kassettentexten ohne sozialen oder inhaltlichen Bezug. Hier scheint die Freude an der sensorischen Stimulation, an der stereotypen Wiederholung oder auch die Unfähigkeit, Wesentliches von Unwesentlichem zu trennen, im Vordergrund zu stehen.

Echolalie als assoziative Koppelung

Ein Kind sieht die Abbildung einer Milchpackung und äußert den Satz „Willst du ein Glas Milch trinken". Als es ein Glas bekommt, stößt es dies zurück. Möglicherweise hat es die Frage mit dieser Abbildung assoziiert ohne kommunikative Absicht.

Echolalien können auch auftreten, um dem Sprecher-Hörer-Wechsel („turn-taking") zu entsprechen, was immerhin ein rudimentäres Verständnis von Rollenwechsel beinhaltet (Prizant et al. 1997). So traten sie besonders häufig bei Fragen auf, die die Kinder nicht beantworten konnten. Sie nahmen spontan ab, wenn sie die richtige Anworten oder den Satz „I don't know" gelernt hatten (Carr et al. 1975).

Echolalie als Zustimmung

Auf die Frage „Willst du ein Glas Milch trinken?" antwortet das Kind mit „Willst du ein Glas Milch trinken?" und nimmt das Glas auch, wenn es ihm hingehalten wird.

Durch echolalische Äußerungen können jedoch auch Bitten ausgedrückt werden:

Echolalie als Bitte

Das Kind steht vor dem Kühlschrank und sagt: „Willst du ein Glas Milch trinken?"

Echolalien können Einprägehilfen und Übungen beim Verarbeiten sprachlicher Äußerungen sein oder auch der Selbstregulation dienen.

Echolalie als Selbstregulation

Ein Kind, das bei einer bestimmten Regelüberschreitung jeweils eine rote Karte gezeigt bekam, äußerte in einem anderen Kontext bei einer Regelverletzung: „Jetzt kommt die rote Karte."

Aufgabe der sprachlichen Diagnostik ist es auch, die kommunikativen Funktionen echolalischer Äußerungen zu erkennen, sie anderen Kommunikationspartnern verständlich zu machen und – wenn möglich – das Repertoire des Kindes zu erweitern.

Vertauschung von Personalpronomina

Von vielen Kindern wird berichtet, dass sie die Personalpronomina vertauschen. Wenn sie von sich selber reden, verwenden sie die Anredeform „du" und bezeichnen den anderen als „ich". Auch dies ist ein sehr markantes Phänomen, das im Alltag immer wieder zu Missverständnissen führt.

Vertauschung von Personalpronomina

Ein autistisches Mädchen sieht die Therapeutin mit einem Becher in der Hand und sagt „Ich trinke". Wie sich nach etlichen Versuchen herausstellte, meinte das Mädchen: „Was trinkst du?" Dieses Kind war ebenfalls an den Adressen ihrer Gesprächspartner interessiert. Mit einem Partner, der über die Inversion der Pronomina nicht Bescheid wusste, ergab sich folgender Dialog:

Kind: „Wo wohne ich?" – Erwachsener: „Ich weiß es nicht. Sag mir doch, wo du wohnst!" – Kind: „Du wohnst in der XY-Straße. Wo wohne ich?" – Erwachsener: „Nein, ich wohne nicht in der XY-Straße, aber wo wohnst *du* denn?"

Die Vertauschung der Pronomina ist jedoch kein autismusspezifisches sprachliches Problem, sondern tritt auch im Verlauf der ungestörten Sprachentwicklung auf. Hier ist es aber – wie Echolalien – passager und wird vom Kind meistens spontan durch die richtige Form ersetzt. Ursprünglich wurde die Vertauschung von „ich" und „du" als Ausdruck einer gestörten Ego Entwicklung interpretiert, wird heute jedoch als primär sprachliches Problem verstanden. Begriffe wie „ich" und „du" verändern im Gegensatz zu fast allen anderen Wörtern ihre Bedeutung in Abhängigkeit vom Sprecher. Diese zusätzliche Ebene stellt für viele Kinder mit ASS eine besondere Schwierigkeit dar. Sie

lösen das Problem, indem sie die Pronomina – logisch folgerichtig aber sprachlich falsch – *nicht* vertauschen. Es gibt neben den Personalpronomina weitere Begriffe, deren Bedeutungen sich in Abhängigkeit vom Sprecher ändern. Hierzu gehören Begriffe, die Informationen über Ort und Zeit des Sprechers (Deixis) enthalten wie „hier/dort", „dieses/jenes", „jetzt", „morgen", „gestern" etc. Auch diese Begriffe werden von Kindern mit ASS nur schwer verstanden und selten korrekt verwendet (Lord und Paul 1997).

Idiosynkratische Begriffe, Wortneuschöpfungen und übertragene Bedeutungen

Obgleich Kinder und Jugendliche mit ASS in der semantischen Entwicklung per se keine qualitativen Auffälligkeiten zeigen, gibt es einige Kinder, die Wörter in ungewöhnlicher Weise verwenden.

Idiosynkratische Wortverwendung

Ein junger Mann nannte als Oberbegriff für „Auto" und „Fahrrad" den Begriff „Individualverkehrsmittel". Individuell verständlich wird diese Wahl aus seinem Spezialinteresse für U- und S-Bahnen.

Vereinzelt kommt es auch zur Schöpfung neuer Worte, die an bestehende Begriffe angelehnt sein können oder auch völlig frei hergeleitet sind. Manche Begriffe sind sehr originell und haben poetische Qualität, bei anderen ist die Herleitung und die individuelle Bedeutung nicht zu erschließen.

Hinsichtlich semantischer Aspekte bestehen in der Sprachentwicklung keine qualitativen Unterschiede zu Kindern mit anderen sprachlichen Beeinträchtigungen. Allerdings verwenden Kinder mit ASS Sprache häufig weniger flexibel, was zu einfachen und stereotyp anmutenden Satzformen führt (Klicpera et al. 2002). Sie sind auch weniger gut in der Lage, eine sprachliche Äußerung an die Realität anzupassen. Sollen sie eine Äußerungen wie „Der Hund beißt den Jungen" und „Der Junge beißt den Hund" einem Szenario zuordnen, in dem der Junge den Hund beißt (also ein unrealistisches Ereignis), so erweist sich der erste Satz wegen der größeren Auftretenswahrscheinlichkeit als dominant bei der Lösung. Unklar ist, ob hierfür eher kognitive Prozesse einer ganzheitlich-gestalthaften Verarbeitung von sprachlichen Äußerungen verantwortlich sind, oder Probleme, die sozial relevanten Aspekte der Wirklichkeit zu erkennen. Wahrscheinlich spielt beides eine Rolle.

Wortneuschöpfungen

„Cuts and blueses" für „cuts and bruises" (= Schrammen und blaue Flecken, Lord und Paul 1997);

„die Haha" für die Mutter; „der Dachs" für den Vater; „Lippengeräusche" für unverständliche Sprache (Brauns 2002);

„apn" Wort eines hochintelligenten Jungen für Wasser, das ihn faszinierte.

Eine weitere Auffälligkeit im Sprachverständnis betrifft die Schwierigkeit, abstrakte Begriffe und Metaphern zu verstehen. Begriffe, die über den unmittelbar erfahrbaren Zusammenhang hinaus reichen, sind schwierig zu erwerben und werden häufig mit individuellen Bildern belegt. Hierzu gehören z. B. Worte wie Ehre, Macht, Schande. Sprichwörter, die auf Bildern basieren, werden von Menschen mit ASS wörtlich verstanden. Dies kann zu Verunsicherungen und Ängsten führen. Übertragene Begriffe können in Grenzen wie Vokabeln einer fremden Sprache gelernt werden. Ein intuitives Verständnis entwickelt sich selten.

Beispiele konkreten, bildhaften Verstehens

Temple Grandin, eine erfolgreiche Verhaltensforscherin mit einer autistischen Störung, beschreibt, dass sie mit den Worten „power and glory" (= Macht und Herrlichkeit) im Vaterunser einen Hochspannungsmast und eine leuchtende Sonne assoziierte.

Ein kleiner Junge mit Asperger-Syndrom, den seine Mutter mit dem Satz „Wir müssen uns jetzt aber auf die Socken machen" zur Eile mahnte, meinte, sie würden ohne Schuhe aus dem Haus gehen.

Ein anderer junger Mann ängstigte sich sehr um seine Großmutter, als er hörte, dass „sie sich die Augen ausweine".

Typische, aber nicht spezifische Auffälligkeiten der Sprache von Kindern mit ASS sind Echolalien, Wortneuschöpfungen, idionsynkratische Begriffe und die Unfähigkeit, übertragene Bedeutungen zu verstehen.

Sprachanwendung

Sehr ausgeprägt und nachhaltig sind die Probleme, die Kinder und Jugendliche mit ASS mit der angemessenen Anwendung von Sprache haben. Hier manifestieren sich sowohl die sprachlich-kognitiven als auch die sozialen Probleme. Viele kommunikative Missverständnisse gehen auf Schwierigkeiten, Situationen angemessen zu verstehen und/oder nicht über die richtigen Äußerungsformen zu verfügen, zurück. Wichtig ist, dass das Niveau der formalen Sprachfähigkeit stark abweichen kann von der Fähigkeit, die Sprache in angemessener Weise anwenden zu können. Bei vielen Kindern mit Asperger-Syndrom kann dies sehr irritierend sein. Ein Kind kann z. B. elaborierte

Vorträge über mittelalterliche Geschichte halten, weiß sich aber im Streit mit anderen mit Worten nicht zu helfen und beißt unvermittelt zu.

Als Voraussetzungen für eine gelungene wechselseitige Kommunikation müssen mehrere Kriterien erfüllt sein:

a) Es gibt eine Hörer- und eine Sprecherrolle, die im Gespräch ständig wechseln. Aus den Ausführungen zu den präverbalen Merkmalen des Interaktionsverhaltens (s. o.) wurde deutlich, dass diese sehr basale Fähigkeit zu wechselseitigen Äußerungen bei Kindern mit ASS nicht oder nur sehr gering ausgeprägt ist. Aus den primär regulatorischen Handlungsakten könnte man schlussfolgern, dass Personen eher als Werkzeuge denn als Interaktionspartner erlebt werden. Viele Eltern berichten dementsprechend, dass ihre Kinder in den ersten Lebensjahren kaum zwischen Eltern oder Geschwistern als Personen und der unbelebten Umwelt unterschieden hätten. Auf einer höheren kognitiven Ebene wird der Rollenwechsel zwischen Sprecher und Hörer ebenso verletzt, wenn Menschen mit Asperger-Syndrom lange Gespräche über ihre Spezialinteressen führen können, aber unfähig sind, auf Bemerkungen einzugehen, wenn diese über das Spezialgebiet hinausgehen.

b) Der Sprecher verfolgt bestimmte Intentionen mit seiner Äußerung. Hier ist zunächst die Frage wichtig, ob ein Kind mit einer ASS mit seiner Äußerung überhaupt eine kommunikative Absicht verfolgt. Will es *beim Hörer* ein Ziel erreichen oder will es lediglich *ein Ziel* erreichen? Eine vollständige intentionale Kommunikation impliziert, dass ein Kind elterliche Handlungen als ein Mittel zum Erlangen eines Objekts erbittet oder ein Objekt als Mittel zum Wecken der elterlichen Aufmerksamkeit benutzt. Dies kann man daran feststellen, dass das Kind abwechselnd vom Objekt zum Erwachsenen und umgekehrt schaut. Das Kleinkind, das uns strahlend das neu geschenkte Auto entgegenstreckt oder weinend die zerbrochene

Puppe hinhält, vergewissert sich, ob wir ihm mit unserem Blick folgen. Andere Beispiele für intentionale Kommunikation sind das Deuten mit dem Finger, um den Eltern etwas zu zeigen (protodeklaratives Deuten). Dies ist zu unterscheiden vom Deuten, um etwas zu bekommen (protoimperatives Deuten). Diese Geste ist bei Kindern mit ASS eher vorhanden. Von der Intention her stehen hier jedoch die regulatorischen und weniger die kommunikativen Funktionen im Vordergrund. Das protodeklarative Zeigen wird begleitet vom Blick in das Gesicht der Eltern, ob sie ihre Aufmerksamkeit gemeinsam mit dem Kind auf den gleichen Gegenstand richten. Ebenso können Kleinkinder etwa ab 8–10 Monaten ihre eigene Aufmerksamkeit nach der Blickrichtung oder der Zeigegeste der Eltern richten. Weitere Hinweise auf die kommunikative Absicht von Kleinkindern sind die Intensivierung und Variation seiner Verhaltensweisen, wenn die richtige Antwort der Mutter oder des Vaters ausbleibt. Sie wiederholen und variieren ihre Äußerungen, werden lauter, begleiten sie durch Bewegungen etc. Wesentlich ist die Beobachtung der Kinder, ob die Eltern ihre Aufmerksamkeit dorthin lenken, wo auch ihre eigene Aufmerksamkeit liegt („joint attention"). Vom Ausbleiben der gemeinsam gerichteten Aufmerksamkeit sind fast alle autistischen Kinder betroffen. Es gilt als ein frühes Merkmal einer tiefgreifenden Entwicklungsstörung und stellt in standardisierten Diagnoseinstrumenten wesentliche Items dar. Manchmal berichten Eltern allerdings, dass ihre Kinder gelernte aufmerksamkeitslenkende Gesten spontan einsetzen. So hatte ein Junge gelernt Blickkontakt herzustellen, indem sein Gesicht immer wieder sanft zum Gegenüber gedreht wurde. Die gleiche Geste wendete der Sohn beim Vater an, wenn dieser Zeitung las und ihm nicht zuhörte.

Auch der Versuch, misslungene Kommunikationsversuche zu reparieren, etwa durch Wiederholungen, Intensivierungen oder mimische und gestische Verdeutlichungen, kommt bei Kindern und Jugendlichen mit ASS nicht oder kaum vor.

Unsere kommunikativen Fähigkeiten sind so ausgeprägt, dass wir intuitiv den Verhaltensweisen anderer Menschen kommunikative Absichten zuschreiben. Die Unterscheidung zwischen der Intention des Sprechers und der Interpretation durch den Hörer ist wichtig für die Einschätzung der kommunikativen Kompetenz von Kindern mit ASS.

> ### Intentionale Zuschreibung durch den Hörer
>
> Eine Erzieherin berichtete von einem 8-jährigen autistischen Jungen, der nicht sprach, aber ein eingeschränktes Sprachverständnis besaß, dass er am 3. Oktober nach Paris in den Euro-Disney-Park fahren werde. Dieser Junge hatte ausgeprägte Spezialinteressen, die u. a. den Kalender und Landkarten betrafen. Geografische Begriffe, die ihn interessierten, konnte er lesen. Als die Eltern auf die geplante Reise angesprochen wurden, verneinten sie jedoch. Folgendes war geschehen: Das Kind hatte im Beisein der Erzieherin im Kalender auf den 3.10. gedeutet. Er zog sie dann zu seinem Weltatlas und deutete dort auf Paris. Die Betreuerin sagte, „Ah, Du fährst nach Euro-Disney", da dies in der Kinderrunde zuvor Thema gewesen war, worauf das Kind nickte. Die Erzieherin hat das Verhalten des Kindes als Absicht einer Reise verstanden. Möglicherweise wollte das Kind nur zeigen, dass es wusste, wo Euro-Disney war oder seine Handlungen hatten einen weiteren, uns nicht bekannten Hintergrund.

Wir interpretieren das Verhalten anderer, wenn wir ihm eine Absicht zuschreiben. Die Interpretation mag identisch mit der vom Kind intendierten Absicht sein, muss es aber nicht. Ein Hörer, der ein Kind mit einer ASS nicht gut kennt, wird viele Absichten nicht richtig deuten können. Eine derartige Diskrepanz zwischen der kommunikativen Absicht und der Unfähigkeit, verständliche Mittel zu finden, ist die Ursache vieler Wut- und Verzweiflungsausbrüche von Kindern mit ASS. In einem zweiten Schritt können diese – falls keine alternativen Ausdrucksmöglichkeiten gefunden werden – tatsächlich eine kommunikative Funktion erhalten, indem die Kinder auf diese Weise zu einem Ziel gelangen. Im ungünstigen Fall lernen sie dann durch diese „Sprache" ihre Wünsche zu äußern.

c) Der Hörer besitzt Annahmen über die Absicht des Sprechers. Die Formulierung „Absicht eines Sprechers" bezeichnet im Grunde das gleiche wie Theory of mind (ToM, ▶ Kap. 8), über die viele Kinder mit ASS nicht oder nur eingeschränkt verfügen. Auch dieses Nichtwissen führt immer wieder zu befremdlichen Verhaltensweisen.

> ### Mangelndes Einfühlungsvermögen (Theory of Mind)
>
> Ein recht kluger autistischer Junge galt als sehr unhöflich, da er neuen Lehrern in der Schule seinen Namen nicht nannte. Als Erklärung gab er an, dass er seinen Namen doch kenne. Dass dieses Wissen vom Lehrer nicht geteilt wurde, verstand er nicht.

Mit einer fehlenden oder unzureichenden Theory of Mind ist wohl auch die relative Unfähigkeit autistischer Kinder zum Lügen zu erklären.

In der Umgangssprache erlaubt das intuitive Verständnis von Informationen, die Sprecher und Hörer gemeinsam besitzen, Äußerungen zu verkürzen, ohne dass die Verständlichkeit verlorengeht (Ellipse). Kinder mit ASS antworten meistens mit dem ganzen Satz. Dies lässt die Äußerung gestelzt und prätentiös erscheinen.

Elliptische Äußerung

Frage: „Was hast du heute Mittag gegessen?"

a. Kind: „Spagetti".
b. Kind mit ASS: „Ich habe heute Mittag Spagetti gegessen".

Das Kind versteht nicht, dass der Fragende das Wissen, dass es etwas gegessen hat, mit ihm teilt, aber nicht, was es gegessen hat.

Auch der sprachliche Kontext modifiziert die Bedeutung einer Äußerung. Korrekt verstanden wird ein Begriff nur, wenn es eine gemeinsame Intention zur Identifikation gibt, also der Hörer die Absichten des Sprechers im Kontext versteht.

Beispiele kontextabhängiger Bedeutungen für das Wort „Goethe"

• Die Jahre in Italien waren von besonderer Bedeutung für Goethe.
• Goethe steht im Regal ganz oben.
• In der Schule habe ich Goethe gehasst.

---

d) Der soziale Kontext beeinflusst die Äußerungen eines Sprechers. Sprecher und Hörer sind durch soziale Rollen verbunden, die Formulierungen mitbestimmen. Im Deutschen wird zwischen der vertraulichen und der formalen Anrede (Du/Sie) unterschieden. Intuitiv lernen nur wenige autistische Kinder und Jugendliche, wen sie duzen dürfen und wen sie siezen sollen. Versucht man, dafür Regeln zu formulieren, merkt man, wie kompliziert es werden kann. (Kinder vs. Erwachsene, Verwandte vs. Bekannte, Freunde vs. Fremde). Die gestelzte Sprache vieler Menschen mit Asperger-Syndrom ist häufig auch eine Folge der Schwierigkeit, die sozialen Rollen zwischen Sprecher und Hörer richtig einzuschätzen. Seinem Chef gegenüber formuliert man Ärger anders als seinem Ehegat-

ten. Zum sozialen Kontext einer Äußerung gehört auch, mit welcher Gefühlsfärbung sie verbunden ist. Je nach emotionalem Ausdruck kann der gleiche Satz Unterschiedliches bedeuten. „Ich freue mich, Sie zu sehen" mit zusammengepressten Zähnen und gerunzelter Stirn geäußert, bedeutet das Gegenteil dessen, was sein sprachlicher Gehalt aussagt. Da Kinder mit ASS sich schwer tun, Emotionen zu beachten oder zu verstehen, orientieren sie sich allein am semantischen Gehalt und verstehen Ironie nicht.

e) Form und Funktion von Äußerung hängen zusammen. Handlungen, die durch Äußerungen ausgeführt werden, bezeichnet man als Sprechakte. Dies können Aussagen, Fragen und Bitten oder Befehle sein, die jeweils spezifische Satzstrukturen verlangen: Aussagesätze, Fragesätze und Imperativsätze („Du gehst jetzt/Gehst Du jetzt?/Geh jetzt!"). Da in diesen Beispielen Form und Funktion übereinstimmen, werden sie als direkte Sprechakte bezeichnet. Indirekte Sprechakte sind z. B. Bitten, die die Form von Aussagen oder Fragen haben.

Indirekte Sprechakte

„Es zieht!" oder „Du bist nicht durchsichtig!" sind der Form nach Aussagen, der Funktion nach jedoch Aufforderungen.

„Kannst Du mir sagen, wie spät es ist?" oder „Hast Du eine Uhr?" sind der Form nach Fragen, der Funktion nach jedoch Bitten.

Bitten oder Befehle in Frageform zu kleiden, gilt als höflich. Der Sprecher setzt dabei voraus, dass seine kommunikative Absicht, die Funktion der Äußerung, vom Hörer verstanden wird. Dies ist bei Menschen mit ASS selten der Fall. Die Antworten von ihnen lauten bei solchen Fragen häufig schlicht „Ja". Ihre Antworten beziehen sich nur auf die Form, aber nicht auf die Funktion des indirekten Sprechaktes. Da die Frageform aus Höflichkeitsgründen gewählt wurde, wird das Ignorieren der Bitte als unhöflich empfunden.

> Auch bei Menschen mit ASS, die gut sprechen gelernt haben, bestehen Auffälligkeiten in der Sprachanwendung. Diese resultieren häufig aus der Schwierigkeit, die Sprache an den sozialen Kontext anzupassen.

Bei der Sprachdiagnostik sollte daher auch eine Einschätzung der Sprachanwendung erfolgen. Paul (2007, S. 147) stellt eine Checkliste vor, in der die Variabilität der kommunikativen Absicht (z. B. erklären, überreden, überlegen) eingeschätzt werden soll, des Weiteren die Fähigkeit, zwischen Hörer und Sprecherrolle bei unterschiedlichen Gesprächsthemen zu wechseln, die Fähigkeit zu sozial angepassten Sprachstilen, zu Theory-of-mind-Fertigkeiten (z. B. angemessene Verwendung von Pronomina, angemessene Verwendung von Ellipsen, an das Wissen des Hörers angepasste Informationsweitergabe), Klarheit und Verständlichkeit des Sprechens und der Sprache.

10.4.3 Neuropsychologische Einschätzung

Von den zahlreichen psychologischen Experimenten haben sich einige Vorgehensweisen als hilfreich für die Einschätzung spezifischer Stärken und Schwächen von Kindern und Jugendlichen mit ASS erwiesen. Aus etlichen Untersuchungen zur sozialen Wahrnehmung sind standardisierte und normierte Testverfahren entwickelt worden. Andere Versuchsanordnungen und Materialien können im Sinne einer standardisierten Verhaltensbeobachtung eingesetzt werden, die zwar keine Normen liefert, aber bei genügender klinischer Erfahrung eine gute Einschätzung bieten kann.

Erkennen sozialer Kognitionen

Für den deutschen Sprachraum ist hier der „Frankfurter Test und Training zur Erfassung fazialer Affekte" (FEFA; Bölte et al. 2003) zu nennen. Kindern und Jugendlichen werden mittels eines Computerprogramms Fotos emotionaler Mienen vorgegeben, denen sie den entsprechenden emotionalen Begriff zuordnen müssen (fröhlich, traurig, überrascht usw.). Nach einer Testphase erlaubt das Computerprogramm auch Trainingsdurchführungen. In einer etwas schwierigeren Version wird nur die Augenpartie und nicht das ganze Gesicht dargeboten, anhand derer Emotionen erkannt werden müssen. Für jüngere Kinder können zur klinischen Einschätzung auch Spielmaterialien verwendet werden. Die **Abb. 10.10** und **10.11** zeigen Beispiele aus einem Lottospiel (Gesichterspiel, kein Jahr), mit dem das Erkennen, Verstehen und Nachahmen von Mimik in spielerischer Form untersucht werden kann.

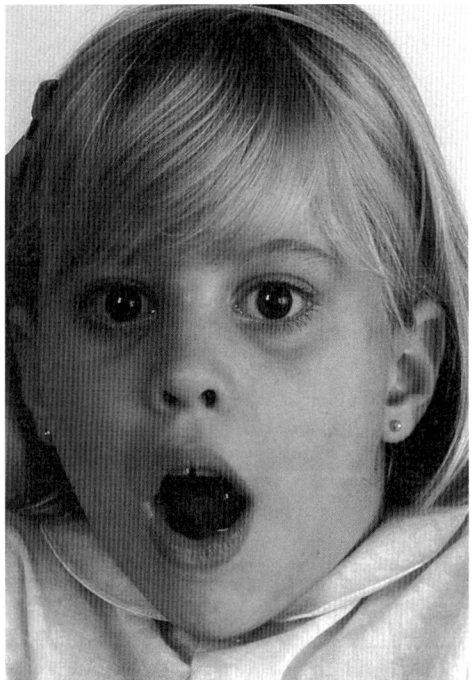

Abb. 10.10: Beispiel aus Lottospiel „Gesichterspiel"

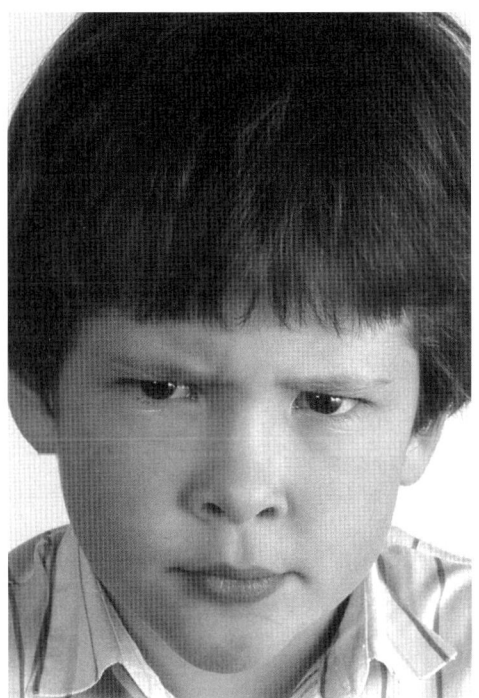

Abb. 10.11: Beispiel aus Lottospiel „Gesichterspiel"

ToM – Sally und Ann

Ein Mädchen, Sally, legt in Anwesenheit eines anderen Mädchens, Ann, einen Ball in eine Schachtel und geht dann fort. In Sallys Abwesenheit nimmt Ann den Ball aus der Schachtel und legt ihn in einen Korb. Nun kommt Sally zurück. Zur Prüfung von Situationsverständnis und Gedächtnis fragt man das Kind: „Wo ist der Ball jetzt? Und wo war er vorher?" Ob das Kind eine Theory of Mind besitzt, kann man aus der Antwort auf die Frage: „Was glaubst du, wo wird Sally den Ball suchen?" schließen. Lautet die Anwort: „Im Korb", so zeigt sich dadurch, dass das Kind nicht zwischen der Realität und der mentalen Abbildung der Realität differenziert, mithin noch über keine Theory of Mind verfügt.

Von einer englischen Arbeitsgruppe (Baron-Cohen et al. 2001) wurde ein Test entwickelt, bei dem ebenfalls nur anhand der Augenregion der emotionale Ausdruck einer Person einzuschätzen ist. Die abgefragten Emotionen sind bei diesem Test differenzierter als die Primäremotionen, mit denen der FEFA arbeitet. Dieser Test ist in deutschen Versionen für Kinder und Erwachsene verfügbar (Bölte 2005 a, b). Sehr viel aufwändiger gestaltet ist eine englische Version zum Erfassen emotionalen und mentalen Ausdrucksverhaltens (Baron-Cohen et al. 2004). Hier wird nicht mit statischen Bildern gearbeitet, sondern es werden kurze Filmsequenzen emotionalen Ausdrucksverhaltens gezeigt, dargeboten von professionellen Schauspielern. Den besonderen Interessen von Kindern mit ASS wird Rechnung getragen, indem in einigen Bedingungen qua Filmtrick sozio-affektives Ausdrucksverhalten mit Objekten gekoppelt ist, die für diese Kinder besonders faszinierend sind (z. B. Züge und Busse). Mit dem „Movie for the Assessment of Social Cognition" (MASC) steht trotz des englischen Titels ein für diese Fragestellung verfasster kurzer Film auf Deutsch zur Verfügung, zu dem erwachsene Personen gezielt nach ihren sozialen Kognitionen hinsichtlich der Handlung befragt werden können (Dziobek et al. 2008).

In weniger aufwändigen Ansätzen zur Erfassung von Theory-of-Mind-Fähigkeiten können Geschichten vorgegeben werden, in denen Kinder mit ASS über mentale Zustände anderer Personen Aussagen machen sollen. Die Darstellung kann anhand von Erzählungen, Bildgeschichten, Puppen oder mit realen Personen erfolgen.

Komplexer sind Aufgaben, in denen ToM-Fähigkeiten zweiter Ordnung geprüft werden sollen. Die Darstellung erfolgt meistens anhand von Puppen oder Bildern.

ToM – falsche Überzeugungen zweiter Ordnung

Hans und Ida sind im Park, dort steht ein Eisverkäufer. Ida geht nach Hause, um Geld zu holen. Während sie fort ist, zieht der Eisverkäufer zu Hans' Überraschung weiter zur Kirche. Hans läuft zu Ida nach Haus, um ihr das zu sagen. Ida hat aber vom Dachboden aus gesehen, dass der Eisverkäufer nun an der Kirche steht und läuft deshalb gleich zur Kirche. Hans kommt zu spät zu Idas Haus; Idas Mutter sagt ihm, dass Ida gerade ein Eis kaufen gegangen ist. Die Testfrage lautet: wohin wird Hans laufen, um Ida wieder zu treffen, zur Kirche oder in den Park?

Ähnliche Geschichten, in denen es um „So-tun-als-ob"-Spiele, Scherz, Lügen, Höflichkeitslügen, Metaphern, Täuschungen, Ironie und Überreden geht, hat Happé (1994) in ihren „Strange Stories" zusammengestellt.

„Ironie" aus den „Strange Stories" von Happé (1994)

Anns Mutter hat sich viel Mühe gegeben und Anns Lieblingsessen gekocht. Aber als sie es ihrer Tochter bringt, guckt diese Fernsehen, schaut weder hin noch bedankt sie sich. Anns Mutter wird ärgerlich und sagt: „Das ist aber wirklich nett von dir! Du benimmst dich ausgesprochen höflich!" Die Fragen, die man dem Kind dazu stellt, lauten: Stimmt das, was Anns Mutter sagt? Warum sagt Anns Mutter das?

Baron-Cohen et al. (1999) haben zehn Geschichten zusammengetragen, in denen sich jemand sozial inadäquat verhält (Faux-pas-Geschichten) sowie zehn äquivalente Kontrollgeschichten. Hier wird das Kind oder der Jugendliche gefragt, ob in der Geschichte jemand etwas gesagt hat, was er besser hätte

nicht sagen sollen. Mehr informelle Möglichkeiten, ToM-Fähigkeiten zu testen, bestehen im gemeinsamen Betrachten von Bilderbüchern und Bildgeschichten, und Gesprächen über das, was dort geschieht. Auch hierdurch erhält man Einblick in das Verständnis sozialer Erkenntnismöglichkeiten von Kindern und Jugendlichen mit ASS.

Bei der Bewertung derartiger Befunde im Einzelfall ist zu beachten, dass eine fehlende ToM nicht spezifisch für ASS ist, sondern auch bei Kindern und Jugendlichen mit anderen Störungen vorkommen kann (Bruning et al. 2005; Kain und Perner 2007). Andererseits verfügt ein erheblicher Prozentsatz von Kindern und Jugendlichen mit Asperger-Syndrom durchaus über ToM-Fähigkeiten, wenn man sie auf die oben beschriebene Weise untersucht. Damit stellen mangelnde ToM-Fähigkeiten keinen „Lackmus-Test" für die Diagnose dar. Sie können jedoch helfen, die sozio-kognitiven Fähigkeiten eines Kindes zu beschreiben. Je wirklichkeitsferner und akademischer die Untersuchungssituation ist, desto eingeschränkter ist die ökologische Validität und desto schwieriger wird die Übertragung der Ergebnisse in die Realität. Strukturierte Fragen zu statischen Bildkarten laufen in einer anderen Dynamik ab als soziale Interaktionen in Echtzeit.

Das Erkennen sozio-affektiver Signale und sozio-kognitiver Schemata wie Perspektivenwechsel und Einfühlungsvermögen sind bei Menschen mit ASS beeinträchtigt und erschweren ihr intuitives Verständnis für soziale Interaktionen. Um das Ausmaß der Beeinträchtigung zu beschreiben und für Fördermaßnahmen liegen ein Fülle von Materialen vor, die jedoch in ihrer ökonomischen Validität unterschiedlich zu bewerten sind.

Exekutive Dysfunktion

Der Begriff der „exekutiven Funktion" kommt aus der neuropsychologischen Forschung mit Personen mit Schädigungen des Frontalhirns, bei denen planerisches, flexibles und anpassendes Handeln besonders beeinträchtigt ist. Zu den klassischen Testverfahren zur Erfassung dieser Funktionen gehört der „Wisconsin Card Sorting Test" (WCST; Grant und Berg 1993), bei dem Abbildungen, die sich auf mehreren Dimensionen voneinander unterscheiden, sortiert werden müssen. Die Sortierungsregeln werden nicht vorgegeben, sondern müssen vom Probanden selbst gefunden werden. Im Verlauf der Testdurchführung werden die Zuordnungsregeln geändert, sodass vorher richtige Lösungen nunmehr falsch sind. Ein Maß für die kognitive Flexibiliät stellen die Anzahl der Durchgänge dar, die benötigt werden, um die neue Regel herauszufinden. Probanden mit der Tendenz zu stereotypen Verhaltensweisen verhaften lange an der alten Regel trotz der Rückmeldung, dass diese Zuordnungen nun falsch sind. Ein weiterer Test zum planerischen Handeln liegt mit dem „Turm von Hanoi" vor.

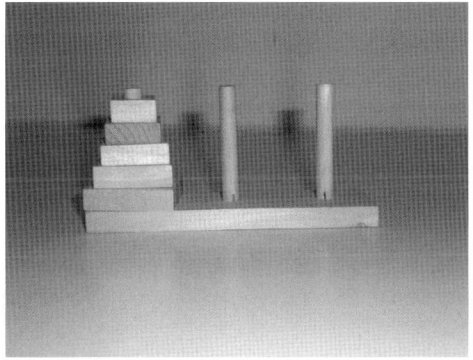

Abb. 10.12: „Turm von Hanoi", alle Plättchen müssen in der gleichen Reihenfolge in möglichst wenigen Zügen auf das rechte Stäbchen gesetzt werden. Es darf jeweils nur ein Plättchen bewegt werden und es darf nur ein kleineres auf ein größeres Plättchen gelegt werden.

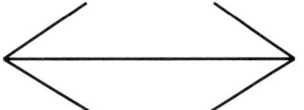

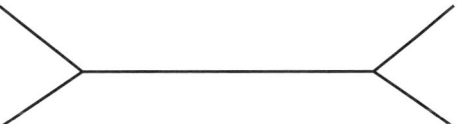

Abb. 10.13: Welche Linie ist länger?

Nach dem gleichen Prinzip, aber in einer etwas leichteren Version für Kinder gibt es den „Turm von London" (Tucha und Lange 2004), bei dem Holzkugeln unterschiedlicher Farbe auf Stäbchen aufgeschichtet sind. Diese Kugeln müssen in einer neuen Kombination, die in einem Muster vorgegeben ist, auf ein anderes Stäbchen transferiert werden. Auch hierbei darf jeweils nur eine Kugel bewegt werden. Weitere Tests zur Erfassung flexiblen Verhaltens liegen in Untertests der TAP oder in der CANTAB (*www. cantab.com*) vor. Beides sind am Computer vorgegebene Tests zur Erfassung von Aufmerksamkeitsstrategien.

> Klassische neuropsychologische Tests zur Erfassung von Umstellungsfähigkeit und flexibler Anpassung von Handlungsmustern liefern bei Menschen mit ASS häufig auffällige Befunde.

Mangel an zentraler Kohärenz

Das Konzept des Mangels an zentraler Kohärenz wird in neueren Arbeiten auch als Präferenz von lokalen vor globalen Verarbeitungsstrategien bezeichnet. Zu diesem Bereich wurden sehr viele unterschiedliche Ex-

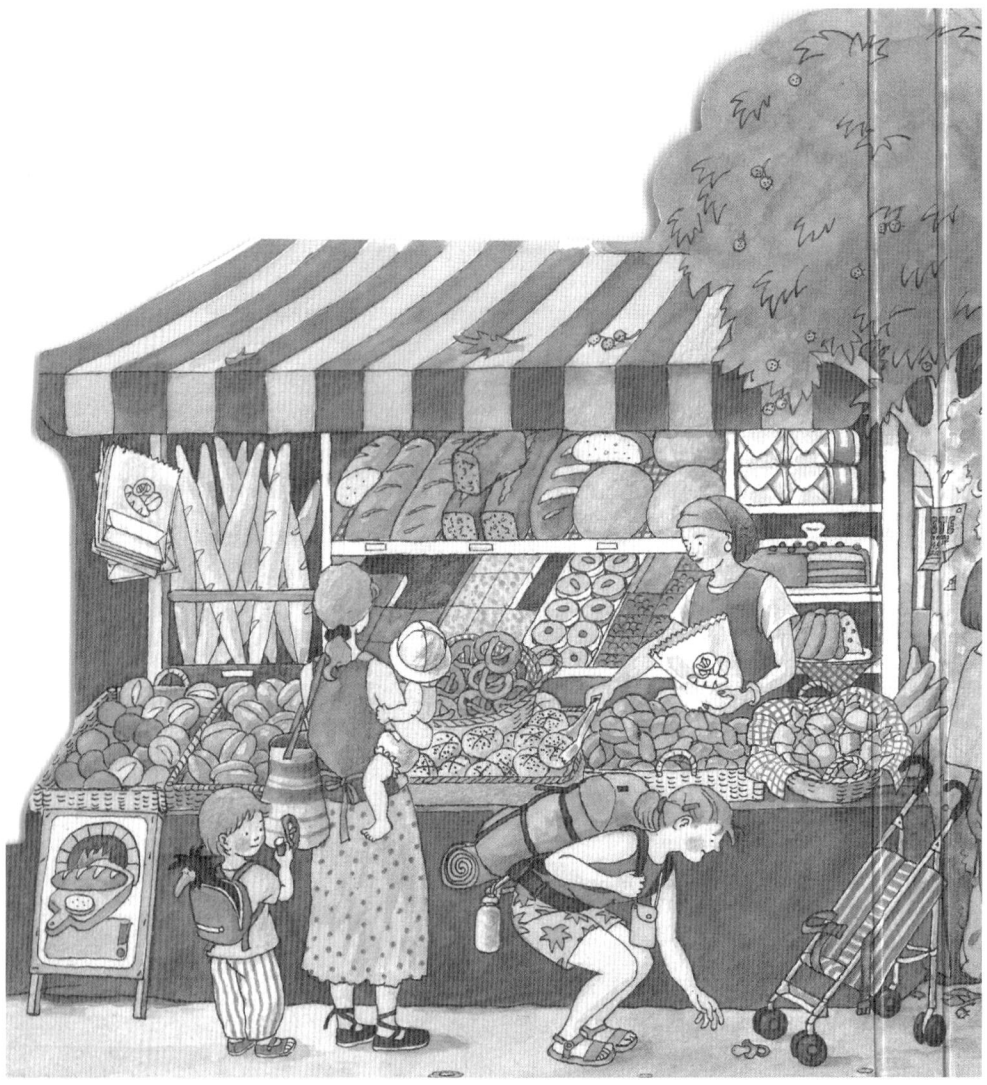

Abb. 10.14: Ein 5-jähriger Junge mit Asperger-Syndrom, der dieses Bild beschreiben sollte, benannte sämtliche Brot- und Kuchenarten und -formen. Die Personen auf dem Bild konnte er korrekt erkennen und beschreiben, tat dies aber erst nach mehrmaliger direkter Aufforderung

perimente durchgeführt, die teilweise neu entwickelt wurden, teilweise auf bestehende Testverfahren zurückgreifen. Der „klassische" Test hierzu ist der „Embedded Figures Test" (EFT; Witkin et al. 1971). Derartige Aufgaben finden sich auch in Untertests des SON 5–17 und des „Developmental Test of Visual Perception" (DTVP; Hammill et al. 1993). Hier muss in einer sehr komplexen Zeichnung eine vorgegebene Figur identifiziert werden, ähnlich wie in einem visuellen Suchbild. Kinder mit ASS unterliegen nicht so leicht optischen Täuschungen, was ebenfalls mit der relativen Vernachlässigung des

Kontexts erklärt wird. Eine bekannte optische Täuschung ist die Müller-Lyer-Täuschung, bei der die untere der beiden waagerechten Linien als länger eingeschätzt wird. Tatsächlich sind beide Linien gleich lang.

Ein weiterer Hinweis auf einen Mangel an zentraler Kohärenz kann die Leistung bei Puzzle-Aufgaben wie dem Mosaiktest des HAWIK oder dem Untertest „Dreiecke" des K-ABC darstellen. Die häufig im Vergleich zum Gesamt-IQ deutlich besseren Leistungen von Kindern mit ASS werden durch ihre gute Fähigkeit erklärt, das globale Gesamtmuster schneller in seine lokalen Einzelteile zerlegen zu können (Shah und Frith 1983). Diese Interpretation wird gestützt durch die Beobachtung, dass sich der Vorteil von Kindern mit ASS bei der Lösung derartiger Aufgaben verliert, wenn die mental vorzunehmende Zergliederung der Aufgaben schon in der Testvorgabe vorweggenommen wird und so die lokale Verarbeitungsstrategie von vornherein nahegelegt wird. Entscheidend für die Interpretation der Leistungen im Mosaiktest im Sinne einer mangelnden zentralen Kohärenz ist hier die relative Leistungsstärke gegenüber anderen Untertests. Interessanterweise drücken sich bei diesen beiden Verfahren die qualitativ anderen Wahrnehmungsstrategien von Kindern mit ASS in Leistungsstärken und nicht -defiziten aus. In klinischen Beobachtungssituationen kann man die Präferenz von lokalen Verarbeitungsmustern z. B. bei der Beschreibung von Abbildungen erkennen, auf denen Kinder und Jugendliche mit ASS viele Details erkennen und zeigen, aber den Gesamtzusammenhang nicht herstellen (▸ **Abb. 10.14**). Natürlich stellt sich die Frage, ob die soziale Qualität der Situation sie nicht auch überfordert. Wahrscheinlich haben beide Interpretationen ihre Berechtigung.

Mit Mangel an zentraler Kohärenz oder Bevorzugung lokaler vor globaler Verarbeitung bezeichnet man die relative Unfähigkeit von Menschen mit ASS, Gesamtzusammenhänge schnell zu erfassen oder Wesentliches von Unwesentlichem zu trennen. Durch diesen kognitiven Stil erliegen Menschen mit ASS weniger leicht optischen Täuschungen, sind allerdings auch beim Verständnis sozialer Situationen beeinträchtigt.

Literatur

Amorosa H, Noterdaeme M (2002) Frühkindlicher Autismus: Alter bei Beginn und frühe Abbauprozesse. Zeitschrift für Kinder- und Jugendpsychiatrie 30:211–230.

Aster, M von, Neubauer A, Horn R (2006) Wechsler Intelligenztest für Erwachsene (WIE). Frankfurt: Harcourt Test Services.

Bach H (2006) Wer tauscht mit mir? Kommunikationsförderzbg autistischer Menschen mit dem „Picture Exchange Communication System". Stuttgart: ibidem-Verlag.

Baron-Cohen S, O'Riordan M, Stone V, Jones R, Plaisted K (1999) Recognition of Faux Pas by normally developing children and children with Asperger syndrome or high functioning autism. J Autism Dev Disord 29:407–418.

Baron-Cohen S, Golan O, Wheelwright S, Hill JJ (2004) Mind reading: The interactive guide to emotions. London: Jessica Kingsley Limited.

Baron-Cohen S, Wheelwright S, Hill J, Raste Y, Plumb I (2001) The „Reading the Mind in the Eyes" Test revised version: a study with normal adults and adults with Asperger syndrome or high-functioning autism. J Child Psychol Psychiatr 42:241–251.

Bernard-Opitz V, Blesch G, Holz K (1988) Sprachlos muß keiner bleiben. Freiburg i Brsg · Lambertus

Bloom und Lahey (1978) Language Development and Language Disorders. New York: Wiley

Bölte S (2005 a) Reading Mind in the Eyes Test für Kinder (dt. Fassung) von S. Baron-Cohen. *http://www.kgu.de/zpsy/kinderpsychiatrie/ Downloads/Eyes_test_kinder.pdf.*

Bölte S (2005 b) Reading Mind in the Eyes Test für Erwachsene (dt. Fassung) von Baron-Cohen S.

(*http://www.kgu.de/zpsy/kinderpsychiatrie/Downloads/Eyes_test_erw.pdf*; Zugriff am 03. 04. 2009).

Bölte S, Poustka F (2002) The relation between general cognitive level and adaptive behavior domains in individuals with autism with and without co-morbid mental retardation. Child Psychiatr Hum Dev 33:165–172.

Bölte S, Feineis-Matthews S & Poustka F (2003) Frankfurter Test und Training des Erkennens fazialen Affekts (FEFA) Frankfurt/M: J. W.Goethe-Universität.

Bondy R, Cohen R, Eggert D, Lüer G (1969) Testbatterie für Geistig Behinderte (TBGB). Göttingen: Hogrefe Testzentrale.

Bormann-Kischkel C, Dirlich-Wilhelm H (1981) Möglichkeiten der Diagnostik spezifischer kognitiver Ausfälle bei Kindern mit schweren Sprachstörungen. Zeitschrift für Kinder- und Jugendpsychiatrie 9:5–15.

Brauns A (2002) Buntschatten und Fledermäuse. Hamburg: Hoffmann und Campe

Bruning N, Konrad K, Herpertz-Dahlmann B (2005) Bedeutung und Ergebnisse der Theory of Mind-Forschung für den Autismus und andere psychiatrische Erkrankungen. Z Kinder Jugendpsychiatr Psychother, 33:77–88.

Burack JA, Enns JT, Stauder J, Mottron L, Randolph B (1997) Attention and autism: Behavioral and electrophysiological evidence. In: Cohen D, Volkmar F (Eds.) Handbook of autism and pervasive developmental disorders. 2nd Edn. New York: Wiley. Pp. 226–247.

Carr E, Schreibman L, Lovaas OI (1975) Control of echolalic speech in psychotic children. J Abnorm Child Psychol 3:331–351.

Chaban P (1996) Understanding language dysfunction from a developmental perspective: an overview of pragmatic theories. In: Beitelman G, Cohen N, Konstantareas M, Tannock R (Eds.): Language, learning and behavior disorders. New York: Cambridge University Press. Pp. 23–37.

Coolican J, Bryson S, Zwaigenbaum L (2008) Brief report: Data on the Stanford-Binet Intelligence Scales (5th Edn.) in children with autism spectrum disorder. J Autism Dev Disord 38:190–197.

Dziobek I, Fleck S Kalbe E, Rogers K, Hassenstab J, Brand M, Kessler J, Woike JK, Wolf OT, Convit A (2008) Introducing MASC: A movie for the assessment of social cognition. J Autism Dev Disord 38:464–473.

Ehlers S, Nydén A, Gillberg C, Dahlgren Sandberg A, Dahlgren S-O, Hjelmquist E, Odén A. et al. (1997) Asperger Syndrome, autism and attention disorders: A comparative study of the

cognitive profiles of 120 children. J Child Psychol Psychiatr 38:207–217.

Elben C, Lohaus A (2000) Marburger Sprachverständnistest für Kinder (MSVK). Göttingen: Hogrefe Testzentrale.

Fimm B (2007) Aufmerksamkeit. In: Kaufmann L, Nuerk H-C, Konrad K, Willmes K (Hrsg) Kognitive Enwicklungsneuropsychologie. Göttingen: Hogrefe. S. 153–176.

Fox A (2007) Test zur Überprüfung des Grammatikverständnisse (TROG-D). Idstein: Schulz-Kirchner.

Gesichterspiel (ohne Jahr). Bilderlotto. Dusyma Kindergartenbedarf Gmbh. *http://www.dusyma.de/catalog/product_info.php/pName/5422 49-gesichter-spiel* (Zugriffsdatum: 02. 06. 09).

Glück C (2007) Wortschatz- und Wortfindungstest für 6- bis 10-Jährige (WWT 6 – 10). München: Urban & Fischer.

Grant D, Berg E (1993) Wisconsin Card Sorting Test® (WCST). Göttingen: Hogrefe Testzentrale.

Grimm H (2001) Sprachentwicklungstest für drei- bis fünfjährige Kinder (SETK 3 – 5). Göttingen: Hogrefe Testzentrale.

Hammill D, Pearson N, Voress K (1993) Developmental test of visual perception (DTVP). 2. Aufl. Göttingen: Hogrefe Testzentrale.

Happé F (1994) An advanced test of Theory of Mind: Understanding of story characters' thoughts and feelings by able autistic, mentally handicapped, and normal children and adults. J Autism Dev Disord 24:129–154.

Heller K, Kratzmeier H, Lengfelder A (1998) Standard progressive matrices von J. C. Raven. Göttingen: Hogrefe Testsystem.

Hermelin B (2001) Bright splinters of the mind. London: Jessica Kingsley Publishers. [Dtsch: Hermelin B (2002) Rätselhafte Begabungen. Stuttgart: Klett-Cotta)].

Hermelin B, O'Connor N (1970) Psychological experiments with autistic children. London: Pergamon Press.

Kain W, Perner J (2007) Theory of Mind. In: Kaufmann L, Nuerk H-C, Konrad K, Willmes K (Hrsg.) Kognitive Enwicklungsneuropsychologie. Göttingen: Hogrefe. S. 344–361.

Kiese-Himmel C (2007) Aktive Wortschatztest für drei- bis fünfjährige Kinder – Revision (AWST-R). Göttingen: Hogrefe Testzentrale.

Klicpera C, Innerhofer P, Gasteiger-Klicpera B (2002) Die Welt des frühkindlichen Autismus. 3. Aufl. Basel: Ernst Reinhardt Verlag.

Kubinger K, Wurst E (2000) Adaptives Intelligenzdiagnostikum 2 (AID 2). Göttingen: Beltz.

Kuschner ES, Bennetto L, Yost K (2007) Patterns of nonverbal cognitive functioning in young children with autism spectrum disorders. J Autism Dev Disord 37:795–807.

Lord C. and Paul R. (1997) Language and communication in autism. In: D. J. Cohen and Volkmar F. R. (Hrsg.): Handbook of autism and developmental disorders. New York: Wiley and Sons. Pp. 195–225.

Mayes SD, Calhoun SL (2008) WISC-IV and WIAT-II Profiles in children with high-functioning autism. J Autism Dev Disord 38:428–439

Melchers P, Preuß U (1991) Kaufman-Assessment Battery for Children K-ABC. Deutsche Version. Frankfurt: Swets Test Services.

Melchers P, Schürmann S, Scholten S (2006) K-TIM: Kaufman-Test zur Intelligenzmessung für Jugendliche und Erwachsene (K-TIM). Leiden (NL): PITS.

Mottron L (2004) Matching strategies in cognitive research with individuals with high-functioning autism: Current practices, instrument biases, and recommendations. J Autism Dev Disord 34:19–27.

Myers P, Baron-Cohen S, Wheelwright S (2004) An exact mind. An artist with Asperger syndrome. London, New York: Jessica Kingsley Publishers.

Noterdaeme M, Amorosa H, Mildenberger K, Sitter S, Minow F (2001) Evaluation of attention problems in children with autism and children with a specific language disorder. Eur Child Adolesc Psychiatry 10:58–66.

Ozonoff S, Cook I, Coon H, Dawson G, Joseph R, Klin A, McMahon W, Minshew N, Munson J, Pennington B, Rogers S, Spence A, Tager-Flusberg H, Volkmar F, Wrathall D (2004) Performance on Cambridge Neuropsychological Test Automated Battery subtests sensitive to frontal lobe function in people with autistic disorder: evidence from the Collaborative Programs of Excellence in Autism Network. J Autism Dev Disord 34:139–150.

Paul R (2007) Communication and its development in autism spectrum disorders. In: Volkmar F (Ed.) Autism and pervasive developmental disorders. 2nd Edn. New York: Cambridge University Press. Pp. 129–155.

Petermann F, Petermann U (Hrsg) (2007) Hamburg-Wechsler-Intelligenztest für Kinder IV (HAWIK®-IV) Göttingen: Hogrefe Testzentrale.

Prior M, Ozonoff S (2007) Psychological factors in autism. In: Volkmar F (Ed.) Autism and pervasive developmental disorders. 2nd Edn. New York: Cambridge University Press. Pp. 69–128.

Prizant B, Schuler AL, Wetherby A, Rydell P (1997) Enhancing language and communication development: Language approaches. In: Cohen DJ, Volkmar F (Eds) Handbook of autism and developmental disorders. New York: Wiley, S. 572–605

Remschmidt H, Kamp-Becker I (2005) Neuropsychologie autistischer Störungen. Fortschr Neurol Psychiatrie 73:654–663.

Ricken G, Fritz A, Schuck KD, Preuß U (2007) Hannover-Wechsler-Intelligenztest für das Vorschulalter – III (HAWIVA®-III). Göttingen: Hogrefe Testzentrale.

Ricks D, Wing L (1976) Language, communication and use of symbols. In: Wing L (Ed.) Early childhood autism. Oxford: Pergamon Press. Pp. 93–134.

Roid GH, Miller LJ (1997) Leiter International Performance Scale-Revised. Wood Dale, IL: Stoelting.

Rühl D, Werner K, Poustka F (1995) Untersuchungen zur Intelligenzstruktur autistischer Personen. Z Kinder Jugendpsychiatr 23:95–103.

Rumsey J (1992) Neuropsychological studies of high-level autism. In: Schopler E, Mesibov GB (Eds.) High-functioning individuals with autism. New York: Plenum. Pp. 41–64.

Schuler AL, Prizant B (1985) Echolalia. In: Schopler E, Mesibov G (Eds.) Communication problems in autism. New York: Plenum Press. Pp. 163–184.

Selfe L (1977) Nadia – a case of unusual drawing ability. London, New York, San Francisco: Academic Press.

Shah A, Frith U (1993) Why do autistic individual show superior performance on the Block Design task? J Child Psychol Psychiatr 34:1351–1364.

Shah A, Frith U (1983) An islet of ability in autistic children: a research note. J Child Psychol Psychiatr 24:613–620.

Siegel DJ, Minshew NJ, Goldstein G (1996) Wechsler IQ Profiles in diagnosing high-functioning autism. J Autism Dev Disord 26:389–406.

Sinzig J, Bruning N, Morsch D, Lehmkuhl G (2007) Altersabhängige Unterschied in neuropsychologischen Leistungsprofilen bei ADHS und Autismus. Z Kinder Jugendpsychiatr Psychother 35:95–106.

Snijders J, Tellegen, P, Laros J (1997) Snijders-Oomen Non-verbaler Intelligenztest (SON-R 5 1/2 – 17). Frankfurt: Swets Test Services.

Spek A, Scholte A, van Berckelaer-Onnes I (2008) Brief report: the use of WAIS-III in adults with HFA and Asperger Syndrome. J Autism Dev Disord 38:782–787.

Tellegen P, Winkel M, Wijnberg-Williams B, Laros J (1998) Snijders-Oomen Non-verbaler Intelligenztest (SON-R 21/2 – 7). Frankfurt: Swets Test Services.

Tucha O, Lange K (2004) Turm von London – Deutsche Version (TL-D). Göttingen: Hogrefe Testzentrale.

Weiß RH (1998) Grundintelligenztest Skala 2 (CFT 20). 4. Aufl. Göttingen: Hogrefe Testzentrale.

Witkin H, Oltman P, Raskin E, Karp S (1971) A manual for the Embedded Figures Test. Palo Alto Ca: Consulting Psychologists Press.

Zimmermann P, Fimm B (2002) Testbatterie zur Aufmerksamkeitsprüfung (TAP). Herzogenrath: Psytest.

Zimmermann P, Fimm B (2004) Kinderversion der Testbatterie zur Aufmerksamkeitsprüfung (Ki-TAP). Herzogenrath: Psytest.

Zollinger B (2002) Die Entdeckung der Sprache (Entwicklungsprofil). 5. Aufl. Bern: Haupt.

Haslachmühle, Heim für Mehrfachbehinderte und Schulabteilung für geistig-behinderte Hör- und Sprachgeschädigte (Hrsg.) (1987) Wenn man mit Händen und Füßen reden muß. 2. Aufl. Horgenzell.

10.5 Familiäre Belastungen bei Autismus-Spektrum-Störungen

Christiane Bormann-Kischkel

Ein behindertes Kind stellt Eltern vor besondere Herausforderungen, die über die Anforderungen „normaler" Elternschaft hinausgehen. Auch bei genetisch bedingten und biologisch basierten Störungen wie der ASS kommt der Umgebung, in der das Kind aufwächst, eine den Störungsverlauf modifizierende Rolle zu. Dieser Bedeutung der Umgebung, in der ein Kind aufwächst, wird in der kinderpsychiatrischen Diagnostik Rechnung getragen durch die multiaxiale Betrachtungsweise. Auf der Achse V werden psychosoziale Faktoren kodiert, die für die Störung und deren Behandlung von Bedeutung sind. Umgekehrt wirken sich auch die Verhaltensprobleme des Kindes auf die Eltern und die gesamte familiäre Situation aus. Auf der Achse VI wird daher das Ausmaß der aus der Störung resultierenden Einschränkung eines Kindes kodiert. Für die Planung von Fördermaßnahmen und Hilfen ist es wichtig, dies alles in die Diagnostik mit einzubeziehen. Die Familienzusammensetzung (Vater/Mutter, alleinerziehende Eltern, Patchwork-Familie, Leben in außerfamiliären Zusammenhängen), die Anzahl der Geschwister, Erkrankungen weiterer Familienangehöriger, finanzielle, soziale und emotionale Ressourcen, individuelle Wertvorstellungen wie auch der Lebenszyklus einer Familie beeinflussen die Bewältigungsmöglichkeiten. Es gilt jedoch auch zu bedenken, dass Familien sich voneinander ebenso unterscheiden wie Kinder mit Autismus-Spektrum-Störungen. Es gibt daher keine für alle Familien gültige Lösung.

Kinder verändern sich im Verlauf der Entwicklung, gleiches gilt auch für Familien. Zu unterschiedlichen Zeiten haben Familien unterschiedliche Lebensaspekte zu bewältigen.

Beispiele kindlicher Entwicklungsaufgaben

Im Verlauf der ersten Lebensjahre entwickelt ein Kind den Bezug zur sozialen Umwelt, motorische und sprachliche Kompetenz weiter, erlebt eigenes Handeln als effektiv und übernimmt immer mehr seine eigene Affektregulation.

Jugendliche stehen vor der Aufgabe, zunehmend Verantwortung für ihr Handeln zu übernehmen, auch die Grenzen der eigenen Leistungsfähigkeit zu erkennen. Die Integration in die Gruppe der Gleichaltrigen stellt neue Anforderungen an die soziale Kompetenz

---

Beispiele familiärer Entwicklungsaufgaben

Ein junges Paar mit einem Neugeborenen steht vor der Aufgabe, Mutter- und Vaterrolle zu übernehmen, die Paarbeziehung neu zu gestalten und Verantwortung für die Erziehung des Kindes zu übernehmen.

In Familien mit heranwachsenden Kindern verlangt die Autonomieentwicklung der Jugendlichen von Eltern, die zunehmende Eigenständigkeit zu respektieren und die Verantwortung für das eigene Handeln den Jugendlichen zu überlassen. Vater- und Mutterrolle treten wieder in den Hintergrund, dies kann eine Neuorientierung in der Paarbeziehung bedeuten.

Veränderungen der Kinder wie im familiären System zu berücksichtigen, gilt auch für Familien mit einem Kind mit ASS. Erschwert wird dies dadurch, dass diese Kinder bestimmte Entwicklungsaufgaben nicht oder verspätet bewältigen, sodass normorientierte Vorstellungen immer wieder adaptiert werden müssen. Nicht alle Schwierigkeiten sind im familiären System aufzufangen. Deshalb ist es wichtig, bei der Beratung die Situation der gesamten Familie zu berücksichtigen. Die Diagnostik und Beratung von Kindern mit ASS und deren Familien sollte daher entwicklungsbegleitend sein und in längeren Zeitabständen immer wieder überprüft werden.

Familien mit Kind mit ASS stehen vor allem in Übergangszeiten unter besonderer Belastung. Als sehr schwierig werden die Zeit vor der Diagnosestellung, der Beginn der Schulzeit, die Pubertät und schließlich der Wechsel von der Kindheit zur Zeit des erwachsenen Lebens erlebt. Der Eintritt in die Schule wie auch der Übergang von der Kindheit zur Lebenssituation eines Erwachsenen muss in Zusammenarbeit mit externen Stellen (Schule, neuer Lebensort) bewältigt werden.

Eine besonders schwere Zeit stellen die *ersten Lebensjahre* eines Kindes mit ASS dar, in denen meistens noch keine Diagnose gestellt ist. Eltern erleben, dass ihre intuitiven elterlichen Verhaltensweisen von den Kindern nicht beantwortet oder abgelehnt werden, dass aber ungewöhnliche, sozial wenig fordernde Situationen den Umgang mit ihren Kindern erleichtern. Viele passen sich mit Feinfühligkeit den durch die autistischen Kinder vorgegebenen Interaktionsmustern an. So können sehr paradoxe Interaktionen entstehen, etwa dass eine Mutter ihrem Säugling die Flasche nur gibt, wenn er im Bett liegt, da er sich beim Halten im Arm steif macht und die Nahrungsaufnahme verweigert. Solche Anpassung – so bizarr sie für den Außenstehenden erscheinen mag – kann vor allem für sehr junge Kinder eine protektive Funktion für die Bindungsentwicklung haben (Van Ijzendoorn et al. 2007). Schwierigkeiten für die Eltern bestehen darin, ihrerseits den emotionalen Bezug zu ihrem so abweisend scheinenden Kind nicht aufzugeben und sich nicht abgelehnt zu fühlen. Zudem ist es wichtig, diese anfangs hilfreiche Anpassung zum richtigen Zeitpunkt aufzugeben, um dem Kind – manchmal auch gegen heftigen Widerstand – neue Entwicklungsanreize zu bieten.

Etliche Kinder weisen zusätzlich zu den autistischen Symptomen erhebliche Regulationsprobleme ihres Schlaf-Wach-Rhythmus und ihrer Affektmodulation auf. Sie sind extrem leicht irritierbar und geraten in heftige Erregungszustände. Beruhigende Verhaltensweisen, wie auf den Arm nehmen, sanftes Reden oder Wiegen scheint die Erregung häufig noch zu steigern. Auch Schwierigkeiten beim Füttern, extrem einseitige Ernährungsgewohnheiten und aggressive oder autoaggressive Verhaltensweisen stellen erhebliche Belastungen dar. In der Zeit vor der Diagnosestellung sind viele Eltern beunruhigt, zweifeln an ihrer erzieherischen Kompetenz, leiden unter Schuldgefühlen und dem Gefühl, versagt zu haben. Insofern ist es trotz der schwierigen Prognose für viele Eltern erleichternd, wenn die Diagnose einer tiefgreifenden Entwicklungsstörung gestellt wird.

Spätestens mit dem Beginn der *Schulzeit* erfolgt ein erster Schritt aus der beschützten familiären Umgebung. Das Kind mit ASS muss lernen, sich an fremde Erwachsene und an Gruppensituationen anzupassen. Auch Leistungsanforderungen werden gestellt. Eltern müssen anerkennen, dass die schulische Situation andere Regeln und andere Verhaltensweisen des Kindes erfordert als der familiäre Kontext. Für Kinder mit kognitiven und sprachlichen Einschränkungen kann dieser Wechsel mit besonderen Anpassungsschwierigkeiten verbunden sein. Diese neuen Schwierigkeiten mitzuerleben und nicht unmittelbar handelnd eingreifen zu können, stellt eine neue Belastungssituation für viele Eltern dar.

Bei etwa 30 % der Jugendlichen mit Autismus geht die *Pubertät* mit meist vorübergehenden Verhaltensverschlechterungen einher. Dies ist häufig ein Zeitpunkt, in dem die Kräfte der Eltern nicht mehr ausreichen, Krisen allein zu bewältigen und Hilfen in einer vorübergehenden oder permanenten externen Unterbringung gesucht werden. Die Frage nach einem neuen Lebensort außerhalb der Familie stellt sich für Erwachsene mit ASS, wenn ein selbstständiges Leben nicht zu erreichen ist und ein Verbleiben bei den Eltern nicht mehr angemessen ist. Die Entscheidung, einen neuen Lebensort für das eigene Kind zu suchen, verlangt nochmals einen sehr langwierigen und schmerzhaften Entscheidungsprozess von Eltern (z. B. Scllin 2008).

Es ist daher nicht erstaunlich, dass das Leben in der Verantwortung für ein Kind oder einen Jugendlichen mit ASS Eltern besonders belastet. In einer repräsentativen Stichprobe von Eltern von Kindern mit Autismus-Spektrum-Störungen aus den USA zeigte sich, dass ihre Lebensqualität im Vergleich zu Eltern von Kindern mit Aktivitäts- und Aufmerksamkeitsstörungen in allen Altersstufen deutlich vermindert war. Eltern von Kindern und Jugendlichen mit ASS machten sich mehr Sorgen um ihre Kinder, mussten sich in ihrer Lebensplanung mehr an die Probleme der Kinder anpassen (z. B. Stellenwechsel wegen Problemen mit der Kinderbetreuung), unternahmen wesentlich weniger Freizeitaktivitäten und hatten weniger organisierte außerfamiläre Kontakte (Schulfeste, Gottesdienste; Lee et al. 2008). Mütter von Kindern und Jugendlichen mit Autismus-Spektrum-Störungen, die meistens die Alltagsorganisation der Familien übernehmen, zeigen hohe Belastungsfaktoren und eine Vielzahl depressiver Symptome (z. B. Schopler und Mcsibov 1984), dic über den Werten von Müttern anderer behinderter Kindern liegen (z. B. Dumas et al. 1991). In einer neueren Studie mit 123 Familien von Kleinkindern mit Entwicklungsverzögerungen mit oder ohne zusätzliche ASS fanden sich hingegen keine Unterschiede zwischen dem mütterlichen Stress.

Offensichtlich wirken sich in diesem Alter die entwicklungsbedingten Rückstände der Kinder noch in gleicher Weise belastend aus. Neben Verhaltensproblemen trugen auch emotionale Probleme der Kinder und familäre Dysfunktion zur Belastung der Mütter bei (Herring et al. 2006). In Studien, die die Väter mit einbezogen, wiesen auch diese deutliche Belastungen auf, allerdings in geringerem Umfang als die Mütter, wohl bedingt durch die geringere Beteiligung an der schwierigen Alltagsbewältigung. Die Belastungen der Eltern sind erheblich. In einer Studie mit vollständigen Familien von 54 Kleinkindern mit Autismus gaben 39 % der Mütter und 28 % der Väter ein Ausmaß an Stress an, das im klinisch auffälligen Bereich lag. Bei depressiven Symptomen lagen die Werte von 33 % der Mütter und 17 % der Väter im klinischen Bereich (Davis und Carter 2008). Als Hauptursachen der Belastung führten die Mütter Probleme der sozialen Interaktion sowie der Verhaltensregulation an, während die Väter zusätzlich externalisierende Verhaltensweisen als belastend empfanden. Die Stichprobe der hier untersuchten Familien stellt eine positive Selektion dar, da die Teilnahme von der Eigeninitiative der Eltern abhing, nur vollständige Familien einbezogen waren und die Teilnehmer im Wesentlichen der euro-amerikanischen Mittelschicht angehörten. Insofern dürfte das Ausmaß der Belastungen bei vielen Familien höher sein.

> Das Risiko, an einer Depression oder übergroßem Stress zu erkranken, ist bei Müttern und Vätern von Kindern mit ASS deutlich erhöht. Daher muss der gesamten familären Situation bei Diagnostik und Beratung Rechnung getragen werden.

Die Auswirkung, die ein Kind mit einer Autismus-Spektrum-Störung auf Geschwister hat, sind nicht einheitlich. Eltern tendieren dazu, die soziale und emotionale Belastung der nicht-autistischen Geschwister als stärker einzuschätzen, als die Kinder selbst (Macks und Reeve 2007). Im Vergleich zu Kindern mit gesunden Geschwistern sehen sich Geschwister von Kindern mit ASS als positiver hinsichtlich ihres Verhaltens, ihrer Intelligenz, ihrer schulischen Leistungsfähigkeit und als weniger ängstlich. Dies kann daran liegen, dass sie ihr Verhalten in Relation zu dem Geschwister mit ASS setzen, andererseits kann es tatsächlich eine größere emotionale Reife widerspiegeln, die diese Kinder aufgrund der vielfältigen Herausforderungen im Familienleben entwickeln. Auch die Beziehung zu ihrem autistischen Geschwisterkind bewerten die ungestörten Kinder selbst positiver als ihre Eltern, wobei das Alter ihre Aussage moderierte. Ältere gesunde Geschwister schämten sich aufgrund der sozialen Auffälligkeiten und daraus resultierender peinlicher Situationen gegenüber ihren eigenen Freunden häufiger und schilderten die Beziehung als schwieriger, waren in ihrer Einschätzung aber immer noch positiver als ihre Eltern (Rivers und Stoneman 2003). Diese Beziehung war jedoch in jenen Familien schlechter, in denen die Paarbeziehungen zwischen den Eltern belastet waren. Eine soziale Unterstützung der nicht-autistischen Kinder konnte dies etwas ausgleichen, verbesserte aber nicht deren Verhaltensprobleme. Die Autoren weisen selbst darauf hin, dass diese Ergebnisse nicht eindeutig zu interpretieren sind. Einerseits liegt es nahe, die zusätzlichen Probleme der Geschwister als Folge der multiplen Belastungen zu sehen. Es ist jedoch auch denkbar, dass bei Kindern mit sehr schwerwiegenden Verhaltensproblemen auch die partnerschaftliche Belastung und der Druck, externe Hilfe zu suchen, größer sind. Vor schwierige Entscheidungen sind erwachsene Geschwister von Menschen mit ASS gestellt, wenn Eltern die Verantwortung nicht mehr übernehmen können. Im Vergleich zu Geschwistern von Menschen mit Downsyn-

drom hatten Geschwister von Menschen mit ASS weniger Kontakt mit ihren Geschwistern, berichteten weniger positive Beziehungen, waren pessimistischer hinsichtlich der Zukunft und sahen ihre eigene Beziehung zu den Eltern als belasteter an. Dieses Bild war positiver, je selbstständiger die Geschwister mit der ASS waren und je mehr die gesunden Geschwister in der Lage waren, Probleme lösungsorientiert anzugehen (Orsmond und Seltzer 2007).

Offensichtlich stellt die Tatsache, dass ein Geschwister autistisch ist, nicht per se einen Risikofaktor dar. Dies kann in Einzelfällen sogar einen protektiven Einfluss auf die psychische Entwicklung ausüben. Bei multiplen Risiken für die psychische Entwicklung eines Kindes stellen Geschwister mit Autismus jedoch einen zusätzlichen Belastungsfaktor dar. Mit der Zunahme demografischer Risikofaktoren nahmen bei Geschwistern autistischer Kinder emotionale und psychosoziale Fehlanpassungen zu. Als Risikofaktoren beschrieben wurden die Zugehörigkeit zum männlichen Geschlecht, niedrige sozio-ökonomische Schichtzugehörigkeit, das einzige Geschwister des Kindes mit ASS zu sein und älter als das autistische Geschwister zu sein (Macks und Reeve 2007).

> Ein Geschwisterkind mit ASS muss sich nicht negativ auf die psychische Gesundheit seiner Geschwister auswirken, sondern kann auch resilienzfördernd wirken. Mit der Zunahme psychosozialer Belastungen in der Familie steigt jedoch das Risiko für nicht von ASS betroffene Geschwister, an einer psychischen Störung zu erkranken, stärker als bei Kindern in Familien ohne Kind mit ASS.

Zusammengefasst kann festgestellt werden, dass ein autistisches Kind Eltern und Geschwister in besonderer Weise herausfordert und auch oft überfordert. Den Einschätzungen auf der psychosozialen Achse V der muliaxialen Diagnostik kommt daher besonderes Gewicht zu. Für Geschwister stellen autistische Kinder an sich keinen Risikofaktor dar, vielmehr ist für sie die Gesamtbelastung und Tragfähigkeit des familiären Rahmens besonders relevant.

Neben allen Schwierigkeiten und Belastungen kann das Leben mit einem autistischen Kind eine Familie auch in besonderer Weise bereichern und in ihrer Resilienz stärken. Viele Eltern von Kindern und Jugendlichen mit ASS berichten, dass sie aus der Auseinandersetzung mit der Tatsache, ein behindertes Kind zu haben, gestärkt hervorgegangen seien. Sie erkannten der Behinderung eine positive Bedeutung zu, sahen sie als speziell ihnen zugewiesene Aufgabe an. Sie wuchsen als Familie stärker zusammen, wertschätzten ihr Leben allgemein und andere Menschen im Besonderen sehr viel mehr als zuvor und berichteten von neu erworbener spiritueller Stärke (Bayat 2007).

Literatur

Bayat M (2007) Evidence of resilience in families of children with autism. J Intellect Disabil Res 51:702–714.

Davis N, Carter A (2008) Parenting stress in mothers and fathers of toddlers with autism spectrum disorders: association with child characteristics. J Autism Dev Disord 38(7):1278–1291.

Dumas J, Wolf L, Fisman S, Culligan A (1991) Parenting stress, child behavior problems, and dysphoria in parents of children with autism, down syndrome, behavior disorders, and normal development. Exceptionality 2:97–110.

Herring S, Gray K, Taffe J, Tonge B, Sweeney D, Einfeld S (2006) Behaviour and emotional problems in toddlers with pervasive developmental disorders and developmental delay: associations with parental mental health and family functioning. J Intellect Disabil Res 50:874–882.

Ijzendoorn, M van, Rutgers A, Bakermans-Kranenburg M, Swinkels, S, Daalen, E van, Dietz C, Naber F, Buitelaar J, Engeland, H van (2007) Parental sensitivity and attachment in children with autism spectrum disorder: Comparison with children with mental retardatin, with language delays, and with typical development. Child Dev 78:597–608.

Lee L, Harrington R, Louie B, Newschaffer C (2008) Children with Autism: Quality of Life and Parental Concern. J Autism Dev Disord 38:1147–1160.

Macks R, Reeve R (2007) The adjustment of nondisabled siblings of children with autism. J Autism Dev Disord 37:1060–1067.

Orsmond G, Seltzer M (2007) Siblings of individuals with autism or Down syndrome: effects on adult lives. J Intellect Disabil Res 51:682–696.

Rivers J, Stoneman Z (2003) Sibling relationships when a child has autism: Marital stress and support coping. J Autism Dev Disord 33:383–394.

Schopler E, Mesibov G (Hrsg): (1984) The Effects of Autism on the Family. New York: Plenum Press.

Sellin A (2008) Warum Wohnheim? Autismus Nr 65:9–12.

11 Differenzial-diagnostische Abgrenzung

11.1 Kindheit und Jugend

Michele Noterdaeme

Der Phänotyp der ASS ist heterogen. Symptome aus jedem Kernbereich können auch in annähernd vergleichbarer Form bei anderen kinder- und jugendpsychiatrischen Störungsbildern vorliegen. Die Kombination von Verhaltensmerkmalen aus den drei Kernbereichen ist die notwendige Voraussetzung für die Diagnose einer ASS, insbesondere des frühkindlichen Autismus und des Asperger-Syndroms. Um eine störungsspezifische Behandlung einzuleiten, ist es notwendig, Störungen aus dem autistischen Spektrum von anderen Krankheitsbildern abzugrenzen. Im folgenden Abschnitt werden die wichtigsten Differenzialdiagnosen in ihrer Überschneidung mit den jeweiligen Kernbereichen und in Abhängigkeit des Entwicklungsalters der Betroffenen dargestellt.

11.1.1 Umschriebene Sprach-entwicklungsstörungen

In der ICD-10 werden die umschriebenen Entwicklungsstörungen der Sprache und der frühkindliche Autismus beide in **Kap. 8** „Entwicklungsstörungen" klassifiziert. Während die umschriebenen Störungen der Sprache in der Kategorie F80 „umschriebene Entwicklungsstörungen" zusammengefasst sind, wurden ASS in der Kategorie F84 als „tiefgreifende Entwicklungsstörungen" klassifiziert (WHO 1991). Die Abgrenzung der Kategorie „tiefgreifende

Entwicklungsstörungen" gegenüber der Kategorie „umschriebene Entwicklungsstörungen" wird immer wieder zur Diskussion gestellt. Insbesondere werden Gemeinsamkeiten zwischen dem frühkindlichen Autismus und den schweren Formen der rezeptiven Sprachstörungen beschrieben. Sowohl tiefgreifende Entwicklungsstörungen als auch umschriebene rezeptive Sprachentwicklungsstörungen sind Störungen, die in der frühen Kindheit beginnen, und die Kommunikation, die soziale Interaktion sowie die schulische Ausbildung und berufliche Integration der betroffenen Kinder deutlich beeinträchtigen.

In mehreren Arbeiten beschrieben Howlin und Mitarbeiter (2000) den Entwicklungsverlauf einer Gruppe von Kindern mit einem frühkindlichen Autismus und einer parallelisierten Gruppe von Kindern mit schweren rezeptiven Sprachentwicklungsstörungen. Die Ergebnisse dieser Studien zeigten, dass, obwohl die Kinder mit einem frühkindlichen Autismus ausgeprägtere Sprachprobleme und mehr soziale Schwierigkeiten hatten als die Kinder mit rezeptiven Sprachentwicklungsstörungen, auch die rezeptiv gestörten Kinder gestörte soziale Beziehungen zeigten. Die Defizite im Bereich der Sprache, der Kommunikation und der sozialen Interaktion waren für die autistischen Probanden über die Jahre sehr stabil, konnten aber auch bei einem Großteil der Kinder mit einer rezeptiven Sprachstörung bis ins Erwachsenenalter festgestellt werden. Diese Menschen zeigen insgesamt eine signifikant schlechtere psychosoziale Anpassung (hohe Arbeitslosigkeit, Beziehungsprobleme, hohe Rate an psychiatrischen Erkrankungen) als z.B. ihre unauffällig entwickelten Geschwister (Clegg et al. 2005).

Die Autoren stellten die Hypothese auf, dass die sozio-emotionalen Probleme der Kinder mit einer rezeptiven Sprachstörung als Kernsymptom zu werten sind und nicht reaktiv auf die Sprachbehinderung auftreten (Howlin et al. 2000; Mawhood et al. 2000).

Tab. 11.1: Abgrenzung Autismus-Spektrum-Störung und rezeptive Sprachstörung

Merkmale	Autismus-Spektrum-Störung	Rezeptive Sprachstörung
Sprachliches Ausdrucksniveau	Eher höher und flüssig, komplexere Satzstruktur vorhanden, Wortschatz differenziert	Oft niedrig, nur einfache Hauptsätze, Wortschatz reduziert
Konversation	Logorrhö, Schwierigkeiten beim Turntaking, kein Eingehen auf Gesprächspartner	Selten Logorrhö, spärliche Konversation, Turntaking wird verstanden, eingehen auf Gesprächspartner
Gesprächsthemen	Oft orientiert an den Sonderinteressen, Ausweichen bei sozio-emotionalen Fragen oder Themen	Größere Flexibilität im Gespräch, keine eindeutige Fixierung auf Themen, mehr Offenheit für sozio-emotionale Fragen
Echolalie	Oft, auch erzögert	Nur gelegentlich
Floskelsätze, pedantische Sprache, eigenartige Intonation	Fast immer vorhanden	Eher selten vorhanden, gelegentlich monotone Sprechweise
Ich-Du-Verwechselungen	Häufig, vor allem in der Vorschulzeit	Eher selten
Blickkontakt	Vorhanden, jedoch reduziert, oft starr und sozial wenig moduliert, nicht bindend	unauffällig, rückversichernder Blickkontakt wird intensiv eingefordert zur Absicherung in der sozialen Situation
Mimik und Gestik	Deutlich reduziert, unterstützt die Unterhaltung nicht, psychomotorisch reduziert	Bei jüngeren Kindern unauffällig, oft ausgeprägt vorhanden als Kompensation. Bei Jugendlichen mit gehemmter Persönlichkeitsentwicklung deutliche Reduktion

Auch Bishop weist darauf hin, dass die Grenzen zwischen den beiden Störungsgruppen fließend sind, die Symptomatik und die diagnostische Zuordnung sich über die Jahre ändern können (Bishop und Norbury 2002; Whitehouse et al. 2008; Conti et al. 2006; Botting und Conti-Ramsden 2003; Dominick et al. 2007).

Nachdem sowohl Sprach- und Kommunikationsschwierigkeiten als auch Probleme in der sozialen Interaktion zentrale Merkmale von Kindern mit ASS und rezeptiv sprachgestörten Kindern sind, ist die genaue Erfassung und Bewertung dieser Fertigkeiten ein essenzieller Teil der diagnostischen Abklärung beider Störungsgruppen. Der Begriff „Sprachstörung" sowie der Begriff „Kommunikationsstörung" sind für die beiden

diagnostischen Kategorien nicht genau beschrieben. Bei umschriebenen Sprachentwicklungsstörungen stehen meist Defizite in der Phonologie, in der Semantik oder in der Grammatik im Vordergrund. Diese Defizite können sowohl auf der expressiven als auch auf der rezeptiven Ebene vorhanden sein. Wenn die Defizite erheblich sind und die Spontansprache z. B. unverständlich wird oder einfachste Äußerungen nicht verstanden werden, kann dies erhebliche Folgen auf der pragmatisch-kommunikativen Ebene haben. Diese Ebene ist wiederum von zentraler Bedeutung in Rahmen der Definition von Autismus-Spektrum-Störungen. Die wichtigsten Merkmale, die zur Unterscheidung einer rezeptiven Sprachentwicklungsstörung und einer autistischen Störung herangezogen werden können, sind in **Tabelle 11.1** dargestellt.

Im differenzialdiagnostischen Prozess spielen anamnestische Angaben und die direkte Beobachtung/Exploration des Kindes, sowie standardisierte neuropsychologische Untersuchungen der Sprache und der Intelligenz eine große Rolle. In der Kleinkindzeit kann die Abgrenzung zwischen Störungen aus dem autistischen Spektrum und rezeptiven Sprachstörungen schwierig sein. Im Grundschulalter sind die Störungen im sozialen Bereich, insbesondere in der Qualität der sozialen Kommunikation bei Kindern mit ASS meist so eindeutig, dass die Abgrenzung keine größeren Probleme bereitet. Kinder mit einer rezeptiven Sprachstörung zeigen meist eine intakte nonverbale Kommunikation. Gelegentlich sind Sonderinteressen vorhanden, die aber im Vergleich zu den Sonderinteressen der Personen mit ASS weniger starr oder zwanghaft sind (Noterdaeme et al. 2000).

11.1.2 Sinnesbeeinträchtigungen

Ein normales Hör- und Sehvermögen in den ersten Lebensmonaten ist grundlegende Voraussetzung für eine regelrechte und ungestörte sozial-emotionale, kommunikative und sprachliche sowie kognitive Entwicklung des Kindes (▶ **Kap. 7**).

Nach Schätzungen des Deutschen Zentralregisters für kindliche Hörstörungen liegt die Prävalenz von angeborenen Hörstörungen in Deutschland bei zirka 1,2 pro 1000 Neugeborene. Für Kinder mit Risikofaktoren (▶ **Übersicht 11.1**) wird die Prävalenz auf 10–30 pro 1000 geschätzt (IQWiG 2007). Eine echte Komorbidität von ASS und Störungen der Sinnesfunktionen ist vermutlich nicht überzufällig häufig, da sie in internationalen Studien für Hörstörungen mit 1,7 und für Sehbehinderungen mit 1,3 auf 1000 Kinder angegeben wird (Fombonne 2003).

Hörbeeinträchtigte Kinder fallen durch mangelnde Reaktion auf Ansprache, Verunsicherung und Rückzugsverhalten im sozialen Kontext auf und in der Folge durch Sprachentwicklungsstörungen. Wenn die Hörbeeinträchtigung im Rahmen einer Mehrfachbehinderung (zusätzliche geistige und/oder körperliche Behinderung) auftritt, können auch vermehrt stereotype Bewegungsmuster und gelegentlich autoaggressive Verhaltensweisen das Erscheinungsbild prägen.

Genaue Sinnesprüfungen mit subjektiven und vor allem objektiven Verfahren ermöglichen meist problemlos die Abgrenzung zwischen einer Sinnesbeeinträchtigung und einer ASS. Durch die Einführung eines apparativen Hörscreenings mittels otoakustischer Emmissionen (OAE) werden angeborene Hörstörungen bereits in den ersten Lebenstagen, meist noch in der Geburtsklinik erfasst. Auffällige oder unklare Befunde werden durch die Ableitung akustisch evozierter Hirnstammpotenziale (BERA) weiter geklärt.

Ein unauffälliges Hörscreening (OAE – otoakustische Emissionen) im Neugeborenenalter schließt eine angeborene, jedoch noch keine sich entwickelnde Schwerhörigkeit aus. Es ist beispielsweise bekannt, dass Kinder mit Smith-Magenis-Syndrom (▶ **Kap. 9.2.6**) in zwei Drittel der Fälle eine progrediente Schwerhörigkeit entwickeln (Greenberg et al. 1996). Insbesondere Kinder mit anamnestischen Risikofaktoren hinsichtlich der Entwicklung einer Hörstörung oder Kinder mit sprachlicher Entwicklungsverzögerung sollten deshalb in regelmäßigen Abständen pädaudiologisch untersucht werden.

Bei Personen mit Sehbehinderung können der fehlende Blickkontakt, das distanzlose Kontaktverhalten sowie ein besonderes Interesse an akustischen oder sensorischen Reizen an eine ASS denken lassen. Unerkannte Einschränkungen im Sehvermögen können schon früh im Säuglingsalter zu

Übersicht 11.1: Risikofaktoren für eine frühkindliche Hörstörung

- Konnatale Infektionen (CMV, Röteln, Toxoplasmose, Herpes, Lues)
- Frühgeborene < 1500 g
- Neugeborenensepsis
- Bakterielle Meningitis
- Ototoxische Medikamente
- Beatmung > 5 Tage oder ECMO*
- Syndrome mit bekanntem Hörverlust
- Z. n. Schädelhirntrauma
- Bekannte familiäre Schwerhörigkeiten

* (ECMO = extrakorporale Membranoxygenierung. Intensivmedizinische Technik, die bei Schädigungen der Lunge die Sauerstoffsättigung des Blutes übernimmt)

Störungen des kommunikativen und sozialen Verhaltens führen (▸ **Kap. 7**). Jeder Säugling, der nicht sicher fixiert und ein reaktives Lächeln vermissen lässt, muss deshalb bereits im frühen Alter und bei anhaltend unsicherem oder vermeintlich vermeidendem Blickverhalten auch im Entwicklungsverlauf wiederholt von einem in der Untersuchung von Kindern erfahrenen Augenarzt und orthoptisch untersucht werden.

11.1.3 Landau-Kleffner-Syndrom

Hierbei handelt es sich um eine Störung, bei der das Kind mit zuvor normaler Sprachentwicklung sowohl rezeptive als auch expressive Sprachfertigkeiten verliert, wobei die allgemeine Intelligenz erhalten bleibt. Die Störung beginnt im Alter von drei bis sieben Jahren und ist begleitet von paroxysmalen Auffälligkeiten im EEG, fast immer im Temporallappenbereich, gewöhnlich bilateral mit ausgedehnten Veränderungen. Nur ein Teil dieser Patienten hat epileptische Anfälle. In einem Viertel der Fälle entwickelt sich der Sprachverlust schrittweise in einem

Zeitraum von einigen Monaten, häufiger jedoch gehen die Sprachfertigkeiten plötzlich innerhalb von Tagen oder Wochen verloren. Besonders charakteristisch ist die schwere Beeinträchtigung der rezeptiven Sprache. Die Schwierigkeit, Gehörtes zu verstehen, ist oft die erste Manifestation der Störung. In den meisten Fällen treten massive Verhaltens- und emotionale Störungen während der Monate nach dem anfänglichen Sprachverlust auf, sie zeigen jedoch Besserungstendenzen, wenn die Kinder andere Kommunikationsmittel erwerben. Die Ätiologie der Störung ist nicht bekannt, der Verlauf ist recht unterschiedlich, etwa zwei Drittel der Kinder behalten einen mehr oder weniger schweren rezeptiven Sprachdefekt.

Der vorrangige Abbau der bereits erworbenen sprachlichen Fähigkeiten wie auch die weiterbestehende Beziehungsfähigkeit sind wichtige Unterscheidungsmerkmale zum frühkindlichen Autismus. Die Erhaltung der allgemeinen Intelligenz grenzt die Störung von den desintegrativen Störungen des Kindesalters (F84.3) ab.

11.1.4 Intelligenzstörung

Die Intelligenzstörung ist in ▸ **Kap. 5.3** beschrieben. Bei dieser Störung sind die Anpassungs- und Verständnisfähigkeit, die zwischenmenschliche Interaktion, die eigenständige Versorgung, die sprachliche und emotionale Entwicklung, die motorischen und lebenspraktischen Fähigkeiten, die schulischen Fertigkeiten und andere kognitive Funktionen und somit die Anpassungsfähigkeit bei Anforderungen der beruflichen Arbeit, der Freizeit, der Erziehungsfähigkeit, der Gesundheit und auch der Sicherheit, wesentlich beeinträchtigt.

Die Intelligenzminderung wird klinisch und psychometrisch nach dem allgemeinen Intelligenzniveau und nach dem Grad der sozialen Adaptabilität definiert. Es wird zwischen leichteren Formen und schwereren

Tab. 11.2: Entwicklungs- und Anpassungsmöglichkeiten nach ICD-10

Intelligenzminderung	IQ-Werte	Prognostische Einschätzung
Leicht (F70)	50–69	Lernschwierigkeiten in der Schule. Viele Erwachsene können arbeiten, gute soziale Beziehungen unterhalten und ihren Beitrag zur Gesellschaft leisten
Mittelgradig (F71)	35–49	Die meisten können ein gewisses Maß an Unabhängigkeit erreichen, eine ausreichende Kommunikationsfähigkeit und Ausbildung erwerben. Erwachsene brauchen in unterschiedlichem Ausmaß Unterstützung im Alltag und bei der Arbeit
Schwer (F72)	20–34	Umfassende Unterstützung ist erforderlich
Schwerst (F73)	< 20	Die eigene Versorgung, Kontinenz, Kommunikation und Beweglichkeit sind in hohem Maß beeinträchtigt

Tab. 11.3: Abgrenzung zwischen Autismus-Spektrum-Störung und Intelligenzminderung

Merkmale	Autismus-Spektrum-Störung	Intelligenzminderung
Intelligenz	Etwa 50 % der Kinder IQ < 70	Definitionsgemäß unter 70
Sprachentwicklung	Oft verzögert, bei etwa 20 % bleibt die Sprachentwicklung vollständig aus	Oft verzögert
Kommunikationsverständnis	Nicht vorhanden	Vorhanden
Echolalie und Floskeln	Ausgeprägt vorhanden	Wenig vorhanden, eher einfacher Sprachgebrauch
Ich-Du-Verwechselungen	Vorhanden	Selten vorhanden
soziale Perzeption	beeinträchtigt	Intakt
Empathiefähigkeit	beeinträchtigt	Intakt
Spielentwicklung	eher manipulatives und sortierendes Spiel	Retardiert, eher funktionelles Spiel
Stereotypien	Oft vorhanden	Gelegentlich vorhanden, vor allem bei Mehrfachbehinderungen
Sensorische Besonderheiten	Oft vorhanden	Eher selten
Sonderinteressen	Oft vorhanden	Selten

Formen der Intelligenzminderung unterschieden (▸ Tab. 11.2).

Bei den leichteren Formen der Intelligenzminderung ist die soziale Funktionsfähigkeit leicht eingeschränkt, Kulturtechniken können etwa bis zum Niveau der dritten Grundschulklasse erlernt werden und eine gewisse Selbstständigkeit sowie das Ausüben einer einfachen Berufstätigkeit sind oft möglich. Vielfach ist aber schon in dieser Gruppe die längerfristige Betreuung in einer beschützenden Werkstatt erforderlich. In der Gruppe der schwereren Intelligenzminderungen (F71, F72, F73) ist die soziale Funktionsfähigkeit deutlich eingeschränkt, Kulturtechniken werden nicht erlernt, die Selbstständigkeit im Alltag ist reduziert und eine Unterbringung in einer Institution ist längerfristig notwendig. Eine Intelligenzminderung äußert sich in der frühen Kindheit meist durch eine verzögerte motorische und Sprachentwicklung sowie durch Unsicherheiten im sozialen Kontakt, bei leichteren Formen der Intelligenzminderung werden die Beeinträchtigungen oft erst im Schulalter erkannt.

Obwohl der frühkindliche Autismus und auch andere ASS häufig mit einer Intelligenzminderung assoziiert sind, liegt bei den meisten Kindern mit einer isolierten Intelligenzminderung *eindeutig keine* ASS vor. Die wichtigsten Merkmale, die zur Abgrenzung einer Intelligenzminderung und einer ASS herangezogen werden können sind in **Tabelle 11.3** zusammengefasst. Hier spielen vor allem die Qualität der sozialen Kommunikation und die Empathiefähigkeit eine wichtige Rolle (Noterdaeme und Enders 2008).

11.1.5 Mutismus

Mutistische Störungen sind emotional bedingte Störungen der sprachlichen Kommunikation. Der elektive Mutismus (F94.0) ist durch selektives Sprechen mit bestimmten Personen und in definierten Situationen gekennzeichnet. Typischerweise spricht das Kind zu Hause oder mit engen Freunden, ist jedoch im Kindergarten, in der Schule oder bei Fremden mutistisch. Artikulation, expressive und rezeptive Sprache der Betroffenen liegen in der Regel im Normbereich, allenfalls sind sie – bezogen auf den Entwicklungsstand – leicht beeinträchtigt. Meist tritt die Störung in der frühen Kindheit auf, mit ungefähr gleicher Häufigkeit bei beiden Geschlechtern. Mutistische Störungen zeigen in der Regel eine hohe Komorbidität mit anderen psychiatrischen Erkrankungen. Am häufigsten finden sich Störungen mit sozialer Ängstlichkeit/Überempfindlichkeit (F93.2), Störungen des Sozialverhaltens mit oppositionellem Verhalten (F91.3), phobische Störungen (F40), depressive Störungen (F3), Regulationsstörungen von Schlaf, Essen und Ausscheidungsfunktionen sowie Anpassungsstörungen im Rahmen von schweren

Belastungen (F43). Die Abgrenzung zu autistischen Störungen ist in der Regel problemlos: Beobachtung und Anamnese zeigen in bestimmten Situationen eindeutig nichtautistisches Kontakt- und Kommunikationsverhalten. Die Sprachentwicklung ist in der Regel nicht retardiert, repetitives Verhalten ist nicht vorhanden.

11.1.6 Hyperkinetische Störungen – Störungen des Sozialverhaltens

In der ICD-10 werden die hyperkinetischen Störungen in Kapitel V F90 und die Störungen des Sozialverhaltens in Kapitel F91 beschrieben. Es wird unterschieden zwischen der „einfachen Aktivitäts- und Aufmerksamkeitsstörung" (F90.0), der „hyperkinetischen Störung des Sozialverhaltens" (F90.1) und der „isolierten Störung des Sozialverhaltens ohne hyperkinetische Störung". Wie schon in **Kap. 5.1.1** beschrieben, gehören vor allem die hyperkinetischen Störungen zu den wichtigsten komorbiden Störungen bei Autismus-Spektrum-Störungen. Es wird aber in jedem einzelnen Fall notwendig sein zu prüfen, ob eine doppelte Diagnose gerechtfertigt ist und somit auch eine prognostisch schwerwiegende Störung wie eine ASS zusätzlich diagnostiziert werden muss, oder ob die Symptome sich nicht doch ausreichend durch eine Diagnose aus dem Bereich der hyperkinetischen Störungen am besten beschreiben lassen.

Die Kernsymptome der hyperkinetischen Störungen sind unaufmerksames Verhalten, motorische Unruhe und Impulskontrollstörungen. In der Regel führt dies bei ausgeprägter Symptomatik zu Problemen in der sozialen Interaktion, sowohl mit Gleichaltrigen als auch mit Erwachsenen. Darüber hinaus haben Bezugspersonen v.a. bei aufmerksamkeitsgestörten Kindern oft den Eindruck, dass die Kinder nicht zuhören würden. Diese Symptomatik wird in Kindergarten, Schulen

Tab. 11.4: Abgrenzung zwischen Autismus-Spektrum-Störung und hyperkinetischer Störung

Merkmale	Autismus-Spektrum-Störung	Hyperkinetische Störung
Unaufmerksames Verhalten	Oft überselektiv auf bestimmte Reize, wenig ablenkbar	Eher Probleme in der Daueraufmerksamkeit, leicht ablenkbar
Vergesslichkeit	Weniger	Häufig
Nicht zuhören	Vorhanden	Vorhanden
Motorische Unruhe	Oft vorhanden, vor allem bei jüngeren Kinder	Deutlich auffällig bei F90.0, jedoch nicht bei isolierten Aufmerksamkeitsstörungen
Motorische Koordinationsstörungen	Vorhanden	Vorhanden
Nicht Warten können, keine Rücksicht auf Spielpartner	Vorhanden, auf der Grundlage von fehlender Empathie	Vorhanden, auf der Grundlage „keine Geduld"
Exzessives Reden	Vorhanden, auf Spezialinteressen fokussiert	Vorhanden, besser eingrenzbar und nicht auf Spezialinteressen fokussiert
Empathiefähigkeit	beeinträchtigt	Meist Intakt, jedoch oft Probleme, auf andere Rücksicht zu nehmen
Soziale Probleme	Vorhanden, auf der Grundlage von fehlendem intuitiven Verständnis für soziale Signale	Vorhanden, merkt oft nicht, in welcher Situation er sich befindet, Verständnis ist aber da
Spielentwicklung	Gestört, kaum kreatives Spiel, eher gelerntes Symbolspiel	Oft sehr kreatives Spiel, ausgeprägte Fantasie
Motorische Stereotypien	Oft vorhanden	Gelegentlich vorhanden, cave: Abgrenzung zu Ticstörungen
Sensorische Besonderheiten	Oft vorhanden	Eher selten
Sonderinteressen	Oft vorhanden	selten

und anderen Einrichtungen manchmal als „autismusspefizisch" gewertet. Dies ist vor allem der Fall, wenn neben der hyperkinetischen Störung zusätzliche Entwicklungsverzögerungen im Bereich der Sprachentwicklung oder der Motorik vorhanden sind (Dewey et al. 2007). Auch hier wird die Differenzialdiagnose durch genaue anamnestische Daten und Verhaltensbeobachtungen gestellt. Einige wichtige Unterscheidungskriterien für durchschnittlich begabte Kinder und Jugendliche sind in **Tabelle 11.4** zusammengestellt.

11.1.7 Bindungsstörungen, Deprivation, Hospitalismus

Bindungsstörungen („attachment disorders") sind erst in den letzten beiden Jahrzehnten eingeführte Kategorien, über die bisher wenig empirisch gesichertes Wissen vorliegt. Das Krankheitsbild wird per Definition durch unzureichende oder traumatisierende Beziehungen in den ersten Lebensjahren verursacht, die Symptomatik ist an das Kleinkind- oder Vorschulalter gebunden, die Betroffenen sind jedoch als Hochrisikopatienten für die Entwicklung von anderen psychiatrischen Störungen (u.a emotional instabile Persönlichkeitssttörungen) im Langzeitverlauf zu betrachten. Es werden zwei Grundformen der Bindungsstörungen unterschieden: eine gehemmte Form *(reaktive Bindungsstörung, F94.1)*, mit Vermeidung, Rückzug und Hypervigilanz und eine ungehemmte Form *(Bindungsstörung des Kindesalter mit Enthemmung, F94.2)*, mit vorwiegend nicht selektivem, distanzlos-diffusem Kontaktverhalten. Das klinische Bild ist gekennzeichnet durch ein abnormes Beziehungsmuster mit Störung der sozialen Funktionen und emotionalen Auffälligkeiten, die in der sozialen Interaktion besonders deutlich hervortreten. Kinder mit einer reaktiven Bindungsstörung reagieren auf Zuspruch mit einer eigenartigen Mischung aus Annäherung, Vermeidung oder Widerstand. Es bestehen ein Mangel an sozialer Reagibilität und eine eingeschränkte Interaktion mit Gleichaltrigen. Zusätzlich sind emotionale Symptome wie Furchtsamkeit, Übervorsichtigkeit, Unglücklichsein oder Apathie zu beobachten. Dagegen reagieren Kinder mit ungehemmter Bindungsstörung in der frühen Kindheit auf Zuspruch mit Anklammerung und diffusem Bindungsverhalten, im Vorschulalter zeigen sie Aufmerksamkeit suchendes, distanzloses, wahllos-freundliches Kontaktverhalten ohne Situationsspezifität. Die Interaktion mit Gleichaltrigen ist meist wenig moduliert, gewöhnlich bestehen Schwierigkeiten beim Aufbau enger Beziehungen. Aggressives und autoaggressives Verhalten sind häufig präsent, hingegen stehen die emotionalen Auffälligkeiten eher im Hintergrund (Pfeifer und Lemkuhl, 2008). Hier muss die Vorgeschichte zur Klärung der Diagnose beitragen. Die Diagnose stützt sich auf die Befragung der Bezugsperson, dabei sind aber die fremdanamnestischen Angaben besonders bedeutsam. Das Kontaktverhalten der bindungsgestörten Kinder lässt sich deutlich von den typischen Kontaktmustern der Kinder mit ASS abgrenzen. Kinder mit Bindungsstörungen sind meist in der Interaktion mit gesunden Erwachsenen sozial ansprechbar. Es fehlen die typische Kommunikations

störung sowie das Vorhandensein von Sonderinteressen.

11.1.8 Soziale Phobie und Depression

Bei der sozialen Phobie ist das zentrale Symptom die Angst vor prüfender Betrachtung in überschaubaren Gruppen, da die Betroffenen fürchten, Erwartungen anderer nicht erfüllen und auf Ablehnung stoßen zu können. Die Angst kann sich auf bestimme Situationen wie Essen oder Sprechen in der Öffentlichkeit oder Treffen mit dem anderen Geschlecht beschränken; sie kann aber auch unbestimmt sein und in fast allen sozialen Situationen außerhalb der Familie auftreten. Häufig besteht ein niedriges Selbstwertgefühl und Furcht vor Kritik. Die Angst wird oft durch körperliche Symptome wie Erröten, Zittern, Herzrasen, Atemnot oder Sprechhemmung und Panikgefühle begleitet. Durch die Vermeidung von sozialen Kontakten wird die soziale und emotionale Entwicklung der Kinder und Jugendlichen gehemmt, die Schullaufbahn wird beeinträchtigt, die Integration in der Gruppe der Gleichaltrigen erschwert. In ausgeprägten Fällen kann es zur vollständigen sozialen Isolation führen. Die Störung wird oft nicht erkannt und neigt zu einem chronischen Verlauf. Viele Betroffene erkranken zusätzlich an einer Depression oder einer Suchterkrankung (Drogen oder Alkohol). Die differenzialdiagnostische Abgrenzung zur ASS gelingt meist problemlos. Die Überlappung in der ASS-Symptomatik ergibt sich vor allem im Bereich der beeinträchtigten sozialen Interaktion. Die soziale Isoliertheit beruht aber nicht auf einem Nicht-Verstehen von sozialen Signalen oder Situationen. Es liegt keine Empathiestörung vor. Es fehlen auch die Auffälligkeiten im Bereich der sozialen Kommunikation und des repetitiven Verhaltens. Menschen mit ASS können aber zusätzlich die Kriterien einer sozialen Phobie erfüllen, vor allem dann, wenn sie in sozialen Gruppen aufgrund ihrer Eigenheiten wiederholt gemobbt werden.

11.1.9 Ticstörungen

Tics (F95) sind plötzliche, unwillkürliche Bewegungen und/oder Lautäußerungen, bei denen funktionell zusammenhängende Skelettmuskelgruppen in einem oder mehreren Körperbereichen gleichzeitig oder nacheinander einbezogen sind. Sie sind schnell, einschießend und von kurzer Dauer, wobei sie sich oft in kurzen Serien stereotyp wiederholen. Im Gegensatz zu willkürlichen Verhaltensweisen sind sie nicht zweckgerichtet und werden als subjektiv bedeutungslos erlebt. Sie können aber in Willkürhandlungen eingebaut und für unterschiedliche Zeiträume unterdrückt werden. Tics variieren in ihrer Erscheinungsform und lassen sich nach ihrer Qualität (motorisch oder vokal) und ihrem Komplexitätsgrad (einfach, komplex) unterscheiden. Liegen über mehr als ein Jahr sowohl motorische als auch vokale Tics vor, spricht man von einem Tourette-Syndrom. Ticstörungen beginnen in der Regel im Alter zwischen 2 und 15 Jahren. Häufig besteht eine Komorbidität mit kognitiven und/oder sozialen Verhaltensauffälligkeiten (Roessner et al. 2007). Bei etwa der Hälfte der Kinder, die aufgrund chronischer Tics oder eines Tourette-Syndroms behandelt wurden, besteht ein hyperkinetisches Syndrom. Zwischen 30 und 60 % der Patienten mit einem Tourette-Syndrom erfüllen ebenfalls die diagnostischen Kriterien für eine Zwangsstörung (Rothenberger et. al. 2008). Bei Ticstörungen beinhalten die Zwangssymptome häufig sexuelle oder aggressive Handlungsimpulse sowie sensomotorische Phänomene in Form von Zählzwängen, zwanghaftem Berühren, Antippen und Reiben von Gegenständen, Personen und des eigenen Körpers, Horten und Sammeln von Gegenständen oder ein Bedürfnis

nach visueller Symmetrie und Ordnung. Die Kombination der Ticsymptomatik und der Zwangssymptome kann an das Bild einer ASS erinnern. Durch Anamnese und Beobachtung lassen sich in der Regel die Unterschiede klar herausarbeiten. Das Vorhandensein einer intakten sozialen Kommunikation schließt die Diagnose einer ASS aus.

11.1.10 Zwangsstörungen

Wesentliche Merkmale von Zwängen (F42) sind wiederkehrende Zwangsgedanken und Zwangshandlungen. Zwangsgedanken sind Ideen oder Vorstellungen, die den Betroffenen immer wieder stereotyp beschäftigen. Sie sind fast immer quälend, weil sie als sinnlos erlebt werden. Die Person versucht erfolglos, Widerstand zu leisten. Zwangshandlungen sind ständig wiederholte, stereotype Rituale. Sie werden weder als angenehm empfunden, noch dienen sie dazu, nützliche Aufgaben zu erfüllen. Der Krankheitsbeginn liegt meist in der Kindheit oder im frühen Erwachsenenalter. Der Verlauf ist unterschiedlich, aber eher chronisch. Die Abgrenzung zu ASS, gelingt meist ohne erhebliche Schwierigkeiten anhand der Anamnese und Beobachtung/Exploration des Patienten. Auch hier ist die soziale Kommunikation intakt (▶ **Kap. 11.2**).

Literatur

Bishop D, Norbury C (2002) Exploring the borderland of autistic disorder and specific language impairment. A study using standardised diagnostic instruments. J Child Psychol and Psychiatry 47:917–929.

Botting N, Contti-Ramsden G (2003) Autism, primary pragmatic difficulties and specific language impairment: can we distinguish them using psycholinguistic markers? Dev Med Child Neurol 45:515–524.

Clegg J, Hollis C, Mawhood L, Rutter M (2005) Developmental language disorders- a follow-up in later adult life. Cognitive, language and psychosocial outcomes. J Child Psychol Psychiatry 46:128–149.

Conti-Ramsden G, Simkin Z, Bottitng N (2005) The prevalence if autistic spectrum disorders in adolescents with a history of specific language impairment. J Child Psychol Psychiatry 47:621–628.

Dewey D, Cantell M, Crawford S (2007) Motor and gestural performance in children with autism spectrum disorders, developmental coordination disorder, and/or attention deficit hyperactivity disorder. J Int Neuropsychol Soc 13:246–256.

Dominick K, Davis N, Lainhart J, Tager-Flusberg H, Folstein S (2007) Atypical behaviours in children with autism and children with a history of language impairment. Res Dev Disabil 28:145–162.

Fombonne E (2003) Epidemiological surveys of autism and other pervasive developmental disorders: an update. J Autism Dev Disord 33 (4):365–382.

Greenberg F, Lewis RA, Potocki L, Glace D, Parke J, Killian J, Murphy MA, Williamson D, Brown F, Dutton R, McCluggage C, Friedman E, Sulek M, Lupski JR (1996) Multidisciplinary clinical study of Smith-Magenis syndrome (Deletion 17p11.2). Am J Med Genet 62:247–254.

Howlin P, Mawhood l, Rutter M (2000) Autism and developmental receptive language disorder: a follow up comparision in early adult life. II social, behavioural and psychiatric outcomes. J Child Psychol Psychiatry 41:561–578.

IQWiG (2007) Früherkennungsuntersuchung von Hörstörungen bei Neugeborenen. Abschlussbericht S05–01. Köln: Institut für Qualität und Wirtschaftlichkeit im Gesundheitswesen (IQWiG); *http://www.iqwig.de*Februar 2007.

Mawhood L, Howlin P, Rutter M (2000) Autism and developmental receptive language disorder: a comparative follow up in early adult life. I: cognitive and language outcomes. J Child Psychol Psychiatry 41:547–559.

Noterdaeme M, Enders A (2008) autistische Störungen und Intelligenzminderung. Wie erkennen und abgrenzen? Pädiatrische Praxis 72:39–49.

Noterdaeme M, Sitter S, Mildenberger K, Amorosa H (2000) Diagnostic assessment of communicative and interactive behaviours in children with autism and receptive language disorders. Eur J Child Adolesc Psychiatr 9:295–300.

Noterdaeme M, Mildenberger K, Sitter S, Amorosa H (2002) Parent information and direct observation in the diagnosis of pervasive and specific developmental disorders. Autism 6:159–168.

Pfeifer E, Lehmkuhl U (2008) Bindungsstörungen. In: Herpetz-Dahlmann B, Resch F, Schulte-Markwort M, Warnke A (Hrsg.) Entwicklungspsychiatrie. Biopsychologische Grundlagen und die Entwicklung psychischer Störungen. 2. Aufl. Stuttgart: Schattauer. S. 645–651.

Ptok M (2004) Konsensuspapier Grundlagen für das Neugeborenen-Hörscreening (Standard of Care) Stellungnahme der Interdisziplinären Konsensuskonferenz Neugeborenen-Hörscreening (IKKNHS). Kinderärztliche Praxis 75:40–42.

Roessner V, Becker A, Banaschewski T, Rothenberger A (2007) Psychopatholgoical profile in children with chronic tic disorder and coexisting ADHD. Additive effects. J Abnorm Child Psychol 35:79–85.

Rothenberger A, Banaschewski T, Roessner V (2008) Tic-Störungen. In: Herpertz-Dahlmann B, Resch F, Schulte-Markwort M, Warnke A (Hrsg.) Entwicklungspsychiatrie. Biopsychologische Grundlagen und die Entwicklung psychischer Störungen. 2. Aufl. Stuttgart: Schattauer. S. 694–718.

Whitehouse A, Barry J, Bishop D (2008) Further defining the language impairment of autism: is there a specific language impairment subtype? J Comm disord 41:319–336.

World Health Organisation (WHO) (1991) Internationale Klassifikation psychischer Störungen – ICD-10, Kapitel V (F). Dilling H, Mombour W, Schmidt MH (Hrsg.) Deutsche Fassung. Bern: Huber.

Yoshinaga-Itano C, Sedey AL, Coulter DK, Mehl AL (1998) Language of early- and later-identified children with hearing loss. Pediatrics 102 (5):1161–1171.

11.2 Erwachsenenalter

Matthias Dose

11.2.1 Einleitung

Ein frühkindlicher Autismus führt (definitionsgemäß) als tiefgreifende Entwicklungsstörung zu Störungen, die sich bereits vor dem dritten Lebensjahr durch qualitative Beeinträchtigungen der sozialen Interaktion, der Kommunikation und in eingeschränktem, repetitivem Verhalten manifestieren. Diese Störungen bedingen in der Regel, dass die Betroffenen bereits in der Kindheit bei Beratungsstellen bzw. Kinder- und Jugendpsychiatern vorgestellt und bei ihnen (wenn die Kriterien erfüllt sind) ein frühkindlicher Autismus diagnostiziert wird. Eine Ausnahme von dieser Regel können Menschen mit schwersten Intelligenzminderungen darstellen, deren niedriges Funktionsniveau wenig spezifisch autistisches Verhalten erkennen lässt oder mit denen eine sprachliche Kommunikation nicht möglich ist. Bei ihnen können sich (z. B. aufgrund aufmerksamer Verhaltensbeobachtung durch Bezugspersonen) autismusspezifische Symptome auch nach dem dritten Lebensjahr manifestieren (oder deutlich feststellbar werden) oder in weniger als den (für die Diagnose frühkindlicher Autismus geforderten) drei Bereichen (gegenseitige soziale Interaktion, Kommunikation, stereotypes oder repetitives Verhalten) manifestieren. In diesen Fällen kann die Diagnose eines atypischen Autismus (synonym: atypische kindliche Psychose, Intelligenzminderung mit autistischen Zügen) gestellt werden.

Häufigster Anlass für eine Vorstellung von Menschen in Spezialambulanzen für Erwachsenenpsychiatrie (▶ Kap. 13.3) ist aber ein von den Betroffenen selbst, von Bezugspersonen oder konsultierten Therapeuten geäußerter Verdacht auf das Vorlie-

gen eines Asperger-Syndroms bzw. die (nach Durchführung entsprechender „Tests" im Internet) als gesichert angenommene Selbstdiagnose.

11.2.2 Internetselbsttests auf „Asperger-Syndrom"

Auf zahlreichen Internetseiten werden „Selbsttests" zum Asperger-Syndrom angeboten – am häufigsten Übersetzungen (unterschiedlicher Qualität) eines Tests des britischen Psychologen S. Baron-Cohen (der auf einigen Internet-Seiten auch als „US-Psychiater" geführt wird). In den Begleittexten (z. B. auf der Internet-Seite zur WDR-Wissenschafts-Sendung „Quarks" (*www.wdr.de*) wird zwar teilweise darauf verwiesen, dass es sich um einen Screening-Test, nicht um einen diagnostischen Test handelt: „Der ‚Autismus-Spektrum-Quotient' allein kann *aber nicht zeigen*, ob wirklich eine autistische Störung vorliegt. Das kann nur die Untersuchung durch *einen Arzt ergeben*".

Für diejenigen, die den Test jedoch absolviert und – weil sie möglicherweise bereits Fragen wie „*Ich tue Dinge vorzugsweise immer auf die gleiche Art ... Ich nehme oft kleine Geräusche wahr, wo andere das nicht tun*" mit „*Ich stimme voll zu*" beantwortet haben – ergibt sich jedoch aus Auswertungen wie: „*Ihr Autismus-Spektrum-Quotient ist sehr hoch. Menschen, die an autistischen Störungen leiden, erreichen bei diesem Test mindestens (!) 35 Punkte*" in der Regel eine gesicherte Diagnose. Der Nachsatz: „*Ob Sie wirklich autistisch sind, kann nur eine Untersuchung durch einen Arzt klären*" wird in der Regel nicht zur Kenntnis genommen oder dahingehend interpretiert, dass eine ärztliche Untersuchung dieses Testergebnis eigentlich nur zu bestätigen habe.

Tab. 11.5: Diagnostische Abklärung nach Selbsttest im Internet bzw. Vordiagnose Asperger-Syndrom bei 19 Patienten/-innen

Patient*	Geschlecht**	Jahrgang	Psychiatrische Diagnose nach ICD-10
NC	m	1986	Paranoide Psychose (F20.0)
KE	m	1987	Paranoide Psychose (F20.0)
IQ	w	1967	Nicht näher bezeichnete Schizophrenie (F20.9); nicht näher bezeichnete depressive Störung (F34.9)
SX	m	1967	Nicht näher bezeichnete Schizophrenie (F20.9); organisch bedingte psychische Störung (F06.9)
PX	m	1972	Schizoide Persönlichkeitsstörung (F60.1)
EI	m	1988	Schizoide Persönlichkeitsstörung (F60.1)
GP	m	1982	Schizoide Persönlichkeitsstörung (F60.1); nicht näher bezeichnete Zwangsstörung (F42.9)
PE	m	1969	Schizoide Persönlichkeitsstörung (F60.1); DD: paranoide Psychose (F20.0)
MB	w	1957	Ängstlich-vermeidende Persönlichkeitsstörung (F60.6)
LS	w	1961	Kombinierte Persönlichkeitsstörung (F61.0) mit ängstlich-vermeidenden, histrionischen und schizoiden Zügen
QJ	w	1988	Dysthymia (F34.1); Bulimia nervosa (F50.2); V. a. Asperger-Syndrom
FL	w	1974	Leichte Intelligenzminderung (F70)
LT	m	1981	Leichte Intelligenzminderung (F70); nicht näher bezeichnete Störung des Sozialverhaltens (F91.9); V. a. Asperger-Syndrom (F84.5)
NC	m	1985	Nicht näher bezeichnete Entwicklungsstörung schulischer Fertigkeiten (F81.9)
EN	m	1987	Nicht näher bezeichnete Intelligenzminderung (F70.9); leichte kognitive Störung (F06.7)
DN	w	1971	Schwere geistige Behinderung (F72.1)
BH	m	1958	Asperger-Syndrom (F84.5)
KA	w	1979	Asperger-Syndrom (F84.5)
SI	m	1974	Asperger-Syndrom (F84.5)

* Namenskürzel anonymisiert, ** m = männlich, w = weiblich

11.2.3 Selbsttestdiagnosen und klinisch-psychiatrisch-psychologische Diagnostik

In der psychiatrischen Institutsambulanz des Isar-Amper-Klinikum (Klinik Taufkirchen), die im Rahmen einer Spezialsprechstunde auch Diagnostik und Behandlung für Erwachsene mit autistischen Störungen anbietet, haben sich (▶ **Tab. 11.5**) im Jahr 2007 insgesamt 19 erwachsene Frauen und Männer vorgestellt, die ihre (nach Selbsttest im

Internet bzw. Einschätzung voruntersuchender Ärzte/Psychologen) gestellte Diagnose eines Verdacht auf Asperger-Syndrom bestätigt haben wollten.

Zusammenfassend ergab sich, dass die zur Vorstellung führende Selbstdiagnose, die in einigen Fällen auch von zuweisenden Ärzten und Psychologen als Verdachtsdiagnose gestellt worden war, in drei Fällen bestätigt werden konnte. Bei drei weiteren Patienten konnte das Vorliegen eines Asperger-Syndroms zwar nicht eindeutig bestätigt, jedoch auch nicht mit Sicherheit ausgeschlossen werden. Sie wurden im Zusammenhang mit weiteren Diagnosen als „Verdacht auf Asperger-Syndrom" klassifiziert. Bevor an einzelnen Fallbeispielen erläutert werden soll, warum die Selbstdiagnose eines Asperger-Syndroms nicht bestätigt werden konnte, sollen im Folgenden zunächst dessen diagnostische Kriterien dargestellt werden.

11.2.4 Das Asperger-Syndrom in der modernen Klassifikation

Nach der „Internationalen Klassifikation psychischer Störungen/ICD-10" (WHO 1991) handelt es sich beim Asperger-Syndrom um eine Störung von „unsicherer nosologischer Prägnanz" (d. h. es ist unklar, ob es sich um eine eindeutig abgrenzbare Krankheitseinheit handelt), die durch

- qualitative Beeinträchtigung der sozialen Interaktionen,
- stereotype Verhaltensmuster, Interessen und Aktivitäten *(wie beim Autismus!)*,
- ohne bedeutsame sprachliche oder kognitive Entwicklungsverzögerung

gekennzeichnet ist.

Als (für das Erwachsenenalter relevante) Ausschlussdiagnosen werden genannt:

- Schizotype Störung (F21), Schizophrenia simplex (F20.6), zwanghafte Persönlichkeitsstörung (F60.5) oder Zwangsstörung (F42),
- reaktive Bindungsstörung des Kindesalters.

Zur Differenzialdiagnose wird ausgeführt, eine „Asperger-Störung" werde nicht diagnostiziert, wenn die Kriterien einer anderen tiefgreifenden Entwicklungsstörung oder der Schizophrenie erfüllt sind. Die Störung müsse auch von der Zwangsstörung und

schizoiden Persönlichkeitsstörung unterschieden werden.

Für die Diagnose eines Asperger-Syndroms werden eine „schwere und anhaltende Beeinträchtigung in der sozialen Interaktion" (nach ICD-10 „dieselbe Form, die für den Autismus typisch ist") sowie die Entwicklung restriktiver, repetitiver Verhaltensmuster gefordert. Den Unterschied zum Autismus konstituiert somit nicht eine geringere Ausprägung der Beeinträchtigung der sozialen Interaktion, sondern das Fehlen der für den frühkindlichen Autismus typischen Störung „allgemeine Entwicklungsverzögerung" bzw. „Verzögerung der Sprachentwicklung".

Auch Gilbergs, die eine Weiterentwicklung der diagnostischen Kriterien des Asperger-Syndroms vorgenommen haben (Gilberg und Gilberg 1989) fordern für die Diagnose eines Asperger-Syndroms, dass (neben eingeengten Interessen etc.) mindestens zwei der genannten Merkmale der „sozialen Beeinträchtigung (extreme Ich-Bezogenheit)" erfüllt sein sollen:

- Unfähigkeit, mit Gleichaltrigen zu interagieren,
- mangelnder Wunsch, mit Gleichaltrigen zu interagieren,
- mangelndes Verständnis für soziale Signale,
- sozial und emotional unangemessenes Verhalten.

Die operationalisierten Diagnose- und Klassifikationssysteme fordern also für die Diagnose eines Asperger-Syndroms eine *qualitative Beeinträchtigung der sozialen Interaktionen wie beim Autismus.* Dabei gehen einige Autoren davon aus, die Beeinträchtigung der sozialen Interaktion ergebe sich nicht zwingend aus dem Wunsch nach sozialem Rückzug, sondern auch aus der Unfähigkeit, die ungeschriebenen Regeln des sozialen Miteinanders zu verstehen und sich dementsprechend zu verhalten. Es besteht eine deutliche Unfähigkeit, die Gefühle anderer zu erfassen und emotional mitzuschwingen („Störung der Empathie" oder mangelnde „Theory of Mind"; Remschmidt und Kamp-Becker 2007). Entsprechend nähmen Menschen mit Asperger-Syndrom vielfältig, aber unangemessen mit der Umwelt Kontakt auf. Sie sprächen gerne und viel mit anderen Menschen, redeten ausführlich und weitschweifig von ihren Interessen, achteten aber nicht darauf, ob ihr Verhalten der Situation angemessen ist und wie ihr Gegenüber darauf reagiert.

11.2.5 Probleme der Differenzialdiagnostik

Neben anderen tiefgreifenden Entwicklungsstörungen sollen nach ICD-10 vor allem schizotype Störungen (ICD-10 F21), Schizophrenia simplex (F20.6), zwanghafte Persönlichkeitsstörungen (F60.5) und Zwangsstörungen (F42) ausgeschlossen werden.

Dieser Ausschluss – und damit eine differenzialdiagnostische Klärung – kann jedoch nur im Rahmen einer sorgfältigen Diagnostik erfolgen. Dazu gehören die sorgfältige Erhebung einer ausführlichen Anamnese, Einholung sämtlicher verfügbarer Vorbefunde, Arztberichte, psychologischer Testuntersuchungen, so vieler fremdanamnestischer Angaben (Eltern, Geschwister, Freunde, Erzieher, Lehrer, Therapeuten etc.) wie möglich und eine gründliche psychiatrische Untersuchung, ggf. auch stationäre Verhaltensbeobachtung.

Fragebögen zur Selbst- und Fremdbeurteilung (durch Bezugspersonen) wie die „Marburger Beurteilungsskala zum Asperger-Syndrom/MBAS" (Kamp-Becker und Remschmidt 2006), das „Diagnostische Interview für Autismus-Revidiert/ADI-R" (Bölte et al. 2006) oder der „Autismus-Spektrum-Quotient/AQ" (Baron-Cohen et al. 2001) enthalten keine Fragen, die eine schizotype oder paranoide Symptomatik aus

schließen lassen und können von Menschen, die zur schizotypen bzw. paranoiden Fehlinterpretation sozialer Situationen neigen, durchaus so ausgefüllt werden, dass die Verdachtsdiagnose Asperger-Syndrom nahegelegt wird. So können Menschen mit einer schizotypen bzw. paranoiden Störung Fragen nach „Schwierigkeiten im sozialen Austausch mit anderen … die Gefühle anderer zu verstehen … keinen besten Freund zu haben … Verständnisprobleme (einschließlich Fehlinterpretationen) von wortwörtlich/ abgeleiteten Bedeutungen zu haben … Probleme lieber alleine zu lösen, als sie mit anderen zu besprechen … nicht gerne im sozialen Mittelpunkt zu stehen … soziale Situationen verwirrend zu finden" durchaus so beantworten, dass eine „autistische Störung" nahegelegt wird, solange nicht (im Rahmen eines klinischen Interview) die Hintergründe dieses Verhalten geklärt sind. Dabei kann – als Vorbereitung eines ausführlichen klinischen Interviews – die „Paranoid-Depressivitäts-Skala" (von Zerssen 1976) als weiteres Selbstbeurteilungsinstrument zur Abklärung paranoider Symptome eingesetzt werden.

Schizotype Störung (ICD-10 F21)
Einige Merkmale der „schizotypen Störung" (▶ Tab. 11.6) können durchaus auch bei Menschen mit „Asperger-Syndrom" oder atypischem Autismus auftreten, während andere mit der Diagnose „Asperger-Syndrom" kaum vereinbar sind.

Ein wesentliches Unterscheidungsmerkmal stellt somit dar, ob eine (subjektiv wie objektiv) gestörte soziale Kommunikation und Interaktion auf der (dem Autismus zuzuordnenden) Unfähigkeit beruht, soziale Signale zu verstehen (dechiffrieren) oder ob (selbst neutrale oder wohlwollende) soziale Signale im Sinne von Beziehungs- oder paranoiden Ideen als (in der Regel negativ, herabsetzend) auf die eigene Person, als nicht zufällig und „bedeutungsschwanger" interpretiert werden.

Tab. 11.6: Mit „Asperger-Syndrom" vereinbare und unvereinbare Merkmale einer „schizotypen Störung" nach ICD-10

Merkmale der „schizotypen Störung" (auch bei „Aperger-Syndrom" möglich)	Mit einem „Asperger-Syndrom" unvereinbare Merkmale der „schizotypen Störung"
Seltsames, exzentrisches und eigentümliches Verhalten oder Erscheinung	Beziehungsideen, paranoide Ideen
Wenig soziale Bezüge und Tendenz zu sozialem Rückzug	Zwanghaftes Grübeln ohne inneren Widerstand, oft mit dysmorphophoben, sexuellen oder aggressiven Inhalten
Bizarre, fantastische Überzeugungen. Autistisches Versunkensein, das aber nicht bis zu Wahnvorstellungen reicht	Gelegentliche Körpergefühlsstörungen, Depersonalisations-, Derealisationserleben
Denken und Sprache vage, umständlich, metaphorisch, gekünstelt	Quasipsychotische Episoden mit intensiven Illusionen, akustischen und anderen Halluzinationen und wahnähnlichen Ideen (ohne äußere Veranlassung)

Fallbeispiele

NC-1986

Vorstellungsanlass:

Die Vorstellung erfolgt auf Initiative des Patienten, der sich wegen eines – aus seiner Sicht – möglicherweise bestehenden Asperger-Syndroms untersuchen lassen möchte. Warum er glaubt, an Asperger zu leiden? Er sei „irgendwie anders", passe nirgends dazu. Was die anderen machen (Party, Trinken, Schwätzen) interessiere ihn nicht. Ihn interessiere nur das Programmieren und das Thema „Ernährung". Er lese ständig Ernährungs- und Programmierbücher, mache mit der Ernährung seine eigenen Experimente. So habe er vegetarisch, Rohkost, vegan und gegenwärtig Trennkost probiert, um seine Depressionen wegzukriegen.

Psychopathologischer Befund:

Der Patient ist beim Untersuchungsgespräch wach, in allen Qualitäten orientiert und bewusstseinsklar. Der formale Gedankengang ist flüssig. Inhaltlich bestehen Größenideen (er könne „für irgendetwas bestimmt", ein „Genie" sein), außerdem ein paranoider Wahn („Verfolgung durch Autos"), beides mit inadäquatem, nicht manischem Affekt vorgetragen. Affektiv nicht depressiv, eher gleichgültig, wenig schwingungsfähig und stellenweise inadäquat. Psychomotorisch fallen „eckige", manierierte Bewegungen auf. Krankheitsbewusstsein und Behandlungsbereitschaft sind nur partiell (bezüglich der Selbstdiagnose Asperger) vorhanden.

Diagnostische Einschätzung:

Paranoide Psychose mit Wahnwahrnehmungen, Beeinflussungserleben (Strahlen durch Mobilfunk), Größenideen (nicht manisch), Negativsymptomatik in Form eines inadäquaten, abgeflachten Affekts, sozialem Rückzug und „Leistungsknick".

Für ein Asperger-Syndrom oder andere autistische Symptomatik könnten die subjektiv beschriebenen Störungen der Kommunikation/Interaktion sowie das Sonderinteresse am Thema „Ernährung" sprechen, die sich aber im Rahmen der Untersuchung als wahnhaft bedingt erwiesen haben. Die psychotische Symptomatik ist lang andauernd, chronifiziert und persistierend, weshalb auch keine (nach ICD-10 beim Asperger-Syndrom im frühen Erwachsenenalter gelegentlich auftretende) psychotische Episode (ICD-10 F23: vorübergehende akute psychotische Störungen) vorliegt.

PX-1972

Vorstellungsanlass:

Die Vorstellung erfolgt auf Initiative einer Psychologin, die alle „Leitsymptome" des Asperger-Syndroms erfüllt sieht:

- Früher Beginn (bereits im Kindergartenalter auffällig (Diagnose KJP: Emotionale Störung im Jugendalter; ICD F93; umschriebene Rechenschwäche (schon damals aber: andere hänseln ihn, machen sich über ihn lustig)
- Interaktions- und Kommunikationsschwierigkeiten in sozialen Situationen
- Ausgeprägte Sonderinteressen und -begabungen, Rituale
- Besonderheiten der Sinneswahrnehmungen (visuell, auditiv)
- Probleme der fein- und grobmotorischen Koordination

Fremdanamnese (Eltern):

Der Sohn sei immer „anders als die anderen Kinder" gewesen. Vorstellung in psychiatrischen Kliniken. Diagnose: emotionale Störung. Die Mutter berichtet mit Ausnahme zwangsritualisierter Handlungen sämtliche Symptome eines Asperger-Syndrom erkannt zu haben.

Schwangerschaft, Geburt: normaler Schwangerschaftsverlauf, Spontangeburt, Apgar-Index normal.

PX sei „entwicklungsverzögert", die motorische Entwicklung normal gewesen, Sprechbeginn mit zwei Jahren. Die Entwicklung habe immer wieder stagniert. Er sei immer sehr langsam gewesen („nicht von dieser Welt"). Im Kindergarten („Katastrophe") Angst vor den anderen Kindern, kein Interesse an anderen Kindern, Kindergartenwechsel. Mit einer engagierten Erzieherin sei PX sehr gut zurechtgekommen. Einschulung mit sieben Jahren nach initialer Rückstufung. Zunächst guter Kontakt zu gleichaltrigen Nachbarskindern. Trotz Einladungen anderer Kinder am liebsten alleine. Bis zur dritten Klasse gute Schulleistungen. In der dritten Klasse habe er sich geweigert zu rechnen. Diagnose: Akalkulie. Vorschlag Sonderschule. Ab der vierten Klasse habe er sich am Rechenunterricht wieder beteiligt. PX habe nie Interesse an Mädchen gehabt, habe Menschen immer gemieden. Zu einer Cousine habe er aber ein gutes Verhältnis gehabt, auch zum Bruder sei das Verhältnis gut gewesen. Neu seien verbal-aggressive Angriffe. PX sei insgesamt ein Ich-Mensch, reagiere aggressiv wenn ihm Wünsche nicht gewährt würden. Besondere Vorlieben: Der Computer sei sein Lebensgefährte.

PX erkenne soziale Situationen, habe ein Gespür für Emotionen anderer, gehe aber darauf nicht ein („ich hasse dieses soziale Getue").

Psychopathologischer Befund:

Während des Gesprächs kein Blickkontakt, außer bei Konfrontation (z. B. Aufforderung, an ihn gestellte Fragen konkret zu beantworten). Verliert sich sonst mit unstillbarem Redefluss in weitschweifigen Gedankengängen. PX zeigt deutliche paranoide Verkennungen: bereits mit 15 Jahren vermutete er, jeder nehme „Böses" von ihm an, interpretierte er neutrale oder freundliche soziale Signale als „feindlich" und gegen sich gerichtet (Fremd-anamnese u. a. bei Eltern und Schulkameraden).

Deutlich zeigten sich formale Denkstörungen (Ambivalenz, Weitschweifigkeit, Sprung-haftigkeit), eine aggressiv-paranoide, gespannte Grundstimmung. Außerdem gestörter Tag-Nacht-Rhythmus.

Diagnostische Einschätzung:

Diagnose: paranoide Persönlichkeitsstörung (ICD-10 F60.0). Die Kriterien der diagnos-tischen Leitlinien der ICD-10 für eine spezifische Persönlichkeitsstörung (u. a. Unaus-geglichenheit in mehreren Funktionsbereichen, abnormes Verhaltensmuster seit Kindheit und Jugend mit dauerhafter Manifestation im Erwachsenenalter, andauernd und tief-greifend sowie in vielen sozialen Situationen unpassend, deutliches subjektives Leiden sowie Einschränkung der sozialen Leistungsfähigkeit) sind erfüllt. Die zweifelsfrei gestörte soziale Interaktion und Kommunikation des Patienten beruht auf der „starken Neigung, Erlebtes zu verdrehen, indem neutrale oder freundliche Handlungen anderer als feindlich oder verächtlich missdeutet werden" (ICD-10-Kriterium für „paranoide Persönlichkeits-störung").

KE-1979

Vorstellungsanlass:

Diagnostische Abklärung bei V. a. Asperger-Syndrom. KE wünscht sich hierdurch Unter-stützung bei ihrer Arbeitsplatzproblematik (Konzentrationsbeeinträchtigung nach 4-stün-diger Tätigkeit, Probleme bei Veränderungen, bei Sozialkontakten).

Durch Literaturstudium selbst gestellte Verdachtsdiagnose: Sie hatte immer Probleme mit Gleichaltrigen, kaum Kontakt, nur Interesse für Buchstaben und Zahlen, zeigte motorische Ungeschicklichkeit mit sehr schlechten Leistungen im Sportunterricht.

Sie habe panikartige Ängste bei Veränderungen: früher bei Lehrerwechsel, jetzt bei bevorstehendem Umzug. Sie habe Körperkontakt immer abgelehnt, sei immer ernst und nachdenklich gewesen, habe immer viel gelesen. Von der Selbsteinschätzung bezeichnet sich KE als introvertiert, ordentlich, pünktlich, sauber, intelligent, wenig ehrgeizig. Sie werde häufig überschätzt. Hilfsbereit sei sie im Rahmen ihrer Möglichkeiten, d. h. unter Berück-sichtigung ihrer sozialen Einschränkungen.

Im Laufe der Jahre habe sie durch Imitation sozial erwünschtes Verhalten antrainiert.

Angaben (mit Einverständnis von KE) der Mutter und des Vaters (ohne KE):

Nach schwerer Geburt und anfänglich motorischer Entwicklungsverzögerung habe sich KE schon früh mit Buchstaben beschäftigt, habe mit drei Jahren angefangen zu Lesen. Dadurch habe sie sich die „Schriftsprache" angeeignet, die von anderen nicht verstanden worden sei. Dadurch habe sie keinen Kontakt zu Jüngeren und Gleichaltrigen gefunden, zu Älteren schon. Die Eltern hätten immer wieder versucht, für die Tochter Kontakte zu schaffen, hätten zu Geburtstagsfeiern bis zu 16 Kinder eingeladen. Es habe nicht an den anderen Kindern gelegen, sondern die Tochter habe einfach keinen Kontakt herstellen können, sei auch den „Gegeneinladungen" der Kinder nicht gefolgt. In der Schule sei sie isoliert gewesen, vor allem nach dem Wechsel von der Grundschule aufs Gymnasium. Ab der fünften Klasse sei die Tochter alleine gesessen, niemand habe sich zu ihr hingesetzt. Schon aus dem Kindergarten habe sie auf Wunsch der Kindergärtnerin herausgenommen werden müssen, da sie nicht integrationsfähig gewesen sei. Sie habe dort niemand verstanden, habe an keinen Gruppenaktivitäten teilnehmen können, habe Angst und Panik entwickelt und zum Schluss alles Essen und Trinken wieder ausgespuckt, so dass die Kindergärtnerinnen „kapituliert" hätten.

Prozedere:

Es waren verschiedene differenzialdiagnostische Erwägungen anzustellen. Unter anderem, ob es sich angesichts der schweren Geburt und der motorischen Entwicklungsverzögerung nicht um eine zerebrale Schädigung handelt. Eine MRT-Untersuchung des Kopfes wurde angeregt.

Darüber sollte die Verdachtsdiagnose eines ADHS ausgeschlossen werden. Zu diesem Zweck wurde die Durchführung einer umfangreichen neuro-psychologischen Testdiagnostik mit besonderem Schwerpunkt auf Ausdauer- und Konzentrationsleistungen empfohlen.

Weiterer Verlauf:

Ergebnis der Kernspintomografie: kein Hinweis auf perinatale oder andere Hirnschädigung.

Testpsychologie: kein Hinweis auf ADHS.

Diagnostische Einschätzung:

Asperger-Syndrom (ICD-10 F84.5). Es besteht seit Kindheit (bei Fehlen einer Entwicklungsverzögerung insbesondere der Sprache oder kognitiven Entwicklung) eine qualitative Beeinträchtigung der sozialen Interaktionen, ohne dass diese auf schizotype bzw. paranoide Verkennungen o. ä. zurückzuführen wäre. Trotz entsprechender Angebote hat KE es immer vorgezogen, „für sich" zu sein, dies auch nicht als Ausschluss durch andere empfunden. Es bestehen Sonderinteressen (Buchstaben, Zahlen) und körperliche Ungeschicklichkeit, die (MRT-Untersuchung) nicht auf eine perinatale Schädigung zurückzuführen zu sein scheint. Dank ihrer intellektuellen Fähigkeiten konnte KE soziale Verhaltensweisen anderer kopieren und sich „antrainieren".

Was im Fall eines Asperger-Syndroms auf einer mangelnden Fähigkeit (z. T. auch mangelndem Interesse) beruht, sich in das Empfinden und Verhalten anderer Menschen hineinzudenken (Theory of Mind, Empathie) beruht bei schizotypen Störungen (wie auch bei der paranoiden Persönlichkeitsstörung) darauf, dass selbst neutrale Reize als „feindlich", gegen die eigene Person oder zumindest auf sie bezogen erlebt werden. Der schizotyp-paranoide Mensch hat nicht das Problem, soziale Signale nicht interpretieren zu können oder an seiner sozialen Umgebung kein Interesse zu haben – er überinterpretiert ständig in der nicht korrigierbaren (schizotyp-wahnhaften) Weise, dass alles, selbst was sich (auch zufällig) um ihn herum ereignet, (meist negativ) auf ihn bezogen sein soll.

In diesem Zusammenhang taucht nicht selten die Frage der Bewertung eigen- und/ oder fremdanamnestischer Angaben über Hänseleien, herabwürdigende Beleidigungen bis zum „Mobbing" auf. Steht/stand „Mobbing" tatsächlich im Zusammenhang mit autistischen Auffälligkeiten und einem unverständigen, ausgrenzenden Verhalten der Umgebung? Oder entsprechen solche Angaben einem möglicherweise bereits früh aufgetretenen schizotyp-paranoiden Erleben? Durch die Heranziehung möglichst vieler fremdanamnestischer Angaben, Nachfragen bei Lehrern, Ausbildern, Freunden und Bekannten, sollte hier stets eine möglichst sorgfältige Abklärung und Bewertung erfolgen. Überhaupt sollte auf eine sorgfältige und umfassende Erhebung der Anamnese und Fremdanamnese geachtet werden. Vielfach werden – bezogen auf die Selbstdiagnose eines Asperger-Syndroms – biografische Details erinnert („immer schon Einzelgänger... kein Körperkontakt ... keine „Als-ob-Spiele"), die sich bei sorgfältiger Befragung von Eltern, Geschwistern, Freunden oder aber in angeforderten Unterlagen vorausgegangener psychologisch-psychiatrischer Untersuchungen nicht bestätigen lassen.

Schizoide Persönlichkeitsstörung (ICD-10 F60.1)

Als „dazugehörigen Begriff" zum Asperger-Syndrom führt ICD-10 neben der „autistischen Psychopathie" die „schizoide Störung des Kindesalters" auf, die gleichzeitig wieder als Ausschlusskriterium einer „schizoiden Persönlichkeitsstörung" (F60.1) bezeichnet wird. Andererseits wird für die Diagnose einer „spezifischen Persönlichkeitsstörung" nach ICD-10 jedoch unter anderem gefordert, das auffällige Verhaltensmuster (▶ Übersicht 11.2) beginne immer in der Kindheit und Jugend und manifestiere sich auf Dauer im Erwachsenenalter. Dabei bleibt ICD-10 die Erklärung schuldig, wie – bei entsprechendem Beginn der schizoiden Auffälligkeiten in der Kindheit und Jugend – im weiteren Verlauf die Differenzierung eines Asperger-Syndroms und einer „schizoiden Persönlichkeitsstörung" möglich sein soll.

Bleuler (1983) bezeichnet das „schizoide Wesen" eines Menschen („starr, undurchdringlich, trocken, kalt") als „Charaktereigenart mit konstitutionspathologischer Beziehung zu den endogenen Psychosen". Menschen mit schizoidem Wesen neigten demnach zu Autismus. Bei dieser Sachlage ist es unter bestimmten Umständen insbesondere bei Erwachsenen schwierig, eine Differenzierung zwischen einer schizoiden Persönlichkeitsstörung und einem Asperger-Syndrom zu erreichen, wenn nicht eindeutige zusätzliche Merkmale einer autistischen Störung (z. B. der beschriebene „relative Mangel an Kreativität und Fantasie im Denkprozess" der autistischen Störung vs. „übermäßige Inanspruchnahme durch Fantasie" der schizoiden Persönlichkeit oder die durchaus lustvolle Hingabe autistischer Menschen an Stereotypien, Rituale oder ihre Beschäftigung mit außergewöhnlichen Interessen vs. „wenig oder überhaupt keine Tätigkeiten bereiten Vergnügen" der schizoiden Persönlichkeit) eine Abgrenzung möglich machen.

- Wenige Tätigkeiten oder überhaupt keine Tätigkeit bereiten Vergnügen
- Emotionale Kühle, Distanziertheit oder flache Affektivität
- Geringe Fähigkeit, warme, zärtliche Gefühle oder auch Ärger anderen gegenüber zu zeigen
- Anscheinende Gleichgültigkeit gegenüber Lob oder Kritik
- Wenig Interesse an sexuellen Erfahrungen (unter Berücksichtigung des Alters)
- Übermäßige Vorliebe für einzelgängerische Beschäftigungen
- Übermäßige Inanspruchnahme durch Fantasie und Introspektion
- Mangel an engen Freunden oder vertrauensvollen Beziehungen und fehlender Wunsch nach solchen Beziehungen
- Deutlich mangelnde Sensibilität im Erkennen und Befolgen gesellschaftlicher Regeln

Schizophrenie (ICD-10 F20) und Schizophrenia simplex (ICD-10 F20.6)

Als Differenzialdiagnose zum frühkindlichen Autismus soll laut ICD-10 eine Schizophrenie (F20) mit ungewöhnlich frühem Beginn, zum Asperger-Syndrom eine Schizophrenia simplex (F20.6) erwogen und geprüft werden. Der Begriff „Schizophrenie" (von Eugen Bleuler 1911 der Kraepelinschen „Dementia praecox" entgegengesetzt) bedeutet wörtlich „Spaltungsirresein" und wurde von Bleuler entwickelt, weil er nach seiner Auffassung die elementarsten Störungen der „Gruppe der Schizophrenien" (mangelhafte Einheit, Zersplitterung und Aufspaltung des Denkens, Fühlens und Wollens und des subjektiven Gefühls der Persönlichkeit) enthielt. Besonders wichtige Aspekte der Schizophrenie waren für Bleuler „Ambivalenz" (sich ausschließende Gegensätze, z. B. Lachen und Weinen, bestehen nebeneinander) und „Autismus" (Leben – neben der „wirklichen" – in einer eingebildeten Welt von Wunscherfüllungen

und Verfolgungsideen, Verlust des Kontakts mit der Wirklichkeit), die er zu den „Grundstörungen" schizophrener Psychosen zählte. Unter den nach den „Diagnostischen Leitlinien" der ICD-10 für die Diagnose einer Schizophrenie geforderten Symptomen (mindestens ein eindeutiges Symptom der Gruppe 1–4 oder zwei der Gruppe 5–8) werden die Bleuler'schen Grundstörungen (Ambivalenz und Autismus) nicht mehr genannt (▶ Übersicht 11.3).

1. Gedankenlautwerden, Gedankeneingebung oder Gedankenentzug, Gedankenausbreitung
2. Kontrollwahn, Beeinflussungswahn, Gefühl des Gemachten, Wahnwahrnehmungen
3. Kommentierende oder dialogische Stimmen
4. Anhaltender, kulturell unangemessener und völlig unrealistischer Wahn
5. Anhaltende Halluzinationen jeder Sinnesmodalität, begleitet von Wahngedanken ohne deutliche affektive Beteiligung oder überwertige Ideen
6. Gedankenabreißen oder Einschiebungen in den Gedankenfluss, was zu Zerfahrenheit, Danebenreden oder Neologismen führt
7. Katatone Symptome (Erregung, Haltungsstereotypien, wächserne Biegsamkeit, Negativismus, Mutismus, Stupor)
8. „Negative" Symptome wie auffällige Apathie, Sprachverarmung, verflachte oder inadäquate Affekte mit der Folge sozialen Rückzugs und Nachlassen der sozialen Leistungsfähigkeit

Der allenfalls mit autistischem Verhalten gleichzusetzende „soziale Rückzug" wird im Rahmen der ICD-Kriterien ausschließlich als Folge einer „Negativsymptomatik", nicht (wie bei Bleuler) als „Verlust des Kontakts mit der Wirklichkeit" in Folge von Wunscherfüllungen und Verfolgungsideen (also eher einer Positivsymptomatik) gesehen.

Für die Frage, ob der soziale Rückzug eines Menschen (und die damit möglicherweise verbundene Störung der sozialen Interaktion und Kommunikation) Ausdruck einer schizophrenen oder autistischen Störung ist, kommt es somit wesentlich darauf an, ob das Rückzugsverhalten durch eines oder mehrere der für die Diagnose einer schizophrenen Störung genannten Symptome (z. B. Gedankenlautwerden, Verfolgungs- oder Beeinträchtigungswahn, Halluzinationen, Affektstörung etc.) hervorgerufen, oder einer „tiefgreifenden Entwicklungsstörung" zuzuordnen ist. Im Rahmen einer autistischen Störung kann es (wie z. B. bei einer paranoiden Störung) zwar auch zur Fehleinschätzung sozialer und emotionaler Signale der Umwelt kommen. Dieser liegt aber im Gegensatz zur paranoiden Störung keine auf wahnhaftem Denken beruhende Fehlinterpretation, sondern die grundsätzliche Beeinträchtigung der Entschlüsselung sozialer und emotionaler Signale zugrunde. Die fehlende soziale und emotionale Gegenseitigkeit autistischer Menschen, ihr Mangel an Empathie oder Theory of Mind ist demgegenüber Ausdruck einer „Grundstörung" und nicht Folge der wahnhaften Verarbeitung sozialer und/oder emotionaler Signale.

Schizophrenia simplex – in der ICD-10 als Differenzialdiagnose des Asperger-Syndroms benannt – steht für ein „seltenes Zustandsbild mit schleichender Progredienz von merkwürdigem Verhalten, der Unmöglichkeit, soziale Anforderungen zu erfüllen und mit Verschlechterung der allgemeinen Leistungsfähigkeit". Im Unterschied zu anderen Schizophrenieformen (besonders auch zum schizophrenen Residuum) entwickeln sich die Symptome, ohne dass jemals eine floride psychotische Episode (mit Positiv-Symptomen wie Wahnvorstellungen, Halluzinationen) vorausgegangen wäre. Als wichtiges Abgrenzungsmerkmal gegenüber autistischem Verhalten im Rahmen eines Asperger-Syndroms ist hier die langsam, schleichend-progredient verlaufende Entwicklung des Rückzugsverhaltens und der daraus resultierenden Störung der sozialen Interaktion zu beachten. Demgegenüber ist das Asperger-Syndrom dadurch charakterisiert, dass die qualitative Beeinträchtigung der gegenseitigen sozialen Interaktion in der Regel im Kindesalter beginnt und (ohne schleichend-progrediente Entwicklung) bis in die Adoleszenz bzw. das Erwachsenenalter persistiert.

Zwanghafte Persönlichkeitsstörung und Zwangsstörung (ICD-10 F60.5 und F42)

Ausgeprägte Zwänge (Festhalten an ritualisierten Abläufen) und zwanghaftes Vermeiden unbekannter bzw. ungewohnter Situationen (Veränderungsängste) können zu den bei Menschen mit autistischen Störungen auftretenden Verhaltensauffälligkeiten gehören. Im Gegensatz zu den Zwangssymptomen im Rahmen zwanghafter Persönlichkeits- oder von Zwangsstörungen stellen sie aber nicht den „Kern" der Störung dar (Remschmidt und Kamp-Becker, 2007). Nach den diagnostischen Leitlinien für eine Zwangsstörung (F42) sollen die auftretenden Zwangsgedanken oder Zwangshandlungen „quälend" sein oder die normalen Aktivitäten stören, was bei Zwangshandlungen autistischer Menschen (zumindest in Bezug auf „quälend" – außer für die Umgebung) in der Regel nicht der Fall ist. Auch das Erleben der Zwangsgedanken und -handlungen als „sinnlos", als „nicht angenehm" und „nutzlos" ist bei den ritualisierten autistischen Menschen selten anzutreffen. Insbesondere stereotype Verhaltensweisen und Rituale scheinen Menschen mit autistischen Störungen Lustgewinn und innere Befriedigung zu verschaffen. Demgegenüber stellen die Zwangsrituale von Menschen mit einer Zwangsstörung den wirkungslosen, symbolischen Versuch dar, die Furcht vor einer die betreffende Person bedrohenden oder von ihr ausgehenden Gefahr zu bannen bzw. abzuwehren. Auch bei Zwangshandlungen, die sich auf Reinlichkeit (Waschzwang), „Ordnung" oder wiederholtes Kontrollieren (Fenster, Türen, Herdplatte) beziehen, geht es bei Menschen mit Zwangsstörungen um die Abwehr möglicher „Gefahren", während den Ritualen autistischer Menschen in der Regel keine derartige Bedeutung zuzuweisen ist. Bei ihnen geht es eher um „Handlungsroutinen" wie z. B. das starre Festhalten an Routineabläufen (Reihenfolge von Waschen, Zähneputzen, Kämmen, Anziehen von Hemd, Rock/Hose, Schuhen etc. bei der morgendlichen Toilette) sowie die Beschäftigung mit Daten, Fahrplänen oder motorische Stereotypien (wie das „Trallern" genannte Spiel mit Fingern und Händen).

Einzelne Merkmale der anankastischen (zwanghaften) Persönlichkeitsstörung (Perfektionismus, übermäßige Gewissenhaftigkeit, Pedanterie, Rigidität und Eigensinn) können zwar bei Menschen mit autistischen Störungen vorhanden sein. Es fehlen aber in der Regel die (für die Diagnose einer zwanghaften Persönlichkeitsstörung richtungweisenden) weiteren Merkmale wie „Unentschlossenheit, Zweifel und übermäßige Vorsicht" als Ausdruck tiefer persönlicher Unsicherheit, das Aufdrängen beharrlicher und unerwünschter Gedanken oder Impulse, die nicht die Schwere einer Zwangsstörung erreichen. Umgekehrt können zwanghafte Persönlichkeiten zwar aufgrund ihrer Gewissen- und Skrupelhaftigkeit zwischenmenschliche Kontakte vernachlässigen oder verlieren oder in ihrer Fähigkeit zum Ausdruck warmer Gefühle beeinträchtigt sein. Es fehlt aber die (für die Diagnose einer autistischen Störung geforderte) qualitative Störung der sozialen Interaktion und Kommunikation. Soziale Kontaktstörungen und mangelnde Fähigkeit zum Ausdruck warmer Gefühle sind bei Menschen mit Zwangssymptomen eine Folge dieser Symptome, nicht das Symptom selbst.

11.2.6 „Aspie" – das „neue" Asperger-Syndrom?

Viele der Erwachsenen, die bei sich ein Asperger-Syndrom feststellen, berufen sich neben den im Internet kursierenden Fragebögen auf Literatur von Tony Attwood, der in seinen Schriften eine (für Betroffene ermutigend erscheinende) „Umwertung" des Asperger-Syndroms vorgenommen hat. Nach einer von T. Attwood autorisierten Schrift von Diana Leineweber dienen Diagnosen nur dem Zweck, *Schwächen, Symptome und Verhaltensweisen mit der Lehrmeinung in Einklang"* zu bringen. Wurde man demgegenüber das Asperger-Syndrom durch *die Beobachtung von Stärken und Talenten"* identifizieren, dann wäre es nicht länger ein „Syndrom", dann müsse man auch den Begriff „Asperger-Syndrom" durch einen neuen, nämlich „Aspie" ersetzen, was *interessante Auswirkungen"* habe.

Das wird in den „Kriterien für Aspie" dann auch konsequent umgesetzt: Aus der nach ICD-10 und DSM-IV geforderten „qualitativen Beeinträchtigung der ... sozialen Interaktion" wird ein *Qualitativer Vorteil in sozialer Interaktion"*, aus dem „Repertoire eingeschränkter, stereotyper, sich wiederholender Interessen und Aktivitäten" (ICD-10 und DSV-IV) werden „kognitive Fähigkeiten", die u. a. durch *Details statt Gesamtbild, Beharrlichkeit des Denkens"* und dem *Wunsch, Ordnung und Genauigkeit zu bewahren"* gekennzeichnet sein sollen.

11.2.7 Aspie – Problemlösung durch Verniedlichung?

Faszinierend für Betroffene und ihre Angehörige ist dabei, dass nach der herkömmlichen Diagnostik als „Störung" und „Behinderung" bewertete Verhaltensweisen und Symptome, durch diese Umwertung eine qualitativ neue, scheinbar weniger diskriminierende Konnotation erhalten. Doch ist damit das Problem nicht beseitigt, dass Autismus eine (definitionsgemäß) die soziale Kommunikation und Interaktion *außerordentlich behindernde* Störung ist. Mit dem Bemühen, das Störungsbild ausschließlich durch seine Stärken zu beschreiben und zu definieren, geht im diagnostischen Sinn verloren, woran die Betroffenen überhaupt leiden und warum sie psychiatrische, psychologische und sonstige Hilfen benötigen. Eine an den operationalisierten Kriterien international anerkannter Klassifikations- und Diagnosesysteme ausgerichtete Diagnostik, nach Möglichkeit in Zentren mit auf dem Gebiet des Autismus erfahrenen Ärzten und Psychologen, ist unabdingbar, um den tatsächlich von dieser sozial beeinträchtigenden Störung Betroffenen die verfügbaren Hilfen zugänglich zu machen.

Eine ausschließlich auf Selbstbeurteilung beruhende Selbstdiagnose kann die differenzierte klinisch-psychiatrische Diagnostik nicht ersetzen.

Literatur

American Psychiatric Association (1996) Diagnostisches und Statistisches Manual psychischer Störungen. DSM-IV. Deutsche Übersetzung von Saß et al. Göttingen: Hogrefe.

Attwood T, Gray C (1999) The Discovery of „Aspie" Criteria. Published in the Fall edition of The Morning News 11(3).

Baron-Cohen S, Wheelwright S, Skinner R (2001) The Autism-Spectrum Quotient (AQ). J Autism Dev Disord 31:5–17.

Bleuler E (1983) Lehrbuch der Psychiatrie. Heidelberg: Springer. S. 415 bzw. 577–578.

Bölte S, Rühl D, Schmötzer G (2006) ADI-R. Diagnostisches Interview für Autismus-Rediert. Bern: Hans Huber.

Bundesärztekammer (2005) Stellungnahme zur „Aufmerksamkeitsdefizit-/Hyper-aktivitätsstörung (ADHS). *http://www.bundesaerztekammer.de/downloads/ADHSLang.pdf.*

Gillberg C, Gillberg C (1989) Asperger syndrome- Some epidemiological considerations: A research note. J Child Psychol Psychiatry 30:631–638.

Kamp-Becker I, Remschmidt H (2006) Die Marburger Beurteilungsskala zum Asperger-Syndrom. In: Remschmidt H, Kamp-Becker I (Hrsg.) Das Asperger-Syndrom. Heidelberg: Springer. S. 242–254.

Remschmidt H, Kamp-Becker I (2007) Das Asperger-Syndrom – eine Autismus-Spektrum-Störung. Dtsch Ärztebl 104(13):A873–882.

World Health Organisation (WHO) (1991) Internationale Klassifikation psychischer Störungen: ICD-10, Kapitel V (F), klinisch-diagnostische Leitlinien. Dilling H, Mombour W, Schmidt MH (Hrsg.) Deutsche Ausgabe. Bern: Hans Huber.

Zerssen von D (1976) Paranoid-Depressivitäts-Skala sowie Depressivitätsskala. Weinheim: Beltz.

D   Behandlung und Förderung

12   Therapeutische Verfahren

12.1   Einführung

Hedwig Amorosa

Es werden sehr viele Behandlungen für Kinder mit einer Störung aus dem autistischen Spektrum angeboten, die unterschiedlich gut überprüft sind. Es gibt keine Therapie oder Förderung, die zur Heilung der Kernsymptomatik führt. Andererseits gibt es verschiedene Behandlungen und Förderansätze, die die Entwicklung des Kindes verbessern und sich als Hilfe und Unterstützung der Familie und des Umfeldes erwiesen haben.

Die Störungen aus dem autistischen Spektrum betreffen alle Entwicklungs- und Lebensbereiche eines Kindes. Sie beeinflussen und verändern das Familienleben in vielfältiger Weise. Durch die Störungen im sozialen Bereich und die häufig auftretenden expansiven Verhaltensstörungen ist das Umfeld in besonderer Weise gefordert. Der Schweregrad und die Ausprägung der Kernsymptome, das Intelligenzniveau und die besonderen Fähigkeiten des Betroffenen sowie sein Temperament müssen bei der individuellen Hilfeplanung berücksichtigt werden. Die unterschiedlichen Vorstellungen der Familien, wie sie ihr Leben gestalten wollen, und welche Präferenzen sie bezüglich der Verhaltensänderungen beim Kind haben, müs-

sen in die Planung einbezogen werden. Der Förder- und Behandlungsplan muss regelmäßig an die neuen Erfordernisse angepasst und in interdisziplinärer Zusammenarbeit mit den Eltern entwickelt werden (Poustka et al. 2004). Dabei müssen gemeinsam Prioritäten gesetzt werden, um das Kind, die Familie und das Umfeld nicht zu überfordern. Gleichzeitig ist es wichtig, die Zuständigkeiten zwischen den beteiligten Personen zu klären.

In ▶ **Tab. 12.1** sind die einzelnen Bereiche aufgeführt, die bedacht werden müssen. Die Trennung in die Bereiche „Betroffener", „Eltern/Familie" und „Umfeld" soll der Übersichtlichkeit dienen, natürlich greifen viele Dinge ineinander.

Information über die Störung ist für den Betroffenen mit einer ASS wichtig und muss an den Entwicklungsstand angepasst sein. Wie, in welcher Form und von wem die Information gegeben wird, muss in der gemeinsamen Planung mit den Eltern festgelegt werden. Für viele Jugendliche mit höherem Entwicklungsniveau kann eine psychotherapeutische Behandlung notwendig sein, in der es um das Verständnis für und die Akzeptanz der Behinderung geht oder um die Behandlung von komorbiden psychischen Störungen wie Zwangsstörungen oder Depressionen.

Kinder mit einer autistischen Störung lernen viele Verhaltensweisen nicht im Alltag, z. B. durch Imitation, daher ist es nötig, Verhalten systematisch aufzubauen. Hierzu werden unterschiedliche Methoden eingesetzt, die in den folgenden Kapiteln genauer beschrieben werden.

Tab. 12.1: Übersicht der Bereiche bei der Förder- und Behandlungsplanung

Angebote für den Betroffenen	Angebote für die Eltern und die Familie	Angebote für das Umfeld
Information über • das Störungsbild • Hilfemöglichkeiten • rechtliche Ansprüche	**Information** über • das Störungsbild, inkl. Komorbidität • Therapie und Förder-möglichkeiten • rechtliche Ansprüche	**Information** über • das Störungsbild und Komorbidität • Unterstützungsmöglich-keiten (z. B. Mobile Sonder-pädagogische Dienste) für Einrichtungen

Aufbau von
• lebenspraktischen Fähigkeiten
• Kommunikation, Sprache und Spiel
• sozialen Fähigkeiten
Abbau von
• aggressivem und auto-aggressivem Verhalten
• stereotypem, zwanghaftem Verhalten
	Anleitung bezüglich
	• Strukturierung des Alltags zu Hause
	• Umgang mit dem Kind, insbesondere
	  – Kommunikation
	  – Umgang mit Problem-verhalten
		Anleitung bezüglich
		• Strukturierung des Alltags im Kindergarten oder in der Schule
		• Anpassung der Umgebung an die Bedürfnisse des Kindes mit ASS
		• Umgang mit dem Kind

Psychoedukation und Beratung • Kompensationsstrategien aufbauen • Akzeptanz der Behinderung erarbeiten • Berufsausbildung • Wohnsituation • Freizeitgestaltung	**Psychoedukation und Beratung** • Anpassung der Therapie • Beratung bzgl. KIGA, Schule, Beruf, Unterbringung und Wohnen	**Beratung** • Supervision im Umgang mit Problemverhalten • Erkennen von Grenzen in der Behandlung • Vernetzung der Helfer-systeme • Bzgl. Fort- und Weiter-bildung
Medikamentöse Behandlung	**Begleitung** • Akzeptanz der Behinderung • Hilfen für die Geschwister	

Da Erregungszustände und expansive Verhaltensstörungen häufig in engem Zusammenhang stehen mit den geringen Möglichkeiten des Kindes mit einer ASS, sich mitzuteilen, ist es wichtig, grundlegend die kommunikative und sprachliche Kompetenz zu fördern. Diese Behandlung wird je nach Alter des Betroffenen und den regionalen Möglichkeiten von Therapeuten in der Frühförderung, Sprachtherapeuten in der logopädischen Praxis, Ergotherapeuten, Musiktherapeuten oder Verhaltenstherapeuten übernommen. Um eine Übertragung der neu erlernten Fähigkeiten in den Alltag zu erreichen, müssen die Eltern und andere Bezugspersonen in die Therapie einbezogen sein.

Lebenspraktische Fähigkeiten wie selbstständiges Essen, Anziehen, Körperpflege, Toilettentraining, selbstständiges Einkaufen, mit öffentlichen Verkehrsmitteln fahren und Arbeiten im Haus verrichten, müssen dem Entwicklungsstand des Kindes entsprechend systematisch über lange Zeit aufgebaut werden. Auch hier können Förderort und Therapeut sehr verschieden sein. Eine enge Absprache zwischen Kindergarten/Schule, Einzeltherapie und Elternhaus sind auch hier eine notwendige Voraussetzung.

Ebenso ist es notwendig, soziales Verhalten einzuüben und Situationen zu schaffen, in denen dieses Verhalten eingesetzt werden kann.

Der Abbau von Problemverhalten, insbesondere aggressivem oder autoaggressivem Verhalten, ist mit unterschiedlichen verhaltenstherapeutischen Methoden möglich.

In einzelnen Fällen kann eine medikamentöse Behandlung Erregung und Ängste reduzieren und das Kind für Behandlung und Förderung erst zugänglich machen (Poustka et al. 2007). Aufgrund der Besonderheiten der Wahrnehmung und des Denkens sind spezielle heilpädagogische und sonderpädagogische Vorgehensweisen für viele Kinder notwendig.

Die Information der Eltern bezüglich der Störung, der Hilfemöglichkeiten und der rechtlichen Ansprüche des Kindes kann nicht bei Diagnosestellung einmal thematisiert oder durch Lesematerial abgehandelt werden, sondern muss an die anstehenden Probleme und Fragen der Eltern angepasst werden.

Das Leben mit einem autistischen Kind stellt für viele Familien eine erhebliche Belastung dar. Hier Hilfestellung zu geben und Entlastung durch entsprechende Maßnahmen, wie z. B. Betreuerdienste, Kurzzeitpflege u. ä. zu ermöglichen, ist in manchen Fällen Vorraussetzung dafür, dass andere Maßnahmen überhaupt durchgeführt werden können (▸ **Kap. 13**).

Die Kontinuität der Beratung durch *eine Person* an *einer Anlaufstelle*, wenn neue Probleme auftauchen oder wichtige Entscheidungen z. B. bezüglich Schule, Berufsausbildung oder Heimaufnahme anstehen, ist für die Eltern sehr wichtig, im Alltag aber oft schwierig, da die Mitarbeiter in Beratungsstellen oder Ambulanzen häufig wechseln.

Wie Eltern sich damit auseinandersetzen, dass ihr Kind eine Behinderung hat, ist sehr verschieden. Ob die Eltern dabei Hilfe in Anspruch nehmen wollen, sollte jeweils sorgfältig reflektiert werden, nicht nur unmittelbar nach der Diagnoseeröffnung, sondern auch im Verlauf der Beratung.

Eltern und Geschwister eines Kindes mit einer autistischen Störung haben unabhängig von dem behinderten Kind Wünsche und Bedürfnisse, die zur Sicherstellung ihrer eigenen gesunden Entwicklung erfüllt werden sollten. Auch diese Bedürfnisse müssen in der Planung angesprochen und berücksichtigt werden.

Das Umfeld der Kinder, z. B. die Mitarbeiter der Schule oder des Kindergartens, die Nachbarn und andere Bezugspersonen brauchen Information über Autismus-Spektrum-Störungen und die Besonderheiten des individuellen Kindes. Sie benötigen Beratung bezüglich eines angemessenen Umgangs mit dem Kind. Vielfach ist es notwendig, die Umgebung an die Bedürfnisse des Kindes anzupassen, da diese Kinder oft nicht in der Lage sind, sich ausreichend an die „normalen" Gegebenheiten zu adaptieren. So brauchen z. B. viele Kinder mit einer autistischen Störung Rückzugsmöglichkeiten von der Gruppe. Bei einem Teil der Kinder sind unterstützende Maßnahmen, wie z. B. ein Integrationshelfer erforderlich, um das Kind in einer Klasse unterrichten zu können.

Bei der Fülle an Problemen müssen bei der Interventionsplanung ständig Prioritäten gesetzt werden. Dies ist oft schwierig, da die Vorstellungen der Betroffenen, der Eltern und der Fachkräfte, in welcher Form und mit welchem Ziel interveniert werden soll, oft weit auseinanderliegen. Folgende Überlegungen können bei dem Entscheidungsprozess helfen:

- Erste Priorität hat in den meisten Fällen ein *strukturierter Alltag* für die Familie mit ausreichendem Schlaf für die Eltern. Nur wenn dies gesichert ist, greifen weitere Maßnahmen. Wie dies zu erreichen ist, kann nur im Einzelfall entschieden werden unter Einbeziehung der örtlich vorhandenen Entlastungsangebote.
- Die Eltern müssen hinter den geplanten Maßnahmen stehen (*Compliance*).
- Die *Ziele* müssen *konkret* sein und in einem überschaubaren Zeitrahmen erreicht werden können. Der Erfolg muss überprüfbar sein.

- Je jünger die Kinder sind, desto mehr steht der *Aufbau von Kommunikation* und Interaktion im Vordergrund.
- Beim Verhaltensaufbau werden die Verhaltensweisen ausgewählt, von denen man erwarten kann, dass sie *positive* Verhaltensänderungen in anderen Bereichen nach sich ziehen (Pivotal Behaviour). So geht eine Verbesserung der Kommunikationsfähigkeit meist einher mit einer Zunahme der sozialen Kompetenz und einer Reduzierung des expansiven Verhaltens (Koegel und Koegel 2006).
- Die Bedürfnisse der *einzelnen Familienmitglieder* müssen ausreichend berücksichtigt werden.

Die Behandlung und Förderung des Kindes mit einer ASS ist nur ein Teil des Gesamtkonzeptes für das Kind und seine Familie.

Die für diese Behandlung/Förderung entwickelten Verfahren lassen sich in biologische, psychologische und pädagogisch-heilpädagogische Verfahren unterteilen (Noterdaeme und Enders 2008).

Zu den biologischen Verfahren gehören die Medikamente, die symptomorientiert eingesetzt werden. Unter den psychologischen Verfahren haben sich die unterschiedlichen verhaltenstherapeutischen Programme, wie die ABA („Applied Behavior Analysis") von Lovaas und Smith (1988) oder das Training mit Schlüsselverhalten (Pivotal Response Training) von Koegel und Koegel (2006) für den Verhaltensaufbau als sehr erfolgreich erwiesen. Weitere Verfahren für den Aufbau von Kommunikation und Sozialverhalten überwiegend auf verhaltenstherapeutischer Grundlage wurden entwickelt. Verfahren aus der kognitiven Verhaltenstherapie kommen symptomorientiert bei Personen mit einer mindestens durchschnittlichen Intelligenz zur Anwendung.

Ein pädagogisch orientiertes Programm ist das TEACCH-Programm („Treatment and Education of Autistic and related Communication-handicapped Children"), das in North Carolina entwickelt wurde, um durch Strukturierung des Alltags, die Orientierung und das Lernen der Betroffenen zu unterstützen.

Die einzelnen Verfahren sind unterschiedlich gut auf ihre Wirksamkeit, Qualität und Plausibilität hin untersucht. Negative Nebenwirkungen der Verfahren werden praktisch nie erwähnt oder systematisch erfasst, außer bei Studien mit Medikamenten. Viele Verfahren, die gar nicht überprüft sind oder bei denen eine Überprüfung keine Wirksamkeit nachweisen konnte, werden eingesetzt und von den Befürwortern weiter empfohlen. In den letzten Jahren hat sich der Begriff „Evidence-based medicine" etabliert. Dies ist jede Form medizinischer Behandlung, die auf der Grundlage nachgewiesener Wirksamkeit stattfindet. Es ist die Integration von individueller klinischer Expertise mit der best verfügbaren Evidenz aus systematischer Forschung. Nach dem Ärztlichen Zentrum für Qualität in der Medizin werden für Behandlungen nachfolgende Evidenzlevel definiert:

- Level 1: ausreichende Nachweise für die Wirksamkeit einer Behandlungsmethode aus systematischen Überblicksarbeiten über zahlreiche randomisiert-kontrollierte Studien.
- Level 2: Nachweis der Wirksamkeit einer Methode aus zumindest einer randomisierten, kontrollierten Studie.
- Level 3: Nachweis der Wirksamkeit einer Methode aus methodisch gut konzipierten Studien, jedoch ohne randomisierte Kontrollgruppen.
- Level 4: Nachweis der Wirksamkeit aus klinischen Berichten oder basierend auf Expertenmeinungen.

In den ▸ Kap. 12.2 bis 12.8 werden patientenzentrierte Verfahren dargestellt, die unterschiedlichen Evidenzniveaus entsprechen. Die Verhaltenstherapie, das TEACCH-Programm, das PECS-Programm können Level

1 oder 2 zugeordnet werden. Andere Verfahren wie Sprachtherapie, Ergotherapie oder gruppentherapeutische Angebote sind Level 3 oder 4 zuzuordnen. In ▸ **Kap. 12.9** sind patientenzentrierte Verfahren zusammengefasst, die entweder nicht wirksam sind, oder gar nicht auf ihre Wirksamkeit überprüft wurden (kontroverse Verfahren). ▸ **Kapitel 12.10** befasst sich mit Angeboten für die Eltern und Familien und in ▸ **Kap. 12.11** sind anhand des Beispiels „Schule" Angebote für das Umfeld dargestellt.

Literatur

Koegel R, Koegel L (2006) Pivotal Response Treatments for Autism. Baltimore: Brookes.

Lovaas I, Smith (1988) Intensive behavioural treatment for young children. Adv Clin Child Psych11:285–324.

Noterdaeme M, Enders A (2008) Therapie autistischer Störungen. Pädiat Prax 72:605–618.

Poustka F, Bölte S, Feineis-Matthews S, Schmötzer G (2004) Autistische Störungen. Göttingen: Hogrefe.

Poustka F, Schmidt M (2007) Leitlinien zu Diagnostik und Therapie von psychischen Störungen im Säuglings-, Kindes-, und Jugendalter. Köln: Deutscher Ärzte-Verlag.

12.2 Verhaltenstherapeutische Intervention

Beate Baude und
Michele Noterdaeme

12.2.1 Einleitung

Verhaltenstherapeutische Interventionen werden bei Kindern und Jugendlichen mit ASS meist als Langzeitbehandlungen angelegt. Nach der Diagnosestellung suchen die meisten Familien zunächst nach zweierlei:

1. Einer Erläuterung des Krankheitsbildes;
2. Perspektiven und Beeinflussungsmöglichkeiten, d.h. Maßnahmen zur Förderung und Therapie, die die Entwicklung des Kindes unterstützen und eventuell störende, unangemessene Verhaltensweisen des Kindes reduzieren können.

Die Erläuterung des Krankheitsbildes liefert den Eltern einen Bezugsrahmen, der ihnen sukzessive eine Einordnung der Entwicklungs- und Verhaltensbesonderheiten ihres Kindes und ein profunderes Verstehen seines Erlebens ermöglicht. Besonderheiten der Reizwahrnehmung und -verarbeitung, schwer nachvollziehbare spezifische Präferenzen und Abneigungen, Beharren auf Gleichförmigkeit, vordergründig egoistische oder aggressive Verhaltensweisen, Wutanfälle, Stereotypien erhalten auf diese Art und Weise eine neue Bewertung.

Auch wenn die Kernsymptomatik der ASS nicht geheilt werden kann, so sind dank gezielter therapeutischer Unterstützung Verbesserungen der kognitiven und sozial-adaptiven Entwicklung und damit der Lebensqualität der Betroffenen wie ihrer Familien zu erreichen.

Eine möglichst detaillierte, auf das konkrete, beobachtbare Verhalten des Kindes und seiner Umgebung bezogene Beschrei-

bung stellt die Voraussetzung für eine lerntheoretisch fundierte Betrachtungsweise des kindlichen Verhaltens dar, d.h. für eine *Verhaltensanalyse*, die Aufschluss gibt über die Einbettung des Verhaltens des Kindes in die jeweiligen vorausgehenden situativen Bedingungen, den regelmäßig oder gelegentlich folgenden Reaktionen der Umwelt, den damit verbundenen Konsequenzen für das Kind und der Funktion des Verhaltens in der Interaktion mit seiner Umgebung. Verhaltensanalysen bilden die Grundlage für verhaltenstherapeutische und psychoedukative Interventionsprogramme und Förderpläne. Im Vergleich zur Vielzahl therapeutischer Ansätze unterschiedlicher theoretischer Ausrichtung haben sich in den letzten Jahrzehnten die lerntheoretisch fundierten, strukturierten Therapien als die wirksamsten bei Kindern mit ASS bewährt (Noterdaeme und Enders 2008; Remschmidt und Kamp-Becker 2008; Cordes 2006). Sie basieren auf den lerntheoretisch fundierten, verhaltenstherapeutischen Ansätzen, die Ferster und Lovaas in den frühen 1960er Jahren konzipierten und die mit unterschiedlichen Schwerpunkten weiterentwickelt wurden (Ferster 1961; Lovaas 1968; Lovaas 1987). Diese Therapie- und Fördermethoden werden in die häusliche und schulische Umgebung der Kinder eingebettet und beziehen die engen Bezugspersonen der Kinder mit ASS mit ein. Im Kontext der jeweils anstehenden altersentsprechenden Entwicklungsaufgaben (z.B. Eintritt in den Kindergarten oder in die Schule) fokussieren sie auf folgende Bereiche:

- Aufbau von Kommunikation und sozialer Interaktion,
- Aufbau von Spielverhalten,
- Aufbau von Selbstständigkeit im Alltag,
- kognitive und intellektuelle Förderung,
- Abbau von unerwünschtem Verhalten.

Die inhomogenen Entwicklungsprofile der Kinder mit ASS in den verschiedenen Funktionsbereichen müssen dabei besonders berücksichtigt werden. Dies erfordert eine spezifische und individuelle Gestaltung von Therapie- und Fördermaßnahmen.

12.2.2 Lerntheoretische Grundlagen

Grundbegriffe des operanten Lernens und das SORKC-Schema

Sämtliche verhaltenstherapeutische Interventions- und Förderansätze basieren auf den Konzepten und empirischen Befunden der experimentellen Psychologie zu Wahrnehmung, Gedächtnis und Lernen, insbesondere zu den Phänomenen des Neulernens, Umlernens und Verlernens, und der daraus entwickelten *Lerntheorie*.

Aus lerntheoretischer Sicht geht es vorrangig um die Analyse von Verhaltensweisen im Hinblick auf ihre auslösenden und aufrechterhaltenden Bedingungen sowie um die Verhaltensmodifikation durch gezielt veränderte auslösende oder kontrollierende Bedingungen. Die lerntheoretischen Begründungszusammenhänge beziehen sich auf die Lernparadigmen des klassischen und operanten Konditionierens, des Diskriminationslernens, des Modell-Lernens, des sozial-kognitiven Lernens (Petermann und Petermann 1997). Nach dem *Paradigma des operanten Lernens* wird Verhalten initiiert, um auf die Umwelt einzuwirken bzw. spezifische Wirkungen zu erzielen. Verhalten ist in Bezug auf seine Auftretenswahrscheinlichkeit von den Konsequenzen abhängig, mit denen die Umwelt auf dieses Verhalten reagiert. Diese Konsequenzen – sogenannte *Verstärkungen* – werden positiv oder negativ empfunden und erhöhen oder reduzieren die Auftretenswahrscheinlichkeit des jeweiligen Verhaltens. Ob und in welchem Ausmaß Verhaltenskonsequenzen diese Verstärkungsfunktion haben, kann von Person zu Person sehr unterschiedlich sein. Als *positive*

Verstärkung gilt die Darbietung von für die jeweilige Person angenehmen oder erwünschten Konsequenzen im Sinne einer Belohnung. Als *negative Verstärkung* hingegen gilt die Entfernung eines für die Person unangenehmen, negativen oder aversiven Reizes. Beide Formen der Verstärkung erhöhen die Wahrscheinlichkeit des Auftretens des vorausgehenden operanten Verhaltens, sind also zum *Verhaltensaufbau* geeignet. Will man hingegen Problemverhalten aus dem Verhaltensrepertoire eliminieren, so kann entweder eine angenehm empfundene Konsequenz entzogen werden (*indirekte Bestrafung*) oder auf das Problemverhalten folgt unmittelbar ein unangenehmer oder aversiver Reiz. Letzteres wird als *direkte Bestrafung* bezeichnet. Beide Varianten – die Entfernung positiver Verstärker und die unmittelbare Darbietung negativer Verstärker – dienen dem Abbau unerwünschten Verhaltens bzw. der *Verhaltenslöschung* (Petermann 1992; Bower und Hilgard 1983).

Maßgeblich für die Wirksamkeit einer Verhaltenskonsequenz (Verstärkung) ist der spezifische zeitliche Zusammenhang, in dem sie erfolgt: die *Kontingenz* oder der Verstärkerplan. Eine Verstärkung darf nur eingesetzt werden, wenn das definierte zu lernende/aufzubauende Zielverhalten auftritt. Je unmittelbarer, d. h. mit der *geringst möglichen zeitlichen Differenz*, die Verstärkung auf das Zielverhalten erfolgt, desto schneller etabliert sich das Zielverhalten (= Kontiguität). Kontinuierliche Wiederholung der Verstärkung führt zu einem raschen Aufbau des Zielverhaltens, intermittierende Verstärkung nach Aufbau des Zielverhaltens gewährleistet seine Stabilisierung im Verhaltensrepertoire.

Im Rahmen der Therapie- und Förderplanung hat sich die *Verhaltensanalyse nach dem S-O-R-K-C-Schema* von Kanfer und Philips (1970, deutsche Fassung 1975) etabliert.

- S: Stimuli, d. h. die auslösenden oder dem Verhalten unmittelbar vorausgehenden Bedingungen bzw. die Situation, in der das Verhalten auftritt.
- O: Organismus-Variablen, die zu dem Verhalten beitragen, hier: die besonderen Bedingungen der Informationsverarbeitung des Menschen mit ASS, seine spezifischen Lernerfahrungen, physiologische Erregung, kognitive wie emotional-motivationale Aspekte.
- R: Reaktion, das beobachtete Verhalten (Zielverhalten) einschließlich der beobachteten und vermuteten emotionalen, kognitiven, physiologischen und motorischen Anteile.
- K: Kontingenz, d. h. die Regelhaftigkeit und der zeitliche Zusammenhang, mit dem auf das Verhalten R die Konsequenz C folgt.
- C: Konsequenz, die individuell als positiv oder negativ empfundene Wirkung i. S. einer Belohnung oder Bestrafung.

Die differenzierte Beschreibung eines Verhaltens und seiner Rahmenbedingungen sowie die Einordnung der einzelnen Komponenten in das SORKC-Schema stellen die Grundlage jeder verhaltensmodifikatorischen Interventionsplanung dar. Hierfür werden individuell angepasste Beobachtungs- und Dokumentationsinstrumente verwendet, die dem Therapeuten Aufschluss geben, unter welchen Umständen ein Problemverhalten auftritt, wie häufig und mit welcher Intensität es über einen definierten Zeitraum (Tagesverlauf, Woche, Monat) vorkommt, und welche Art von Konsequenzen in welchem zeitlichen Zusammenhang und durch wen erfolgen (Petermann und Petermann 1996 b). Bei Menschen mit ASS ist stets die Funktion problematischer Verhaltensweisen im Umgang mit sich selbst und der sozialen Umwelt zu analysieren. Problemverhalten kann folgende Funktionen, die auch in Kombination auftreten, haben (Bernhard-Opitz 2005):

- Aufmerksamkeit erlangen,
- sensorische Empfindungen erzeugen unter Verwendung von Stereotypien,
- Zwänge erfüllen,
- Aufgaben vermeiden,
- Kommunikation suchen in Ermangelung verbaler Ausdrucksmöglichkeiten.

Fallbeispiel 1
Verhaltensanalyse mit Hilfe des SORKC Schemas

Regina sortiert im Kindergarten jeden Tag über lange Zeitabschnitte ausschließlich Farbstifte für sich allein. Ein anderes Kind kommt und nimmt einen Farbstift, weil es zeichnen möchte. Regina schreit und weint so lange, bis das Kind den Stift wieder hinlegt und sich entfernt. Regina beruhigt sich sofort, setzt sich hin und betrachtet zufrieden ihre Farbstifte.

Verhaltensanalyse:

S: Unterbrechung des Rituals „Stifte sortieren", indem ein anderes Kind einen Stift nimmt
O: Autistisches Syndrom mit a) Einschränkungen hinsichtlich des Verstehens der sozialen Situation b) Bestehen auf Gleichförmigkeit c) begrenztes Verhaltensrepertoire
Einschlägige Vorerfahrung: Schreien und Weinen führt zur gewünschten Situation des Alleinseins.
R: Wutanfall mit verzweifeltem Schreien, sich auf den Boden werfen (beobachtbares Verhalten) sowie
Emotionale Reaktion: Verzweiflung, Hilflosigkeit, Wut
Kognitive Reaktion: Unverständnis für die Absichten und Beweggründe des anderen Kindes, Beharren auf dem spezifischen Verhaltensritual „meine Ordnung muss bleiben", Mangel an Handlungsalternativen
Physiologisch: hohe Erregung, Unruhe

K: zeitlich unmittelbar erfolgend durch das andere Kind

C: Das andere Kind legt den Stift rasch wieder hin, entfernt sich – kurzfristige positive Konsequenz: Ordnung wiederhergestellt, Erregungsreduktion, Fortsetzung des ursprünglichen Sortierverhaltens

Lerneffekt: Durch diese unmittelbar erfolgende, für Regina positive Konsequenz wird das Problemverhalten „Wutanfall" verstärkt und wird mit hoher Wahrscheinlichkeit bei einer entsprechenden Situation wieder auftreten.

Funktion des Verhaltens: In der komplexen und für Regina wenig durchschaubaren sozialen Situation des Kindergartens dient der Wutanfall zum einen der Strukturierung der Umgebung im Sinne von Regulation des Annäherungsverhaltens, der Beibehaltung sowie dem auf andere Weise nicht erreichbaren Erregungsabbau.

Anlass für eine Modifikation des Verhaltens ist bei Berücksichtigung seiner langfristig negativen Konsequenzen gegeben: Ohne Intervention im Sinne eines Aufbaus von alternativem erwünschten Verhalten verharrt das Kind in seiner autistischen Haltung und differenziert sein Repertoire sozial-emotionaler Regulationsmuster nicht.

Das S-O-R-K-C-Schema erlaubt eine genaue Identifikation der verhaltensbestimmenden und potenziell veränderbaren Bedingungen und ihrer Zusammenhänge. Auf dieser Grundlage können zur Modifikation von Problemverhalten sowohl die vorausgehenden situativen Bedingungen (Stimuluskontrolle) als auch die auf das kritische Verhalten regelmäßig/gelegentlich unmittelbar folgenden Konsequenzen (Konsequenzkontrolle und Kontingenzmanagement) verändert werden. Darüber hinaus ist diese Art der Verhaltensanalyse sinnvoll, um die

für das Kind günstige Lernbedingung sowie seine Stärken zu erfassen.

Stimuluskontrolle

Techniken der Stimuluskontrolle werden zur Strukturierung des Umfeldes eingesetzt mit dem Ziel, angemessenes Verhalten aufzubauen und zu fördern. Bei Menschen mit ASS und einer Intelligenzminderung ist es oft unabdingbar, spezifische Aspekte in Alltagssituationen durch Stimuluskontrolle so zu gestalten, dass einem übermäßigen Erregungsaufbau vorgebeugt wird und somit erwünschtes Verhalten auftreten und belohnt, und unerwünschtes Verhalten vermieden werden kann.

Fallbeispiel 2
Stimuluskontrolle

Markus, ein autistischer 12-jähriger, nicht sprechender, sehr unruhiger Junge mit minimalen Planungs- und Antizipationsfähigkeiten, bastelt in der Therapiestunde gern mit Hammer oder Schere. Nach Beendigung seiner Bastelarbeit lässt er Hammer oder Schere mit Schwung aus seiner Hand fallen, was eine potenzielle Gefährdung für sich und andere bedeutet und Zerstörungen verursacht, z. B. wenn der Hammer in die Glasscheibe eines Bildes an der Wand fliegt.

Stimuluskontrolle:

Eine Ablagefläche wird durch einen Papierbogen, eine Schachtel, möglichst mit einer Umrisszeichnung des jeweiligen Werkzeugs, als Visualisierung fest ausgewiesen. So kann Markus das Werkzeug kontrolliert ablegen und dafür positiv verstärkt werden. Markus lernt den Umgang mit Werkzeug als Handlungsablauf planvoll und dosiert zu Ende zu führen.

Auch kognitiv gut entwickelte Menschen mit ASS haben im Alltag, in der Schule oder im

Beruf oft eine nur geringe Toleranz, um mit der Komplexität und Variabilität verschiedener Situationen annähernd angemessen umzugehen. Auch hier ist die Stimuluskontrolle von Bedeutung:

1. Klare Strukturierung und Vorhersagbarkeit der *Handlungs- und Aufgabenabfolgen*
   - durch Visualisierung der Handlungsvorgaben in Bild oder Schrift als Checkliste (▶ **Kap. 12.4** TEACCH),
   - durch sorgfältiges, langsames Erlernen der einzelnen Verhaltensschritte,
   - durch Information der beteiligten Bezugspersonen, des Lehrpersonals und der Kollegen über die für den autistischen Menschen überschaubaren Arbeitsbedingungen (▶ **Kap. 12.11**).
2. Klare Strukturierung und Voraussagbarkeit der *sozialen Interaktionen*
   - durch Training sozialer Kompetenzen und Fertigkeiten,
   - durch Erklärungen und Vorbereitung auf diese Situationen.

Hierbei kommen neben der Stimuluskontrolle auch Techniken der kognitiven Verhaltenstherapie zur Anwendung (▶ **Kap. 12.4**).

Techniken der Stimuluskontrolle werden ferner eingesetzt zur Reizexposition mit Reaktionsverhinderung beim Abbau zwanghafter oder stereotyper Verhaltensweisen und dem Erwerb von Verhaltensalternativen. Der Therapeut hindert in der betreffenden, auslösenden Situation das Kind mit ASS an der Ausübung des Rituals. Stattdessen bekommt das Kind eine leicht zu lösende Aufgabe als Verhaltensalternative angeboten, für deren Ausführung es eine Belohnung bekommt.

Konsequenzkontrolle

Neben Techniken der Stimuluskontrolle stehen der Verhaltensmodifikation Techniken der Konsequenzkontrolle zur Verfügung, um unerwünschte Verhaltensmuster zu verler-

nen und stattdessen erwünschtes Verhalten aufzubauen und zu stabilisieren. Der Identifikation für den einzelnen Menschen tatsächlich verhaltenswirksamer Konsequenzen kommt dabei große Bedeutung zu. *Kontingente Verstärkung* bezeichnet die zeitnahe Belohnung eines geforderten bzw. erwünschten Verhaltens in Form von

- materiellen Verstärkern (Essen, Trinken, Süßigkeiten, Spielzeug, Aufklebern),
- Handlungsverstärkern in Form von Beschäftigungen (Radfahren, Fernsehen, Schaukeln, Trampolin springen, Schwimmen, Musikhören, Ausüben von Sonderinteressen),
- sozialen Verstärkern (Lob, Lächeln, Körperkontakt, soziale Spiele),
- symbolischen Verstärkern (Münzen, „Token", Smilies die gegen andere Formen von Verstärkern eingetauscht werden können).

Da kognitiv gut entwickelte autistische Kinder und Jugendliche häufig in hohem Maße auf bestimmte Interessen fixiert sind, haben die damit verbundenen Beschäftigungen einen hohen Belohnungswert und bewirken oftmals überraschend schnell Verhaltensänderungen.

Fallbeispiel 3
Autismustypische Konsequenzkontrolle

Der 11-jährige Alexander, kognitiv und sprachlich im Bereich der Lernbehinderung, soll lernen, körperlichen Abstand zu seiner Mutter zu wahren, sie nicht ständig anzufassen oder zu tätscheln. Soziale Erklärungen seitens des Therapeuten und der Mutter fruchten nicht. Als Belohnung im Token-System wünscht er sich die Kronkorken einer bestimmten Limonadenflasche und kann das unangemessene Verhalten innerhalb kurzer Zeit abstellen.

Operante Löschung eines Verhaltens erfolgt durch eine negativ empfundene Konsequenz als Bestrafung oder dem Entzug positiver Konsequenzen wie Verbot einer beliebten Aktivität z. B. Computer oder Fernsehverbot oder Entzug der Aufmerksamkeit, d. h. Ignorierung des Problemverhaltens. Ignorieren erweist sich als eine *sehr wirksame* negative Konsequenz.

Als Bestrafung im engeren Sinn gelten „Time out" als sozialer Ausschluss, körperliche Strafe, Wiedergutmachung.

Wegnahme von Positivem wie einem beliebten Gegenstand oder einer bevorzugten Aktivität; Abwendung einer beliebten Bezugsperson.

Ignorieren des unerwünschten Verhaltens (gleichzeitig Aufbau eines alternativen Verhaltens durch gezielte positive Verstärkung) (Bernhard-Opitz 2005).

Aufbau von Handlungskompetenz

Zum Aufbau von Handlungskompetenz auf allen Leistungsstufen kann ebenfalls die Strategie der Konsequenzkontrolle in Form kontingenter Verstärkung eingesetzt werden. Um ein definiertes Zielverhalten sukzessive zu erreichen, bieten sich folgende Techniken an:

- „Prompting": Hier wird die korrekte Ausführung der Handlung mit diversen Hilfestellungen wie z. B. Handführung, verbaler Aufforderung, Einsatz von Signalkarten oder Gesten gewährleistet. Dabei sollte die jeweilige Hilfestellung so wenig einschränkend wie möglich sein und mit zunehmender Lernleistung schrittweise ausgeblendet werden.
- „Fading" bezeichnet das Zurücknehmen von Hilfestellungen (z. B. Zurücknehmen der Handführung beim Erlernen, Besteck zu benutzen oder beim Üben, Klötze in Behälter zu sortieren).

- „Chaining" wird eingesetzt um kleine, bereits erlernte Teilschritte in einer Handlungsabfolge miteinander zu verketten. Die erfolgreiche Ausführung der Gesamtkette wird belohnt (z. B. beim Erlernen des Anziehens, Zähne zu putzen, Wäsche aufzuräumen, Hausaufgaben zu erledigen).
- „Shaping" bezeichnet die schrittweise Annäherung an ein komplexes Zielverhalten. Jede Annäherung wird bereits belohnt und das Zielverhalten wird progressiv und systematisch aufgebaut.

Die Bedeutung effektiver Verstärker

Bei allen lerntheoretisch fundierten, psychoedukativen Verfahren kommt neben dem Vertrauens- und Beziehungsaufbau der Identifikation effektiver Verstärker große Bedeutung zu. Die Trainingsmanuale der gut strukturierten Therapie- und Förderprogramme widmen diesem Thema jeweils eigene Kapitel (Leaf und McEachin 1999; Bernhard-Opitz 2005; Cordes 2006). Verstärker werden eingesetzt zunächst *unmittelbar und kontinuierlich* nach jedem erfolgreich bewältigten Handlungsschritt, später *intermittierend* als erste Schritte zum Ausschleichen der regelmäßigen (oft materiellen) Belohnung, *immer gepaart mit Lob*, Anerkennung und noch später mit Kommentar.

Zum Verhaltensabbau, d. h. Löschung eines unterwünschten Verhaltens, werden, zunächst ebenso regelmäßig und unmittelbar auf das Verhalten folgend, aversive Konsequenzen (Bestrafung) eingesetzt.

Welchen Gegenständen und Aktivitäten Verstärkungswirkung zukommt, kann individuell sehr verschieden sein. Die im Einzelfall attraktiven Verstärker werden von den Eltern und, wenn möglich von dem Betroffenen selbst, erfragt und für einzelne Therapieschritte festgelegt. Listen von potenziellen Verstärkern erleichtern die Auswahl. Für junge und stark eingeschränkte Patienten werden attraktive Spielgegenstände, Bewegungsaktivitäten (schaukeln, hüpfen) sowie verschiedene Lebensmittel großzügig ohne Leistungsanforderung zur Verfügung gestellt und die Präferenzen des einzelnen über einen längeren Zeitraum beobachtet. Dies ist vor allem dann erforderlich, wenn sich das Kind in den Augen von Eltern und Betreuern scheinbar für nichts Spezielles interessiert. In solchen Fällen können unter Umständen auch die Stereotypien des Kindes, oder Essen generell, als wirksame Belohnungen dienen. Für die einzelnen Therapieschritte werden die ermittelten Verstärker wechselnd und flexibel eingesetzt, um ihre Attraktivität zu erhalten und Sättigungseffekte zu vermeiden.

Oftmals begegnen Eltern und Therapeuten materiellen Verstärkern mit Misstrauen und betrachten diese als Mittel zur Dressur oder als Bestechung. Das Arbeiten mit Kindern mit ASS hat jedoch gezeigt, dass kontingent angebotene materielle Verstärker, zumindest zu Beginn der Behandlung, die einzige Möglichkeit sind, ein Lernen aufzubauen. Erst allmählich und schrittweise können diese Verstärker abgebaut werden, wenn sich die Handlungen als selbstverstärkend aufgebaut und für das Kind einen belohnenden Charakter erhalten haben (z. B. selbstständig essen, Essen zubereiten, lesen und schreiben lernen). Anders als bei nicht-autistisch behinderten Kindern haben soziale Verstärker wie freundliches Lächeln, soziales Lob, anerkennender Blick oder Geste für Kinder mit ASS zunächst weniger, keine oder sogar bedrohliche Bedeutung. Materielle oder Handlungsverstärker werden dagegen sehr viel stärker wahrgenommen, bieten klarere Information für „richtig" oder „falsch" und bewirken damit effektiveres Lernen als soziale Anerkennung. Mimik, Gestik, Tonfall und Blick des Interaktionspartners sind für Menschen mit ASS in ihrer Bedeutung kaum angemessen einschätzbar. Erst in Verbindung mit materiellen Verstärkern oder dem belohnenden Charakter der erlernten Handlung erlangen soziale Verstärker eine bedeutsame und effektive Verstärkungsfunktion.

Diese spezifische autistische Wahrnehmungsweise wirkt auf Eltern und Betreuer, selbst auf erfahrene Autismustherapeuten oft erschreckend oder kränkend. Enger Informationsaustausch und gegenseitige Unterstützung aller beteiligten Bezugspersonen hilft, die „kühle" autistische Logik zu verstehen, zu akzeptieren und zu ertragen. Die folgenden Sätze stehen stellvertretend für die Äußerungen vieler Eltern und Betreuer von Kindern mit ASS:

> „Für Gummibärchen tut sie alles, meine Freundlichkeit zählt nicht, ich hatte mir so viel Mühe gegeben."
> „Für ein gerade notwendiges Knäuel Wolle für seine Strickarbeit hörte er schlagartig mit dem Tick auf, der uns vorher wochenlang trotz etlicher Erklärungen, Bitten und Verhandlungen zur Verzweiflung gebracht hatte."

Die Erfahrung zeigt, dass auch bei Kindern mit ASS soziale Verstärker bei zunehmender Lernerfahrung mit den materiellen Verstärkern gekoppelt und effektiv zum Verhaltensaufbau eingesetzt werden können. Der Einsatz materieller Verstärker bedeutet nicht, dass die warme, unterstützende und wertschätzende Haltung der Eltern, Betreuer und Therapeuten dem Menschen mit ASS gegenüber verloren geht. Gerade diese Aspekte der Beziehung sind die unabdingbare Grundlage für eine emotional stabilisierende und beiderseits befriedigende Lernerfahrung und Entwicklung.

12.2.3 Verhaltenstherapeutische Förderprogramme

Seitdem Lovaas erstmals effektive Lernprogramme für Kinder mit ASS auf der Basis der systematisch angewandten Verhaltensanalyse und verhaltenstherapeutischen Methodik beschrieben hatte, wurden eine Reihe von unterschiedlichen, strukturierten Therapie- und Förderprogrammen für Menschen mit ASS entwickelt. Diese Programme können auf einem Kontinuum von Konzepten beschrieben werden, die sich dadurch auszeichnen, dass sie „eine empirische Basis haben, eine eindeutige Struktur aufweisen, in einem direkten Zusammenhang zu den Problemen autistischer Kinder stehen und individuelles, flexibles Planen beinhalten" (Bernard-Opitz 2005, S. 25). Das Kontinuum reicht von Trainingsprogrammen, die Handlungsabläufe in kleine und kleinste Übungsschritte zerlegen und einüben, genannt *diskretes Lernen* oder *diskretes Lernformat*, über Ansätze im natürlichen Alltagsablauf, genannt *natürliches Lernformat*, bis zu stark alltags- und erfahrungsorientierten Ansätzen mit intensiver visueller und körpergeführter Unterstützung. Die Kombination und Integration der genannten Ansätze in ein umfassendes Therapie- und Förderkonzept ist ebenfalls möglich (Bernhard-Opitz 2005, S. 25).

Diskretes Lernformat

Programme auf der Grundlage des „discrete trial learning" (DTL), arbeiten mit dem Prinzip, Handlungseinheiten in kleine und kleinste aufeinander aufbauende Verhaltensschritte oder Lerndurchgänge („trials") jeweils mit einem diskriminativen Reiz (SD) zu zerlegen, z. B. Wort und/oder Gegenstand, auf den zu reagieren ist, wie „zeige die rote Karte". Die richtige Ausführung der Aufgabe wird vom Kind sofort verlangt, bei Bedarf wird sofort Hilfestellung zur richtigen Ausführung gegeben. Die richtige Verhaltensantwort wird unmittelbar und regelmäßig belohnt. Innerhalb jeder Lerneinheit wird so lange geübt, bis das Kind das jeweilige Zielverhalten korrekt und sicher beherrscht; erst dann wird die nächste Lerneinheit eingeführt. Die einzeln eingeübten Verhaltensschritte können dann zu komplexen Verhaltensketten zusammengefügt werden. Beispiel für den systematischen Einsatz des diskreten Lernformats

ist das Frühinterventionsprogramm nach Lovaas (1981), welches für sehr junge Kinder mit ASS ab einem Alter von 2,5 Jahren konzipiert wurde.

Das diskrete Lernformat eignet sich nach unserer Erfahrung besonders für den Aufbau basaler Therapie- und Lernvoraussetzungen wie z. B. die kurzzeitige Hinwendung zu Lernmaterial, das Verweilen an einem Arbeitstisch, das Aufnehmen von Blickkontakt. Problematisch erweist sich die Beschränkung der Therapieeffekte auf die Lernsituation bzw. mangelnde Generalisierbarkeit der Effekte.

Natürliches Lernformat

Aus sprachtherapeutischen Ansätzen entwickelten Koegel und Koegel 1988 (Koegel et al. 1989; Koegel und Koegel et al. 2001) das *Natürliche Lernformat (NLP – Natural Language Paradigm)* und das *Training von Schlüsselverhaltensweisen („pivotal response training")*. Dieser Ansatz orientiert sich an der normalen kindlichen Entwicklung in seinem therapeutischen Vorgehen und nutzt natürliche Auslöser und Verstärker zum Aufbau auch komplexer sozialer Verhaltensweisen. Die Aufgaben sind eingebettet in natürliche Alltagssituationen und beziehen die Spontaneität, Wünsche und Aktivitäten des Kindes mehr in den Belohnungsplan ein: z. B. erhält ein Kind ein gewünschtes Objekt, wenn es dieses benennt, die entsprechende Geste benutzt oder ein Bild davon vorzeigt. In einem anderen Fall wird das Kind bei einer angenehmen Tätigkeit wie Schaukeln oder Hüpfen etc. unterbrochen und kann erst damit fortfahren, wenn es die definierte Anforderung erfüllt hat, z. B. Blickkontakt aufnimmt oder eine Bewegung, einen Laut oder ein Wort nachahmt. Zentrales Anliegen dieses Ansatzes ist, dem Kind Möglichkeiten zu eröffnen, wie es auf Anforderungen seiner Umgebung angemessen reagieren kann. Daher werden als Einstieg relativ leicht zu zeigende Verhaltensmuster gewählt, damit das Kind Erfolgserlebnisse erzielt und so motiviert wird, sich erneut auf soziale Interaktionen einzulassen. Der Schwierigkeitsgrad der Anforderungen an das Kind kann variieren, sollte jedoch nicht die Leistungsgrenze des Kindes übersteigen. Die Anforderungen sollten ohne hohe Frustration lösbar bleiben. Der Einsatz von multiplen Hinweisreizen erleichtert die Generalisierung des gelernten Verhaltens. Neben der gewünschten Verhaltensantwort selbst sollten auch Interaktion und Kooperation als übergreifende unspezifische Therapieziele belohnt werden. Viele Eltern und Betreuer bevorzugen das Training im natürlichen Lernformat, da die Kinder oft leichter lernen und das Gelernte besser in andere Situationen übertragen.

Frühinterventionsprogramme auf verhaltenstherapeutischer Basis

Die Frühinterventionsprogramme in Anlehnung an die Programme von Lovaas stellen Intensivtrainingsprogramme von *15–40 Therapiestunden* pro Woche im *eins zu eins Kontakt* mit *speziell geschulten Therapeuten* oder Betreuern (meist drei bis fünf Personen) in Zusammenarbeit mit den ebenfalls *geschulten Eltern* dar. Der supervidierende Therapeut unterweist Eltern und Betreuer in der Planung und Ausführung des Programms und erstellt mit den Eltern das individuelle Trainingsprogramm. Eigene Schulung, Förderplanerstellung, Koordination und Einweisung der Betreuer/Therapeuten in das Programm erfordern von den Eltern einen hohen Aufwand an Zeit, Kraft und nicht zuletzt finanziellen Mitteln (Lovaas 1981; 1987). Die Programme erstrecken sich über *sechs Monate bis zu zwei Jahren*. Typischerweise beginnt die Therapie mit dem Erlernen von grundlegenden sozialen und kommunikativen Verhaltensweisen (Blickkontakt aufnehmen, sitzen bleiben, um etwas bitten, auf Aufforderungen reagieren). In einem zweiten Schritt wird dann der Schwerpunkt auf den Erwerb von sprachlichen Fähigkeiten gelegt. Parallel dazu wird

versucht, die autistischen Kinder mit gesunden Kindern gleichen Alters in Kontakt zu bringen. Am Ende der Therapie steht dann eine Beschäftigung mit Emotionen, vorschulischen Fertigkeiten und der Fähigkeit zur Eigensteuerung in einer fremden Umgebung. Der Trainingsaufbau richtet sich nach den kognitiven Lernmöglichkeiten des Kindes. Die Vorgehensweise in der Therapie ist hoch strukturiert. Zunächst wird im diskreten, dann zunehmend auch im natürlichen Lernformat gearbeitet. Die Arbeit erfordert von den Betreuern und Therapeuten sehr viel Planung und Disziplin, da sie für das Kind eine angenehme und effektive Lernsituation herstellen müssen, und zugleich auch die verhaltenstherapeutischen Prinzipien konsequent anwenden müssen. Der Therapieprozess wird zunächst aufgeteilt in mehrere Phasen, die gleitend ineinander übergehen:

- Im Anfangsstadium machen sich die Therapeuten, die Eltern und das Kind miteinander vertraut. Ein freundliches und vertrauensvolles Arbeitsverhältnis ist für eine erfolgreiche Therapie eine notwendige Voraussetzung.
- Über einen Zeitraum von mehreren Wochen wird auf spielerische Weise erkundet, welche Spielgegenstände, Spielhandlungen, Stereotypien, bevorzugte Lebensmittel oder Getränke für das Kind attraktiv sind und belohnenden bzw. verstärkenden Charakter haben könnten. Im Spiel werden die Verstärker zunächst ohne Vorleistung dem Kind großzügig angeboten und stehen dem Kind in den therapiefreien Zeiten ad libitum zur Verfügung. In dieser Beobachtungsphase („baseline") können die Stärken und Schwächen des Kindes, seine Vorlieben und Abneigungen erfasst und systematisch in die Therapieplanung einbezogen werden.
- Beginnen die Trainingseinheiten, werden alle Verstärker von den Eltern/Betreuern, Therapeuten vollständig kontrolliert und gezielt als Verstärker nach korrekter

Ausführung einer Aufforderung eingesetzt.

- Die Übungen erfolgen zu Beginn des Trainings meist in räumlich und zeitlich begrenzten, hoch strukturierten Arbeitssituationen und im diskreten Lernformat, um Ablenkungen durch offene Situationen zu vermeiden. Die ersten Aufgaben richten sich auf den Aufbau von basalen Lern- und Arbeitsvoraussetzungen: Das Kind lernt auf Aufforderung an den Tisch oder den Arbeitsplatz zu kommen, Blickkontakt aufzunehmen, sich auf die vorgegebene Aufgabe zu konzentrieren und diese auszuführen.
- Die nächsten Aufgabenblöcke umfassen das Zeigen, Zuordnen, Sortieren, Nachahmen von Gesten, evtl. Körpersprache, Handlungen und Lauten. Im Weiteren wird dem Aufbau von Sprechen und Sprache, allgemeinen Kommunikationsmöglichkeiten hohe Priorität zugeordnet. Jede Lerneinheit wird mit dem autistischen Kind im 1:1-Kontakt solange mit kontingenter Verstärkung geübt, bis das Kind die Anforderung selbstständig und zuverlässig erfüllen kann. Erst dann wird die nächste Aufgabe mit mehr Informationseinheiten eingeführt, wiederum intensiv und in kurzen Übungseinheiten geübt, bis das Zielverhalten selbstständig und zuverlässig ausgeführt werden kann. Auf diese Weise werden zunehmend längere Handlungseinheiten aufgebaut. Jede Übungseinheit umfasst nur wenige Minuten, danach erfolgt eine ebenfalls kurze Pause, in der der Therapeut mit dem Kind in spielerischem, nicht direktivem Kontakt steht (z. B. auf eine beliebe Handlung eingeht oder eine Aktivität des Kindes nachahmt, auch eine Stereotypie).
- Die Lerneinheiten werden auf Situationen in der natürlichen Alltagsumgebung des Kindes ausgedehnt. Als Belohnung wird z. B. der Wunsch des Kindes nach einem Gegenstand oder einer Aktivität weiterhin systematisch eingesetzt. Lernen kann überall in der Lebenswelt des Kindes stattfinden (zu Hause, Schule, Spielplatz). So wird die Generalisierung des Gelernten erleichtert und die Kinder lernen das Zielverhalten unter verschiedenen, auch ablenkenden Umgebungsbedingungen zu zeigen.

Die erste Evaluationsstudie von Lovaas (1987) untersuchte 19 autistische Kinder, die ein Intensivprogramm von 40 Stunden pro Woche bekamen und eine erste Kontrollgruppe (N = 19) mit einer Therapieintensität von 10 Stunden pro Woche sowie eine zweite Kontrollgruppe, die nicht im Lovaas-Zentrum zur Beratung war. Die Behandlung lief für beide Therapiegruppen über mindestens zwei Jahre. Die Kinder waren bei Beginn der Therapie noch nicht vier Jahre alt. Die Autoren berichteten, dass 9 der 19 Kinder mit Intensivtherapie im Alter von sieben Jahren erfolgreich in die Grundschule eingeschult werden konnten. Bei der Testung wurde eine normale intellektuelle Leistungsfähigkeit festgestellt. Bei einer späteren Nachuntersuchung im Alter von 13 Jahren war die positive Entwicklung bei acht der neun Kinder immer noch nachweisbar. In der Gruppe mit Intensivtherapie stieg der IQ um 20 Punkte, in der Kontrollgruppe um 5 Punkte.

Wichtigste Kritikpunkte an der Studie sind: Unklarheit über die diagnostischen Kriterien der autistischen Störung, keine Zuweisung zu den Experimental- und Kontrollgruppen nach Zufallskriterien (Randomisierung), keine standardisierten Messvariablen für die Evaluation vor und nach Therapie und somit keine direkte Vergleichbarkeit der Ergebnisse. Wichtigste positive Punkte sind: gezielte Evaluation eines gut beschriebenen Programms, Beobachtung über einen längeren Verlauf (Lovaas 1987; McEachin et al. 1993).

Der Ansatz wurde aber inzwischen in methodisch gut aufgebauten Studien weiter untersucht. Smith et al. publizierten 2000 eine Studie über die Wirksamkeit eines intensiven Frühförderprogramms bei 15 Kindern mit der Diagnose frühkindlicher oder atypischer Autismus und einem Durchschnittsalter von drei Jahren (24,5 Stunden Therapie pro Woche, Einzeltherapie während des ersten und Reduktion der Therapieintensität im zweiten Behandlungsjahr). Die Kontrollgruppe bestand aus 13 alters- und IQ-parallellisierten autistischen Kindern, deren Eltern beraten und trainiert wurden (mehrere Stunden pro Woche, Anleitung und Beratung über eine Zeit von drei bis neun Monaten). Die Zuweisung zur Experimental- bzw. Kontrollgruppe erfolgte nach Zufallskriterien. Die diagnostische Einschätzung sowie die Messungen der untersuchten Variablen vor Therapiebeginn und nach Abschluss der Behandlung wurden von unabhängigen Fachkräften, die nicht an der Therapie beteiligt waren, vorgenommen. Im Ergebnis zeigte die Experimentalgruppe deutlich mehr Zuwachs im Bereich der allgemeinen Intelligenz (16 IQ-Punkte), der Sprache und der visuell-räumlichen Fertigkeiten als die Kontrollgruppe. Kein Unterschied zwischen den Gruppen fand sich im adaptiven Verhalten. Kinder mit einer atypischen autistischen Störung verbesserten sich deutlicher als Kinder mit einem frühkindlichen Autismus.

Magiati et al. publizierten 2007 eine Studie, die für junge Kinder mit autistischen Störungen (Altersbereich zwischen 23 und 53 Monaten) eine intensive verhaltenstherapeutische Unterstützung nach dem Lovaas-Modell im häuslichen Milieu mit einer intensiven Förderung in speziellen Kindertagesstätten verglich. Die Ergebnisse zeigten, dass die Kinder in beiden Gruppen Fortschritte machten, jedoch keine wesentlichen Änderungen im IQ nachzuweisen waren. In beiden Gruppen wurden große interindividuelle Unterschiede deutlich. Kinder, die zu Beginn der Intervention höhere IQ-Werte und bessere Sprachfertigkeiten hatten, profitierten von der Förderung am meisten.

Die *Wirksamkeit von Frühinterventionsprogrammen* steht außer Frage. Positive Wirkungen einer Intervention wurden inzwischen von verschiedenen Autoren nachgewiesen (Eikeseth et al. 2002; Cohen et al. 2006). Die Höhe der Effekte ist in den Studien meist nicht so hoch wie in der ersten, von Lovaas publizierten Studie. Die meisten Kinder, die im Rahmen der Studien behandelt wurden, wurden auch nach Abschluss der Behandlung als eindeutig autistisch eingestuft und benötigten weiterhin eine spezielle Unterstützung, selbst wenn sie in Regelschulen eingeschult wurden. Obwohl ein früher Behandlungsbeginn zweifelsohne wichtig ist, wird aus der Studie von Eikeseth et al. (2002) klar, dass auch ältere Kinder von einer Behandlung profitieren. In den Studien wurden große individuelle Unterschiede zwischen den Kindern hinsichtlich der Therapieeffekte deutlich. Die erzielten Fortschritte in der Intelligenz, den sprachlichen Fähigkeiten und im adaptiven Verhalten schwankten zwischen den verschiedenen Studien erheblich. Bislang ist nicht eindeutig geklärt, welche Kinder von einem intensiven Frühförderprogramm am meisten profitieren und welche Elemente in der Therapie besonders wirksam sind. In Deutschland sind intensive verhaltenstherapeutische Frühinterventionsprogramme bislang kaum verbreitet und nur selten systematisch untersucht worden. Diverse Gründe könnten dafür verantwortlich sein. Bei einer intensiven Verhaltenstherapie besteht ein gewisses Risiko der Überformalisierung und der Einseitigkeit der Intervention. Es kann der Eindruck der „Dressur" des Kindes entstehen. Ferner ist der zeitliche und finanzielle Aufwand so hoch, dass er im Augenblick nur für wenige Kinder realisierbar ist. Die Studie von Magiati et al. (2007) verdeutlicht, dass eine Integration von intensiven verhaltenstherapeutischen Maßnahmen in das Gruppensetting einer Tagesstätte durchaus möglich und auch sinnvoll ist. Durch eine Anwendung der Programme in Kindergruppen könnten somit autismusspezifische Frühfördermaßnahmen auf einer breiteren Basis realisiert werden. Es soll betont werden, dass bei Kindern mit ASS auch eine niederfrequente, symptomorientierte Verhaltenstherapie wirksam ist (Koegel et al. 2001).

Literatur

Bernard-Opitz V (2005) Kinder mit Autismus-Spektrum-Störungen (ASS): Ein Praxishandbuch für Therapeuten, Eltern und Lehrer. Stuttgart: Kohlhammer Verlag.

Bower GH, Hilgard ER (1983) Theorien des Lernens. Bd. 1. Stuttgart: Klett-Cotta.

Bower GH, Hilgard ER (1984) Theorien des Lernens. Bd. 2. Stuttgart: Klett-Cotta.

Cohen H, Amerine-Dickens M, Smith T (2006) Early intensive behavioral treatment: replication of the UCLA Model in a community setting. J Dev Behav Pediatr 27:145–155.

Cordes R (2006) Frühe Verhaltenstherapie mit autistischen Kindern. Das Bremer Elterntrainingsprogramm (BET). In: Schirmer B (Hrsg.) Psychotherapie und Autismus. Tübingen: DGVT-Verlag.

Eikeseth S, Smith T, Jahr E, Eldevik S (2002) Intensive behavioral treatment at school for 4 to 7 years old children with autism. Behav Modi 26:49–68.

Ferster C (1961) Positive reinforcement and behavioral deficits of autistic children. Child Dev 32:437–456.

Kanfer FH, Philips JS (1975) Lerntheoretische Grundlagen der Verhaltenstherapie. München: Kindler (amerik. Original: Learning foundations of behaviour therapy (1970) New York: Wiley.).

Koegel R, Koegel L (1988) Generalized responsivity and pivotal behaviors. In: R Horner, G Dunlap, R Koegel (Hrsg.) Generalization and life-style changes in applied settings. Baltimore: Paul H Brookes Publishing. Co. S. 41–66.

Koegel R, Koegel L, McNerney E (2001) Pivotal areas in interventions for autism. J Clin Child Psychol 30:19–32.

Koegel RL, Schreibman L, Good AB, Cerniglia L, Murphy C, Koegel LK (1989) How to teach pivotal behaviors to autistic children: A training manual. Santa Barbara: University of California.

Leaf R, McEachin J (1999) A work in progress: behavior management strategies and a curriculum for intensive behavioral treatment of autism. New York: Autism Partnership.

Lovaas O (1968) A program for the establishment of speech in psychotic children. In: Stone HN, McAuley BD (Eds.) Operant procedures in remedial speech and language training. Boston: Houghton Mifflin.

Lovaas O (1981) Teaching developmentally disabled children: The ME Book. Austin: pro-ed.

Lovaas O (1987) Behavioral treatment and normal educational and intellectual functioning in young autistic children. J Consult Clin Psychol 14:683–707.

Magiati I, Charman T, Howlin P (2007) A two-year prospective follow-up study of community-based early intensive behavioral intervention and specialist nursery provision for children with autism spectrum disorders. J Child Psychol Psychiatry 48:803–811.

McEachin J, Smith T, Lovaas I (1993) Long-term outcome for children with autism who received early intensive behavioral treatment. Am J Ment Retard 97:359–372.

Noterdaeme M, Enders A (2008) Therapie autistischer Störungen. Pädiatrische Praxis 72:605–618.

Petermann U, Petermann F (1997) Grundlagen kinderverhaltenstherapeutischer Methoden. In: Petermann F (Hrsg.) Kinderverhaltenstherapie – Grundlagen und Anwendungen. Baltmannsweiler: Schneider Verlag Hohengehren. S. 22–63.

Petermann U (1996 a) Kinderverhaltenstherapie. In: Reinecker S, Schmelzer D (Hrsg.) Verhaltenstherapie, Selbstregulation, Selbstmanagement. Göttingen: Hogrefe. S. 369–377.

Petermann U (1996 b) Diskriminationstraining. In: Linden M, Hautzinger M (Hrsg.) Verhaltenstherapie. Heidelberg: Springer. S. 113–117.

Petermann U (1992) Sozialverhalten bei Grundschülern und Jugendlichen. 2. Aufl. Frankfurt a. M.: Peter Lang.

Remschmidt H, Kamp-Becker I (2008) Tiefgreifende Entwicklungsstörungen: Autismus-Spektrum-Störungen. In: Remschmidt H, Mattejat F, Warnke A (Hrsg.) Therapie psychischer Störungen bei Kindern und Jugendlichen. Ein integratives Lehrbuch für die Praxis. Stuttgart: Thieme. S. 134–147.

Smith T, Groen A, Wynn J (2000) Randomized trial of intensive early intervention for children with pervasive developmental disorder. Am J Ment Retard 105:269–285.

12.3 Aufbau von Kommunikation und Sprache

Hedwig Amorosa

12.3.1 Einleitung

Kinder mit einer Autismus-Spektrum-Störung (ASS) haben erhebliche Auffälligkeiten im Bereich der Kommunikation. Die Entwicklung von Kommunikation und Sprache sind sehr eng miteinander verknüpft. Das Interesse an Kommunikation, das Bedürfnis Wünsche und Gefühle auszudrücken oder Ideen mit anderen zu teilen, ist dabei eine wichtige Vorraussetzung für die Entwicklung der Sprache (Bloom 1993). In den frühen Dialogen zwischen Mutter und Kind werden die Grundlagen für die Sprachentwicklung eingeübt (Papoušek 1997). Die Vokalisation wird angeregt ebenso wie die stimmliche Nachahmung. In den Interaktionen spielt das Abwechseln („turntaking") eine wichtige Rolle. In einfachen, sich wiederholenden Spielen lernen die Kinder, Erwartungen bezüglich der Reaktion des Partners aufzubauen und diese Reaktionen einzufordern. Sie erfahren, dass sie den Partner beeinflussen können. In den Dialogen wird gemeinsame Aufmerksamkeit hergestellt und weiterentwickelt. Es ist daher wichtig, in der frühen Förderung von Kindern mit einer ASS diese Grundlagen zu beachten.

Bei einem Teil der Kinder mit einer ASS entwickelt sich die Sprache nicht oder sehr verzögert. Für diese Kinder wurden Programme zum Sprachaufbau entwickelt (▶ Kap. 12.3.2 und 12.3.3). Für manche Kinder ist vorübergehend oder langfristig der Einsatz alternativer Kommunikationsmethoden wichtig (▶ Kap. 12.3.4).

Entwickelt sich die Sprache, so bestehen trotz guter formaler Sprachentwicklung oft Beeinträchtigungen im Sprachverständnis

(▶ Kap. 12.3.5) und in der Sprachverwendung (▶ Kap. 12.3.6). Dies betrifft sowohl die nonverbalen als auch die sprachlichen Anteile, die Art der Gesprächsführung und die Anpassung der Sprache an die Situation. Für sprechende Personen mit einer ASS sind die Regeln der Sprachverwendung schwer zu verstehen.

In den Therapien wird oft an formalen Aspekten der Sprache wie Wortschatz oder Grammatik gearbeitet, das Ziel ist aber letztendlich, die kommunikativen Fähigkeiten des Kindes zu verbessern.

12.3.2 Aufbau früher Formen der Kommunikation

Voraussetzung für eine Kommunikation ist das Interesse an der anderen Person. Dies ist bei Kindern mit einer ASS nicht selbstverständlich. Daher ist es oft notwendig, den Partner für das Kind interessant zu machen. Spiele, in denen der Partner eine wichtige Rolle spielt und die dem Kind Spaß machen, sind geeignet, das Interesse an der anderen Person zu wecken. Dies sind oft Tobe- oder Kitzelspiele, die die Kinder mögen und nach einiger Zeit auch einfordern. Gleichzeitig lernen die Kinder, dass sie mit ihrer Kommunikation, Lauten, Gebärden oder Blickkontakt diese Spiele auslösen, d. h. durch Kommunikation die Handlungen der anderen Person beeinflussen können (Landa 2007; Rogers et al. 2006).

Das Interesse von Kindern mit einer ASS an Musik wird in der Musiktherapie ausgenutzt, um über die Musik Interaktion und Kommunikation aufzubauen (Wigram und Gold 2006).

Aufgreifen der kindlichen Kommunikationssignale

In einer Untersuchung von Siller und Sigman (2002) konnte gezeigt werden, dass das kommunikative Verhalten der Eltern gegenüber jungen Kindern mit einer ASS einen

Einfluss auf das spätere kommunikative Verhalten der Kinder hatte. Wenn die Erwachsenen ihr Verhalten mit dem der Kinder synchronisierten und das Verhalten der Kinder kommentierten, aber nicht zu beeinflussen versuchten, entwickelten die Kinder mehr gemeinsame Aufmerksamkeit („Joint Attention") und Sprache als Kinder von Eltern, denen diese Synchronisation nicht gelang. Dieser Effekt konnte auch noch 10 und 16 Jahre nach der ursprünglichen Untersuchung nachgewiesen werden.

Aldred et al. (2001) entwickelten ein Programm für Eltern zum Aufbau von früher Kommunikation und gemeinsamer Aufmerksamkeit. Die Eltern sollten lernen, auch sehr wenig ausgeprägte kommunikative Signale des Kindes zu erkennen und aufzugreifen. Anhand von Videos einer Eltern-Kind-Interaktion wurden solche Signale aufgezeigt und mit den Eltern mögliche Reaktionen besprochen. Als weiterer Bestandteil des Programms ging es darum, wie beim „turntaking" in der normalen Entwicklung kindliches Blickverhalten, Laute und kindliche Handlungen als kommunikativen Akt anzusehen, aufzugreifen und zu kommentieren. Wesentlicher Bestandteil des Programms ist es, dass die Eltern die Signale des Kindes für Kommunikationssituationen und soziale Interaktionen aufgreifen, kommentieren und erweitern und möglichst wenig das Verhalten der Kinder dirigieren und kontrollieren. Durch diese Verhaltensweisen wird gemeinsame Aufmerksamkeit aufgebaut, die wesentlich für die Entwicklung von Sprache ist.

Die Eltern erhielten eine Einführung in Workshops und eine monatliche Beratung über ein halbes Jahr, danach eine Beratung in Abstand von acht Wochen über ein weiteres halbes Jahr durch einen Therapeuten. Sie sollten täglich 30 Minuten allein mit dem Kind eine ruhige Situation gestalten, in der sie die besprochenen Verhaltensweisen ausprobieren konnten. Die Autoren gehen davon aus, dass das in diesen Situationen eingeübte Verhalten in den Alltag übernommen wird.

In einer randomisierten Studie (Aldred et al. 2004) konnte im Vergleich zu einer Kontrollgruppe, die nur die sonst übliche Förderung erhielt, gezeigt werden, dass es in der Experimentalgruppe zu einer deutlichen Verbesserung der expressiven Sprache, der Interaktion und der Initiierung von Kommunikation durch das Kind kam.

Imitation
Das Imitationstraining ist Teil vieler Intensivprogramme für Kinder mit einer ASS. Um die Kinder auf die Imitation aufmerksam zu machen, beginnt der Therapeut mit der Imitation der kindlichen Handlungen, d. h. das Kind führt in der Interaktion, der Partner macht nach. Meist reagieren die Kinder auf diese Handlung des Erwachsenen mit Überraschung und Aufmerksamkeit. Ein weiterer Schritt ist die verbale Begleitung der Handlung. Als nächstes werden Handlungen, die das Kind kennt, vorgemacht und das Kind wird bei der Imitation unterstützt. Der nächste Schritt ist die Imitation neuer Handlungen.

Häufig wird mit der Imitation von grobmotorischen Bewegungen oder Handlungen mit Gegenständen begonnen, danach werden Hand und Fingerbewegungen, Lippen- und Zungenbewegungen und danach Vokalisationen eingeübt. In einer Studie von Ingersoll und Schreibman (2006) konnte an fünf Kindern gezeigt werden, dass das Imitationstraining einen positiven Effekt auf die Sprachentwicklung, das Spiel und die gemeinsam gerichtete Aufmerksamkeit hat. Carpenter und Mitarbeiter (2002) gehen davon aus, dass Kinder mit einer autistischen Störung Sprache eher über Imitation lernen als über die gemeinsame Aufmerksamkeit, die bei unauffälligen Kindern eine wesentliche Voraussetzung für den Spracherwerb ist.

Gemeinsame Aufmerksamkeit
Unter dem Begriff „gemeinsame Aufmerksamkeit" werden Verhaltensweisen zusam-

mengefasst, die bei Kindern mit unauffäl-liger Entwicklung zwischen 9 und 24 Mo-naten beobachtet und als wesentliche Vor-läufer der sozialen Kommunikation und der Sprachentwicklung angesehen werden. Kin-der mit einer ASS zeigen diese Verhaltens-weisen gar nicht oder deutlich seltener als Kinder mit gleichem kognitiven Ent-wicklungsstand ohne autistische Störung (Mundy und Crowson 1997). Da davon ausgegangen wird, dass die gemeinsame Aufmerksamkeit für die weitere Entwick-lung eine Schlüsselfunktion hat (Landa 2007), werden die einzelnen Entwicklungs-schritte genauer beschrieben:

1. In der ersten Stufe wird gemeinsame Aufmerksamkeit durch den Erwachse-nen hergestellt, indem er das anschaut, wofür sich das Kind gerade interessiert und kommentiert, was er sieht. Auch durch Imitation der Handlung des Kindes wird die Aufmerksamkeit ge-meinsam ausgerichtet.
2. Die zweite Stufe besteht darin, dass das Kind sich dem zuwendet, was der Erwachsene macht oder ansieht. Der Erwachsene zeigt auf einen Gegenstand oder wendet den Blick zu etwas hin und das Kind folgt dem Zeigen oder der Blickwendung. In diesem Fall rea-giert das Kind auf eine direkte oder indirekte Aufforderung des Erwachse-nen.
3. Der dritte Schritt ist das Initiieren der gemeinsamen Aufmerksamkeit durch das Kind. Das Kind zeigt auf einen Gegenstand oder wendet den Blick, mit der Absicht, dass es den Erwachsenen auf etwas aufmerksam machen möchte (protodeklarative Akte). Hiervon zu unterscheiden ist das Zeigen auf etwas, was das Kind haben möchte (proto-imperative Akte).
4. Am Schluss kontrolliert das Kind, ob der Erwachsene tatsächlich auf das schaut, was das Kind zeigt. Das heißt, das Kind

blickt zwischen dem Gegenstand und dem Gesicht der anderen Person hin und her (geteilte Aufmerksamkeit).

Diese einzelnen Stufen werden entweder in systematischen verhaltenstherapeutischen Trainings aufgebaut und dann generalisiert oder in natürlichen Lernsituationen ver-stärkt (Ingersoll und Schreibman 2006; Whalen und Schreibman 2003). Manchmal erfolgt die Behandlung durch Therapeuten (Whalen und Schreibman 2003) während in anderen Studien die Eltern angeleitet werden (Aldred et al. 2004; Schertz und Odom 2007). Je nach Entwicklungsstand am Be-ginn der Behandlung, werden positive Effek-te auf die Sprachentwicklung, die Häufigkeit vom Kind ausgehender sozialer Interaktio-nen und die Stimmung des Kindes beschrie-ben (Siller und Sigman 2002; Bono et al. 2004; Bruisma et al. 2004; Whalen und Schreibman 2003).

Hartmann et al. (1988) entwickelten ein Programm zum Aufbau von nonverbaler Kommunikation, die „Aufmerksamkeits-In-teraktions-Therapie (AIT)". Ziel ist es, einen Dialog mit dem Kind mit ASS aufzubauen. Es werden Mimik und andere nonverbale Kommunikationsmittel eingesetzt. Im Ge-gensatz zur Behandlung nach Lovaas spielt die *Eigenaktivität* des Kindes als Anfang eines Dialogs eine große Rolle. Der Thera-peut greift Signale des Betroffenen auf, kom-mentiert und spiegelt sie. Er versucht darü-ber gemeinsame Aktivitäten und später abwechselnde Aktivitäten aufzubauen.

Eine Evaluation mit einer kleinen Stich-probe ergab eine Überlegenheit dieser The-rapie im Vergleich zu einer Therapie nach Lovaas (Hartman et al. 2004). In vielen Förderungen, die Spielverhalten bei Kindern mit ASS aufbauen, spielt die nonverbale Kommunikation und das Herstellen von gemeinsamer Aufmerksamkeit eine wichtige Rolle (Beyer und Gammeltoft 2002; Stahmer et al. 2003).

12.3.3 Sprachaufbau

Für den Sprachaufbau bei sehr wenig oder gar nicht sprechenden Kindern werden verhaltenstherapeutische Methoden eingesetzt. Am häufigsten kommen „Diskrete Lernformate" („Discrete Trial Training") nach Lovaas (1987) und das „Training von Schlüsselverhalten" („Pivotal Response Training") nach Koegel und Koegel (2006) zur Anwendung.

Diskrete Lernformate

Dem eigentlichen Sprachaufbau geht ein Imitationstraining voraus, in dem mit der Imitation grob- und feinmotorischer Bewegungen begonnen wird und dann Laute imitiert werden. Kann das Kind Laute imitieren, beginnt die eigentliche Sprachanbahnung. Es werden im Spiel Gegenstände oder auch Bilder verwendet, die von den Therapeuten benannt werden. In der ersten Phase des Trainings werden alle Imitationsversuche, in späteren Phasen werden nur Annäherungen an die vorgegebene Lautstruktur und am Schluss des Trainings die korrekten Nachahmungen verstärkt. In weiteren Phasen erfolgt die Verstärkung, wenn das Kind den gezeigten Gegenstand spontan benennt. Erst wenn ein Wort vom Kind überwiegend richtig eingesetzt wird, wird ein neues Wort eingeführt.

Am Anfang des Trainings werden materielle Verstärker benutzt, später zunehmend Lob und andere soziale Verstärker. Die Auswahl und Reihenfolge der Lernwörter bestimmt der Therapeut. Die Generalisation der erworbenen Sprache außerhalb der Therapiesituation muss systematisch aufgebaut werden, ebenso der spontane Einsatz der erworbenen Sprache (Goldstein 2002).

Training von Schlüsselverhalten

Koegel und Koegel (2006) gehen davon aus, dass es notwendig ist, bei Kindern mit einer ASS Schlüsselfähigkeiten zu trainieren („Pivotal Response Training"). Es handelt sich

hierbei um Fähigkeiten, deren Training dazu führt, dass Kinder zusätzliche Fähigkeiten erwerben, ohne dass sie spezifisch geübt werden müssen. Wenn die Schlüsselfähigkeiten erworben sind, führen sie zu großen Fortschritten in vielen Verhaltensbereichen. **Übersicht 12.1** enthält einige dieser Schlüsselfunktionen.

Übersicht 12.1: Schlüsselfähigkeiten für die Behandlung von Kindern mit einer ASS („Pivotal Response")

- Motivation
- Reaktion auf multiple Reize
- Eigenkontrolle
- Initiieren von Aktivitäten
- Empathie

Die *Motivation* zur Interaktion und Kommunikation, die bei Kindern mit ASS oft nur wenig vorhanden ist, muss geweckt werden, wenn die erlernten Fähigkeiten eingesetzt werden sollen. Erfolgserlebnisse spielen für die Motivation eine wichtige Rolle. Verstärker, auch bei unvollständiger Ausführung der Anforderung, eine enge Verbindung zwischen Reiz und Belohner sowie die Gestaltung von Situationen, die vom Interesse des Kindes geleitet werden, sind in der therapeutischen Arbeit zu berücksichtigen.

Im Alltag ist es wichtig, auf *mehrere Reize* gleichzeitig zu reagieren. Bei der gemeinsam gerichteten Aufmerksamkeit geht es darum, die andere Person und den Gegenstand gleichzeitig zu beachten. Wenn hier Fortschritte erreicht werden können, trägt dies zur Verbesserung der gemeinsam gerichteten Aufmerksamkeit bei. Die *Kontrolle über das eigene Verhalten* und die Möglichkeit, das Verhalten der anderen durch sozial angemessene Kommunikation zu beeinflussen, eröffnen viele Gelegenheiten zu Interaktionen, die die Entwicklung des Kindes fördern. Kann ein Kind Aktivitäten *initiieren*, wird es häufiger positive Interaktionen erleben, die seinen momentanen Interessen entsprechen. Die Möglichkeit, sich in die *Gedanken und Gefühle anderer zu versetzen*, erlaubt es, viele Reaktionen der anderen zu verstehen und entsprechend zu reagieren.

Das Training des Schüsselverhaltens sollte im natürlichen Umfeld des Kindes durch enge Bezugspersonen („Natural Language Paradigm"), d.h. die Eltern, Geschwister und Betreuer stattfinden.

Die Motivation des Kindes zu sprechen, wird dadurch aufgebaut, dass das Kind im Laufe des Tages Gegenstände oder Handlungen, die es gern haben möchte, bekommt, wenn es sie benennt bzw. den Versuch macht, sie zu benennen. Der Erwachsene folgt dem Interesse des Kindes, wodurch automatisch eine gemeinsame Aufmerksamkeit für den Gegenstand entsteht. Die Motivation des Kindes wird dadurch gefördert, dass es die von ihm gewünschten und benannten Objekte oder Handlungen systematisch als Belohnung erhält. Anfangs gibt der Erwachsene das Wort vor und belohnt jeden Imitationsversuch des Kindes durch die Gabe des Objektes oder die Handlung. Die für das Kind relevanten Gegenstände müssen im Raum so aufgestellt werden, dass das Kind sie gut sehen, aber nicht allein erreichen kann. Dadurch ist die Wahrscheinlichkeit groß, dass das Kind spontan aktiv wird. Durch das Training im natürlichen Umfeld generalisiert sich das Verhalten.

Es gibt weitere Therapien, in denen das Training der Sprache im Alltag des Kindes erfolgt („Milieu Language Teaching"). Es werden dabei anfangs besonders Bitten um etwas eingeübt, da hier die Motivation der Kinder groß ist. Das Training im Alltag ist besonders effektiv für Kinder, die ganz am Anfang ihrer Sprachentwicklung stehen (Goldstein 2002).

12.3.4 Einsatz unterstützter Kommunikation

Mit der unterstützten Kommunikation („Augmentative and Alternative Communication") werden bei eingeschränkter oder fehlender Lautsprache andere Formen der Kommunikation wie Gebärden, Körperbewegungen, Blickbewegungen, Mimik, Gestik oder andere Kommunikationshilfen wie Bilder, Zeichen, Schriftsprache oder elektronische Kommunikationshilfen eingesetzt. Wichtig ist, dass die unterstützte Kommunikation allein und selbstständig von dem Betroffenen ausgeführt wird, im Gegensatz zur Situation in der gestützten Kommunikation (▶ Kap. 12.9.2).

In einer systematischen Auswertung von Studien zum Einsatz unterstützter Kommunikation kam es nie zum Abbau sprachlichen Verhaltens und in fast allen Fällen zu einer, wenn auch teilweise nur geringen, Zunahme gesprochener Sprache (Millar et al. 2006; Schlosser und Wendt 2008).

Bei Kindern mit einer ASS, die keine oder nur in sehr geringem Umfang expressive und/oder rezeptive Sprache entwickeln, werden unterschiedliche Verfahren der unterstützten Kommunikation eingesetzt (Howlin 2008). Bei manchen Kindern lassen sich *Gebärden* zur Verbesserung der Kommunikation einsetzen (Bernard-Opitz et al. 1988). Gebärden haben gegenüber anderen Formen der unterstützten Kommunikation den Vorteil, dass man die Hände immer da hat und nicht zusätzliches Material mitnehmen muss. Wichtig ist, dass die Gebärden motorisch einfach auszuführen und für den Betroffenen funktional sind. Eine Generalisierung auf den Alltag und der spontane Einsatz müssen systematisch aufgebaut werden.

In Untersuchungen konnte gezeigt werden, dass Gebärden allein und Sprache plus Gebärden dazu führen, dass die Kinder Wörter schneller und gründlicher lernen, als wenn Sprache allein angeboten wird. In den

Studien, die durchgeführt wurden, ging es überwiegend um das Lernen von Wortbedeutungen, nicht um längere Äußerungen (Goldstein 2002).

Im TEACCH-Programm werden in klar strukturierten Situationen *Gegenstände* herangezogen, um einer Person zu verdeutlichen, was als nächstes passiert: so wird z. B. bei jungen Kindern ein Lätzchen als Signal für die Essenssituation verwendet oder für Erwachsene eine Tasse als Signal für die Kaffeepause. Der Gegenstand wird der Person am Ende der vorhergehenden Tätigkeit in die Hand gegeben und signalisiert damit den Übergang zur neuen Situation. In einem Video der Universität Leiden „In other Words" werden verschiedene Beispiele gezeigt (University of Leiden 2002).

Auch *Fotos* oder *Bilder* können bei Menschen mit ausreichenden kognitiven Voraussetzungen ebenfalls zur Verständigung eingesetzt werden. So lassen sich z. B. Bilder von Wurst und Käse als „Auswahlkarte" beim Essen einsetzen. Man beginnt mit einem Bild und baut dann das Verhalten langsam und systematisch auf, in dem das Kind den Gegenstand, auf dessen Bild es gezeigt hat, bekommt.

Das „*Picture Exchange Communication System*" (PECS) arbeitet systematisch mit Bildern oder Symbolen und wurde für Kinder mit einer ASS entwickelt (Bondy und Frost 1998). Die Behandlung erfolgt in 6 Phasen (siehe auch *http://www.kometh.net/ PECS/index.html*):

1. Das Kind soll lernen, ein Bild oder Symbol zu geben, um ein gewünschtes Objekt zu bekommen. Die Verstärkung erfolgt dadurch, dass das Kind das bekommt, was es gefordert hat. Prompts mit Handführung werden eingesetzt, um das Verhalten aufzubauen und werden später wieder ausgeblendet.
2. Das Kind soll lernen, dass es zu seinem Kommunikationsbrett geht, ein Bildkärtchen holt, um es der Bezugsperson zu geben, und damit ein gewünschtes Objekt oder eine Handlung zu erbitten.
3. Das Kind soll die Bildkarten unterscheiden lernen und den Gegenständen bzw. Tätigkeiten zu ordnen.
4. Das Kind soll vorliegende und nicht sichtbare Sachen verlangen und dafür Sätze bilden mit einer Bildkarte, die „Ich möchte/ich will" symbolisiert.
5. Das Kind lernt auf die Frage „Was möchtest Du?" zu antworten. Ziel ist es, dass es aus einer Vielzahl von Sachen auswählen kann.
6. Das Kind soll lernen auf Fragen wie „Was möchtest Du? Was hast Du? Was siehst Du?" zu antworten und spontane Kommentare abzugeben.

In einer Studie konnte gezeigt werden, dass das PECS-Training zu einer Zunahme von Aufforderungen durch Kinder ohne Sprache in der Trainingssituation führte, dass aber keine Übertragung auf andere Situationen stattfand (Yoder und Stone 2006). Howlin und Mitarbeiter (2006) stellten fest, dass ein Training von Eltern und Lehrern mit dem PECS-System gefolgt von wöchentlich stattfindenden Supervisionen der Lehrer dazu führt, dass die Kinder häufiger von sich aus auffordern und Kommunikation initiieren. Sie konnten aber auch beobachten, dass die Häufigkeit wieder abnahm, wenn die Supervision der Lehrer aufhörte.

Bei einzelnen Kindern kann man geschriebene Wörter und Sätze zur Verständigung einsetzen. Gerade auch Kinder, die sprechen können, empfinden es als eine Hilfe, wenn die Wörter oder Sätze gesprochen und geschrieben werden. Auch hier spielt es eine Rolle, dass das Kind das Tempo wählen kann, mit dem es die Wörter liest.

Elektronische Kommunikationshilfen werden für Kinder mit ASS und fehlender Lautsprache eingesetzt, systematische Arbeiten dazu gibt es nicht.

Bei allen alternativen Kommunikationsmitteln ist die Generalisierung gelernter Fähigkeiten auf neue Interaktionspartner und Situationen schwierig und muss systematisch eingeübt werden. Entscheidend bei der Behandlungsplanung ist es, die Motivation des Betroffenen zu kommunizieren, aufzubauen.

12.3.5 Sprachverständnistherapie

Bei sehr vielen Kindern mit einer Störung aus dem autistischen Formenkreis ist das Sprachverständnis eingeschränkt. Eine Intervention muss von einer sorgfältigen Diagnose des Sprachverständnisses ausgehen und dann individuell dort ansetzen, wo Schwierigkeiten beobachtet werden. Es gibt nur wenige Beschreibungen der Therapie von Sprachverständnisstörungen (Amorosa und Noterdaeme 2003) und kaum etwas zur Behandlung von Menschen mit ASS (Nieß 1998).

Wortverständnis

Oft ist bereits das Wortverständnis eingeschränkt. Das Training beginnt mit Gegenständen, die auf Benennung gezeigt oder gegeben werden müssen. Manche Kinder müssen lernen, dass die gehörte Lautfolge spezifisch für einen Gegenstand oder eine Tätigkeit ist. Haben sie dies gelernt, lernen sie schnell neue Wörter. Auch hier ist es günstig mit Gegenständen zu beginnen, die das Kind interessieren. Zeigt das Kind zu dem vom Therapeuten benannten Gegenstand später das richtige Bild, erhält es den Gegenstand. Oberbegriffe werden anfangs mit mehreren Gegenständen, z.B. einem Apfel, einer Birne, einer Apfelsine und einer Pflaume für den Begriff „Obst" eingeführt. Verben müssen eingeübt werden, indem man anfangs mit den Handlungen beginnt, die das Kind gerne ausführt. Bei Kindern mit einem größeren Wortschatz müssen Doppelbedeutungen von Wörtern geklärt werden.

Satzverständnis

Auch wenn ein Kind alle Wörter in einem Satz kennt, heißt es nicht, dass es die Wörter zueinander in Beziehung setzt. Mit vielen Kindern muss dies systematisch geübt werden, z.B. durch eine Mischung aus sinnvollen und sinnlosen Äußerungen, die das Kind beurteilen muss, z.B. Können Hunde bellen? Können Autos bellen? Auch hier muss nach einer genauen Diagnostik der Schwierigkeitsgrad der Übungen individuell angepasst werden. In manchen Fällen ist es günstig zusätzlich Schriftsprache für die Übungen einzusetzen.

Verständnis für Texte und längere Äußerungen

Beim Textverständnis ist es wichtig, Verknüpfungen zwischen den Sätzen zu erkennen oder nicht direkt Geäußertes aufgrund des eigenen Vorwissens zu ergänzen. Kinder mit einer autistischen Störung neigen dazu, Bedeutungen lokal zu erfassen, d.h. es fällt ihnen schwer, z.B. ein Pronomen in einem Satz auf eine in einem der vorhergehenden Sätze beschriebene Person zu beziehen. Sie stellen häufig auch keine Beziehung eines Satzes zu den anderen her oder ergänzen die Texte aufgrund ihres Weltwissens. All dies muss zunächst mit einfachen kurzen Texten geübt werden, später lässt sich dann die Komplexität der Äußerungen erhöhen.

> Es wird mit zwei Sätzen begonnen. „Martin und Suzanne spielen am Computer. Sie darf als erste spielen. Wer spielt zuerst, Martin oder Suzanne?"

Um das Weltwissen des Kindes zu aktivieren sind „Rätsel" geeignet. Ein Gegenstand oder ein Lebewesen werden beschrieben, ohne den Namen zu nennen. Der Name muss erraten werden.

Die Schwierigkeit muss an den Entwicklungsstand des Kindes angepasst sein. Es ist wichtig bei diesen Spielen die Rollen zu wechseln. Einmal gibt der Therapeut die „Geschichte" oder das „Rätsel" vor, einmal das Kind.

> „Es ist rund, etwa so groß wie ein Tennisball, rot oder gelb und wächst an Bäumen. Der Apfel".

Für Personen mit einer ASS auf hohem Funktionsniveau kann es sehr schwierig sein, in Texten Wichtiges von Unwichtigem zu trennen.

> Ein Jugendlicher löste das Problem indem er den zu lesenden Text mehrmals kopierte. An verschiedenen Tagen markierte er jeweils auf einer Kopie, was er für wesentlich hielt. Am Ende verglich er, was er in allen Kopien übereinstimmend unterstrichen hatte und nahm an, dass dies das wichtigste sei.

Auch dies muss anhand von Beispielen sorgfältig trainiert werden. Man kann das Zusammenfassen von Texten üben, oder als Hilfsmittel Fragen zu Texten erarbeiten, z. B. „Wer? Wo? Was? Wann?".

Übertragene Bedeutung

Menschen mit einer ASS und einer hochentwickelten Sprache interpretieren Äußerungen oft sehr konkret. Sie können übertragene Bedeutungen nicht verstehen. Es ist nötig, mit ihnen die Bedeutung häufig gebrauchter Äußerungen zu erarbeiten, z. B. „Da sehe ich schwarz" oder „Dort werden um 6 Uhr die Bürgersteige hoch geklappt". Oft muss man mit ihnen klären, dass Äußerungen in verschiedenem Kontext eine unterschiedliche Bedeutung haben können, damit sie nachfragen können, wenn eine Äußerung ihnen merkwürdig erscheint. Man kann ein Signal ausmachen, dass der Therapeut und später andere Bezugspersonen geben, wenn eine solche Äußerung von jemandem gebraucht wird.

12.3.6 Behandlung der Störungen der Sprachverwendung

Da sowohl die nonverbalen als auch die verbalen Anteile der Sprachverwendung bei Personen mit ASS auf hohem Funktionsniveau auffällig sind und die Interaktion mit anderen beeinträchtigen, ist eine Behandlung notwendig.

Nonverbale Sprachverwendung

Die linguistisch wichtigen Aspekte der nonverbalen Kommunikation, die besonders durch die Intonation vermittelt werden, wie auch die den Diskurs regulierenden Verhaltensweisen wie Blickkontakt, Hebung und Senkung der Stimme und die emotionalen Anteile, die durch Mimik, Gestik und Stimme ausgedrückt werden, sind bei Menschen mit ASS auffällig und bereiten auch im Verständnis Schwierigkeiten. In der Therapiesituation ist es notwendig, zunächst einzelne Aspekte herauszugreifen, zu erklären und zu üben. Aber nur die Integration der einzelnen Aspekte führt zu einer Verbesserung des Sprachgebrauchs im Alltag.

Das Verstehen von *Emotionen in der Mimik* wird typischerweise mit Bildern geübt. Wichtig ist aber auch die Dynamik der Bewegungen zu beachten, sodass das Vormachen und Nachmachen emotionaler Ausdrücke geübt werden soll. Für Jugendliche gibt es einige Programme, bei denen ein systematisches Training mithilfe von Computerprogrammen zum Erkennen von Emotionen eingesetzt wird (Bölte et al. 2002; Silver und Oakes 2001). Eine Übertragung in die Alltagssituation gelingt nur, wenn die Generalisierung systematisch trainiert wird.

Störungen der *Intonation*, d. h. des Tonhöhenverlaufs, der Lautstärke und der Zeitstruktur von Äußerungen und ihres Zusammenspiels (von Benda 1983) gehören zu den häufigen und bereits von Kanner und Asperger beschriebenen Symptomen bei ASS. Die Sprache wird als monoton, mechanisch, pedantisch oder roboterhaft beschrieben, manche Patienten sprechen in einem „Singsang". Diese Auffälligkeiten bestehen auch bei Personen mit einem großen Wortschatz und einer sehr guten sonstigen sprachlichen Entwicklung. Im Umgang im Alltag sind diese Auffälligkeiten häufig irritierend (von Benda 1983; McCann et al. 2007; Paul et al. 2005a; Peppé et al. 2007). Es wird daher von vielen Autoren gefordert, dass für diesen Bereich Interventionen entwickelt werden müssen (Järvinen-Pasley et al. 2008; Paul et al. 2005b; Shriberg et al. 2001).

Es wird vorgeschlagen, das Verständnis für die Bedeutung von Merkmalen der Intonation zu üben, z.B. auf die Hebung der Stimme am Ende einer Äußerung zu achten, da auf solche Äußerungen eine Reaktion erwartet wird (Peppé et al. 2007), während andere Autoren davor warnen, zu einseitig einen Aspekt der Intonation zu trainieren, da dies dann nicht generalisiert werde. Es sei günstiger, mit metalinguistischen Methoden zu arbeiten, d.h. die Bedeutung intonatorischer Merkmale in der gesprochenen Sprache bezüglich ihrer linguistischen, pragmatischen und emotionalen Bedeutung zu erklären und an Beispielen zu erarbeiten.

Teilweise werden Aspekte der Intonation in Trainings sozialer Fähigkeiten bereits einbezogen, z.B. in dem „Social Use of Language Program" von Rinaldi (2004). Dort werden einige der Fähigkeiten wie Blickkontakt, Zuhören oder Abwechseln im Gespräch direkt in der Kindergruppe mit Erfolg trainiert (Owen et al. 2008).

Es werden auch Interventionen im vorsprachlichen Bereich gefordert, da davon ausgegangen wird, dass die Intonationskonturen der mütterlichen Sprache wichtig sind für das Lenken der kindlichen Aufmerksamkeit auf sprachlich relevante Teile einer Äußerung.

Gesprächsführung

Menschen mit einer ASS fallen dadurch auf, dass sie Regeln der Gesprächsführung nicht einhalten. Sie initiieren kaum Gespräche und reagieren unzuverlässig auf Ansprache. Andere sprechen wahllos Personen an und beginnen ausführliche Gespräche, häufig mit stereotypen Fragen. Personen mit ASS fällt es schwer, ein Gesprächsthema fortzusetzen, wenn es sich nicht um ihre speziellen Interessen handelt. Typischerweise wird auch nicht berücksichtigt, welches Vorwissen der Gesprächspartner hat. Somit fehlt dem Zuhörer Information, um die Äußerung des Gesprächspartners mit ASS zu verstehen.

Es ist notwendig diese Probleme in der Therapie anzusprechen, an Beispielen zu erläutern und einzuüben. Oft ist es hilfreich, wenn der Patient Situationen im Alltag beobachtet und mit dem Therapeuten in der Therapiesituation bearbeitet. Dies kann sowohl in der Einzelsituation wie auch in der Gruppe erfolgen.

Anpassen der Sprache an die Situation

Menschen mit einer ASS fällt es schwer, gleichzeitig die Besonderheiten einer Situation, sein Wissen über den Gesprächspartner und die verbale und nonverbale Information einer Äußerung zueinander in Beziehung zu setzen. Sie erregen Unwillen, weil sie mit dem Schuldirektor in der gleichen Weise reden wie mit ihrem Mitschüler. Die Rolle von unterschiedlichen Sprachcodes muss besprochen werden und es muss eingeübt werden, wie man mit den verschiedenen Personen spricht, was angemessen oder unangemessen ist.

Wird die nonverbale Information nicht beachtet, dann kann es zu Missverständnissen kommen. Auch hier können Erklärungen einerseits aber auch das Einüben und bewusste Beobachten in Alltagssituationen helfen, dass der Betroffene auf diese Aspekte achtet und lernt nachzufragen, wenn er eine Äußerung nicht verstanden hat.

Literatur

Aldred C, Pollard C, Phillips R, Adams C (2001) Multi-disciplinary social communication intervention for children with autism and pervasive developmental disorders: The Child's Talk research project. J Educ Child Psychol 18:76–87.

Aldred C, Green J, Adams C (2004) A new social communication intervention for children with autism: pilot randomised controlled treatment study suggesting effectiveness. J Child Psychol Psychiat 45:1420–1430.

Amorosa H, Noterdaeme M (2003) Rezeptive Sprachstörungen – ein Therapiemanual. Göttingen: Hogrefe.

Benda U von (1983) Untersuchungen zur Intonation autistischer, sprachentwicklungsgestörter und sprachunauffälliger Kinder. Diss LMU-München.

Bernhard-Opitz V, Blesch G, Holz K (1988) Sprachlos muss keiner bleiben. Freiburg: Lambertus-Verlag.

Beyer J, Gammeltoft L (2002) Autismus und Spielen. Weinheim: Beltz.

Bloom L (1993) The Transition From Infancy to Language. Cambridge: Cambridge University Press.

Bölte S, Feineis-Matthews S, Leber S, Dierks T, Hubl D, Poustka F (2002) The development and evaluation of a computer-based program to test and to teach the recognition of facial affect. Internat J Circumpolar Health 61 (Suppl. 2):61–68.

Bondy A, Frost L (1998) The Picture Exchange Communication System. Seminars in Speech and Language 19:373–389.

Bono M, Daley L, Sigman M (2004) Relations among joint attention, amount of intervention and language gain in autism. J Autism Dev Disord 34:495–505.

Bruisma Y, Koegel R, Koegel L (2004) Joint attention and children with autism: a review of the literature. Ment Retard Dev Disbil Res Rev 10:169–175.

Carpenter M, Pennington B, Rogers S (2002) Interrelations among social-cognitive skills in young children with autism. J Autism Dev Disord 32:91–106.

Goldstein H (2002) Communication intervention for children with autism: a review of treatment efficacy. J Aut Dev Disord 32:373–396.

Hartmann H, Kalde M, Jakobs G, Rohmann U (1988) Die Aufmerksamkeits-Interaktions-Therapie (AIT). In: Arens C, Dzikowski S (Hrsg.) Autismus heute, Bd 1. Dortmund: Modernes lernen. S. 129–137.

Hartmann H, Willner H, Esser G (2004) Ist Aufmerksamkeits-Interaktions-Therapie (AIT) effektiv bei frühkindlichem Autismus? Heilpädagogische Forschung 30:2–19.

Howlin P (2008) Identifying effective interventions for young children with autism spectrum disorders. J Intellect Disabil Res 52:817.

Howlin P, Gordon R, Pasco G, Wade A, Charman T (2006) The effectiveness of Picture Exchange Communication System (PECS) training with teachers of children with autism: a pragmatic, group randomised controlled trial. J Child Psychol Psychiatry 48:473–481.

Ingersoll B, Schreibman L (2006) Teaching reciprocal imitation skills to young children with autism using a naturalistic behavioral approach: effects on language, pretend play, and joint attention. J Autism Dev Disord 36:487–505.

Järvinen-Pasley A, Peppé S, King-Smith G, Heaton P (2008) The relationship between form and function level of receptive prosodic abilities in autism. J Autism Dev Disord 38:1328–1340.

Koegel R, Koegel L (2006) Pivotal Response Training for Autism. Baltimore: Brookes.

Landa R (2007) Early communication development and intervention for children with autism. Ment Retard Dev Disabil Res Rev 13:16–25.

Lovaas O (1987) Behavioral treatment and normal education and intellectual functioning in young autistic children. J Consult Clin Psychol 55:3–9.

McCann J, Peppé S, Gibbon F, O'Hare A, Rutherford M (2007) Prosody and its relationship to language in school-aged children with high-functioning autism. Int J Lang Com Disord 42:682–702.

Millar D, Light J, Schlosser R (2006) The impact of augmentative and alternative communication intervention on the speech production of individuals with developmental disabilities: a research review. J Speech Lang Hear Res 49:248–264.

Mundy P, Crowson M (1997) Joint attention and early social communication: implications for research on intervention with Autism. J Autism Dev Disord 27:653–676.

Nieß N (1998) Aufbau von Sprachverständnis und Sprachkompetenz bei sprechenden autistischen Kindern in der Familie. In: Bundesverband Hilfe für das Autistische Kind (Hrsg) Mit Autismus Leben – Kommunikation und Kooperation. Tagungsbericht. Hamburg: Christians. S. 201–205.

Owens G, Granader Y, Humphrey A, Baron-Cohen S (2008) LEGO R therapy and social use of language programme: An evaluation of two social skill interventions for children with high functioning autism and Asperger syndrome. J Autism Dev Disord 38(10):1944–1957.

Papoušek M (1997) Stimmliche Kommunikation im Säuglingsalter als Wegbereiter der Sprachentwicklung. In: Keller (Hrsg.) Handbuch der Kleinkindforschung. Bern: Hans Huber. S. 535–562.

Paul R, Shriberg L, McSweeny J, Cicchetti D, Klin A, Volmar F (2005 a) Brief report: relations between prosodic performance and communication and socialization ratings in high functioning speakers with autism spectrum disorders. J Autism Dev Disord 35:861–869.

Paul R, Augustyn A, Klin A, Volkmar F (2005 b) Perception and production of prosody by speakers with autism spectrum disorders. J Autism Dev Disord 35:205–220.

Peppé S, McCann J, Gibbon F, O'Hare A, Rutherford M (2007) Receptive and expressive prosodic ability in children with high-functioning autism. J Speech Lang Hear Res 50:1015–1028.

Rinaldi W (2004) Social use of language programme. Infant and primary school teaching pack. Cranleigh: Wendy Rinaldi.

Rogers S, Hayden D, Hepburn S, Charlifue-Smith R, Hall T, Hayes A (2006) Teaching young nonverbal children with autim useful speech: a pilot study of the Denver model and PROMPT interventions. J Autism Dev Disord 36:1007–1024.

Schertz H, Odom S (2007) Promoting joint attention in toddlers with autism: a parent mediated developmental model. J Autism Dev Disord 37:1562–1575.

Schlosser R, Wendt O (2008) Effects of augmentative and alternative communication intervention on speech production in children with autism: a systematic review. Am J Speech Lang Pathol 17:212–230.

Shriberg L, Paul R, McSweeny J, Klin A, Cohen D, Volmar F (2001) Speech and prosody characteristics of adolescents and adults with high-functioning autism and Asperger syndrome. J Speech Lang Hear Res 44:1097–1115.

Siller M, Sigman M (2002) The behavior of parents of children with autism predict the subsequent development of their children's communication. J Autism Dev Disord 32:77–89.

Silver M, Oakes P (2001) Evaluation of a new computer intervention to teach people with autism or Asperger syndrome to recognize and predict emotions in others. Autism 5:299–316.

Stahmer A, Ingersoll B, Carter C (2003) Behavioral approaches to promoting play. Autism 7:401–413.

University of Leiden, The Netherlands (2002) In OTHER words, augmentative communication for children with autism and learning difficulties. VHS PalTijdCode Producties.

Whalen C, Schreibman L (2003) Joint attention training for children with autism using behavior modification procedures. J Aut Dev Disord 44:456–468.

Wigram T, Gold C (2006) Music therapy in the assessment and treatment of autistic spectrum disorder: clinical application and research evidence. Child Care Health Dev 32:535–542.

Yoder P, Stone W (2006) Randomized comparison of two communication interventions for preschoolers with autism spectrum disorders. J Consult Clin Psychol 74:426–435.

12.4 Aufbau der sozialen Kompetenz

Beate Baude und
Michele Noterdaeme

Störungen der sozialen Interaktion gehören zu den Kernsymptomen der ASS. Anders als normal entwickelte Kinder haben Menschen mit ASS wenig intuitives Wissen über soziales Verhalten und müssen die Regeln des gegenseitigen sozialen Austauschs und das Verständnis fur soziale Kontexte regelrecht erlernen und üben. Zum Aufbau der sozialen Kompetenz stehen verschiedene Ansätze zur Verfügung, die häufig auf lerntheoretischen Ansätzen basieren. Im ersten Teil des Kapitels werden Verfahren beschrieben, die vor allem bei jüngeren Kindern mit ASS oder bei Kindern mit einer Intelligenzminderung eingesetzt werden können. Diese Verfahren nutzen meist das Spiel als Medium in der Therapie. Im zweiten Teil des Kapitels werden Verfahren zusammengefasst, die auf postulierten neuropsychologischen Basisdefiziten der ASS basieren: Die Probleme in der sozialen Kommunikation der Menschen mit ASS werden erklärt durch eine unzureichende Entwicklung von Fähigkeiten, die für die Perspektivenübernahme des inneren Erlebens Anderer notwendig sind. Schwierigkeiten in der Interpretation von Mimik, Intonation oder Körpersprache sowie eine fehlende Integration komplexer Wahrnehmungen würden zu den für Menschen mit ASS typischen sozialen Problemen führen (▶ **Kap. 8**). Durch ein gezieltes Training dieser Fähigkeiten, soll die soziale Kompetenz gesteigert werden.

12.4.1 Training der sozialen Kompetenz in der Kindheit

Ein wichtiges Element zum Aufbau sozialer Interaktion ist ein systematisches Spieltraining. Spiele sind in nahezu allen Lernprogrammen auch für schwerer beeinträchtigte Kinder mit ASS auf unterschiedliche Weise enthalten. Sie sollten jedoch einen expliziten Platz als „Lernen zu Spielen" innehaben. Über das Spiel steht das Kind in ständiger Interaktion mit dem Spielpartner und entwickelt zunehmend soziale Kompetenzen, z. B. auch gemeinsames Interesse und Freude am Spiel. Auch beim Aufbauen von Spielverhalten ist eine systematische Vorgehensweise notwendig. Der Spielablauf muss sorgfältig und bedacht auf die Bedürfnisse des Kindes mit ASS abgestimmt sein. Das Training orientiert sich an der natürlichen Spielentwicklung, die bei gesunden Kindern zu beobachten ist (Beyer und Gammeltoft 2002). Zunächst übt das Kind mit dem Trainer, in einer späteren Phase lernen die Kinder auch mit Gleichaltrigen zu spielen. Im nächsten Absatz sind einzelne Elemente des Trainings zusammengefasst, die parallel verwendet werden können:

- *Aufmerksamkeit* auf eine Aktivität bzw. ein Spielobjekt richten, das der Trainer zugänglich macht.
- *Nachahmung und Spiegelung*: Dazu muss für beide Spielpartner der gleiche Satz von Gegenständen zur Verfügung stehen. Der Trainer imitiert zunächst das Kind und variiert dann sein Verhalten. Das Kind übernimmt mit der Zeit neue Elemente in sein Spiel.
- *Paralleles Spiel:* Beide Spielpartner spielen nebeneinander mit dem gleichen Satz von Gegenständen, evtl. Küchenutensilien, Puppenmaterial oder Fahrzeugen, jeder in seinem visuell abgegrenzten Bereich.
- *Gememsames Spiel*, ohne Bereichsabgrenzung.
- *Abwechselndes Spiel* (ich bin dran, du bist dran): zur Strukturierung: Wer „dran" ist, setzt den Hut auf. Ziel ist das Üben von turntaking.
- *Rollenspiele mit Gegenständen:* Für Spielabläufe muss häufig ein „Drehbuch"

zur Verfügung stehen, das die Handlungsschritte visuell darstellt (Bild, Schrift, die Geschichte eines Bilderbuches).

- *Regelspiele, Gesellschaftsspiele*: Über diese sehr strukturierten und regelhaften Spiele können Kinder mit ASS und einer guten kognitiven Entwicklung oft eine erfolgreiche Interaktion mit gleichaltrigen, nicht-behinderten Kindern eingehen. Die Struktur und die Regeln bieten in der Auseinandersetzung und Interaktion Sicherheit und Vorhersehbarkeit.

Lerntheoretisch betrachtet kann man davon ausgehen, dass befriedigendes Spielen ohne äußere Verstärker durch das intrinsische Vergnügen daran ausreichend positiv verstärkt wird, um zum Lernerfolg zu führen. Einzelne Unterschritte, vor allem bei stärker eingeschränkten Menschen, bedürfen unter Umständen auch externer Verstärker, um ausreichend gelernt zu werden, sodass ein positiver Spielverlauf möglich wird.

Das praktisch gut erprobte und reichhaltige SOKO – Soziales Kompetenztraining: *Gruppenangebote zur Förderung sozialer Kompetenzen bei Menschen mit Autismus* ist für etwas ältere Kinder, Jugendliche und stärker betroffene Erwachsene konzipiert (Häussler 2003). Auf der Basis des TEACCH-Programms (▶ **Kap. 12.5**) erlernen die Gruppenteilnehmer Verhaltensweisen und soziale Regeln in einer Gruppe. Durch interaktive Spiele wird z. B. angemessenes verbales und nonverbales Verhalten in der Öffentlichkeit in Form von Frage- und Antwortspielen, die Bedeutung unterschiedlicher Intonationen oder die Bedeutung und Implikationen von Begriffen wie „Kompromiss" geübt.

12.4.2 Training sozialer Interaktion auf der Basis der Theory of Mind

Diese Trainings sind in der Regel für die Gruppe normalbegabter und sprachlich gut

entwickelter Menschen mit ASS konzipiert. Es liegen Programme für die verschiedenen Altersgruppen vor.

Zunächst für die jüngeren Kinder konzipiert sind die „*Social stories*" (Gray 1994/2000). Sie erklären den Kindern eine Situation, eine Fertigkeit oder ein soziales Konzept. Die Geschichten enthalten die wesentlichen sozialen Hinweise und Erwartungen einschließlich der dazugehörigen angemessenen sozialen Verhaltensweisen, z. B. warum und wann vor dem Essen die Hände gewaschen werden, wie man in der Cafeteria in der Schlange vor der Essensausgabe warten muss und was beim Restaurant- oder Zahnarztbesuch im Detail zu erwarten ist. Die Geschichten werden auf die individuellen Probleme oder Eigenheiten des Kindes angepasst: Es kann hilfreich sein, in die Erklärungen Elemente der Interessen oder Vorlieben des Kindes zum besseren Verständnis der Situation einzufügen. Soziale Geschichten bieten sich auch für junge Erwachsene an, die sich in neuen, schwierigen Umbruchsituationen befinden.

„*Mind reading*" von Baron-Cohen (2004) unterrichtet das Interpretieren von Mimik und Zuordnen von Gefühlen anhand von Kurzgeschichten, die in Form von kleinen Filmclips oder Bildern dargestellt sind. Bei der richtigen Lösung der Fragen können als Belohnung Videoclips abgespielt werden, die für Menschen mit ASS einen belohnenden Charakter haben.

Das deutsche computergestützte Test- und Trainingsprogramm „*Frankfurter Test und Training des Erkennens vom fazialen Affekt*" (FEFA) von Bölte et al. (2002) prüft und trainiert mit Fotos die Fähigkeit zum Erkennen von Gesichtsausdrücken mit emotionalem Gehalt. Zwar zeigen sich nach solchen Trainings Fortschritte, die jedoch auf das Lösen der Testaufgaben beschränkt bleiben und kaum Effekte im Alltag hinsichtlich verbesserter genereller sozialer oder kommunikativer Kompetenz zeigen. Abgesehen von positiven Expertenmeinungen und einigen kleineren empirischen Arbeiten ist die wissenschaftliche Absicherung der oben beschriebenen Methoden noch begrenzt.

Zur Verbesserung der sozialen Fertigkeiten gelten auch Interventionen im gruppentherapeutischen Setting als wirkungsvoll (Krasny et al. 2003; Paul 2003). Vorteile dieser Ansätze sind die wechselseitige Modellwirkung der Teilnehmer, das Erleben von direkt erfahrbaren und nutzbaren Problemlösestrategien sowie die gegenseitigen Anregungs- und Feedbackfunktionen. Das „*Kontakt*"-Programm (Herbrecht und Poustka 2007; Herbrecht et al. 2008) ist eine strukturierte Gruppentherapie für Kinder und Jugendliche mit autistischen Störungen. Es besteht aus drei Stufen mit festgelegten und variablen Bausteinen. Neben Gruppengesprächen finden auch Rollenspiele statt. In einer ersten offenen Evaluationsstudie mit insgesamt 17 Kindern und Jugendlichen im Alter zwischen 9 und 20 Jahren ergaben sich auf allen erhobenen Skalen Verbesserungen der Kompetenzen bzw. eine Reduktion der Symptomschwere, die sowohl von Experten als auch von Lehrern und Eltern bestätigt wurden. Da in dieser Pilotstudie keine Kontrollgruppen eingeschlossen waren, müssen die Ergebnisse als vorläufig betrachtet werden.

12.4.3   Das RDI-Programm

Das *RDI-Programm („Relationship Development Intervention")* wurde in den USA von Gutstein entwickelt. Es handelt sich um eine elternbasierte Intervention. Eltern oder andere enge Bezugspersonen werden durch RDI-Berater ausgebildet und unterstützt, um dem Kind mit ASS in alltäglichen, sozialen Situationen Orientierungshilfen bieten zu können. Zuerst stehen relativ einfache Situationen im Vordergrund (statische Systeme), während im weiteren Behandlungsverlauf zunehmend komplexere, dynamische Situationen analysiert und bearbeitet werden. Dabei wird die Fähigkeit trainiert, in einzel-

nen Situationen die relative Bedeutung und Wertung von Informationen zu erkennen und sich flexibel an veränderte Umstände anzupassen.

Erste, offene Studien deuten auf eine positive Wirkung des Programms auf die autistischen Kernsymptome hin. Ergebnisse aus Studien mit Kontrollgruppen liegen bis jetzt allerdings noch nicht vor (Gutstein et al. 2007).

Literatur

Baron-Cohen S (2004) Mind Reading. London: Jessica Kingsley Publishers.

Beyer J, Gammeltoft L (2002) Autismus und Spielen. Weinheim: Beltz.

Bölte S, Poustka F (2002) Intervention bei autistischen Störungen. Z Kinder Jugendpsychiatr Psychother 30:271–280.

Gray C (1994/2000) The new social story book. Future Horizon Arlington: TX.

Gutstein S, Burgess A, Montfort K (2007) Evaluation of the relationship intervention program. Autism 11:397–411.

Häußler A, Happel C, Tuckerman A, Altgassen M, Adl-Amini K (2003) SOKO Autismus: Gruppenangebote zur Förderung Sozialer Kompetenzen bei Menschen mit Autismus – Erfahrungsbericht und Praxishilfen. Dortmund: Verlag modernes Lernen.

Herbrecht E, Bölte S, Poustka F (2008) Kontakt: Frankfurter Kommunikations- und soziales Interaktions-Gruppentraining bei Autismus-Spektrum-Störungen. Göttingen: Hogrefe Verlag.

Herbrecht E, Poustka F (2007) Frankfurter Gruppentraining sozialer Fertigkeiten für Kinder und Jugendliche mit autistischen Störungen. Z Kinder Jugendpsychiatr Psychother 35:33–40.

Krasny L, Williams B, Provencal S, Ozonoff S (2003) Social skills interventions for the autism spectrum: essential ingredients and a model curriculum. Child Adolesc Psychiatr Clin N Am 12:107–122.

Paul R (2003) Promoting social communication in high functioning individuals with autistic spectrum disorders. Child Adolesc Psychiatric Clin N Am 12:87–106.

12.5 Das TEACCH-Programm

Rita Wagner

12.5.1 Einleitung

Kinder und Jugendliche mit autistischen Störungen bedürfen im Alltag einer besonderen Unterstützung und Förderung. In der Zielsetzung nach einer möglichst selbstständigen und integrierten Lebensgestaltung erweist sich der TEACCH-Ansatz als hilfreiches und undogmatisches Behandlungskonzept in unterschiedlichen Settings (Schule, Tagesstätte, zu Hause).

Der Name dieses Konzepts leitet sich von den Anfangsbuchstaben der wesentlichen Komponenten dieses Ansatzes ab:

Treatment and Education of Autistic and related Communication handicapped CHildren (Behandlung und pädagogische Förderung autistischer und in ähnlicher Weise kommunikationsbehinderter Kinder). Seit Mitte der 1960er Jahre beschäftigten sich Eric Schopler und seine Forschungsgruppe in North Carolina intensiv mit möglichen Förderansätzen im Umgang mit Kindern mit ASS. Es konnte nachgewiesen werden, dass diese Kinder von einer strukturierten Gestaltung ihrer Lebens- und Lernsituation profitieren (Mesibov 1997). Eric Schopler arbeitete bis zu seinem Tod im Juli 2006 an der Ausweitung und Differenzierung dieses Grundkonzepts. In Deutschland hat Anne Häußler (2005) zur Verbreitung des TEACCH-Ansatzes beigetragen und auch die praktische Anwendung in ihren Veröffentlichungen beschrieben.

12.5.2 Vorzüge des TEACCH-Ansatzes

Die Zusammensetzung des Wortkonstrukts TEACCH und die gleichzeitig davon abge-

leitete Aussprache „teach" (= lehren, unterrichten) umreißt im Wesentlichen die Zielsetzung dieses Ansatzes. Arbeiten mit TEACCH bedeutet nicht die Anwendung einer Methode oder Therapie, sondern ermöglicht eine sehr differenzierte Vorgehensweise im Umgang mit Menschen mit ASS.

Der Ansatz setzt eine gründliche und fachlich fundierte Diagnostik voraus und fordert auf, individuelle Verhaltensweisen differenziert wahrzunehmen und zu nutzen (Schopler et al. 2004; Mesibov et al. 2000). Er gibt Anregungen und Hilfen, um individuelle Lösungshilfen zur besseren Bewältigung von schwierigen Lebenssituationen von Menschen mit ASS zu entwickeln und das Zurechtkommen in den jeweiligen Lebensbereichen zu erleichtern.

Alle Lebensräume der betroffenen Menschen können unter dem Blickwinkel dieses Ansatzes betrachtet werden: Elternhaus, Schule, Wohngruppe, Arbeitsbereich und Freizeit.

TEACCH integriert in seiner Darstellung viele Erfahrungen und Erkenntnisse aus anderen pädagogischen Ansätzen. Das Programm ist in verschiedenen Altersstufen anwendbar und zeigt Möglichkeiten auf, die unterschiedlichen Leistungen im Bereich der Intelligenz und der Sprache der einzelnen Menschen mit ASS zu berücksichtigen.

Pädagogisches Arbeiten mit TEACCH zeichnet sich durch gute Alltagstauglichkeit, transparentes Handeln und gute Vermittelbarkeit aus. Pädagogisches Handeln stützt sich auf die Beobachtung und Erkenntnis, dass sich durch die Förderung nach dem TEACCH-Ansatz die Alltagsfähigkeiten und Lernkompetenzen bei Kindern und Jugendlichen mit autistischen Störungen verbessern lassen (Panerai et al. 1997).

12.5.3 Denkansatz bei TEACCH

Arbeiten mit dem TEACCH-Ansatz geht von *zwei* Blickwinkeln aus:

Jede autistische Persönlichkeit ist durch spezielle und individuelle Verhaltensanteile gekennzeichnet. Die *Umgebung* muss Rücksicht auf diese Behinderung nehmen, und gleichzeitig sollte durch die *Steigerung der individuellen Fähigkeiten* die Selbstständigkeit erhöht werden. Die zentrale Fragestellung in der Vorgehensweise nach TEACCH lautet daher:

„Wo muss auf die Behinderung Rücksicht genommen werden und wo sollte eine Anpassungsleistung angestrebt werden?"

In der Beantwortung dieser Fragestellung spiegelt sich das weite Feld pädagogischen Handelns in der Betreuung und Förderung der Personen mit ASS.

12.5.4 Zentrale Begriffe bei TEACCH

Der TEACCH-Ansatz rückt zwei Begriffe in den Mittelpunkt:

Strukturierung und *Visualisierung*.

TEACCH leitet aus diesen beiden Begriffen konkrete Handlungsmöglichkeiten ab, die sich in der praktischen Arbeit mit Menschen mit ASS als erfolgreich erweisen.

Sie helfen in knappster Form zusammenzufassen, mit welchen Mitteln von Autismus betroffene Menschen Antwort auf die fast immer schwierige Frage gegeben werden kann: *„Was ist wo, wie lange zu tun, wie geht das, was kommt danach und woher weiß ich das?"*

Jeder Mensch mit ASS hat besondere Denk-, Wahrnehmungs- und Informationsverarbeitungsstrukturen sowie unterschiedliche Vorlieben und Besonderheiten, deren individuelle Ausprägung nie einem anderen Menschen mit ASS gleichzusetzen ist. Somit ist jedes Behandlungskonzept individuell und auf die jeweilige Bedürfnislage auszurichten. TEACCH gibt keine fertigen Handlungskonzepte vor, sondern hilft Antworten auf Fragestellungen zu geben, wie Menschen zu selbstständigerem Handeln

geführt werden können und wie betreuende Personen zu mehr Handlungssicherheit finden können. Schopler konnte bereits 1971 den Nachweis erbringen, dass eine strukturierte Umgebung bei Kindern mit ASS zu größeren Lernerfolgen und zu mehr Kontaktverhalten führte. Gleichzeitig wird durch die Visualisierung von Aufgaben und Abläufen Menschen mit ASS die Reizverarbeitung erleichtert (Mesibov et al. 2002). Sachverhalte können so deutlicher, anschaulicher und folgerichtiger dargestellt werden. Gegenüber rein sprachlicher Informationen wirkt die zusätzliche visualisierte Darstellung nachhaltiger und ist weniger flüchtig (Häußler 2005). Es ist davon auszugehen, dass Klarheit und Eindeutigkeit einer Situation die Chance auf Wohlbefinden und Verhaltenssicherheit erhöhen. Strukturierung wird als Hilfe verstanden, nicht als Einengung. Individuell visualisierte Strukturierungshilfen können auf verschiedenen Strukturierungsebenen eingesetzt werden.

12.5.5 Darstellung der Strukturierungsebenen

Strukturierung des Raums
Grundfrage: *„Wo soll ich sein und was ist wo zu tun?"*

Die Orientierung im Raum fällt leichter, wenn klar ersichtlich ist, was an welcher Stelle von den jeweiligen Nutzern erwartet wird. Je eindeutiger und klarer ist, was in diesem Raum an welcher Stelle üblicherweise getan wird und welche Dinge wo stehen oder aufgeräumt werden sollten, umso höher ist die Wahrscheinlichkeit, dass erwünschtes Verhalten gezeigt oder erwartete Tätigkeiten auch ausgeführt werden. Menschen mit ASS profitieren von klaren Platzzuweisungen, eindeutigen Funktionsbereichen und Begrifflichkeiten der Dinge im Raum. Es geht nicht darum, einen vorhandenen Raum akribisch zu ordnen, sondern

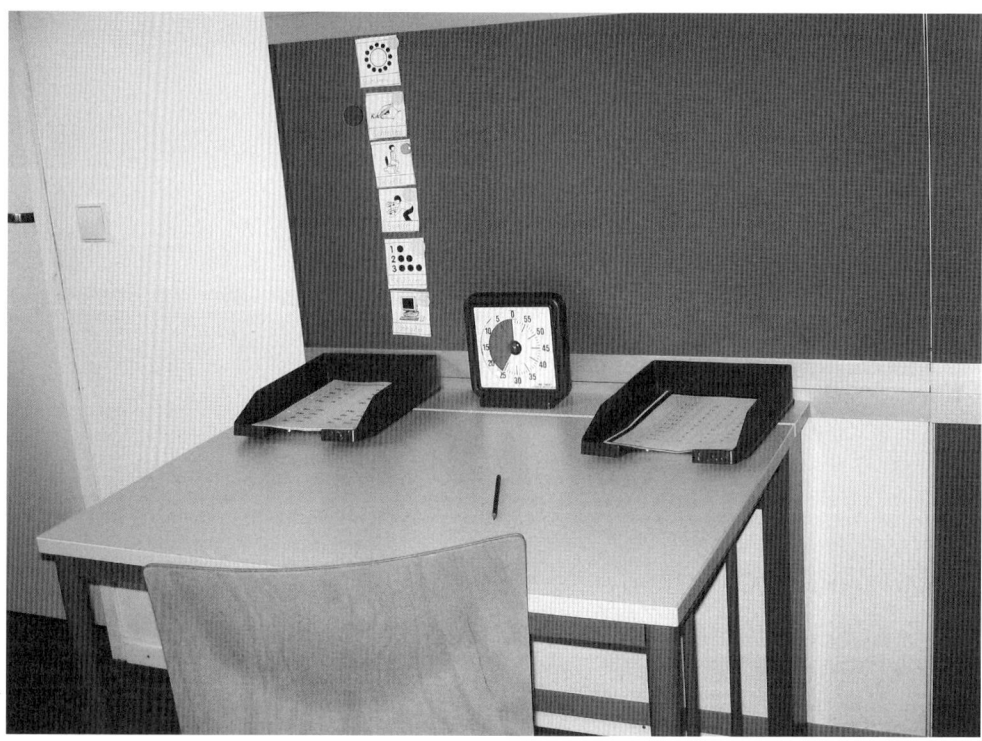

Abb. 12.1: Klar strukturierter Arbeitsplatz in der Schule

darum, mit kleinen Hilfsmitteln (Unterlagen, Klebebänder, Kennzeichnungen mit Schildern, Fotos, Punkten etc.) Orientierungshilfen und Sicherheit in der unmittelbaren Umgebung zu vermitteln. Menschen mit ASS finden sich leichter zurecht, wenn der Arbeitsplatz, der Pausenplatz, der Essbereich etc. einen klaren Aufforderungscharakter hat und zur Aktivität passend, vorbereitet ist. **Abb. 12.1** gibt ein Beispiel für einen derart vorstrukturierten Arbeitstisch. Die Kennzeichnung von Arbeitsplätzen, Arbeitsmaterial, Arbeitskisten, eigenen Fächern etc. mit Schildern, die dem Abstraktionsniveau der Betroffenen entsprechen, sind eindeutige Orientierungshilfen. Die gewählte Form der Darstellung (Farbe, Foto, gewähltes Lieblingsobjekt, Name etc.) kann sinnvollerweise auch auf andere Lebensbereiche der jeweiligen Person übertragen werden und unterstützt zusätzlich die Orientierungs-

fähigkeit im erweiterten Raum. Vertraute Utensilien können als transportable Orientierungshilfe genutzt werden und helfen, sich auch in fremden Räumen oder neuen Situationen zu „ankern" (z. B. vertraute Sitzunterlagen, Kissen, Esssets, Arbeitsplatte etc.).

Strukturierung der Zeit

Grundfrage: *„Wann beginnt etwas und wann ist es zu Ende und was kommt dann?"*

Menschen mit ASS haben oft das Bedürfnis nach Vorhersehbarkeit und vertrauten Abläufen. Unvorhergesehene Veränderungen, Abweichungen von Routinen und plötzliche Ereignisse können zu problematischen Reaktionen führen und verursachen häufig Angstreaktionen und Aggressivität oder verstärken stereotype Verhaltensweisen. Eine visualisierte Darstellung von Zeitstrukturen, die gleichzeitig Flexibilität zulässt, vermindert diese Schwierigkeiten (Mesibov et al.

2005). Tageszeiten, Wochentage, Arbeitszeiten, Stundenpläne, Dienstpläne, Fahrpläne etc. beeinflussen und gestalten die meisten Aktivitäten. Menschen mit ASS zeigen häufig verstärktes Interesse an Plänen und wiederkehrenden, festgefügten Systemen. Die Nutzbarmachung und der Einsatz eines Plans für die Strukturierung von Abläufen, die in der Bewältigung Schwierigkeiten bereiten, sind daher naheliegend. Es gibt eine große Bandbreite an Möglichkeiten, zeitliche Abläufe darzubieten (Tages-, Wochen-, Pausen-, Arbeitspläne). Die Dauer von Aktivitäten und die visualisierte Darstellung von vergehender Zeit kann mit Hilfe von Sanduhren, Eieruhren, Time-Timern (Kurzzeitwecker mit beweglicher Scheibe) oder von Hilfsmarkierungen am herkömmlichen Ziffernblatt unterstützt werden. Die jeweilige Darstellung muss sich an den Bedürfnissen und Fähigkeiten der Person ausrichten. Zeiträume und Abstraktionsgrad des Plans müssen angemessen sein. Manche Personen können Tage oder Wochen überblicken, mancher Plan muss sich auf die nächste Aktivität beschränken. Wichtig ist aufzuzeigen, wann etwas beginnt und endet und was danach kommt. Es geht nicht darum, Dinge zu überplanen oder vor Abweichungen zurückzuschrecken, sondern vielmehr darum, eine gewisse Vorhersehbarkeit, Strukturierung und somit Vermittlung von Verhaltenssicherheit, Wohlbefinden und souveränem Umgang mit Anforderungen zu schaffen. So können auch „freie, ungeplante Phasen" und unvorhersehbare Veränderungen im Tagesablauf ihren Platz auf dem jeweiligen Plan finden. Ein entsprechendes Symbol, Bild oder Wort soll dafür eingeführt sein. Erstellte Pläne sollen niemals Selbstzweck sein, sondern den individuellen Bedürfnissen und Zielsetzungen dienlich sein. Als günstig erweist es sich, die Zugänglichkeit, Handhabbarkeit und selbstverantwortliche und selbstverständliche Nutzung des jeweiligen Plans zu ermöglichen bzw. anzustreben. Befriedigend wird die Möglichkeit erlebt, durch Abhaken, Umklappen, Durchstreichen, Markieren, Wegklappen oder Weglegen, eine Sache als erledigt betrachten zu können. Die **Abb. 12.2** und **12.3** stellen zwei Möglichkeiten dar, Tagesabläufe auf verschiedenen Abstraktionsniveaus zu gestalten.

Strukturierung der Arbeit/der Aufgaben

Grundfrage: „*Was ist zu tun und wie geht das?*"

Die Zielsetzung ist, Menschen mit ASS zur möglichst selbstständigen Bewältigung einer Aufgabe oder eines Arbeitspensums zu befähigen, um den Grad ihrer Autonomie zu erhöhen und Eigenaktivität zu ermöglichen. Autismustypische Beeinträchtigungen in der Handlungsplanung machen eine Unterstützung in der Abfolge einzelner Arbeits- oder Lernschritte notwendig. Die Komplexität der Aufgabenstellung ist von „sehr einfach" (z. B. selbstständiges Anziehen oder Ausziehen/Schultasche packen/Ausräumen der Spülmaschine) bis „komplex" (z. B. Vorgehensweise beim Vokabellernen einer Fremdsprache/Anruf bei einer Behörde) strukturierbar. Das richtige Nacheinander der einzelnen Handlungsschritte ist auch bei häufiger Ausführung und theoretischem Wissen bei Personen mit ASS nicht immer abrufbar und eine strukturierte Etablierung und Visualisierung der erwünschten Aktivitäten ist hilfreich. Auch hier ist es von großer Bedeutung, die geforderten Arbeitsschritte auf die individuelle Bedürfnislage und dem Abstraktionsvermögen des Einzelnen entsprechend zu präsentieren. In der Darbietung kann dieser Grundgedanke durch eine klare Abfolge der tatsächlich benötigten Gegenstände anhand von Fotos, Piktogrammen, bis hin zu einer sehr „erwachsenen" Form der gängigen Checkliste visualisiert werden. Das Zerlegen der Aktivität in nachvollziehbare Einzelschritte stellt eine immer wiederkehrende Herausforderung für die betreuenden Personen dar und muss stets den Bedürfnissen der Person angemessen präsentiert werden. Angemessene Pausen und Belohner (Süßigkeiten, Lob, beliebte Aktivitäten, Punkte zum Sammeln und Eintauschen) sollen am Ende einer zu Ende geführten Tätigkeit auch hier ihren Platz haben.

Abb. 12.2: Bildliche Darstellung eines Tagesablaufes ohne Lesefähigkeit

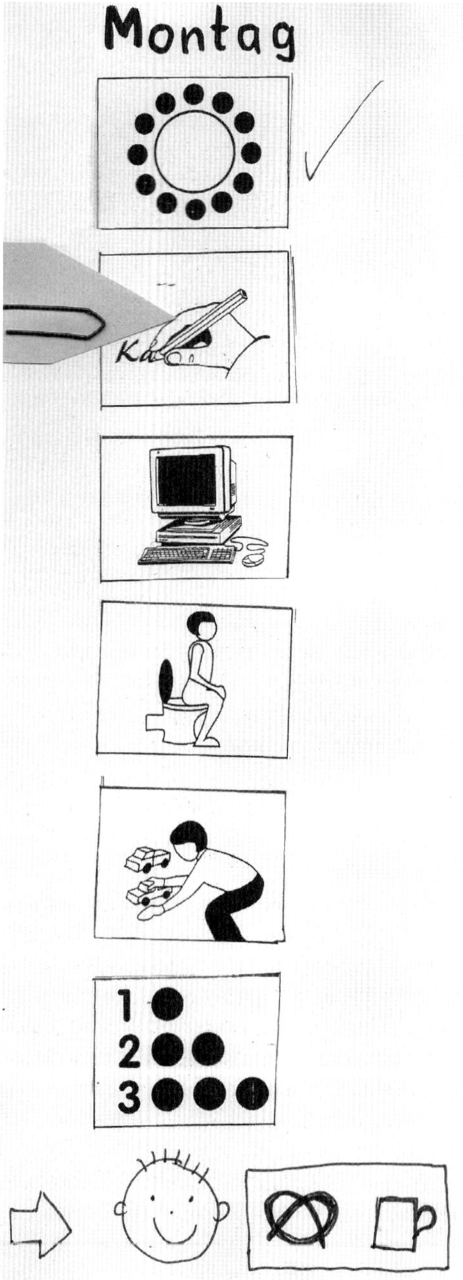

Strukturierung von Material

Grundfrage: „*Was soll getan und gelernt werden und welches Material und welche Situation eignet sich dafür?*"

Diese Fragestellung richtet sich vor allem an die verantwortlichen, betreuenden Per-

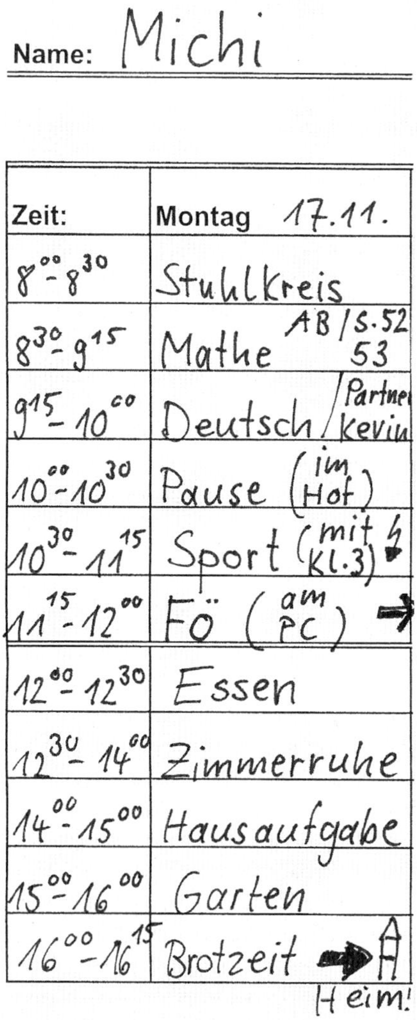

Name: Michi

Zeit:	Montag 17.11.
8^{00} - 8^{30}	Stuhlkreis
8^{30} - 9^{15}	Mathe AB / S. 52 53
9^{15} - 10^{00}	Deutsch / Partner kevin
10^{00} - 10^{30}	Pause (im Hof)
10^{30} - 11^{15}	Sport (mit Kl. 3)
11^{15} - 12^{00}	Fö (am PC) →
12^{00} - 12^{30}	Essen
12^{30} - 14^{00}	Zimmerruhe
14^{00} - 15^{00}	Hausaufgabe
15^{00} - 16^{00}	Garten
16^{00} - 16^{15}	Brotzeit → Heim!

Abb. 12.3: Checkliste bei einem gut begabten, älteren Schüler

sonen und erfordert die Bereitschaft und Fähigkeit zur Aufgabenanalyse, Führung und Vorstrukturierung. Auch die Auswahl der geeigneten Spiel- oder Arbeitspartner spielt hier eine große Rolle. Bestimmte Lebensbereiche (z. B. Hygiene, Esstisch, Schule, Freizeit) beinhalten für sich Regelvorgaben, deren Systeme sich in den Anforderungen klar fassen und beschreiben lassen, dennoch existiert auch in diesen geschlossenen Regelsystemen eine breite Anforderungsvielfalt und nicht alle betreuenden Personen haben gleiche Erwartungen und Vorstellungen. Zum einen müssen Widerstände von Personen mit ASS gegenüber bestimmten Lerninhalten ernst genommen, aber in ihrer Erreichung als so bedeutsam betrachtet werden, dass Anstrengungen zu deren Vermittlung und verschiedene Möglichkeiten der Akzeptanz erdacht und erprobt werden müssen. Welches Material sich für welche Lernziele eignet, kann sehr unterschiedlich sein. Rechnen mit den Lieblingsautos kann z. B. für ein Kind der Einstieg in die Addition und sehr motivierend sein, das nächste Kind aber von der Aufgabenstellung ablenken. Übereinstimmend lässt sich sicher feststellen, dass das angebotene Material visuell übersichtlich präsentiert, Unwichtiges weggelassen und Bedeutsames hervorgehoben werden soll. In vielen Fällen muss Material individuell gestaltet werden, wie in **Abb. 12.4** gezeigt wird. Personen auf einem hohen Funktionsniveau benötigen oft nur kleine, abstrakte Hilfestellungen (z. B. Hervorhebung von Aufgabenstellungen auf einem Arbeitsblatt oder Checkliste für einzelne Bearbeitungsschritte), während Menschen mit ASS und einer Intelligenzminderung auf konkretere, einfache Hilfestellungen angewiesen sind. Das Einführen von Arbeitssystemen, z. B. links am Arbeitsplatz (Arbeitskiste/Arbeitsmappe) die unfertige Arbeit und rechts die fertige Arbeit zu deponieren (Fertigkiste/Fertigmappe), ist hilfreich. Arbeiten, die eine Ergebnis- oder Fertigkontrolle per se enthalten (Puzzles,

Arbeitshefte mit Code oder Kontrollfolie, Lernlegespiele, Computerlernprogramme, leere bzw. volle Körbe, Karteikästen) entsprechen dem TEACCH-Gedanken nach Rückmeldung, dass etwas fertig, d. h. beendet ist.

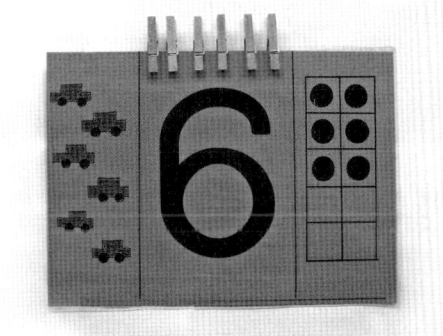

Abb. 12.4: Materialbeispiel – handelnde Zuordnung von konkreten Gegenständen (hier Wäscheklammern) zu einer vorgegebenen Menge

Aufbau von Routinen als Strukturierungshilfen

Grundfrage: *„Was sollte man sicher beherrschen?"*

Die Integration in eine Gruppe gelingt leichter, wenn Routinen beherrscht werden, die sozial hilfreich und angemessen sind und auch einzelne Arbeitsprozesse erfolgreich begleiten. Die Etablierung von Routinen erleichtert die selbstständige Bewältigung von Standardsituationen (sich vorstellen, passende Begrüßung anwenden, nach der Toilette fragen, Bitten um, Wünsche äußern, telefonieren, sich Hilfe holen, Ablehnung ausdrücken). Visuelle Hilfen können hierbei keine dauerhafte Hilfe sein, da sie zu starr wären. Häufiges Training im Verlauf zeigt aber meist Erfolg und erhöht die Flexibilität, die diese wechselnden Situationen auch erfordern. Oft verlieren sich Störroutinen und Problemverhalten, wenn Bedürfnisse auf angemessene Weise geäußert werden können: z. B. konnte ein Junge, der durch unvermit-

teltes wildes Zupfen und Ziehen oder An-
springen der Mutter, der Betreuer, des Leh-
rers stets ausdrücken wollte, dass er Hilfe
brauchte, aber erst einmal Zurückweisung
erlebte, durch den trainierten Satz „Ich brau-
che Hilfe" wesentlich angemessener und
wohlwollender Unterstützung bekommen.
Der Umgang mit störenden Verhaltensrou-
tinen verlangt eine genaue Situationsanalyse
und oft gelingt es durch neue, positive Routinen diese „Selbstläufer" zu unterbrechen.

12.5.6 Zusammenfassung

In der Arbeit mit Menschen mit ASS erweist
sich der TEACCH-Ansatz als ein ebenso
fundierter wie auch praktikabler Denk-
ansatz. Er berücksichtigt auf breiter Ebene
die Besonderheiten und Stärken der betroffenen Personen und ist in allen Lebens- und
Lernräumen über eine breite Lebensspanne
anwendbar. TEACCH zeigt Hilfen auf und
betont stets die Notwendigkeit individueller
Lösungen. Die Realisierung von mehr Selbstständigkeit steht im Mittelpunkt des Ansatzes und ermöglicht durch strukturiertes Vorgehen mehr Flexibilität und Eigenständigkeit
für die Betroffenen. In der Praxis erweist sich
diese Vorgehensweise als sehr wertschätzen-
des, flexibles und die Individualität des Einzelnen berücksichtigendes Instrumentarium,
das dennoch das Ziel eines möglichst eigenständigen Lebens innerhalb einer Gemein-
schaft nicht aus den Augen verliert. Eine
genaue und breite Diagnostik ist im Vorfeld

unabdingbar notwendig. Wissen und Erfahrung im Umgang mit autistischen Menschen
und die stete Bereitschaft auf Veränderungen
zu reagieren, sind dabei von großer Bedeutung.

Literatur

Häußler A (2005) Der TEACCH Ansatz zur
    Förderung von Menschen mit Autismus. Ein-
    führung in Theorie und Praxis. Dortmund:
    modernes lernen.
Mesibov, G (1997) Formal and informal measures
    on the effectiveness of the TEACCH program-
    me. Autism 1:25–35.
Mesibov G, Schopler E, Schaffer B, Landrus R
    (2000) AAPEP. Entwicklungs- und Verhaltens-
    profil für Jugendliche und Erwachsene" Dort-
    mund: modernes lernen.
Mesibov G, Browder D, Kirkland C (2002) Using
    individualized schedules as a component of
    positive behavioral support for students with
    developmental disabilities. J Pos Behav Inter-
    vent 4(2):73–79.
Mesibov G, Shea V, Schopler E (2005) The TE-
    ACCH approach to autism spectrum disorders.
    New York: Kluwer.
Panerai S, Ferrante L, Caputo V (1997) The
    TEACCH strategy in mentally retarded chil-
    dren with autism: a multidimensional assesse-
    ment. Pilot study. J Autism Dev Disord 27:345–
    347.
Schopler E, Brehm S, Kinsbourne M, Reichler R
    (1971) Effect of treatment structure on deve-
    lopment in autistic children. Arch Gen Psychia-
    try 24:415–421.
Schopler E, Reichler R J, Bashford A, Lansing M
    D, Marcus LM (2004) PEP-R Entwicklungs-
    und Verhaltensprofil. Dortmund: modernes
    Lernen.

12.6 Sensorische und motorische Förderung

Annette Werner-Frommelt und
Angelika Enders

Der Sensomotorik kommt eine zentrale Bedeutung in der frühen kindlichen Entwicklung zu. Lernen erfolgt gerade in den ersten Lebensjahren wesentlich über die Sensomotorik und das Spiel. Alle Entwicklungsbereiche des Kindes, sei es Motorik, Sinneswahrnehmung, Kognition, Kommunikation oder sozial-emotionale Entwicklung, stehen in wechselseitiger Beziehung und beeinflussen sich gegenseitig. So kann eine motorische Störung die Entwicklung auch hinsichtlich der kognitiven, sozialen und emotionalen Dimension gefährden. Umgekehrt finden Probleme in der sozial-emotionalen Entwicklung nicht selten Ausdruck auch im motorischen Verhalten. Physiotherapie und Ergotherapie stellen deshalb oft wichtige Maßnahmen in der Förderung und Behandlung von Kindern mit ASS dar (Poustka et al. 2008). Sie sind vor allem bei jungen Kindern im Rahmen der Frühförderung von Bedeutung, somit auch bei solchen mit ASS, insbesondere in den Fällen, in denen eine Komorbidität mit einer Intelligenzminderung, einer Bewegungsstörung oder Sinnesbeeinträchtigung vorliegt.

Kinder mit ASS zeigen häufig motorische Probleme (▶ **Kap. 5.2.2**). Bei schweren Entwicklungsstörungen ist die motorische Entwicklung in der frühen Kindheit in der Regel ebenfalls verzögert. Es bestehen Defizite in der Koordination, im Gleichgewicht und im manuellen Geschick, die dann zu Schwierigkeiten beim Erlernen des Laufens, Radfahrens, Essens und sportlicher Freizeitgestaltung führen. Zusätzlich zu den bestehenden Kernsymptomen der ASS erschweren die motorischen Probleme nicht selten die soziale Integration der Betroffenen (Freitag et al. 2007).

Darüber hinaus findet sich häufig eine erhöhte Geräusch- und Berührungsempfindlichkeit bei gleichzeitiger Unempfindlichkeit gegenüber Schmerz und Temperaturen. Zirka 40 % der autistischen Kinder weisen eine Dysregulation der sensorischen Sensibilität auf (Attwood 2005). Oft besteht eine Über- oder Untersensibilität eines oder mehrerer sensorischer Systeme (▶ **Video 11/Text 11**).

Es gibt einige Therapiekonzepte, die schwerpunktmäßig motorische und/oder sensorische Aspekte fördern, jedoch nicht spezifisch für Kinder mit ASS entwickelt wurden. Evaluationsstudien zu diesen Ansätzen sind kaum vorhanden; wenn die Studien Kinder mit ASS einbeziehen, handelt es sich meist um Studien mit kleinen Fallzahlen. Insgesamt gibt es fast keine Studien, die sensomotorische Behandlungskonzepte für Menschen mit ASS und schwerer Intelligenzminderung oder Mehrfachbehinderung evaluieren.

Nach Angaben der Therapeuten und Eltern können solche Verfahren sehr hilfreich sein, um bestimmte Teilaspekte der autistischen Störungen zu behandeln und somit die Lebensqualität der Menschen mit ASS zu verbessern. Die im Folgenden genannten Therapiekonzepte und Methoden werden durch verschiedene Therapeuten in der Frühförderung, in der ergotherapeutischen, physiotherapeutischen, logopädischen oder heilpädagogischen Behandlung eingesetzt.

12.6.1 Methoden mit Schwerpunkt sensorische Förderung

Sensorische Integrationstherapie

Die sensorische Integrationstherapie wurde maßgeblich von der US-amerikanischen Ergotherapeutin und Psychologin Jean Ayres entwickelt (Ayres 1984). Sie prägte in den 1970er Jahren den Begriff der „Sensorischen Integration" und entwickelte ein Behandlungskonzept, das die Prozesse der Wahrnehmung von Sinnesreizen in den Zusammenhang stellt mit anderen Anpassungsleistungen an die Erfordernisse des Umfeldes, wie Verhaltenssteuerung, Konzentrationsfähigkeit und Lernen. Es wird angenommen, dass Verhaltensauffälligkeiten der Kinder auf eine Desorganisation im sensorischen Bereich zurückzuführen sind. Als Integration wird der Prozess der Aufnahme von Sinnesreizen, ihr Erkennen, Deuten, Einordnen sowie das Reagieren mit einer angepassten Handlung verstanden.

Viele Kinder zeigen abweisende Reaktionen auf taktile Reize. Dies bezeichnet Ayres als taktile Abwehr oder „taktile Defensivität". Hierbei wird eine taktile oder vestibuläre Überempfindlichkeit als zugrunde liegende Modulationsstörung angenommen, bei der das Zentralnervensystem des Kindes die ankommenden Reize nicht ausreichend modulieren, also filtern oder hemmen kann. Im Fall der taktilen Defensivität meidet das Kind vor allem unerwartete Berührungen durch andere Menschen oder Materialien. Als diesbezügliches Verhaltenskorrelat wird die Hyperaktivität und Unkonzentriertheit des Kindes verstanden. Taktil-defensives Verhalten wird in Zusammenhang mit den individuellen Vorerfahrungen gesehen, wie das Kind diese Reize bisher wahrgenommen hat. So wird versucht, defensives Verhalten über intensivierte und eindeutige Sinnesinformationen schrittweise abzubauen und in einen positiven Erlebenskontext zu stellen: Schaukeln, Balancieren auf unebenem, instabilem Untergrund, Klettern etc. dienen dazu, dem Kind Erfahrungen erfolgreicher Bewältigung der taktilen Abwehr, ein positives Körpergefühl und Selbstwertempfinden zu vermitteln. Die Therapie wird auf den individuellen Entwicklungsstand des Kindes abgestimmt und berücksichtigt seine Bedürfnisse. Sie ist nondirektiv.

In den letzten Jahren wurden einige Fallstudien publiziert, die eine positive Wirkung der sensorischen Integrationstherapie bei Kindern mit ASS nachweisen konnten (Wattling und Dietz 2007; Roberts et al. 2007; Linderman und Stewart 1999). Es werden Verhaltensänderungen beschrieben, die vor allem in Richtung einer besseren Selbstregulation, Selbstbeschäftigung und einer verminderten Aggressivität hinweisen.

Affolter-Modell®

Das Affolter-Modell® – auch geführte Interaktionstherapie genannt – wurde von Félicie Affolter entwickelt. Es basiert auf der Auseinandersetzung mit der Entwicklungstheorie nach Piaget (1975) und auf der Arbeit mit Menschen mit Hörbehinderung. In den 1980er Jahren fand es auch Eingang in die Therapie von Menschen nach Schädel-Hirn-Traumen oder erworbenen Paresen. Das therapeutische Vorgehen ist vor allem für Menschen mit deutlichen motorischen Störungen konzipiert und ermöglicht den Betroffenen durch ein gezieltes Führen an Händen und Körper, alltagspraktische Handlungen zu lernen. Führen bedeutet in diesem Zusammenhang, dass eine andere Person (Therapeut, Betreuer, Angehörige) mit dem Körper bzw. Teilen des Körpers eines Betroffenen Handlungen so ausführt, dass sie erfolgreich Grundbedürfnisse erfüllen.

Im Alltag sind unterstützende Hilfen beim Anziehen, Schuhe binden, Halten eines Stiftes, Streichen eines Brotes, beim Umgang mit Besteck für viele der Betroffenen nötig. Das Kind wird bei diesen Tätigkeiten vom Erwachsenen geführt. Dies bedeutet, dass der Erwachsene dem Kind im Rahmen solcher Handlungsabläufe des Alltags sensorische Informationen verdeutlicht und Ursache-Wirkungs-Bezüge erfahrbar herstellt (Affolter 1987). Die Methode eignet sich besonders in der Behandlung von Menschen mit dyspraktischen Störungen. Sie ist oft wegen ihrer Ähnlichkeit mit der gestützten Kommunikation bezüglich des Einsatzes von aktiver körperlicher Führung in Kritik geraten. Aktive Hilfestellungen werden zurückgenommen, sobald diese nicht mehr notwendig sind. Zum Affolter-Modell gibt es bisher keine publizierten Evaluationsstudien.

12.6.2 Methoden und Konzepte mit Schwerpunkt motorische Förderung

Bobath-Konzept

Das Ehepaar Berta Bobath (Physiotherapeutin) und Karel Bobath (Neurologe und Psychiater) begann Mitte der 1940er Jahre mit der Entwicklung eines schwerpunktmäßig bewegungstherapeutisch orientierten, interdisziplinären Behandlungskonzeptes, das in den folgenden Jahrzehnten fortlaufend weiterdifferenziert wurde. Das Konzept ist weltweit verbreitet. International ist es als *„Neurodevelopmental Treatment" (NDT)* bekannt. Haltung und Bewegung werden im Bobath-Konzept als wesentlicher Ausdruck der Persönlichkeit des Menschen angesehen. Wie der einzelne Mensch Bewegung gestaltet, hängt von seinen individuellen Bewegungsmöglichkeiten ab, seinen Handlungszielen, vom Umfeld, in dem er seine Ziele verwirklichen will und von seiner emotionalen Gestimmtheit (Grafmüller-Hell 2008). Im Unterschied zu anderen Therapieformen gibt das Bobath-Konzept keine standardisierten Übungen vor. Im Vordergrund stehen vielmehr individuelle und alltagsbezogene Aktivitäten, die therapeutisch unterstützt werden. Berta Bobath erkannte schon früh die Bedeutung von Motivation, Interesse und Eigenaktivität für den Prozess des motorischen Lernens. Da das Konzept von Physiotherapeuten, Ergotherapeuten und Logopäden vertreten wird, berücksichtigt es auch die fachspezifischen Bereiche wie Kommunikation, Essen und Trinken, An- und Auskleiden, Fortbewegung, Spiel und Beschäftigung. Es orientiert sich vorrangig an den Aktivitäten des Alltags mit dem Ziel bestmöglicher Teilnahme und Integration

am sozialen Leben. Die neurologische Fundierung, die interdisziplinäre Sichtweise, das systemische Denken und die enge Kooperation mit Pädagogen und Psychologen tragen dazu bei, dem komplexen Verständnis von kindlicher Entwicklung und motorischem Lernen gerecht zu werden.

Zur Unterstützung des motorischen Lernens wird den somatosensorischen Sinneseindrücken eine besondere Bedeutung beigemessen, die wesentlich zur Stabilisierung der Haltungskontrolle beitragen. Es sind dies vorrangig die taktilen, propriozeptiven, vestibulären und visuellen reafferenten (rückmeldenden) Informationen, die wiederum im Sinne einer zentral regulierenden und modulierenden Funktion auf die Ausführung einer motorischen Handlung Einfluss nehmen. Nachweislich werden Sinnesempfindungen immer mit dem emotionalen Erlebenskontext über das limbische System gespeichert. Roth (2003) spricht dabei vom „emotionalen Erfahrungsgedächtnis". Das limbische System wirkt an der Auswahl und Steuerung von Handlungen mit, indem es emotionale und motivationale Bewertungs- und Bedeutungsaspekte beisteuert. Dies erfolgt über neuronale Verbindungen zum präfrontalen Kortex. Beide Regionen, limbisches System und präfrontaler Kortex, haben wesentlichen Anteil an der Handlungsplanung, dem Erkennen von Schwierigkeiten und Gefahren, dem Überwinden starker Gewohnheiten, der Entscheidung, dem Initiieren und Ausführen einer Handlung, der Fehlerkorrektur sowie dem Aufbau neuer handlungsrelevanter Bezüge (Roth 2003; Ohrt 2004). So gelingt nicht nur das motorische Lernen besonders effektiv in einem emotional wertschätzenden und motivierenden Kontext.

Wesentlich ist neben Aspekten des motorischen Lernens die präventive Berücksichtigung von sekundären Komplikationen, die aus der jeweiligen Beeinträchtigung erwachsen (Fehlhaltungen, Kontrakturen, Vermeidungsverhalten).

Das Therapiekonzept richtet sich an Kinder, Jugendliche und Erwachsene mit angeborenen oder erworbenen Störungen des Zentralnervensystems, sensomotorischen Auffälligkeiten, kognitiven Beeinträchtigungen und anderen neurologischen Störungen. Vorrangig wurde es für Kinder mit Zerebralparese und Erwachsene mit spastischer Hemiparese entwickelt. Es bietet keinen spezifischen Behandlungsansatz für Kinder oder Erwachsene mit ASS, wird jedoch in der Lage sein, aufgrund der individuellen Ausrichtung auf die Probleme des jeweiligen Kindes (z. B. Probleme in der Balance, mangelnde Handlungsplanung oder Automatisierung von Bewegungen u. a.) therapeutisch einzugehen. Wichtig ist dabei in der Behandlung von Menschen mit ASS neben dem fachspezifischen Wissen, über fundierte Kenntnisse auch im Hinblick auf die Besonderheiten des Kindes mit ASS und entsprechende Therapieansätze zu verfügen. So wird auch die erfahrene Ergotherapeutin im Rahmen einer entwicklungsangepassten Förderung zur Erweiterung des Spielverhaltens, zum Aufbau von Kommunikation und zur Modulierung von Verhaltensproblemen beitragen können. Dabei erfolgt die Therapie junger Kinder immer in enger Kooperation mit den Eltern.

Zur Frage der Wirksamkeit des Bobath-Konzepts liegen bisher mehr als 29 Studien vor, vorwiegend aus dem Erwachsenenbereich. Hier bildet sich eine große Vielgestaltigkeit in den Analysen ab. Deshalb konzentrieren sich derzeitige Anstrengungen dahingehend, Alleinstellungsmerkmale des Konzepts zu definieren und geeignete Forschungsmethoden zu entwickeln, um diesem komplexen Therapiekonzept methodisch gerecht werden zu können (Heise und Welling 2008). Nur zehn der bisherigen Studien befassen sich mit sensomotorischen Einschränkungen bei Kindern. Insbesondere gibt des keine Studie an einem Klientel von Kindern mit ASS. Die Wirksamkeit des Konzepts in Hinblick auf Aspekte des motorischen Lernens ist jedoch empirisch eindeutig belegt.

Castillo Morales-Konzept

Prof. Dr. Castillo Morales hat sein sensomotorisches Behandlungskonzept primär für Kinder mit muskulärer Hypotonie (z. B. Kinder mit Down-Syndrom, Prader-Willi-Syndrom und anderen Retardierungssyndromen) entwickelt.

Dieses ganzheitliche Behandlungskonzept berücksichtigt neben der motorischen Therapie für Haltung und Bewegung sehr spezifisch die Behandlung sensomotorisch bedingter Probleme im Mund- und Gesichtsbereich, beim Saugen, Kauen, Schlucken oder Kontrollieren von Speichel. Ziel der Therapie ist es, die Kommunikations-, Beziehungs- und Handlungsfähigkeit im Alltag zu ermöglichen oder zu verbessern. Kommunikation erfordert gerichtete Aufmerksamkeit. Diese kann selbst bei schwer behinderten Patienten über das Ansprechen verschiedener Sinne wie Hören, Sehen und auf körperlicher Ebene insbesondere über Verdeutlichen taktiler und propriozeptiver Impulse erreicht werden – wo nötig unter Anwendung manueller Techniken wie Streichen, Zug oder Druck. Um die Nachhaltigkeit des Stimulus zu unterstreichen, erfolgen diese Techniken meist in Kombination mit manueller Vibration. Vorrangig berücksichtigt werden in der Behandlung von Kindern und Erwachsenen mit neurologischen Störungen und/oder Intelligenzminderung die Aktivierung mimischer und Anregung verbaler Ausdrucksmöglichkeiten für die Kommunikation sowie Probleme beim Essen und Trinken. Auch dieses Konzept vertritt vergleichbar dem Bobath-Konzept einen ressourcenorientierten Therapieansatz und bezieht die Eltern in der Anleitung eng mit ein. Gerade Eltern junger Kinder müssen herangeführt werden zu verstehen, warum ihr Kind sich oft anders verhält. Dies bezieht sich speziell bei Kindern mit Intelligenzminderung auch auf das Auftreten repetitiver motorischer Phänomene oder selbstverletzender Verhaltensweisen. Castillo Morales widmet diesen repetitiven Verhaltensweisen besonderes Augenmerk, reflektiert den jeweiligen Signalcharakter und versucht, modulierend darauf Einfluss zu nehmen.

Abgesehen von älteren Arbeiten zum Einsatz der Gaumenplatte bei Kindern mit Down-Syndrom wurden zum Castillo Morales-Konzept bisher noch keine Evaluationsstudien durchgeführt (Enders und Haberstock 2004).

Ebenso sind andere empirisch bewährte Behandlungsmethoden, wie die Vojta-Methode, die Craniosakraltherapie oder Tiergestützte Therapien in ihrer spezifischen Wirksamkeit bisher nicht durch Evidenzbasierte Studien belegt (Baranek 2002).

Literatur

Affolter F (1987) Wahrnehmung Wirklichkeit und Sprache. Villingen-Schwenningen: Neckar Verlag.

Attwood T (2005) Asperger-Syndrom. Wie Sie und Ihr Kind alle Chancen nutzen. Stuttgart: TRIAS.

Ayres AJ (1984) Bausteine der kindlichen Entwicklung. Die Bedeutung der Integration der Sinne für die Entwicklung des Kindes. Heidleberg: Springer.

Baranek GT (2002) Efficacy of sensory and motor interventions for children with autism. J Autism Dev Disord 32:397–422.

Enders A und Haberstock B (2004) Das Castillo Morales Konzept. Frühförderung interdisziplinär 23:31–34.

Freitag C, Kieser C, Schneider M, Gontard von M (2007) Quantitative assessment of neuromotor function in adolescents with high functioning autism and asperger syndrome. J Autism Dev Disord 37:948–959.

Grafmüller-Hell C (2008) Das Konzept heute. In: Viebrock H und Forst B (Hrsg.) Bobath-Therapiekonzepte in der Physiotherapie. Stuttgart: Thieme. S. 24–51.

Heise KF und Welling A (2008) Weiterentwicklung des Bobath-Konzepts. Forschungsnachweise – Forschungsbedarf. In: Viebrock H, Forst B (Hrsg.) Bobath – Therapiekonzepte in der Physiotherapie. Stuttgart: Thieme. S. 173–189.

Linderman TM und Stewart KB (1999) Sensory integrative-based occupational therapy and functional outcomes in young children with pervasive developmental disorders: a single-subject study. Am J Occup Ther 53(2):207–213.

Ohrt B (2004) Entwicklung und Lernen – wie neurobiologische Forschungsergebnisse der therapeutischen Arbeit mit entwicklungsgestörten Kindern dienen können. In: Biewald F (Hrsg.) Das Bobath-Konzept. Wurzeln, Entwicklungen, neue Aspekte. München: Urban & Fischer.

Piaget J (1975) Das Erwachen der Intelligenz beim Kinde. In: Gesammelte Werke, Studienausgabe, Band 1. Stuttgart: Klett.

Poustka F, Bölte S, Feineis-Matthews S, Schmötzer G (2008) Autistische Störungen. 2. Aufl. Göttingen: Hogrefe.

Roberts JE, King-Thomas L, Boccia ML (2007) Behavioral indexes of the efficacy of sensory integration therapy. Am J Occup Ther 61(5):555–562.

Roth G (2003) Fühlen, Denken, Handeln. Wie das Gehirn unser Verhalten steuert.

Frankfurt/Main: Suhrkamp Taschenbuch Wissenschaft.

Wattling RL und Dietz J (2007) Immediate effect of Ayres's sensory integration-based occupational therapy intervention on children with autism spectrum disorders. Am J Occup Ther 61(5):574–583.

12.7 Medikamentöse Therapie

Matthias Dose

12.7.1 Einleitung

Die Diagnose einer Autismus-Spektrum-Störung (ASS), die sich auf Störungen der sozialen Interaktion, der Kommunikation und auf eingeschränktes, repetitives Verhalten bezieht, stellt grundsätzlich keine Indikation für eine psychopharmakologische Behandlung dar. Auch gibt es bislang keine auf die „Kernstörungen" der ASS bezogene, spezifisch pharmakologische Behandlung. Es sind vielmehr die – z. B. im Rahmen der ICD-10 als „unspezifische Probleme", in DSM-IV als „Verhaltenssymptome" bei ASS aufgeführten – Begleitsymptome (▶ Tab. 12.2), die einen Einsatz von Psychopharmaka sinnvoll und notwendig machen können, wenn alternative Behandlungsansätze (Psychotherapie, Sozial-, Milieutherapie, heilpädagogische Maßnahmen) allein keinen zufriedenstellenden Erfolg zeigen.

In der Praxis sind es in erster Linie selbst- und/oder fremdaggressive Verhaltensweisen, die die Frage bzw. Forderung nach einer psychopharmakologischen Behandlung entstehen lassen. In zweiter Linie geht es um andere Verhaltensstörungen wie Schmieren mit Nahrung und/oder Exkrementen, für die Umgebung nicht akzeptables (und die soziale Integration unmöglich machendes) Festhal-

ten an Stereotypien und Ritualen, Umkehr des Tag-Nacht-Rhythmus oder andere Schlafstörungen. Seltener um eindeutig psychotische (auf Wahn oder Halluzinationen beruhende) Störungen, Zwänge oder Essstörungen, seltener um depressive oder Angststörungen. Nach Horner et al. (2002) bestehen Wutausbrüche bei 76 %, Aggressionen bei 59 %, Stereotypien bei 14 % und selbstverletzendes Verhalten bei 11 % der Menschen mit einer ASS.

12.7.2 Störungsspezifische medikamentöse Therapie

Vor Einleitung einer psychopharmakologischen Behandlung sollte in allen Fällen der Versuch einer *diagnostischen Zuordnung* der zu behandelnden Symptome/Symptomatik unternommen werden: Gibt es Anzeichen dafür, dass eine psychotische Symptomatik mit wahnhaftem und/oder halluzinatorischem Erleben vorliegt? Stehen affektive, d. h. manische oder depressive Symptome im Vordergrund? Liegt eine Störung der Impulskontrolle vor? Zusätzlich sollte das „Bedingungsgefüge" einer aufgetretenen Störung abgeklärt werden: Gab es im sozialen Umfeld einschneidende Änderungen (z. B. einen Wechsel von Bezugspersonen)? Liegt möglicherweise eine entwicklungsbedingte Störung vor (z. B. im Zusammenhang mit der Pubertät)? Sind körperliche Ursachen (z. B. Anfallsleiden) eindeutig auszuschließen?

Tab. 12.2: Begleitsymptome autistischer Störungen nach ICD-10 und DSM-IV

„Unspezifische Probleme" nach ICD-10	„Verhaltenssymptome" nach DSM-IV
Befürchtungen, Phobien	Hyperaktivität
Schlafstörungen	Kurze Aufmerksamkeitsspanne
Essstörungen	Impulsivität
Wutausbrüche	Aggressivität
Aggressionen	Selbstschädigendes Verhalten
Selbstverletzungen	Wutanfälle (besonders Kinder)

Für nach ICD-10 und DSM-IV zu diagnostizierende psychische Störungen (psychotische Störungen, Depressionen, Angststörungen, Zwangsstörungen) bestehen evidenzbasierte Behandlungsleitlinien, die auch auf Menschen mit ASS übertragbar sind. Da die Wirksamkeit der in diesen Leitlinien empfohlenen Behandlungen erwiesen ist, wäre es ein Fehler und ein Versäumnis, sie Menschen mit ASS (wie auch anderen Menschen mit Intelligenzminderung) vorzuenthalten. In der Regel handelt es sich bei den Behandlungsvorschlägen um eine Kombination von psychosozialer, heilpädagogischer und medikamentöser Therapie, wobei bei psychotischen Störungen Medikamente eindeutig den Vorrang haben, während die einzelnen Therapien sonst je nach Art und Schwere der Störung einzusetzen sind.

12.7.3 Syndromorientierte bzw. symptomatische medikamentöse Therapie

Sowohl bei Menschen mit frühkindlichem Autismus, aber auch bei anderen Formen autistischer Störungen, bei denen verbale und nonverbale Kommunikation unmöglich bzw. erschwert sind, ist es häufig nicht möglich, die zur Vorstellung beim Arzt unter der Fragestellung einer medikamentösen Behandlung führenden Auffälligkeiten einer definierten psychiatrischen Störung zuzuordnen. In diesen Fällen wird sich – wenn andere Behandlungsansätze (Psychotherapie, Sozial-, Milieutherapie, heilpädagogische Maßnahmen) ausgeschöpft sind oder sich als nicht ausreichend wirksam erwiesen haben – der Einsatz von Psychopharmaka pragmatisch an *Zielsymptomen* bzw. den Empfehlungen zur Behandlung eines vermuteten, mangels Kommunikation aber nicht zu belegenden psychischen Störungsbildes orientieren. Im Folgenden sollen die für die häufigsten Begleitsymptome autisti-

scher Störungen eingesetzten Medikamente bzw. Medikamentengruppen besprochen und – soweit vorhanden – vor dem Hintergrund zugänglicher Studien und Erfahrungen bewertet werden.

Auto- und oder fremdaggressives Verhalten

Benzodiazepine:

Für kurzzeitige *Kriseninterventionen* bei erstmals oder aber in längeren zeitlichen Abständen auftretenden Erregungszuständen mit auto- und/oder fremdaggressivem Verhalten sind Benzodiazepine mit kurzer bis mittlerer Eliminationshalbwertszeit als Mittel der ersten Wahl zu empfehlen. Erfahrungen mit psychotischen Patienten in der Akutpsychiatrie legen den Einsatz von Lorazepam (1–2,5 mg initial) nahe. Kooperativen Patienten kann Lorazepam in Tabletten- oder Tropfenform angeboten werden. Liophile Plättchen (*expidet*®) lösen sich auf, sobald sie mit der Mundschleimhaut in Kontakt kommen und können deshalb ggf. auch bei nicht kooperativen Patienten zum Einsatz kommen. Ein Wirkungseintritt bei oraler Medikation (auch bei der *expidet*®-Form) ist allerdings nicht vor 30 Minuten zu erwarten. In hochakuten Fällen ist daher die parenterale Gabe (i. m.- oder i. v.-Injektion) anzuraten. Bestehen (z. B. wegen einer insbesondere bei vormedizierten bzw. intoxikierten Patienten zu befürchtenden Atemsuppression) Bedenken gegen eine Gabe von Benzodiazepinen, so können (cave: extrapyramidale Nebenwirkungen z. B. akute Dystonien) auch Antipsychotika (z. B. aus der Gruppe der Butyrophenone – Haloperidol, Melperon, Dipiperon) parenteral eingesetzt werden (Dose 2007).

Stimmungsstabilisatoren: Bei rezidivierend auftretendem auto- und/oder fremdaggressivem Verhalten, bei Störungen der Impulskontrolle und ausgeprägten Stimmungsschwankungen sollte ein Therapieversuch mit stimmungsstabilisierenden Medikamenten erwogen werden. Sowohl für

Lithiumsalze wie für die zur Behandlung affektiver Störungen unter bestimmten Umständen zugelassenen Antikonvulsiva (Carbamazepin, Valproinsäurederivate) wie auch für einige (zur Rezidivprophylaxe affektiver Störungen zugelassene) Antipsychotika (z. B. Risperidon) sind günstige Wirkungen bei Störungen der Impulskontrolle sowie auto- und fremdaggressivem Verhalten beschrieben worden.

Selektive Serotonininhibitoren (SSRI): Sowohl zur Behandlung von Ängsten und Zwängen, aber auch bei Stereotypien und Störungen der Impulskontrolle werden selektive Hemmstoffe der Wiederaufnahme von Serotonin (SSRI) empfohlen. Allerdings bestehen (z. B. „Rote Liste" 2008) für die meisten der SSRI Anwendungsbeschränkungen für Menschen < 18 Jahre, weil einige Medikamente mit einem erhöhten Suizidrisiko bei dieser Altersgruppe in Verbindung gebracht werden.

Eine Übersichtsarbeit (Kolevzon et al. 2006), die im Rahmen einer MEDLINE-Recherche alle zwischen 1966 und 7/2005 publizierten Studien zur Anwendung von SSRI (Citalopram, Escitalopram, Fluoxetin, Fluvoxamin, Paroxetin und Sertralin) analysierte, konnte drei (!) kontrollierte (randomisierte) Studien und zehn offene Studien zur Auswertung identifizieren.

Die Mehrzahl der Studien zeigte positive Einflüsse der Medikation mit SSRI auf das „Gesamtverhalten", spezifisch auf Ängstlichkeit und repetitives Verhalten, wobei es bei einigen Patienten zu Hyperaktivität und einer Zunahme von Erregung kam. Zusammenfassend wird auf therapeutische Vorteile der SSRI bei „autistischen Spektrumstörungen" hingewiesen, die aber (mit Hinblick auf die möglichen unerwünschten Wirkungen, insbesondere Hyperaktivität und Erregung) noch weiterer sorgfältiger Überprüfung in kontrollierten Studien bedarf.

Affektdämpfende Neuroleptika/Antipsychotika: Neuroleptika (Antipsychotika) werden nach einschlägigen Untersuchungen bei Menschen mit geistiger Behinderung am häufigsten eingesetzt. Aber auch bei aggressivem Verhalten autistischer Menschen bzw. bei Störungen ihrer Impulskontrolle werden sehr häufig Neuroleptika (Antipsychotika) eingesetzt. Man mag das als „Sorglosigkeit" der verordnenden Ärzte im Umgang mit dieser von erheblichen unerwünschten Wirkungen belasteten Medikamentengruppe kritisieren – sehr häufig steht der (zum Teil erfolgreiche) Einsatz dieser Medikamente aber am Ende frustraner Therapieversuche mit nicht-medikamentösen und alternativen (z. B. „Stimmungsstabilisatoren") medikamentösen Behandlungsansätzen.

Zur Gruppe der Neuroleptika, die auch als Antipsychotika bezeichnet werden, zählen zahlreiche Substanzen, deren gemeinsamer Wirkungsmechanismus auf einer Hemmung der Dopamintransmission durch die „Blockade" postsynaptischer Dopaminrezeptoren in bestimmten Hirnarealen besteht. Diese (je nach Substanz unterschiedlich stark ausgeprägte und durch Wechselwirkungen mit anderen Transmittersystemen überlagerte) Hemmung der dopaminergen Übertragung bedingt einerseits die erwünschten, andererseits aber auch die unerwünschten Wirkungen der Neuroleptika. Zu den erwünschten Wirkungen zählen:

- Affektive Dämpfung,
- psychomotorische Dämpfung,
- Aggressionshemmung,

die insgesamt zur „antipsychotischen" Wirkung dieser Medikamente (und ihrem Einsatz zur Behandlung psychotischer Störungen) beitragen, aber auch ihre therapeutische Effizienz bei aggressivem Verhalten, psychomotorischen Erregungszuständen und anderen Verhaltensstörungen begründen.

Unerwünscht sind demgegenüber die sogenannten extrapyramidalen Nebenwirkungen (EPS, ▶ Übersicht 12.2), hormonelle Nebenwirkungen (Anstieg von Prolaktin, Gewichtszunahme) und andere mögliche

Nebenwirkungen wie Blutbildveränderungen oder allergische Reaktionen.

Übersicht 12.2: Extrapyramidale Symptome als mögliche Nebenwirkungen von Neuroleptika

- Akute Dystonien (Zungen-Schlund-Krämpfe, Blickstarre, andere Muskelkrämpfe)
- Neuroleptisches Parkinson-Syndrom (Parkinson-ähnliche Symptome)
- Akathisie (Sitz- und Stehunruhe)
- Tardive oder Spätdyskinesien (abnorme, unwillkürliche, in der Regel unbewusste Bewegungen, die bei längerer Dauerbehandlung auftreten können)

Als „atypisch" werden Substanzen bezeichnet, die – verglichen mit „typischen Neuroleptika" wie z. B. Haloperidol – weniger extrapyramidale Nebenwirkungen hervorrufen sollen. Dabei muss aber berücksichtigt werden, dass die sogenannten herkömmlichen („typischen") Substanzen in der Vergangenheit (vor allem auch bei Menschen mit Verhaltensstörungen bei geistiger Behinderung) unverantwortlich hoch dosiert eingesetzt worden sind, was zu entsprechenden Nebenwirkungen führte.

Zu den als „atypisch" bezeichneten Neuroleptika gehören das bereits 1963 eingeführte Clozapin (Leponex®, Elcrit®), Risperidon (Risperdal®), Olanzapin (Zyprexa®), Quetiapin (Seroquel®), Amisulprid (Solian®), Ziprasidon (Zeldox®) und neuerdings Aripiprazol (Abilify®) und Paliperidon (Invega®). Eine eindeutige Überlegenheit der hinsichtlich Wirkungen und Nebenwirkungen heterogenen Gruppe der „atypischen" Neuroleptika hat sich (zumindest in kontrollierten Studien, die nicht von den Herstellern gesponsort waren) bislang nicht belegen lassen. Eine Übersichtsarbeit (Stachnik und Nunn-Thompson 2007), die im Rahmen einer MEDLINE-Recherche alle von 1966–2007 publizierten Studien zur Behandlung

autistischer Störungen bei Kindern, Heranwachsenden und Erwachsenen analysierte, kommt zu dem Schluss, dass atypische Antipsychotika (Olanzapin, Ziprasidon, Quetiapin, Aripiprazol) zwar Verhaltensauffälligkeiten (Aggressivität, Hyperaktivität, selbstverletzendes Verhalten) besserten, aber die „Kernsymptome" des Autismus nicht beeinflussen. Auf Gewichtszunahme (v. a. Olanzapin) und Sedierung (v. a. Quetiapin) als unerwünschte Nebenwirkungen wurde hingewiesen. Risperidon erwies sich bei der Behandlung von Wutanfällen, Aggressionen und/oder selbstverletzendem Verhalten von Kindern und Jugendlichen (5–17 Jahre) in einer Studie als effektiv, in deren Rahmen zunächst für vier Monate mit Risperidon behandelt und anschließend bei einem Teil der Patienten Risperidon durch Placebo ersetzt wurde (Aman et al. 2005). Eine andere Auswertung dieser Studie zeigte eine Verbesserung restriktiver, repetitiver und stereotyper Verhaltensweisen, nicht jedoch der Defizite bezüglich sozialer Interaktion und Kommunikation unter Risperidon (McDougle et al. 2005), das sowohl in den USA wie auch in der Bundesrepublik Deutschland zur Behandlung von „Verhaltensstörungen in Form von Impulssteuerungsstörungen mit selbst-/fremdaggressivem Verhalten bei Kindern, Jugendlichen und Erwachsenen" zugelassen ist. Bezüglich möglicher unerwünschter Nebenwirkungen sind beim Einsatz von Risperidon jedoch neben der Möglichkeit des Auftretens extrapyramidaler Symptome (v. a. bei Dosierungen > 4 mg/d) insbesondere hormonelle Nebenwirkungen zu beachten: neben den sog. Benzamiden (Sulpirid, Amisulpirid) birgt Risperidon unter den „atypischen" Antipsychotika das höchste Risiko einer klinisch relevanten Erhöhung von Prolaktin (Montejo 2008).

Auch „typische" Substanzen (wie z. B. Haloperidol) sind lt. „Rote Liste" zur Behandlung z. B. akuter psychomotorischer Erregungszustände oder Tics zugelassen, wobei für einige (zur Sedierung und zum

Schlafen) bewährte Präparate (Dipiperon®, Eunerpan®) „Schlafstörungen" und „psychomotorische Erregung" zu den zugelassenen Indikationen zählen, jedoch für Dipiperon® (Kinder und Jugendliche < 18 Jahre) und Eunerpan® (< 12 Jahre) wegen „nur begrenzter Studien" eine Anwendungsbeschränkung besteht.

Bei zahlreichen anderen Medikamenten ist eine Anwendung nur im Rahmen der „Therapiefreiheit" (nach Aufklärung der Betroffenen und/oder ihrer gesetzlichen Vertreter, dass es sich um den Einsatz eines Medikaments handelt, das für diese Indikation keine Zulassung durch das Bundesamt für Arzneimittel besitzt) möglich.

Alternative Behandlungsmöglichkeiten bei autoaggressivem Verhalten

Gestützt auf Befunde, dass bei Menschen mit ASS im Blut erhöhte Spiegel von Endorphin gefunden wurden, ist der Opiatantagonist Naltrexon in den vergangenen Jahren zur Behandlung von ASS eingesetzt worden. Auch in der Klinik des Autors wurde (unter der Annahme eines reduzierten Schmerzempfindens bei autoaggressiven Handlungen) in Einzelfällen mit teils gutem Erfolg Naltrexon (0,5–2 mg/kg/d) eingesetzt. In einer Übersichtsarbeit (Elchaar et al. 2006) wurden neben Kasuistiken 14 Studien zum Einsatz von Naltrexon bei Menschen mit autistischen Störungen analysiert. Positive Effekte zeigten sich in erster Linie bei selbstverletzendem Verhalten, weshalb die Autoren einen Therapieversuch mit dem (für diese Indikation nicht zugelassenen) Naltrexon empfehlen, wenn andere Behandlungsansätze keinen Erfolg brachten.

Depressive Verstimmungen

Depressive Verstimmungszustände können sich bei nicht-sprechenden Menschen mit ASS durch soziales Rückzugsverhalten, Antriebsmangel, Verlust des Interesses und der Freude an sonst beliebten Aktivitäten, Schlafstörungen, Appetitverlust und Gewichts-

abnahme manifestieren. Bei Patienten mit Asperger-Syndrom kann eine depressive Verstimmung sowohl als Reaktion auf die mit der Störung verbundenen Schwierigkeiten und Probleme (insbesondere im Bereich der sozialen Interaktion und Kommunikation) aber auch rezidivierend ohne erkennbaren Grund als Begleitsymptom der Störung auftreten.

Die medikamentöse Behandlung depressiver Zustände bei Menschen mit ASS entspricht den allgemeinen Leitlinien der medikamentösen Depressionsbehandlung (z. B. Behandlungsleitlinie „Affektive Erkrankungen" der DGPPN 2000). Selektive Hemmstoffe der Serotoninwiederaufnahme (SSRI) sollten insbesondere dann eingesetzt werden, wenn gleichzeitig weitere Symptome (Zwänge, Störungen der Impulskontrolle) vorliegen, für die deren Einsatz indiziert wäre. Dabei sind Präparate zu bevorzugen, die in Kombination mit anderen Medikamenten ein möglichst geringes Interaktionspotenzial aufweisen (z. B. Paroxetin, Citalopram). Bei ausgeprägten Schlafstörungen sollten schlafanstoßende (ggf. gleichzeitig angstlösende) Antidepressiva (z. B. Mirtazapin, trizyklische Antidepressiva), bei leichter ausgeprägten depressiven Zuständen und Schlafstörungen Johanniskrautpräparate eingesetzt werden. Bei Kontraindikationen, Unverträglichkeit oder mangelnder Wirksamkeit von SSRI können kombinierte Hemmstoffe der Wiederaufnahme von Noradrenalin und Serotonin (trizyklische Antidepressiva, Venlafaxin) eingesetzt werden.

Behandlung von Aufmerksamkeitsstörungen

Psychostimulanzien (wie Methylphenidat oder Amphetamin) sind hilfreich, wenn zusätzlich zur autistischen Symptomatik ein Aufmerksamkeitsdefizit-/Hyperaktivitätssyndrom (ADHS) vorliegt. Dies gilt in erster Linie für Kinder mit Asperger-Syndrom. Es gibt aber auch Studien, die eine gute Wirksamkeit von Psychostimulanzien bei frühkindlichem Autismus (Hyperaktivität, impulsives Verhalten) nachweisen (Remschmid und Kamp-Becker 2007). Bei Kindern mit deutlicher intellektueller Beeinträchtigung sind allerdings auch paradoxe Wirkungen (Hyperaktivität, Erregung) beschrieben. Für den selektiven Hemmstoff der Noradrenalinwiederaufnahme Atomoxetin (Strattera®), das bislang als einziges Medikament in den USA zur Behandlung von ADHS im Erwachsenenalter zugelassen ist, liegen erste Studien vor, die positive Ergebnisse vorweisen.

In Deutschland sind die genannten Stimulanzien und auch Atomoxetin zur Behandlung von Aufmerksamkeitsdefizit-/Hyperaktivitätsstörungen bei Erwachsenen (zur sorgfältigen Diagnostik siehe ▶ Kapitel 11.2) derzeit nicht zugelassen, können also (insbesondere wenn eine Behandlung in der Kinder-/Jugendzeit erfolgreich war) im Rahmen eines individuellen Heilversuches (Stimulanzien auf BtM-Rezept!) verordnet werden.

12.7.4 Pragmatische Therapie

Die medikamentöse Behandlung von Menschen mit ASS sollte durch Nervenärzte/Psychiater durchgeführt werden, die sich an den Leitlinien und Behandlungsempfehlungen der „Gesellschaft für seelische Gesundheit bei Menschen mit geistiger Behinderung e. V." orientieren und möglichst Erfahrung mit Menschen mit ASS haben sollten (Koniarczyk 2008). In verschiedenen Regionen der Bundesrepublik Deutschland haben sich, in Zusammenarbeit mit „Autismus Deutschland" (*www.autismus.de*), entsprechende „Kompetenz- bzw. Behandlungszentren" etabliert.

Zur kurzfristigen Krisenintervention eignen sich Benzodiazepine, alternativ (wenn bei häufigerer Anwendung ein Abhängigkeitsrisiko vermieden werden soll) sedierende Neuroleptika (z. B. Dipiperon, Melperon). Bei auto- und fremdaggressivem Verhalten sollte zunächst ein Behandlungsversuch mit „Stimmungsstabilisierern/mood-stabilizer" (Lithiumsalze, Carbamazepin, Valproat), alternativ (bei Impulskontrollstörungen) einem SSRI mit – beim (häufig notwendigen) Einsatz mehrerer Medikamente sinnvoll – möglichst geringem Interaktionspotenzial eingesetzt werden. Sehr häufig erweisen sich diese (z. T. auch in Leitlinien empfohlenen) Therapiestrategien jedoch bei schwerer gestörten Patienten mit ASS als nicht ausreichend wirksam, sodass Neuroleptika/Antipsychotika zur Symptomkontrolle eingesetzt werden müssen. Therapeutisch vorteilhaft bei den Neuroleptika sind deren erwiesenen antipsychotischen, psychomotorisch und affektiv dämpfenden Wirkungen, die neben Halluzinationen und Wahnvorstellungen auch Ängste, Zwänge und Impulskontrollstörungen (einschließlich aggressiver Verhaltensstörungen) positiv beeinflussen und unterdrücken können.

Allerdings stehen dem die nicht unerheblichen Nebenwirkungen dieser Medikamentengruppe entgegen, die aber – bei entsprechender Erfahrung und Ausbildung – durch auf die jeweilige Zielsymptomatik und individuellen Nebenwirkungsrisiken der Patienten bezogene Auswahl und Dosierung der Substanzen minimierbar sind. Extrapyramidale Nebenwirkungen sind z. T. dosisabhängig und mit Gegenmitteln (z. B. Biperiden) gut beherrschbar. Auch bei längerer Anwendung besteht keine Toleranzentwicklung, sodass weder Gewöhnung noch Abhängigkeit zu befürchten sind.

Literatur

Aman MG, Arnold LE, McDougle CJ et al. (2005) Acute and long-term safety and tolerability of risperidone in children with autism. J Child Adolesc Psychopharmacol 15:869–884.
DGPPN (2000) Behandlungsleitlinie Affektive Erkrankungen. In: Deutsche Gesellschaft für Psychiatrie, Psychotherapie und Nervenheilkunde (Hrsg.) Praxisleitlinien in Psychiatrie und Psy-

chotherapie. Bd. 5. Darmstadt: Steinkopff. S. 30–44.

Dose M (2007) Akutsituationen bei minderbegabten Menschen. In: Hewer W, Rössler W (Hrsg.) Akute psychische Erkrankungen. Management und Therapie. München: Urban & Fischer. 2. Aufl. S. 407–420.

Elchaar G, Maisch N, Augusto L et al. (2006) Efficacy and safety of naltrexone use in pediatric patients with autistic disorder. Ann Pharmacother 40:1086–1095.

Horner RH, Carr EG, Strain PS et al. (2002) Problem behaviour intervention for young children with autism: A research synthesis. J Autism Dev Disord 32:423–446.

Kolevzon A, Mathewson KA, Hollander E (2006) Selective Serotonin Inhibitors in Autism: A Review of Efficacy and Tolerability. J Clin Psychiatry 67:407–141

Koniarczyk M (2008) Psychopharmakotherapie. Standards der Psychiatrie – Wirklichkeit und Chancen. In: Hennicke K (Hrsg.) Psychophar-maka in der Behindertenhilfe – Fluch oder Segen? Materialien der DGSGB. Bd. 17. Berlin: Eigenverlag. S. 60–68.

Mc Dougle C, Scahill L, Aman M et al. (2005) Risperidone for the core symptom domains of autism: results from the study by the Autism Network of the Research Units on Pediatric Psychopharmacology. Am J Psychiatry 162:1142–1148.

Montejo A (2008) Prolactin awareness: An essential consideation for physical health in schizophrenia. Eur Neuropsychopharmacol 18:108–114.

Remschmidt H, Kamp-Becker I (2006) Das Asperger-Syndrom. In: Remschmid H, Schmidt M (Hrsg.) Manual psychischer Störungen bei Kindern und Jugendlichen. Heidelberg: Springer. S. 87.

Stachnik JM, Nunn-Thompson C (2007) Use of atypical antipsychotics in the treatment of autistic disorder. Ann Pharmacother 41:626–634.

12.8 Behandlung der Epilepsie

Gerhard Kluger und
Angelika Enders

Wie bei jeder Therapie sollen auch bei der Behandlung einer Epilepsie vorab die individuellen *Therapieziele* festgelegt werden. Das primäre Therapieziel bei Epilepsie ist das Erreichen einer Anfallsfreiheit ohne beeinträchtigende Nebenwirkungen durch die Medikation. Dieses Therapieziel kann bei den meisten Menschen mit ASS erfreulicherweise erreicht werden. Einzelne Epilepsieformen wie die idiopathischen fokalen Epilepsien können sogar ohne Therapie in der Pubertät spontan sistieren.

Seltene, aber ursächlich gut behandelbare, metabolisch bedinge Epilepsien, die mit einer ASS einhergehen können, sind immer primär diagnostisch auszuschließen: Pyridoxin-(Vit. B6-) und Pyridoxalphosphat-responsive Epilepsie, Glukose-Transporter-Defekt, Kreatinstoffwechselstörungen, Folinsäure-abhängige Epilepsie (Hahn und Neubauer 2005; Moretti et al. 2005; ▸ **Kap. 9.3** und **10.2.3**).

Neben dem Ziel einer Anfallsfreiheit sind schon zu Beginn der Epilepsiebehandlung auch andere Therapieziele wie Gefährdung durch Verletzungen im Rahmen der Anfälle und Beeinträchtigung der kognitiven Entwicklung und Lebensqualität zu berücksichtigen. Vor Einleitung einer antikonvulsiven Behandlung ist deshalb eine umfassende Aufklärung der Angehörigen und natürlich möglichst auch des Patienten notwendig. Epilepsieschulungen (wie z. B. in Vogtareuth über „FAMOSES" angeboten, *http://www. epiverein.de/*) können dabei hilfreich sein (s. Wohlrab et al. 2007).

Eine sorgfältige Dokumentation der Anfallsfrequenz in einem Anfallskalender ist unumgänglich. Gerade wenn bei einem Menschen mit einer ASS, Intelligenzminderung und einer therapierefraktären Epilepsie das immer primäre Therapieziel, Anfallsfreiheit, unrealistisch geworden ist, müssen die Behandlungsziele mit den Eltern und Betreuern besonders abgesprochen werden. Aspekte wie „weniger schwere oder seltenere Anfälle", Ängste vor Schädigungen durch langanhaltende Anfälle oder vor unerwarteten plötzlichen Todesfällen bei Patienten mit Epilepsie (SUDEP – sudden unexpected death in epilepsy patients) sind dabei ebenso zu berücksichtigen wie Überlegungen, durch die medikamentöse Therapie eventuell auch Verhalten und/oder Kognition negativ zu beeinflussen. Bei Kontrolluntersuchungen muss das Erreichen der ursprünglichen Behandlungsziele und die antikonvulsive Therapie jeweils kritisch hinterfragt werden. Ein geeignetes Instrument zur Erfassung individueller Therapieziele unter Berücksichtigung aller Dimensionen der Lebensqualität bei Menschen mit therapieschwierigen Epilepsien wie dem Lennox-Gastaut-Syndrom und ASS ist das ICF (International Classification of Function, Health, and Disability)-Modell (vgl. Arzimanoglou et al. 2009). Dieses eignet sich besonders auch zur Planung und Evaluierung umfassender Therapiekonzepte sowie notwendiger Langzeittherapie-Studien.

> Zur Unterbrechung von prolongierten Anfällen und Vermeidung eines Status epilepticus ist individuell mit den Eltern und anderen Bezugspersonen der Einsatz von Benzodiazepinen in rektaler oder bukkaler Applikation zu besprechen, gewöhnlich nach einer Anfallsdauer von drei Minuten. Eine schriftliche Anweisung für die betreuende Einrichtung ist sinnvoll.

Zur Epilepsiebehandlung stehen derzeit über 20 *Antiepileptika* mit unterschiedlichen Zulassungsindikationen und Wirkmechanismen zur Verfügung. Weitere stehen vor der Zulassung. Die Auswahl des Antiepileptikums richtet sich u. a. nach dem Epilepsiesyndrom und der Anfallsform. Eine Monotherapie sollte primär immer angestrebt werden. Die Aufdosierungsgeschwindigkeit und Dosis sind unter Beachtung möglicher Interaktionen mit anderen Medikamenten individuell festzulegen. Das Absetzen von unwirksamen Antiepileptika und bei nicht tolerierbaren Nebenwirkungen darf nicht vergessen werden. Besonders zu berücksichtigen ist, dass auch die neueren Antiepileptika speziell bei Menschen mit einer Intelligenzminderung Nebenwirkungen auf das Verhalten sowie Appetit, Schlaf und Sprache haben können. Dies ist bei der Festlegung der Behandlungsziele und den Verlaufsuntersuchungen jeweils besonders zu besprechen.

Gestaltet sich die medikamentöse Therapie der Epilepsie schwierig, sind die *ketogene Diät* und die *Nervus-vagus-Stimulation* prinzipielle Therapieoptionen (Buchhalter und Jarrar 2003; Jarrar 2003; Park 2003).

Bei jedem Patienten, bei dem sich die Epilepsietherapie als unbefriedigend herausstellt, ist *frühzeitig* an die Therapieoption eines *epilepsiechirurgischen Eingriffs* zu denken und ggf. eine entsprechende Diagnostik mit hochauflösendem Kernspintomogramm (MRI) und Video-Intensiv-Monitoring in Absprache mit einem Epilepsiezentrum zu überlegen. Das Behandlungsziel bei der Epilepsiechirurgie ist immer primär bezogen auf die Behandlung der Anfälle und nicht auf die Verhaltensstörung. In einem Kollektiv von Kindern mit therapierefraktären fokalen Epilepsien und ASS war das Behandlungsergebnis bezüglich der Anfälle nach dem chirurgischen Eingriff nur wenig schlechter als bei Kindern ohne ASS (Kluger und Noterdaeme 2008). Die autistische Symptomatik wurde jedoch bis auf wenige Ausnahmen mit einer atypischen ASS bei Intelligenzminderung nicht beeinflusst. Untersuchungen im Langzeitverlauf mit neuropsychologischer Diagnostik sind notwendig, um zu klären, ob ein epilepsiechirurgischer Eingriff bei jungen Kindern mit einer Intelligenzminderung, ASS und einer therapierefraktären Epilepsie z. B. im Rahmen einer Verbesserung der kognitiven Entwicklung auch Auswirkungen auf den Verlauf der ASS hat.

Abschließend soll herausgestellt werden, dass die Therapie einer Epilepsie bei Menschen mit einer ASS ausgehend von der Indikationsstellung und Therapiezieldefinition eine interdisziplinäre Zusammenarbeit und meist eine Langzeitbehandlung notwendig macht. **Übersicht 12.3** fasst noch einmal die wichtigsten Aussagen zusammen.

Übersicht 12.3: Epilepsiebehandlung bei Menschen mit ASS

- Bei der Epilepsiebehandlung sind vorab die individuellen Therapieziele festzulegen.
- Primäres Behandlungsziel bei Menschen mit Epilepsie ist die Anfallsfreiheit.
- Die meisten Epilepsien bei Menschen mit ASS sind gut behandelbar.
- Die seltenen, aber ursächlich gut behandelbaren, metabolisch bedingten Epilepsien mit ASS sind auszuschließen.
- Menschen mit ASS können vereinzelt auch eine therapieschwierige Epilepsie haben, die Modifikationen des primären Behandlungsziels erfordert.
- Bei jedem Patienten mit therapieresistenter Epilepsie ist frühzeitig an die Option eines epilepsiechirurgischen Eingriffs in einem spezialisierten Zentrum zu denken.

Literatur

Arzimanoglou A, French J, Blume W, Cross H, Ernst JP, Feucht M, Genton P, Guerrini R, Kluger G, Pellock J, Perucca E, Wheeles J (2009) Towards the optimal management of Lennox-Gastaut syndrome: results of an cxpcrts forum. Lancet Neurol;8:82–93.

Buchhalter JR, Jarrar RG (2003) Therapeutics in pediatric epilepsy, Part 2: Epilepsy surgery and vagus nerve stimulation. Mayo Clin Proc 78 (3):371–378.

Hahn A, Neubauer BA (2005) Autismus und Stoffwechselerkrankungen – was ist gesichert? Z Kinder Jugendpsychiatr Psychother 33 (4):259–271.

Jarrar YD (2003) The effect of vagus nerve stimulation therapy on patients with intractable seizures and either Landau-Kleffner syndrome or autism. Epilepsy Behav 4(3):286–290.

Kluger G, Noterdaeme M (2008) Neuropädiatrische Aspekte in der Diagnostik von geistig behinderten Kindern mit autistischen Störungen. In: Staudt F (Hrsg.) Aktuelle Neuropädiatrie 2007. Nürnberg: Novartis Pharma Verlag. S. 132–136.

Moretti P, Peters SU, del Gaudio D, Sahoo T, Hyland K, Bottiglieri T, Hopkin RJ, Peach E, Min SH, Goldman D, Roa B, Bacino CA, Scaglia F (2008) Brief report: autistic symptoms, developmental regression, mental retardation, epilepsy, and dyskinesias in CNS folat deficiency. J Autism Dev Disord 38(6):1170–1177.

Park YD (2003) The effects of vagus nerve stimulation therapy on patients with intractable seizures and either Landau-Kleffner syndrome or autism. Epilepsy Behav. 4(3):286–290.

Wohlrab GC, Rinnert S, Bettendorf U, Fischbach H, Heinen G, Klein P, Kluger G, Jakob K, Rahn D, Winter P, Pfaefflin M; famoses Project Group (2007) FAMOSES: A modular educational program for children with epilepsy and their parents. Epilepsy and Behaviour 10:44–48.

12.9 Kontroverse Verfahren

Hedwig Amorosa

12.9.1 Einleitung

Da es bisher keine Behandlung gibt, die ursächlich die Störungen bei Kindern mit einer ASS heilen kann, ist es wichtig und notwendig, nach neuen und effektiveren Behandlungsverfahren zu suchen. Es ist auch klar, dass Eltern alles daran setzen, mit neuen Verfahren, eine entscheidende Verbesserung des Zustands ihres Kindes zu erreichen. Sie sind daher sehr offen für jede Intervention, die Besserung oder Heilung verspricht.

Aufgabe der Fachwelt ist es, die Qualität, Plausibilität und Effektivität von Interventionsverfahren zu beurteilen und sicherzustellen, dass durch die Intervention keine Gefährdung des Kindes eintritt. Es gibt Verfahren, die wissenschaftlich gut auf ihre Effektivität hin untersucht wurden oder von Experten als wirksam eingeschätzt werden (Gruppen 1–3 der **Übersicht 12.4**). Diese Verfahren können nicht zur Heilung führen, es lässt sich aber eine deutliche Verbesserung bestimmter Aspekte der autistischen Störung erreichen. Daneben gibt es Verfahren, die kaum untersucht wurden, aber als sehr wirksam beschrieben werden und Verfahren, für die in einer Reihe von Studien keine Effektivität nachgewiesen wurde, die aber weiterhin eingesetzt und als sehr erfolgreich bezeichnet werden (Gruppe 4 der **Übersicht 12.4**). Um die beiden letzten Gruppen von Verfahren geht es im Folgenden.

Es handelt sich um sehr heterogene Verfahren: die Ernährung wird verändert, die „gestörte" auditive oder visuelle Wahrnehmung wird behandelt oder Tiere werden in der Therapie eingesetzt.

12.9.2 Gestützte Kommunikation („Facilitated Communication")

Die „gestützte" Kommunikation (FC) muss von der „unterstützten" Kommunikation abgegrenzt werden (▶ **Kap. 12.3**). „Gestützte Kommunikation stellt keine Therapie- oder Heilmethode dar, sondern eine heilpädagogische Trainingsmethode, die manchen Menschen mit schweren Kommunikationsbeeinträchtigungen und neuromotorischen Störungen eine Möglichkeit bietet zu lernen, gezielt und deutlich auf Objekte, Photos, Symbole, Wörter, Sätze und/oder Buchstaben zu zeigen und sich dadurch mitzuteilen. [...] FC beinhaltet – in individuell unterschiedlicher Gewichtung – physische, verbale und emotionalsoziale Hilfestellungen, die eine Person einem Menschen mit schwerer Kommunikationsbeeinträchtigung gibt, damit dieser – z.B. gestützt an Hand, Handgelenk, Ellenbogen oder Schulter – gezielt zeigen kann, um z.B. über Bilder, Symbole oder Buchstaben etwas mitzuteilen" (Bundschuh und Basler-Eggen 2000, S. 36). Die Methode hat sich von Australien kommend in den USA und in Deutschland ab den 1990er Jahren sehr schnell verbreitet. Aufgrund der Aussagen, die Menschen mit ASS mit Hilfe der Stützer machten, wurden viele empirische Ergebnisse zu autistischen Störungen in Frage gestellt. Insbesondere wurde behauptet, dass die Menschen mit ASS mithilfe dieser Methode zeigen können, dass sie nicht geistig behindert seien. Als Ursache dafür, dass die Menschen mit ASS sich nicht ohne Stütze ausdrücken können, wird angegeben, dass motorische, emotionale und Probleme der Wahrnehmung dies verhindern (Mostert 2001).

In gut kontrollierten Studien konnte nicht nachgewiesen werden, dass die Inhalte, die mit gestützter Kommunikation geschrieben wurden, von den Gestützten kommen. Wenn der Stützer die erfragten Inhalte nicht kannte, kam es zu nur wenigen richtigen Antworten. Kannte der Stützer die zu beantwortenden Fragen bzw. die zu benennenden Bilder, so traten kaum Fehler auf (Howlin 1997; Mostert 2001; Nußbeck 2000; American Academy of Pediatrics 2006). Es gibt einzelne Arbeiten, in denen eine unabhängige Kommunikation des Gestützten nachgewiesen wird (Bericht aus dem Bayerischen Sozialministerium 2000). Diese Studien sind aber oft methodisch mangelhaft (kleine Stichprobe, keine oder schlecht kontrollierte Durchführungsbedingungen, keine genaue Beschreibung der Stichprobe), sodass festgestellte positive Ergebnisse aufgrund von

methodischen Problemen nicht genau interpretiert werden können (Mostert 2001).

Problematisch an der Methode ist, dass betont wird, dass die Mitteilung durch die gestützte Kommunikation authentisch ist, auch wenn der Gestützte über nicht gestützte Kommunikation eindeutig etwas anderes ausdrückt. Es werden häufig Methoden, die nachweislich effektiv sind, nicht eingesetzt, z. B. ein Sauberkeitstraining, da man es dem „intelligenten" Menschen nicht zumuten könne, wie ein geistig Behinderter behandelt zu werden. Es sind mit der gestützten Kommunikation sowohl in den USA als auch in Deutschland immer wieder Anschul-

Übersicht 12.4: Übersicht der Therapieverfahren

Gut abgesicherte und anerkannt wirksame Verfahren (randomisierte, kontrollierte Studien)

- Verhaltenstherapeutische Verfahren und Therapieprogramme, auch im Rahmen von Frühförderprogrammen
- Psycho-edukative Programme wie TEACCH
- Medikation der Begleitsymptome

Empirisch mäßig abgesicherte Verfahren, aber potenziell wirksam (Studien ohne Kontrollgruppen)

- Training der sozialen Kompetenz, auch anhand von Theory of Mind Trainings
- Relationship Development Intervention
- Social Stories
- Gruppentherapeutische Angebote

Empirisch nicht abgesichert, aber potenziell wirksam (nach Expertenmeinung wirksam, ohne ausreichende Studienlage)

- Ergotherapie, sensorische Integration
- Logopädie
- Physiotherapie

Zweifelhafte Methoden ohne empirische Absicherung, ohne wissenschaftlich fundierten Hintergrund oder ohne nachgewiesene Wirksamkeit

- Festhaltetherapie
- Diäten
- Vitamin- und Mineralstofftherapien
- Sekretin, auditives Integrationstraining
- Irlen-Therapie
- Facilitated Communication
- Reittherapie oder andere tiergestützte Therapien

---

digungen eines sexuellen Missbrauchs erhoben wurden. In vielen Fällen haben sich diese Vorwürfe als unberechtigt herausgestellt.

12.9.3 Biologisch begründete Therapien

Über viele Jahre wurde die Behandlung mit Vitamin B6 später in Kombination mit Magnesium zur Behandlung der sozialen und kommunikativen Störungen bei autistischen Störungen empfohlen. In einer Übersicht von Nye und Brice (2005) wird festgestellt, dass es keine wissenschaftlich überzeugenden positiven Ergebnisse für diese Behandlung gibt.

Nachdem 1998 in einer Zeitschrift berichtet wurde, dass bei drei Kindern mit einer autistischen Störung, die wegen einer gastrointestinalen Untersuchung Sekretin erhalten hatten, autistische Symptome sich deutlich verbesserten, wurden eine Reihe von Doppelblindstudien durchgeführt, in denen weder mit einmaliger noch mit mehrmaliger Gabe von Sekretin ein Einfluss auf das autistische Verhalten nachgewiesen werden konnte (Sturmey 2005; Corbett et al. 2001).

Diäten werden häufiger für die Behandlung autistischer Störungen vorgeschlagen. Zwei besonders häufig empfohlene Diäten sind die glutenfreie und die caseinfreie Diät, z. T. werden sie kombiniert. Doppelblinduntersuchungen, die allerdings nur an kleinen Gruppen durchgeführt wurden, sind widersprüchlich (Millward et al. 2008).

12.9.4 Heilpädagogisch/psychologisch begründete Therapien

Die auffallende Reaktion auf Laute und Töne bei einem Teil der Kinder mit ASS ist Ausgangspunkt für unterschiedliche Therapien, die an dieser Stelle ansetzen. Die *Therapie nach Tomatis* wurde ursprünglich für Kinder mit Lesestörungen entwickelt und

dann für Kinder mit autistischer Störung eingesetzt. Es geht darum, über das Ohr die Hirnaktivität zu fördern. Speziell gefilterte Musik und Sprache werden über Kopfhörer angeboten. Eine wichtige Rolle spielen dabei hohe Frequenzen, von denen Tomatis annimmt, dass sie in der Entwicklung des Gehirns im Mutterleib eine wichtige Rolle spielen. Für die Tomatistherapie gibt es eine sehr kleine kontrollierte Studien mit 13 Patienten, bei denen sich nach einer Tomatistherapie keine Verbesserung der sprachlichen Leistungen gegenüber einer Plazebogruppe fand (Corbett et al. 2008).

Die *„Auditory Integration Therapy (AIT)"* entwickelte Berard für Hörstörungen nach Traumen und empfahl sie später für die Gruppe der Kinder mit einer ASS. Auch bei dieser Therapie geht es darum, das Gehirn über akustische Reize zu aktivieren. Berard geht davon aus, dass unterschiedliche Frequenzen im Ohr nicht ausreichend verstärkt werden und damit der Höreindruck verzerrt wird. Welche Frequenzen beim einzelnen Kind verstärkt werden müssen, wird in der Diagnostik vor Therapiebeginn festgestellt. Diese Frequenzen werden dann in dem, was die Kinder über Kopfhörer anhören, verstärkt. Die Ergebnisse für AIT sind in Studien an kleinen Gruppen negativ, d. h. es ist kein Effekt auf das Verhalten oder die Sprache nachweisbar im Vergleich mit einer Kontrollgruppe (Mudford et al. 2000; Sinha et al. 2004).

Die *Delphintherapie* wurde für Kinder und Erwachsene mit ganz unterschiedlichen Störungen entwickelt und wird auch für die Behandlung der ASS empfohlen. Es bestehen keine Untersuchungen mit randomisierter Zuordnung zu einer Experimentalgruppe und einer Kontrollgruppe. Die berichteten Erfolge beruhen auf Einschätzungen der Veränderung durch die Eltern (Kohn 2003). Ebenso gibt es keine spezifischen Untersuchungen für einen Einfluss heilpädagogischen Reitens oder anderer tiergestützter Therapien auf die autistische Symptomatik.

Die *Trainingsmethoden nach Delacato* gehen davon aus, dass es sich bei den ASS um eine Form eines Hirnschadens handelt. Durch spezifische Bewegungsübungen sollen die gestörten neuronalen Netze wiederhergestellt werden. Ursprünglich wurde die Behandlung für Kinder mit Bewegungsstörungen und Intelligenzminderung entwickelt. Inzwischen wird sie für sehr viele Entwicklungsauffälligkeiten empfohlen. Eine systematische Überprüfung mit einer Kontrollgruppe wurde nicht durchgeführt.

Die *Festhaltetherapie* wurde von Welch (1983) für Kinder mit ASS beschrieben. Tinbergen (1983) machte sie durch seine Veröffentlichung bekannt. Die Autoren gehen davon aus, dass es sich bei der autistischen Störung um einen Konflikt zwischen dem Wunsch nach Annäherung und der Angst vor engem Kontakt mit einer anderen Person handelt, den das Kind mit ASS nicht allein lösen kann. Durch das Festhalten und die erzwungene Nähe macht es die Erfahrung, dass Nähe nicht nur nicht gefährlich, sondern sogar angenehm ist. Das Verfahren wurde von Prekop in Deutschland stark vertreten und wird in veränderter Form von Janssen für Kinder mit Autismus eingesetzt. Kontrollierte Studien über die Auswirkungen der Festhaltetherapie gibt es nicht. Von verschiedenen Autoren wird sie wegen der körperlichen Gewalt, die eingesetzt wird, abgelehnt.

Die *Daily-Life-Therapie nach Higashi* (*http://www.bostonhigashi.org/about.php?id=8*, 22.06.09) wurde von Dr. Kitahara aus Tokyo entwickelt. Sie geht davon aus, dass Lernen in der Gruppe erfolgt, dass Modelle wichtig sind und dass körperliche Aktivität für die Entwicklung der Kinder wesentlich ist. Nach diesen Prinzipien wird in den Schulen, die inzwischen in Japan und den USA entstanden sind, gearbeitet. Kontrollierte Studien wurden nicht veröffentlicht. Gegen die Higashischule in Boston wurden Vorwürfe wegen ihres aggressiven Umgangs mit den Kindern erhoben.

Die *kraniale Osteopathie von Sutherland* geht davon aus, dass die Schädelknochen, die an den Schädelnähten gegenseitig verbunden sind, eine gewisse Bewegungsmöglichkeit haben, die durch gezielte Manipulationen ausgelöst werden können, wodurch die Gesundheit positiv beeinflusst werden kann (*http://www.cranial.org.uk/page4.html*, 23.06.09). Die Methode wird auch für Kinder mit ASS empfohlen. Auch für diese Methode gibt es keine kontrollierten Studien, sodass sie bezüglich der Behandlung von ASS nicht spezifisch empfohlen werden kann.

Die Versorgung mit *Irlengläsern*, d. h. bunten Brillengläsern, wurde ursprünglich für Leseprobleme entwickelt, später auch für Kopfschmerzen, Aufmerksamkeitsstörungen und Störungen aus dem autistischen Spektrum empfohlen (*http://irlen.com/index.php?id=70*, 23.06.09). Man geht davon aus, dass durch die individuelle Zusammenstellung der Farbe der Brillengläser eine Überempfindlichkeit des visuellen Systems ausgeglichen werden kann, die die Symptome verursacht. Es gibt keine kontrollierten Studien, die die Effektivität der Methode für die Menschen mit einer ASS nachweisen (Poustka et al. 2004).

Es kommen ständig neue Therapiemethoden auf den Markt, die den Anspruch erheben, ASS zu heilen. Auffallend ist, dass viele der Behandlungen zunächst für andere Krankheitsbilder entwickelt wurden und dass sich dann das Anwendungsgebiet deutlich vergrößert, sodass es sich mit Sicherheit nicht um eine spezifische Behandlung für ASS handelt. Typisch ist weiterhin, dass entweder mit enthusiastischen Berichten von Eltern argumentiert wird oder mit Studien, die ausschließlich Elterneinschätzungen als Kriterium der Veränderung heranziehen. Oft wird ein Merkmal der Störung, wie die Auffälligkeiten im auditiven Bereich oder die Abwehr von Körperkontakt bei einigen Kindern, als *das* entscheidende Merkmal herausgestellt, durch dessen Behandlung alle anderen Symptome beeinflusst werden können.

Eltern und Fachleute gemeinsam müssen gegenüber neuen Behandlungsansätzen offen und kritisch sein, um Erfolg versprechende Förderungsmöglichkeiten nicht zu übersehen aber gleichzeitig Kinder und Eltern vor nutzlosen oder auch schädigenden Behandlungen zu schützen.

Literatur

American Academy of Pediatrics (2006) Auditory integration training and facilitated communication for autism. Policy Statement. (*http://aap-policy.aappublications.org/cgi/content/full/pediatrics;102/2/431*; Zugriff am 02. 04. 2009).

Bundschuh K, Basler-Eggen A (2000) Gestützte Kommunikation (FC) bei Menschen mit schweren Kommunikationsbeeinträchtigungen. Bayerisches Staatsministerium für Arbeit und Sozialordnung, Familie, Frauen und Gesundheit. München: Druckhaus Deutsch.

Corbett B, Khan K, Czapansky-Beilman D, Brady N, Dropik P, Goldman D, Delaney K, Sharp H, Mueller I, Shapiro E, Ziegler R (2001) A double-blind placebo-controlled crossover study investigating the effect of porcine secretin in children with autism. Clin Pediatr 40:327–331.

Corbett B, Shickman K, Ferrer E (2008) Brief Report: the effects of Tomatis sound therapy on language in children with autism. J Autism Dev Disord 38:562–566.

Howlin P (1997) Prognosis in Autism: Do specialist treatments affect long-term outcome? Europ Child Adolesc Psychiatry 6:55–77.

Kohn N (2003) Mensch-Delphin-Interaktion. Untersuchungen zur therapeutischen Wirksamkeit. Dissertation LMU München.

Millward C, Ferriter M, Calver S, Connell-Jones G (2008) Gluten- and casein-free diets for autistic spectrum disorder. Cochrane Database Syst Rev 2:CD003 498.

Mostert M (2001) Facilitated Communication since 1995: a review of published studies. J Aut Dev Disord 31:287–313.

Mudford O, Cross B, Breen S, Cullen K, Reeves D, Gould J, Douglas J (2000) Auditory Integration Training for Children With Autism: No Behavioral Benefits Detected. Am J Ment Retard 105:118–129.

Nußbeck S (2000) Gestützte Kommunikation. Ein Ausdrucksmittel für Menschen mit geistiger Behinderung? Göttingen:: Hogrefe.

Nye C, Brice A (2005) Combined vitamin B6-magnesium treatment in autism spectrum disorder. Cochrane Syst Rev 19:CD003 497.

Poustka F, Bölte S, Feineis-Matthews, Schmötzer G (2004) Autistische Störungen. Göttingen: Hogrefe.

Sinha Y, Silove N, Wheeler D, Williams K (2004) Auditory integration training and other sound therapies for autism spectrum disorders. Cochrane Database Syst Rev 1:CD003 681.

Sturmey P (2003) Typing in tongues: interesting observations on facilitated communication do not establish authorship. Ment Retard 41:386–387.

Tinbergen N (1983) Autistic children, New Hope for a Cure. London: Allen.

Welch M (1983) Retrieval from autism through mother-child holding therapy. In: Tinbergen N (Ed.) New hope for a cure. London: Allen.

12.10 Eltern- und familien-bezogene Maßnahmen

Christiane Bormann-Kischkel
und Michele Noterdaeme

Elternberatung spielt in der multimodalen Behandlung von kinderpsychiatrischen Störungen eine zentrale Rolle und wird oft als eines der wichtigsten Elemente in dem gesamten Therapieplan angesehen. Elternberatung ist Voraussetzung für eine gute Mitarbeit bei den oft weitreichenden therapeutischen und pädagogischen Maßnahmen. Für die betroffenen, oft jungen Eltern beginnt nach der Diagnosestellung eine Phase der Auseinandersetzung mit den Besonderheiten des Kindes, die über Jahre anhält und in vielen Fällen zu einer Umstrukturierung der bisherigen Lebensplanung führt. Verschiedene Studien haben darauf hingewiesen, dass in diesen Familien ein hohes Maß an Belastung vorhanden ist. Eltern fühlen sich durch das Verhalten ihrer Kinder überfordert, sie zweifeln an ihrer elterlichen Kompetenz und sind oft isoliert (Wiberg und Noterdaeme 2007; Schieve et al. 2007). Insbesondere Mütter zeigen eine hohe Rate an depressiven Reaktionen (Tonge et al. 2006). Da Eltern bei einer früh einsetzenden Behandlung der Kinder eine zentrale Rolle spielen, stellt sich die Frage, wie sie am besten unterstützt und auf diese Aufgabe vorbereitet werden können, um Überforderungsreaktionen zu vermeiden.

Als hilfreich zur Stressbewältigung werden von Eltern in erster Linie informelle oder organisierte soziale Netzwerke genannt (Rivers und Stoneman 2003) oder die Möglichkeit einer vorübergehenden außerfamiliären Betreuung (Preece und Jordan 2007). Als individuelle Bewältigungsstrategien griffen Eltern jüngerer Kinder mehr auf problemfokussierte Strategien zurück (z. B. Suche nach entlastenden Diensten, nach Strategien für problematische Situationen), während dieselben Eltern später mehr zu emotionsfokussierten Strategien tendierten (z. B. Akzeptanz der Jugendlichen in ihrer Behinderung, eigene emotionale Distanzierung, Unterstützung durch philosophisch-religiöse Glaubenssysteme; Gray 2006; Smith et al. 2008). In einem Literaturüberblick aus den USA werden als hilfreiche Interventionen für Eltern von Kindern mit intellektueller Behinderung kurzfristige Entlastungen der Familie z. B. im Rahmen von Kurzzeitpflege, gefolgt von der Begleitung der Familie durch einen sogenannten Fallmanager (Hastings und Beck 2004) genannt. Diese mit Fachwissen ausgestattete professionelle „Schlüsselperson" begleitete die Familie langfristig. Weiter erwies sich die Beteiligung unterschiedlicher Fachleute, d. h. ein multidisziplinärer Ansatz, als notwendig. Bei der Vernetzung und Koordination dieser Stellen war der Fallmanager wiederum hilfreich. In einigen Fällen trugen widersprüchliche Meinungen zwischen Eltern und dem Fallmanager allerdings zur Be- statt zur Entlastung bei. Professionell geleitete Elterngruppen zur Bewältigung eigener Ängste und Depressionen im Sinne einer kognitiven Verhaltenstherapie wurden ebenfalls als hilfreich genannt. Für die Kinder erwiesen sich Interventionen mit einer klaren Struktur als wichtig, ebenso die professionelle Anleitung der Eltern im Umgang mit spezifischen Problemen der Kinder. Eine gegenseitige Unterstützung auf Elternbasis, bei der eine Familie einer anderen quasi als Pate zur Verfügung stand, erwies sich nur dann als hilfreich, wenn beide Familien hinsichtlich der Kinder, ihrer Probleme und der jeweiligen familiären Situationen vergleichbar waren. Auch ein ständig möglicher wechselseitiger telefonischer Kontakt sowie eine professionelle Anleitung der „Patenfamilie" waren notwendig, damit dieses Modell als wirksam und hilfreich erlebt wurde. Für ländliche Gebiete der USA erwies sich dieses Modell als praktikabel, allerdings nur unter den geschilderten Begleitumständen.

Die Bewältigung eigenen Stresserlebens und die Wiederherstellung und Erhaltung der psychischen Gesundheit ist für Eltern nicht nur im Interesse ihres eigenen Wohlergehens wichtig, sondern beeinflusst auch die Wirksamkeit von Förder- und Behandlungsansätzen. Aus der Arbeit mit impulsiven, expansiv gestörten Kindern ist z.B. bekannt, dass solche Verhaltensweisen häufig strafende, negativ getönte Antworten bei Eltern hervorrufen, die dann im Sinne einer Abwärtsspirale zu einer Zunahme schwieriger Verhaltensweisen und zu einer emotional belasteten Eltern-Kind-Beziehung führen. Ähnliche Befunde gibt es für die Auswirkung depressiver Mütter auf die Entwicklung von Kleinkindern. Bei Kleinkindern mit Verhaltens- und/oder Entwicklungsstörungen (Baker et al. 2003) und mit ASS (Osborne et al. 2007) wurde bestätigt, dass Kinder hochbelasteter Eltern weniger von intensiven Förderprogrammen profitierten als Kinder geringer belasteter Eltern. Die Forderung nach einer zeit- und personalintensiven Frühförderung, die Eltern in starkem Maße einbindet, muss vor dem Hintergrund der familiären und persönlichen Belastung der Eltern daher differenziert betrachtet werden. Bei emotional und organisatorisch hochbelasteten Familien sollten zunächst Maßnahmen zur Stressbewältigung und emotionalen Entlastung angeboten werden, bevor hochintensive kindliche Förderungen durchgeführt werden (Osborne et al. 2007).

Angesichts der erheblichen zeitlichen Belastungen der Familien, die in diese Programme einbezogen sind, befragten Trudgeon und Carr (2006) 16 Eltern aus neun Familien, die seit mindestens drei Monaten an einem zu Hause durchgeführten intensiven Förderprogramm teilnahmen. Die wöchentliche Förderzeit für ein Kind betrug mindestens 30 Stunden. Die Kinder waren zwischen vier und neun Jahre alt und wurden von ihren Eltern als mäßig bis mild autistisch eingeschätzt. Hinsichtlich ihrer Lernfähigkeit beurteilten die Eltern sie als mäßig bis mild eingeschränkt, in zwei Fällen als nicht eingeschränkt. Das Programm sah einen qualifizierten Therapeuten vor, der die Eltern anleitete. Die Förderung selbst wurde von den Eltern und weiteren geschulten Personen durchgeführt, für deren Koordination die Eltern verantwortlich waren. Einige Familien erhielten finanzielle Unterstützung hierfür. Die befragten Familien beurteilten bei einer insgesamt positiven Einstellung die Auswirkungen dieser Programme recht differenziert. Als negativ wurden z.B. notwendige räumliche Veränderungen wie die Einrichtung eines Therapieraums genannt, der zeitliche Aufwand zur Vorbereitung der Therapiematerialien, die Aufgabe der familiären Intimität durch die starke Präsenz der Tutoren, die Reduktion der sozialen Aktivitäten zugunsten des Programms, Einschränkungen in der eigenen beruflichen Planung und die Entscheidung gegen ein weiteres Kind. In einem Fall führte die Implementierung des Programms zur Scheidung. Dem standen aber auch positive Erfahrungen gegenüber im Sinne einer praktischen und emotionalen Unterstützung der Eltern, eines verbesserten Verständnisses für das Kind und seine Fähigkeiten, eines gestärkten Gefühls der Selbstwirksamkeit, einer Verbesserung der Familienbeziehungen und -aktivitäten.

> Eine möglichst frühzeitige intensive Förderung ist für Kinder mit ASS von Vorteil. Hochintensive Trainingsmaßnahmen im Rahmen der Familie wurden von freiwilligen Teilnehmern differenziert hinsichtlich Vor- und Nachteilen beurteilt. Eine individuelle Planung, die den kindlichen Bedarf wie auch die elterlichen Kapazitäten berücksichtigt, ist unerlässlich.

Literatur

Baker B, McIntyre L, Blacher J, Crnic K, Edelbrock C, Low C (2003) Pre-school children with and without developmental delay: behaviour problems and parenting stress ofer time. J Intellect Disabil Res 47:217–230.

Gray D (2006) Coping over time: the parents of children with autism. J Intellect Disabil Res 50:970–976.

Hastings R, Beck A (2004) Practitioner review: Stress intervention for parents of children with intellectual disabilities. J Child Psychol Psychiatry 45:1338–1349.

Osborne L, McHugh L, Saunders J, Reed P (2007) Parenting stress reduces the effectivness of early teaching interventions for autistic spectrum disorders. J Autism Dev Disord 38:1092–1103.

Preece D, Jordan R (2007) Short breaks services for children with Autistic Spectrum Disorders: Factors associated with service use and non-use. J Autism Dev Disord 37:374–385.

Rivers J, Stoneman Z (2003) Sibling relationships when a child has autism: Marital stress and support coping. J Autism Dev Disord 33:383–394.

Schieve L, Blumberg S, Rice C, Visser S, Boyle C (2007) The relationship between autism and parental stress. Pediatrics 119:114–121.

Smith L, Seltzer M, Tager-Flusberg H, Greenberg J, Carter A (2008) A comparative analysis of well-being and coping among mothers of toddlers and mothers of adolescents with ASD. J Autism Dev Disord 38:876–889.

Tonge B, Breton,A, Kiomal M, Mackinnoin A, King N, Rinehart N (2006) Effects on parental mental health of an education and skills training program for parents of young children with autism: a randomised controlled trial. J Am Acad Child Adolesc Psychiatr 45:561–569.

Trudgeon C, Carr D (2007) The impacts of home-based early behavioural intervention programmes on families of children with autism. J Appl Res Intellect Disabil 20:285–296.

Wiberg A, Noterdaeme M (2007) Belastung und Lebensqualität von Familien mit autistischen Kindern und Jugendlichen. Psychiatr Prax 34:66–68.

12.11 Schulische Rahmenbedingungen, Hilfen und Interventionen

Rita Wagner und
Annette Werner-Frommelt

12.11.1 Rahmenbedingungen

Es gibt keine eigene Schulart für Kinder und Jugendliche mit ASS. Die schulische Förderung ist Aufgabe aller Schularten. Die Entscheidung, welche Art der Beschulung angemessen sein kann, sollte nach der Schwere der autistischen Störung, der jeweiligen intellektuellen Begabung, der Sprachfähigkeit, den motorischen Fähigkeiten und dem gesamten individuellen Förderbedarf getroffen werden. Bei fast allen autistischen Kindern und Jugendlichen besteht sonderpädagogischer Förderbedarf mit verschieden ausgeprägten Förderschwerpunkten: geistige Entwicklung, Sprache, Lernen, soziale und emotionale Entwicklung, körperliche und motorische Entwicklung, Hören, Sehen. Die schulische Versorgung kann innerhalb des Regelschulsystems, der Förderzentren und aller Schularten mit mittlerem und höherem Bildungsabschluss stattfinden. Innerhalb Deutschlands variieren die Bezeichnungen der Schularten und Fördereinrichtungen je nach Bundesland. Es existieren Modellversuche, Kinder mit ASS konzentriert in einer Klasse zu fördern, dennoch wird aktuell durch den Beschluss der Kultusministerkonferenz der Länder in der Bundesrepublik Deutschland aus dem Jahr 2000 der Integrationsgedanke in den Mittelpunkt gestellt.

Schulpolitisch wird für Kinder und Jugendliche mit ASS eine „aktive Lebensbewältigung in größtmöglicher sozialer Integration und ein Leben in weitgehender Selbständigkeit und Selbstbestimmung" (Beschluss der Kultusministerkonferenz vom 16.06.2000) angestrebt.

Je früher und differenzierter Kinder mit ASS diagnostiziert werden und je früher alle fachlichen Ansprechpartner aus den Bereichen Medizin und Pädagogik zusammen mit den Eltern die geeignete Beschulungsform entscheiden und begleiten, umso weniger fehlgeschlagene Versuche und Irritationen treten auf. Schulwechsel und alle anderen Veränderungen sollten von allen fachkundig beteiligten Personen verantwortlich und professionell gestützt und beraten werden. In der Praxis erweist sich die Nutzung der Möglichkeiten interdisziplinärer Zusammenarbeit als sehr positiv.

Die unterschiedliche und individuelle Lernausgangslage des jeweiligen Schülers mit ASS erfordert eine sehr differenzierte Betrachtung und Bestimmung der Lern- und Fördermöglichkeiten sowie des Förderorts. Unabhängig davon lassen sich aber Faktoren zusammenfassen, die das Gelingen schulischer Integration erleichtern und unterstützen:

- Schüler mit ASS sollten gemäß ihrer individuellen Möglichkeiten in der für sie geeigneten Schulart und dem entsprechenden Klassenverband unterrichtet werden. Lernfortschritte sollten dort möglich und sichtbar sein.
- Schüler mit ASS profitieren von Lehrern, die über ausreichende Kenntnisse und Erfahrungen verfügen oder auf sie zugreifen können, um autismustypischen Verhaltensweisen begegnen zu können. Ein Zugriff auf fachkundige Beratungsangebote, z. B. in Konfliktsituationen, sollte möglich sein.
- Die Gruppenzusammensetzung sollte stabil und nicht zu groß oder zu überbelastet sein.
- Bei der räumlichen Gestaltung sind Übersichtlichkeit und feste Zuweisungen hilfreich, ebenso ein Rückzugsraum oder ein Auszeitplatz zur Entlastung oder Reizreduzierung.
- Klare Strukturen und Regeln erleichtern das Zurechtfinden in der Gruppe. Das

Erleben und Aufzeigen von Grenzen zum Erlernen gruppenadäquaten Verhaltens sind wichtig. Time-out-Maßnahmen mit Möglichkeiten zum Neustart sind eine oft hilfreiche Intervention.

- Positiv wirken Klassenverbände, in denen auch mit sonderpädagogischen Prinzipien gelernt und gearbeitet werden kann (z. B. Prinzip der Individualisierung, Prinzip der Differenzierung, Prinzip der Hürdenhilfe, Prinzip der optimalen Passung der Lernangebote, Prinzip der Verstärkung, Prinzip der Klarheit der Lernschritte, Prinzip der Motivation, Prinzip der Kontinuität etc.).

12.11.2 Schulische Interventionen

Gefühle erkennen
Die Probleme von Schülern mit ASS, Mimik und Gestik richtig einzusetzen und zu verstehen, den Bedeutungsgehalt von Gefühlsäußerungen zu erfassen, eigene Emotionen wahrzunehmen und mitzuteilen, gängige reziproke Kommunikationsregeln zu erkennen und zu beachten und Empathiefähigkeit zu zeigen, sind hinlänglich beschrieben (▶ Kap. 4). In Unterrichtseinheiten zu sozial-emotionaler Erziehung können diese Themen anhand verschiedenster didaktischer Methoden bearbeitet werden: so wird bei Pantomimeübungen die Bedeutung von Mimik und Gestik vermittelt. Schüler mit ASS nehmen bei diesen Spielen entweder beobachtend, bisweilen ängstlich-abwehrend teil, oder imitieren äußerst präzise bestimmte, ihnen bekannte Personen oder Situationen. In wöchentlichen Übungseinheiten wird fächerübergreifend jeweils ein Gefühl in den Mittelpunkt gestellt: so kann, nach einer Einführung mit Bildern oder Büchern, eine Collage zum Gefühlszustand „Glück" erstellt werden. Alle Wörter, die die verschiedenen Ebenen des Glücklichseins beschreiben, können aufgelistet werden. Im Spiegel wird der Ausdruck eines glücklichen Ge-

sichts eingeübt. Aus einem „leeren" Gesicht und einer Auswahl verschiedener Augen, Augenbrauen und Münder wird ein glückliches Gesicht zusammengesetzt (Attwood 2005, S. 63–65). Ältere Schüler beschäftigen sich mit komplexeren sozialen Situationen, wie sie z. B. in Bildergeschichten und in den von Carol Gray konzipierten Lerngeschichten („social stories") dargestellt sind (▶ Kap. 12.4).

Kommunikation fördern
Irritationen in kommunikativen Situationen sind vielfältig und prägen den Unterrichtsvormittag, sodass begleitend zur Lernstoffvermittlung täglich „Unterricht in der Kunst der Konversation", d. h. die Verwendung von Sprache im sozialen Kontext, erfolgt (Attwood 2005). Je nach aktuellem Bezug kann besprochen werden, wie ein Gespräch begonnen oder wieder aufgenommen werden kann, wie man angemessen laufende Gespräche unterbricht bzw. wann man nicht unterbrechen darf, wie man unangebrachte Kommentare unterlässt oder wie man um Hilfe oder Gehör bittet. In oder nach Konfliktsituationen muss die Zeit aufgebracht werden, Missverständnisse zu klären, Motive des eigenen Handelns und die des Gegenübers zu erarbeiten und alternative Lösungsvorschläge zu besprechen. Im eigenen Sprachgebrauch sollte darauf geachtet werden, Redewendungen, Metaphern und Ironie zu vermeiden, da diese oft wörtlich interpretiert werden und deshalb verwirrend sind. Die Lehrersprache bedient sich „autismusgerechter", sachlicher und knapper, wiederkehrender Formulierungen.

Interessen und Routinen erlernen
Viele Schüler mit ASS zeigen ausgeprägte Sonderinteressen und eine besondere Begeisterung für bestimmte Themen. Das Festhalten an routinierten Abläufen vermittelt ihnen Sicherheit und Struktur, Veränderungen bzw. geforderte Unterbrechung dieser Routine lösen oft Ängste oder Aggressionen aus.

Sind Fixierungen auf bestimmte Abläufe (beispielsweise nach jedem Arbeitschritt das Federmäppchen neu einzuräumen) nicht zu zeitaufwendig und sozial integrierbar, muss keine schulische Intervention erfolgen. Auch ist es möglich, einen „kontrollierten Zugang" (Attwood 2005) zu gewähren und für kurze, klar vereinbarte Zeiteinheiten die Beschäftigung mit dem Dinosaurierbuch oder dem Lastwagen zuzulassen. Parallel dazu wird immer wieder versucht, das Interessensspektrum und Verhaltensrepertoire durch anderes Material und alternative Aktivitäten zu erweitern. Auch der Abbau von Perfektionszwängen kann nur sehr langsam und schrittweise erfolgen (Mathews und Williams 2001).

Sauberkeitserziehung fördern

Treten Probleme mit der Sauberkeitserziehung auf bzw. der Drang, häufig oder nie zur Toilette gehen zu wollen, wird mit den betreffenden Schülern ein Toilettenprogramm durchgeführt. Dieses kann etwa feste Toilettenzeiten oder eine Begleitung zur Toilette umfassen, um ein zu langes Verweilen (z. B. minutenlanges Händewaschen), Sich-auf-dem-Weg-Verlieren oder Verschmutzungen zu verhindern. Auch kann es hilfreich sein, den genauen Ablauf – z. B. Händewaschen – visuell aufgeschlüsselt am Waschbecken zu präsentieren. Diese Problematik macht es oft notwendig – vor allem in Trainingszeiten – auf eine weitere Person zur Unterstützung zugreifen zu können. Hier kann sich der Einsatz eines Schulhelfers sehr positiv auswirken.

Gruppenaktivitäten planen und strukturieren

Die Schulpausen stellen als unstrukturierte Zeitabschnitte für viele Schüler mit ASS eine hohe emotionale und soziale Belastung dar. Häufig ziehen sie sich in einsame Ecken des Schulhofes zurück, verstecken sich, geraten in Konfliktsituationen, wissen nicht, was sie tun sollen, oder wollen lieber in der Klasse

bleiben. Vorabsprachen über mögliche Beschäftigungen, Einsatz von Mitschülern als Pausenpaten, Angebote von Ersatzaktivitäten, alternativen Aufenthaltsbereichen, Zuschauerpausen sowie der Hinweis auf feste erwachsene Ansprechpartner können nach Etablierung für alle Seiten sehr entlastend wirken. Auch im Sportunterricht kann es sinnvoll sein, Einzelübungen (z. B. Trampolinspringen) am Rande zu erlauben. Oft muss für das Umziehen ein Zeitvorsprung gewährt werden. Die Teilnahme an Ausflügen und Schullandheimaufenthalten muss je nach Einzelfall geprüft, mit den Eltern abgesprochen und ggf. mit Unterstützung einer weiteren Betreuungsperson durchgeführt werden.

Über Autismus-Spektrum-Störungen informieren

Es ist sinnvoll und notwendig, Besonderheiten der betroffenen Schüler und Sonderregelungen, die mit ihnen und für sie getroffen werden, den Mitschülern, allen Fachlehrern und den Nachbarklassen mitzuteilen, um im Konfliktfall angemessen und kooperativ reagieren zu können. Um ein besseres Verständnis mit den Eltern der Mitschüler zu erreichen, ist es dringend angeraten über diese Entwicklungsstörung sachlich, z. B. im Rahmen eines Elternabends, zu informieren. Anschauliches Material mit Kopiervorlagen, Arbeitsblättern und übersichtlichen Schautafeln findet sich bei Vermeulen (2002). Trotz großer Bemühungen gelingt es dennoch nicht immer, Kinder mit ASS durchgängig erfolgreich in das bestehende Schulsystem zu integrieren. Zum Teil wird Einzelunterricht notwendig, der Einsatz eines Schulhelfers oder auch die zeitweilige Installation von Hausunterricht erforderlich sein. Erfreulicherweise gelingt es aber auch vielen Schülern, mit ASS relativ störungsfrei eine Schullaufbahn zu durchlaufen und den ihren Fähigkeiten angemessenen Schulabschluss zu erreichen.

Literatur

Attwood T (2005) Asperger-Syndrom. Wie Sie und Ihr Kind alle Chancen nutzen. Stuttgart: TRIAS.

Empfehlungen zu Erziehung und Unterricht von Kindern und Jugendlichen mit autistischem Verhalten. Beschluss der Kultusministerkonferenz vom 16.06.2000 (*http://www.kmk. org/fileadmin/pdf/PresseUndAktuelles/2000/autis.pdf*; Zugriff am 02.04.2009)

Matthews J, Williams J (2001) Ich bin besonders! Autismus und Asperger: Das Selbsthilfebuch für Kinder und ihre Eltern. Stuttgart: TRIAS.

Vermeulen P (2002) „Ich bin was Besonderes". Arbeitsmaterialien für Kinder und Jugendliche mit Autismus/Asperger Syndrom. Dortmund: modernes lernen.

13   Versorgungsnetz

Nicosia Nieß und
Angelika Enders

13.1   Ausgleich behinderungsbedingter Nachteile

Das Sozialgesetzbuch, die Steuergesetze und weitere gesetzliche Regelungen legen für Menschen mit Behinderung eine Reihe von Rechten, Hilfen und Einsparungen (sogenannte Nachteilsausgleiche) fest. Teilhabe und Integration sind wichtige Aspekte eines Verständnisses von Gesundheit, wie sie die WHO nach der Internationalen Klassifikation der Funktionsfähigkeit, Behinderung und Gesundheit (ICF; WHO 2005) festlegt. Diesem Verständnis versucht die Gesetzgebung für Menschen mit Behinderung auch in Deutschland Rechnung zu tragen. Verstanden als Bedingungsgefüge in Sinne der ICF hat dieser Aspekt auch die Gestaltung des Sozialgesetzbuches (SGB) beeinflusst. Als *Leistungen zur Teilhabe*, früher *Eingliederungshilfe*, werden in Deutschland solche Leistungen für behinderte oder von Behinderung bedrohte Menschen bezeichnet. Alle rechtlichen Bestimmungen zur Teilhabe lassen sich letztlich auf die aktuelle Fassung des Art. 3 des Grundgesetzes zurückführen, der ausdrücklich eine Benachteiligung von Menschen auf Grund ihrer Behinderung verbietet. Im Neunten Buch (IX), „Rehabilitation und Teilhabe behinderter Menschen", im Zwölften Buch (XII), „Sozialhilfe" und im achten Buch (VIII) „Kinder und Jugendhilfe" des Sozialgesetzbuches (SGB) sind wesentliche Aspekte dieses Rechtsanspruches niedergelegt.

Gleichwohl sind die grundsätzlich vielseitigen Leistungen für Menschen mit Behinderung nicht in einem Leistungsgesetz geregelt, damit unübersichtlich und schwer zu durchblicken. Knappe Ressourcen führen bei den Vertretern der Leistungsträger häufig zu enger und teils willkürlich erscheinender Handhabung von Leistungsbewilligungen. Die Elternselbsthilfeverbände können hier viel dazu beitragen, über rechtliche Möglichkeiten aktuell zu informieren und Betroffene in der Situation kompetent zu beraten.

Ist die Diagnose einer ASS gestellt worden, ist je nach Ausprägung der Kernstörung und Umfang der Begleitstörungen (gleichzeitiges Vorliegen einer autistischen Störung und einer Intelligenzstörung sowie zusätzlicher somatischer Störungen) die Inanspruchnahme von Leistungen zum Ausgleich behinderungsbedingter Nachteile möglich. Kinder und Jugendliche mit einer frühkindlichen autistischen Störung und einer Intelligenzminderung werden in der Regel die erforderlichen Leistungen zur Teilhabe über SGB XII geltend machen, während Menschen mit einem Asperger-Syndrom die Leistungen auch über SGB VIII in Anspruch nehmen können.

Schwerbehindertenverfahren (SGB IX)

Das örtliche Amt für Familie und Soziales (Versorgungsamt) stellt auf Antrag das Vorliegen einer Behinderung und den Grad der Behinderung (GdB) sowie weitere gesundheitliche Merkmale (Merkzeichen) für die Inanspruchnahme von Nachteilsausgleichen fest und einen sog. Schwerbehindertenausweis aus. Die Bearbeitung erfolgt erfahrungsgemäß beschleunigt, wenn die Kopie eines ärztlichen Gutachtens beigelegt werden kann.

Für Menschen mit Autismus wird in der Regel ein Schwerbehindertenausweis mit einem GdB (= Grad der Behinderung) von 100 und den Merkzeichen G, B und H bewilligt. Bei Menschen mit Asperger- bzw. mit highfunctioning-Autismus kann cs scin, daß dcr GdB auf 80–50 eingestuft wird und möglicherweise auch keine Merkzeichen zuerkannt werden.

Die *Merkzeichen* bedeuten:

G = Gehbehinderung

Dies ist gleichbedeutend mit der Feststellung einer erheblichen Beeinträchtigung im Straßenverkehr. Dies bedeutet auch, dass ein Mensch beispielsweise aufgrund von Orientierungsstörungen oder weil er nicht verkehrssicher ist, ortsübliche Wege im Straßenverkehr nicht oder nur erschwert zurücklegen kann.

Das Merkzeichen G berechtigt zur Freifahrt im öffentlichen Nahverkehr im Umkreis von 50 km um den Wohnort (mit Wertmarke). Dies gilt für S-Bahnen, U-Bahn, Tram und Bus. Auch auf vielen Fernverkehrsstrecken beim Benutzen von Regionalzügen besteht freie Fahrt für den Betroffenen.

B = Begleitung

Dies bedeutet, dass eine ständige Begleitung bei Benutzung von öffentlichen Verkehrsmitteln notwendig ist. Dies gilt bei Kindern mit ASS normalerweise immer, auch bei Jugendlichen und Erwachsenen ist das Merkzeichen B in den meisten Fällen notwendig. Auch bei guten Verläufen können Menschen mit ASS gelegentlich nur intensiv geübte Wege allein zurücklegen, während sie unbekannte Wege nur mit Begleitung zurücklegen können. Menschen mit ASS brauchen häufig auch noch als Erwachsene das Merkzeichen B, weil sie wegen ihrer sozialen Naivität gefährdet sind, oder weil sie bei unvorhergesehenen Ereignissen in Panik geraten (z. B. Verspätungen, Zugausfall, Gleisänderungen). Wenn das Merkzeichen B im Ausweis eingetragen ist, berechtigt dies eine Begleitperson im öffentlichen Nahverkehr zur Freifahrt, wenn sie den Menschen mit ASS begleitet. Das ist vor allem bei Wegen zu Therapien usw. wichtig. Es berechtigt auch zur Freifahrt einer Begleitperson im Fernverkehr. Teilweise erfolgt anstelle des Eintrags Merkzeichen B ein orangefarbiger Flächenaufdruck im Ausweis.

H = Hilflosigkeit

Dies bedeutet, dass der behinderte Mensch bei den „Verrichtungen des Alltags", beispielsweise beim Aufstehen und Zubettgehen, bei der Hygiene und bei der Nahrungsaufnahme Hilfe benötigt. Hilflosigkeit liegt auch dann vor, wenn ein Mensch mit ASS beispielsweise ohne Hilfe zwei Stunden im Bad verbringen würde und dadurch nicht fähig ist, Termine einzuhalten. Dies gilt auch dann, wenn der Mensch mit ASS zwar selbstständig essen kann, wenn er jedoch ohne Aufforderung und Ermutigung vom Essen wegläuft und dadurch zu wenig isst, oder wenn der Mensch mit ASS zwar weiß, dass man regelmäßig trinken sollte, wenn er dies aber vergisst und man seine Flüssigkeitsaufnahme überwachen und ihn wiederholt zum Trinken auffordern muss. Hilflosigkeit ist auch gegeben, wenn der Mensch mit ASS sich zwar im Prinzip selbst duschen oder anziehen kann, wenn er jedoch vergisst, sich eine neue Seife zu besorgen, oder wenn er z. B. nicht weiß, welche Kleidung witterungs- oder sozialadäquat anzuziehen ist.

Das Merkzeichen H berechtigt dazu, bei der Lohn- oder Einkommensteuererklärung den höchstmöglichen Steuerfreibetrag von derzeit 3 700.- € pro Jahr ansetzen zu können. Diese Vergünstigung kann rückwirkend gewährt werden, wenn ein ärztliches Attest beigelegt wird, dass es sich im vorliegenden Fall um eine angeborene Behinderung handelt.

Viele Kinder und Jugendliche mit ASS, besonders die mit Asperger-Syndrom, wehren sich gegen die Beantragung und Ausstellung eines „Schwerbehindertenausweises", da sie diese Zuschreibung ausschließlich als Stigmatisierung verstehen. Es ist Aufgabe von Ärzten, Psychologen und Eltern, ihnen die Vor- und Nachteile zu erklären. Menschen mit ASS sind in der Regel auf die Nachteilsausgleiche angewiesen, zu denen ein Behindertenausweis berechtigt. Dies gilt vor allem, wenn der Mensch mit ASS erwachsen wird. Um die Rehabilitationsleistungen des Arbeitsamtes nutzen zu können, für die Aufnahme in die Werkstatt für behinderte Menschen oder die Förderstätte, nicht nur für den ersten Arbeitsmarkt, ist ein nachweislicher Behindertenstatus zumeist notwendig. Auch sprechende Menschen mit ASS und Regelschulabschluss brauchen oft Unterstützung bei der Eingliederung ins Berufsleben. Arbeitgeber stellen in der Regel nur dann einen Menschen mit ASS ein, wenn sie dadurch die Vergünstigungen erhalten, die die Einstellung eines Menschen mit Behinderung mit sich bringt. Bei vorliegendem Anspruch auf Rehabilitationsleistungen wird der Arbeitgeber beispielsweise von der Ausgleichsabgabe befreit und hat Anspruch auf Minderleistungszuschüsse. Menschen mit ASS arbeiten in der Regel sehr zuverlässig, aber häufig deutlich langsamer als nichtbehinderte Menschen. Wenn der Arbeitgeber für diese verlangsamte Arbeit einen Ausgleich bekommt, ist er eher bereit, Menschen mit ASS am Arbeitsplatz einzusetzen. Außerdem erhält der behinderte Mensch am Arbeitsplatz dadurch das Recht, über das sog. „Integrationsamt" (angesiedelt beim Amt für Familie und Soziales, zuständig für die Eingliederung schwerbehinderter Menschen in den allgemeinen Arbeitsmarkt) eine Arbeitsassistenz zu bekommen. Diese Arbeitsassistenten können dem Menschen mit ASS die Anforderungen des Arbeitsplatzes in aller Ruhe erklären. Sie können ihm Abläufe transparent machen. Insbesondere können Arbeitsassistenten bei Konflikten zwischen dem Menschen mit ASS und seinen Arbeitskollegen oder zwischen ihm und Vorgesetzten vermitteln und können als Fürsprecher des Menschen mit ASS auftreten.

Pflegegeld

Nach Sozialgesetzbuch XI „Soziale Pflegeversicherung" sind Personen pflegebedürftig, „[…] die wegen einer körperlichen, geistigen oder seelischen Krankheit oder Behinderung für die gewöhnlichen und regelmäßig wiederkehrenden Verrichtungen im Ablauf des täglichen Lebens auf Dauer, voraussichtlich für mindestens 6 Monate, in erheblichem oder höherem Maße (§ 15) der

Hilfe bedürfen" (§ 14 Abs. 1, Satz 1 SGB XI). Am 01. Juli 2008 trat das „Gesetz zur strukturellen Weiterentwicklung der Pflegeversicherung – Pflegeweiterentwicklungsgesetz (PfWG)" (§ 45 b SGB XI) in Kraft. Diese Nachbesserungen tragen den Bedingungen pflegebedürftiger Kinder stärker als bisher Rechnung. Die Pflegekasse ist bei der Krankenkasse angesiedelt, bei der das Kind versichert ist. Die Antragsstellung erfolgt formlos oder per Antragsformular über die Krankenkasse. Diese leitet den Antrag an den Medizinischen Dienst der Krankenkasse (MDK) weiter. Die Pflegeversicherung unterscheidet drei Stufen der Pflegebedürftigkeit, die für die Höhe der Leistungen ausschlaggebend sind. Entscheidend ist im Kindesalter der über den Hilfebedarf eines gleichaltrigen Kindes hinausgehende zusätzliche Hilfebedarf (hinsichtlich Körperpflege, Mahlzeiten etc.). Der Grad der Pflegebedürftigkeit wird vom MDK festgestellt. Im Auftrag der Pflegeversicherung ermittelt dieser im Rahmen eines Hausbesuchs anhand eines Fragebogens den erforderlichen Hilfebedarf. Die gezielte Vorbereitung auf diesen Besuch mithilfe eines Pflegetagebuches, welches im Detail aufgeführt, in welchem zeitlichen Umfang der Betroffene im Ablauf des Tages Hilfe benötigt, ist sehr ratsam. Für die Pflege anerkannt werden in der Regel nur die „Verrichtungen", die im Gesetz genannt sind. Diese betreffen die Hilfen zur Mobilität, einschließlich der Hilfen beim Aufstehen und Zubettgehen, die Hilfen bei der Körperpflege, die Hilfen bei der Nahrungsaufnahme und die Hilfen im hauswirtschaftlichen Bereich. Der Betreuungsaufwand, den Menschen mit ASS zusätzlich brauchen, ist für die Bemessung der Pflegestufe irrelevant.

Für diese Betreuung kann ein Antrag auf Leistungen nach dem Pflegeleistungsergänzungsgesetz gestellt werden. Kinder mit ASS können in der Regel diese Leistungen beanspruchen. Diesbezüglich wurden die Voraussetzungen und die möglichen Leistungen ab 01. Juli 2008 deutlich verbessert.

Kriterien für das Pflege-Weiterentwicklungsgesetz (§ 45 b SGB XI)

Für die Bewertung, ob die Einschränkung der Alltagskompetenz auf Dauer erheblich ist, sind folgende Schädigungen und Fähigkeitsstörungen maßgebend:

- Unkontrolliertes Verlassen des Wohnbereiches (Weglauftendenz);
- Verkennen oder Verursachen gefährdender Situationen;
- unsachgemäßer Umgang mit gefährlichen Gegenständen oder potenziell gefährdenden Substanzen;
- tätlich oder verbal aggressives Verhalten in Verkennung der Situation;
- im situativen Kontext inadäquates Verhalten;
- Unfähigkeit, die eigenen körperlichen und seelischen Gefühle oder Bedürfnisse wahrzunehmen;
- Unfähigkeit zu einer erforderlichen Kooperation bei therapeutischen oder schützenden Maßnahmen als Folge einer therapieresistenten Depression oder Angststörung;
- Störung der höheren Hirnfunktionen (Beeinträchtigungen des Gedächtnisses, herabgesetztes Urteilsvermögen), die zu Problemen bei der Bewältigung von sozialen Alltagsleistungen geführt haben;
- Störung des Tag-/Nachtrhythmus;
- Unfähigkeit, eigenständig den Tagesablauf zu planen und zu strukturieren;
- Verkennen von Alltagssituationen und inadäquates Reagieren in Alltagssituationen;
- ausgeprägtes labiles oder unkontrolliert emotionales Verhalten;
- zeitlich überwiegend Niedergeschlagenheit, Verzagtheit, Hilflosigkeit oder Hoffnungslosigkeit aufgrund einer therapieresistenten Depression.

Die Alltagskompetenz ist erheblich eingeschränkt, wenn der Gutachter des Medizinischen Dienstes bei dem Pflegebedürftigen wenigstens in zwei Bereichen, davon mindestens einmal aus einem der Bereiche 1–9, dauerhafte und regelmäßige Schädigungen oder Fähigkeitsstörungen feststellt. In diesem Fall liegt der sogenannte Grundbetrag bei 100.- € pro Monat. Stellt der Gutachter mindestens drei dieser Fähigkeitsstörungen fest, davon einmal im Bereich 1–9 und zusätzlich einmal im Bereich 1–5, 9 oder 11, dann ist der erhöhte Betrag von 200.- € pro Monat anzusetzen. Dies führt allerdings nicht zu einer Geldleistung, sondern zu einer Erstattung von Eigenanteilen aus der Tages-/Nachtpflege, Eigenanteilen aus der Kurzzeitpflege, Leistungen zugelassener Pflegedienste, dabei nur Angebote der allgemeinen Anleitung und Betreuung, oder anerkannt niedrigschwelliger Betreuungsangebote, wie Angebote familienentlastender Dienste in der Behindertenhilfe.

Mitarbeiter des MDK haben das Recht, das Kind selbst zu erleben, mit ihm zu sprechen oder es z.B. beim Händewaschen, Zähneputzen oder Essen zu beobachten. Die Eltern haben ihrerseits das Recht, ohne Anwesenheit des Kindes mit dem Mitarbeiter des MDK zu sprechen.

Dies empfiehlt sich, da Kinder und Jugendliche mit ASS ihre Fähigkeiten und ihre Selbstständigkeit in der Regel erheblich höher einschätzen, als dies tatsächlich der Fall ist. Sie sind sich in der Regel nicht bewusst, wie viel Hilfestellung sie brauchen und können nicht abschätzen, was nicht-betroffene Gleichaltrige eigenständig bewältigen. Festgestellt werden muss der Bedarf an Pflege und an Betreuung, den das Kind hat, ganz gleich, wo diese Pflege geleistet wird. Die vereinzelt vorgebrachte Argumentation, das Kind sei doch auch in Schule oder Tagesstätte versorgt, steht nicht im Einklang mit dem Gesetz.

Als relevante Neuerung wurde mit der neuen Gesetzgebung zum Juli 2008 die sogenannte „Pflegestufe 0" (Anspruch auf die Betreuungsleistungen bei eingeschränkter Alltagskompetenz) eingeführt. Konkret bedeutet dies, dass selbst bei einer vom MDK festgestellten Pflege von nur einer Minute am Tag Betreuungsleistungen nach § 45 b SGB XI in Anspruch genommen werden können.

Ist eine Pflegestufe von mindestens 45 Minuten der sogenannten Grundpflege festgestellt und eine Wartezeit von mindestens 6 Monaten Pflege erfüllt, so hat die Pflegeperson Anspruch auf *Verhinderungspflege* nach § 39 SGB XI. Diese kann jährlich maximal 28 Tage in einer Höhe der Kosten bis zu 1 470.-€ geleistet werden. Verhinderungspflege kann auch stundenweise in Anspruch genommen werden. Dadurch kann die Familie oft sehr wirksam unterstützt werden. Besonders wichtig ist, dass die pflegenden Eltern (in der Regel die Mütter) über die Pflegeleistung einen *Rentenanspruch* erwerben können, wenn mehr als 14 Stunden Pflege pro Woche festgestellt werden können. Diese Rentenbeiträge sind extrem gering (pro Jahr Pflege zwischen 6.– € und 15.– € Rente monatlich), sie bewirken aber eine für die Rentenversicherung notwendige Ansammlung von Versicherungszeiten und sind daher keineswegs nutzlos.

13.2 Frühförderung und sozialpädiatrische Zentren

Interdisziplinäre Frühförderstellen sind familien- und wohnortnahe Einrichtungen mit dem Auftrag, regional eine interdisziplinäre Versorgung im Rahmen der Früherkennung und frühen Förderung von Behinderung bedrohter und behinderter Kinder ab Geburt bis zum individuellen Schuleintritt sicherzustellen. Sie sind damit offene Anlaufstellen für Familien, die sich ernste Sorgen um die Entwicklung ihrer Kinder machen oder denen von fachlicher Seite Frühfördermaßnahmen empfohlen wurden. Sie arbeiten mobil (mit Hausbesuch) und ambulant (in der Einrichtung). Die Konzeption sieht bundesweit ein flächendeckendes Versorgungsnetz von interdisziplinären Frühförderstellen vor, über das für Familien mit Kindern, die nicht in Ballungsräumen wohnen, gleichermaßen Chancen auf frühe Fördermaßnahmen sichergestellt sein sollen. Früherkennung und Frühförderung erfolgt unter Einbeziehung der Eltern und wesentlicher Bezugspersonen des Kindes als sog. „Komplexleistung". Dies bedeutet: in Kooperation mit den behandelnden Ärzten bieten interdisziplinäre Frühförderstellen medizinisch-therapeutische (Physiotherapie, Ergotherapie oder Logopädie), psychologische, heil-, sonder- und sozialpädagogische Leistungen an, die im Einzelfall nach erfolgter Eingangsdiagnostik interdisziplinär auf die Bedürfnisse des Kindes und seiner Familie abgestimmt werden.

Sozialpädiatrische Zentren (SPZ) sind nach § 119 Sozialgesetzbuch V als Einrichtungen definiert, „die unter ständiger ärztlicher Leitung stehen und in der Behandlung auf diejenigen Kinder ausgerichtet sind, die wegen der Art, Schwere oder Dauer ihrer Krankheit oder einer drohenden Krankheit nicht von geeigneten Ärzten oder in geeigneten Frühförderstellen behandelt werden können. Die Zentren sollen mit den Ärzten und Frühförderstellen eng zusammenarbeiten". Sozialpädiatrische Zentren nehmen überregional schwierige Aufgaben in Diagnostik und Therapie wahr, welche die in Praxen und Frühförderstellen gegebenen Möglichkeiten überschreiten (Fricke et al. 2007).

In § 43 a des SGB V vom 1. Januar 1992 wird ausgeführt: „Versicherte Kinder haben Anspruch auf nichtärztliche sozialpädiatrische Leistungen, insbesondere auf psychologische, heilpädagogische und psychosoziale Leistungen, wenn sie unter ärztlicher Verantwortung erbracht werden und erforderlich sind, um eine Krankheit zum frühestmöglichen Zeitpunkt zu erkennen und einen Behandlungsplan aufzustellen [...]".

Eine frühe und gezielte Förderung von Kindern mit ASS stellt die beste Grundlage dar, auf der das individuelle Kind sein Potenzial entfalten kann. Diese Kinder sind auf Erwachsene angewiesen, die ihnen die für sie chaotisch erlebte Umwelt strukturieren und Sicherheit vermitteln können. Daher ist es notwendig, diese Kinder nicht lange auf therapeutische Interventionen warten zu lassen, sondern sie so schnell wie möglich einer kompetenten autismusspezifischen Diagnostik und Förderung durch speziell geschulte und erfahrene Fachkräfte zuzuführen. Ebenso notwendig ist es, die Eltern und die Erzieher in Kindergärten, heilpädagogischen oder integrativen Tagesstätten in das Behandlungskonzept mit einzubeziehen, damit das Kind durch konstante und verlässliche Reaktionen seiner Umgebung Vertrauen fassen und lernen kann. Eine solche autismusspezifische Frühförderung muss auf der Basis einer verhaltenstherapeutisch orientierten Grundlage arbeiten, intensiv den Aspekt der Aufmerksamkeit für soziale Signale, des Kommunikations- und Sprachaufbaus und die sensorischen Probleme des Kindes berücksichtigen. Dann können die Kinder oft erstaunliche Fortschritte machen.

13.3 Psychiatrische Ambulanzen und Kliniken

Nur in Ausnahmefällen werden sich Eltern noch sehr junger Kinder in ihrer Sorge primär zur Diagnostik und Beratung an ambulante Einrichtungen der Kinder- und Jugendpsychiatrie wenden. Ist klinisch der Verdacht einer autistischen Störung gegeben und verfügt die Einrichtung nicht über ausreichend fachliche Kompetenz, so ist eine möglichst frühzeitige Vorstellung in einer ausgewiesenen kinder- und jugendpsychiatrischen Spezialambulanz indiziert, um ein sorgfältig erarbeitetes Behandlungskonzept unter Ein-

beziehung der Eltern gemeinsam abzustimmen. Im Grundschul- und Jugendalter sind kinder- und jugendpsychiatrische Ambulanzen/Einrichtungen in der Regel die erste Anlaufstelle bei der differenzialdiagnostischen Abgrenzung autistischer Störungen gegenüber angrenzenden Syndromen (▶ Kap. 11.1). Die Abklärung und auch die Behandlung der Patienten erfolgt in der Regel in einem ambulanten Setting. Nur selten ist eine teilstationäre oder gar stationäre Behandlung der Patienten notwendig. Oft werden die jungen Patienten und ihre Familien über viele Jahren begleitet. Der Übergang in den Bereich der Erwachsenenpsychiatrie beim Erreichen der Volljährigkeit ist nicht immer einfach, vor allem weil es nur wenige Einrichtungen/niedergelassenen Fachärzte für Nervenheilheilkunde gibt, die mit dem Krankheitsbild der ASS und seinem Verlauf ausreichend vertraut sind.

13.4 Kindergarten und heilpädagogische Tagesstätten

Oft werden Kinder mit ASS erst im Kindergarten oder gar in der Schule in ihrem Sozialverhalten als auffällig beschrieben und eine Diagnostik veranlasst. Dann stellt sich die Frage nach dem geeigneten Kindergarten oder der „richtigen" heilpädagogischen Tagesstätte. Diese Frage muss sehr individuell beantwortet werden. Es gibt Kinder mit ASS, die die relativ große Gruppe eines Integrationskindergartens tolerieren und sich offensichtlich wohlfühlen. Dann stellt sich die Aufgabe, die ergänzenden Therapien zu veranlassen. Häufig kommt die kleinere Gruppenstärke eines heilpädagogischen Kindergartens den Bedürfnissen des Kindes mit ASS entgegen und bietet ihm die Chance, den Alltag nicht als ein Chaos zu erleben. Wesentlich für die Erfolge des Kindes ist dabei, dass klar und strukturiert gearbeitet wird, sodass das Kind sich auf einen klar geregelten Tagesablauf einstellen und verlassen kann. Ebenso wesentlich ist eine enge Zusammenarbeit mit den Eltern, damit diese zu Hause nach den gleichen Prinzipien mit dem Kind umgehen können.

13.5 Schule

Die Ausprägungen der Autismus-Spektrum-Störungen sind außerordentlich unterschiedlich und die intellektuellen Fähigkeiten der Kinder bewegen sich im Spektrum von schwerer Intelligenzminderung bis zur Hochbegabung. Daher sind Kinder und Jugendliche mit ASS in allen Schulzweigen anzutreffen. Die Möglichkeiten der Beschulung und individuellen Unterstützung sind aufgrund der Kulturhoheit in den einzelnen Bundesländern unterschiedlich geregelt. Daher ist es sinnvoll, die für das jeweilige Bundesland geltenden Regelungen zu erfragen. Die ständige Konferenz der Kultusminister der Länder in der Bundesrepublik Deutschland hat in einem Beschluss der Kultusministerkonferenz vom 16. Juni 2000 „Empfehlungen zu Erziehung und Unterricht von Kindern und Jugendlichen mit autistischem Verhalten" festgelegt, dass die Beschulung dieser Schüler Aufgabe aller Schularten ist. Um die erfolgreiche Integration der Kinder in den jeweiligen Schulen sicherzustellen, wurde in vielen Bundesländern ein Netzwerk von fachlich geschulten Sonderpädagogen für die spezifischen Beratungs- und Förderaufgaben im Bereich Autismus etabliert. Als spezialisierter *Mobiler Sonderpädagogischer Dienst (MSD)* begleiten sie die Schullaufbahn und den Lebensweg von jungen Menschen mit Autismus. Sie kooperieren mit Lehrkräften aller Schularten und mobilen sonderpädagogischen Hilfen und Fachdiensten. Ihre Adres-

sen sind über die Regionalverbände der Selbsthilfegruppe „autismus Deutschland e. V." zu erfragen.

Sowohl ein Überschätzen der intellektuellen Fähigkeiten bei sehr guten verbalen Fähigkeiten als auch ein deutliches Unterschätzen der intellektuellen Fähigkeiten bei geringer Sprache und geringen Kommunikationsmöglichkeiten sind bei Schülern mit ASS häufig. Nicht selten braucht es eine fundierte diagnostische Einschätzung, um die geeignete Schule und Förderstätte zu planen. Bei Kindern mit ASS, die eine intellektuelle Begabung im Normalbereich haben, ist ein Unterricht in kleineren Klassen und in beschützterem Rahmen oft sinnvoll. Dies ist z. B. an Schulen für Sinnesbehinderte bzw. Schulen für Körperbehinderte gegeben. Da Kinder mit ASS sehr häufig sowohl im visuellen wie im auditiven Bereich Wahrnehmungsprobleme aufweisen, können auch diese Schulen einen geeigneten Rahmen bieten, um diese Problematik zu berücksichtigen.

In Regelschulen wie in Förderschulen haben Kinder mit ASS einen Anspruch auf Nachteilsausgleiche . Diese bestehen z. B. in Zeitverlängerung bei Prüfungen, im Ersatz schriftlicher Arbeiten durch mündliche oder umgekehrt, in der Anfertigung von Arbeiten in einem ruhigen Raum, in der Umformulierung von Aufgaben (z. B. Metaphern ersetzen) und vielem mehr. Hier kann man auf bewährte Aufzeichnungen von Nachteilsausgleichen zurückgreifen (Staatsinstitut für Schulqualität und Bildungsforschung, *www.isb.bayern.de*; MSD A6 zum Nachteilsausgleich für Kinder und Jugendliche mit Autismus).

Bei sehr unruhigen Schülern mit ASS sowie bei sehr stark in der Kommunikation beeinträchtigten Kindern kann eine notwendige Hilfestellung auch darin bestehen, dem Kind einen *Integrationshelfer* zur Seite zu stellen. Diese Integrationshelfer/Schulbegleiter werden über die Eingliederungshilfe nach § 53 und 54 SGB XII bzw. nach § 35 und 35 a

SGB VIII beantragt. Diese Integrationshelfer können als Vermittler zwischen Kind und Klasse, zwischen Kind und Lehrkraft und Lehrkraft und Eltern fungieren. Sie können den Kindern die chaotische Vielfalt eines Klassenraumes vorstrukturieren oder Aufgaben neu und verständlich formulieren. Dort, wo Schulen sich nicht sicher zutrauen, Schüler mit ASS aufzunehmen, sollte man sie ermutigen und durch Beratung der Lehrerschaft unterstützen. Besonders wichtig ist es auch, in den Klassen über Autismus-Spektrum-Störungen zu informieren, damit die Integration des Schülers in den Klassenverband gelingen kann. Dies erfordert einen ständigen sensiblen Prozess, der häufig z. B. durch Therapeuten des autistischen Kindes unterstützt werden kann.

13.6 Berufsfindung

Es gibt keine speziell für Menschen mit ASS geeigneten Berufe. Menschen mit ASS arbeiten in der Förderstätte für schwerstbehinderte Menschen ebenso wie in Hochschulberufen. Die Orientierung an Stärken und Begabungen gibt wichtige Hinweise, in welchem Berufsfeld ein Mensch mit ASS seinen Platz finden kann. Gerade Sonderbegabungen der betroffenen Menschen können eine wertvolle Ressource darstellen. Hier gibt es in den letzten Jahren einige Ansätze, z. B. in Programmierberufen. Für Schüler mit einer Lernbehinderung gibt es einige spezialisierte Berufsbildungswerke. Diese Berufsbildungswerke nehmen auch Jugendliche auf, die einen Hauptschulabschluss haben, aber aufgrund der durch die ASS bedingten Probleme nicht in einem regulären Ausbildungsverhältnis zurechtkommen. Die spezialisierten Berufsbildungswerke haben inzwischen mehrjährige Erfahrungen. Die wissenschaftliche Begleitung hat hoffnungsvolle Ergebnisse erbracht (Dalferth 2005; Dalferth

2009). Besonders das systematische Training der sozialen und kommunikativen Fertigkeiten während der Ausbildung hat sich als erfolgreich erwiesen.

Für Menschen mit ASS und Hauptschulabschluss gibt es auch die Möglichkeit einer Berufsorientierung über das Integrationszentrum MAut (*www.m-aut.de*), in dem Teilnehmer aus der gesamten Bundesrepublik gefördert werden. Das Integrationszentrum MAut wurde 1999 als Anlaufstelle für Menschen mit ASS gegründet und hat sich zum Ziel gesetzt, individuelle Lösungen zur beruflichen Orientierung, Berufsvorbereitung und Eingliederung für junge Menschen mit ASS anzubieten, die in der Lage sind, einer beruflichen Integration auf dem allgemeinen Arbeitsmarkt nachzukommen. Das Integrationszentrum MAut versteht sich als niedrigschwelliges Beratungsangebot über Bayerns Grenzen hinaus und wird derzeit durch bundesweit angesiedelte Agenturen für Arbeit finanziert. Die Erfolgsquote an Vermittlungen auf den ersten Arbeitsmarkt ist mit 73 % gut. Die Erfahrung zeigt, dass dabei auch die Nachteilsausgleiche nach dem Schwerbehindertengesetz und die Hilfe der Integrationsämter eine wichtige Rolle spielen (Berger 2008).

Auch wenn es „den" Beruf für Menschen mit ASS nicht gibt, haben sich einige Prinzipien bewährt und sollten bei der Berufsfindung berücksichtigt werden:

- Menschen mit ASS brauchen wegen ihrer Veränderungsängste eine hinreichend zu gewährende Einarbeitungszeit, bis entschieden werden kann, ob eine bestimmte Tätigkeit oder ein bestimmter Arbeitsort für sie geeignet ist oder nicht.
- Die sensorischen Besonderheiten des Menschen mit ASS müssen individuell berücksichtigt werden. So brauchen sie z. B. eventuell einen Gehörschutz, eine visuelle Abschirmung oder einen Computerbildschirm mit einem veränderten Farbschema.

- Junge Erwachsene mit ASS sind wegen ihrer sozialen Unreife lange auf den Rat vertrauter Erwachsener angewiesen. Es ist sinnvoll und meist auch notwendig, die Eltern oder andere Bezugspersonen in die Entscheidungsprozesse einzubeziehen.
- Menschen mit ASS haben wenig realistische Vorstellungen von den Anforderungen eines Berufes, sie überschätzen ihre Leistungsfähigkeit oft.
- Grundsätzlich sind Berufe, in denen die Menschen mit ASS mit wechselnden Personen oder an wechselnden Orten tätig sein sollen, problematisch.
- Eher monotone Arbeiten kommen vielen Menschen mit ASS entgegen, Veränderungen müssen behutsam vorbereitet werden.

Eine sorgfältige Information potenzieller Arbeitgeber, Vorgesetzter und besonders Arbeitskollegen über Autismus-Spektrum-Störungen im Allgemeinen und die Besonderheiten des Individuums ist sehr hilfreich und kann langfristig den Verbleib des betroffenen Menschen an seinem Arbeitsplatz festigen.

13.7 Wohnen

Eine vollständige Selbstständigkeit im Erwachsenenalter erreichen Menschen mit ASS nur selten. Daher sind sie im Allgemeinen auf unterstützende Hilfen im Alltag angewiesen. Diese findet man je nach Ausprägung und Schwere der Behinderung im Spektrum zwischen einer vollstationären Unterbringung (Heim) bis hin zu wenigen Wochenstunden einer ambulanten Unterstützung.

Diese Unterstützung betrifft besonders die Bereiche der Tagesplanung, der Organisation des Haushalts und den Umgang mit Behörden, Bereiche, in denen auch normal

begabte Menschen mit ASS häufig Probleme haben. Als weiterer Schwerpunkt ist die Unterstützung im Rahmen der Kommunikation zu nennen. Die Kommunikation mit Nachbarn, mit Arbeitskollegen und der Bereich der Freundschaft stellen für Menschen mit ASS häufig eine Überforderung dar. Sie sind in der Regel an Kontakten mit anderen Menschen interessiert, sind jedoch in der Kontaktaufnahme und im Aufrechterhalten von Kontakten sehr häufig auf Unterstützung angewiesen.

Seit einigen Jahren werden in diesem Bereich Unterstützungssysteme aufgebaut, besonders durch die Selbsthilfeverbände, die im Bundesverband „autismus Deutschland e. V." zusammengeschlossen sind.

13.8 Selbsthilfe

In der Bundesrepublik Deutschland gibt es ein relativ dichtes Netz von Verbänden, die von Eltern der Kinder mit ASS gegründet wurden. Die jeweils nächst gelegenen Verbände mit den aktuellen Adressen kann man von „autismus Deutschland e. V.", Bebelallee 141, 22 297 Hamburg, Tel. 040/5 115 604, Fax 040/5 110 813, Mail: info@autismus.de, *www.autismus.de*, erfahren.

Autismus macht einsam. Die sozialen und kommunikativen Probleme der Kinder mit ASS schlagen sich immer auch in den Familien als besondere Belastung nieder. Eine unsichtbare Behinderung, die sich nach außen in schwer verständlichem, befremdlichem oder abstoßendem Verhalten äußert, stigmatisiert die betroffenen Familien schnell. Selbst wenn die Umgebung freundlich gesinnt ist, erfahren die Eltern meist nicht jene selbstverständliche Solidarität, wie sie z. B. unter Eltern nicht-behinderter Kinder möglich ist. Die Vernetzung der Eltern untereinander trägt zu einer ganz wesentlichen Stabilisierung der Familien bei. Außerdem ist es sehr hilfreich, dass viele Elternverbände Angebote für die Familien bereitstellen (Freizeitorganisationen, Stammtisch, Familienausflüge). Die Zukunftsvorstellungen der Eltern brechen nach der Diagnose „ASS" erst einmal zusammen. Besonders hilfreich ist es daher für die Familien, mit Familien in Kontakt zu kommen, deren betroffene Kinder älter sind als das eigene. Familien mit bereits erwachsenen Angehörigen mit ASS im Alltag kennenlernen und erleben zu können, gibt einen hoffnungsvollen Ausblick in die Zukunft, dass man sich arrangieren kann, mit den Problemen einer ASS zu leben.

Sie können bei anderen Eltern erfahren, wie man mit einem familienentlastenden Dienst umgehen kann, sie können Tipps austauschen, wie man die Kinder mit ASS zu Veränderungen überlisten kann und zum ersten Mal darüber reden, dass sie sich mit dem Gedanken tragen, einen Heimplatz für ihr Kind zu suchen. Auch die besondere Situation der Geschwister wird thematisiert, denn die behinderten Kinder fordern oft den Hauptteil aller Ressourcen einer Familie. Aus dieser Offenheit können oft neue Kräfte entstehen, die den Familien das Leben erleichtern. Dies sollte für alle Fachleute Anlass sein, die nahegelegenen Autismus-Verbände zu kontaktieren und den Eltern Mut zu machen, die von Eltern zu Eltern gebotenen Hilfen anzunehmen.

13.9 Autismus-Beratungs- stellen

In Bundesrepublik Deutschland gibt es Zentren oder Beratungsstellen für Menschen mit ASS und deren Angehörigen, die regional mit unterschiedlichen Schwerpunkten arbeiten. In diesen Einrichtungen können sich nicht nur Angehörige, sondern auch Betrof-

fene, Partner und andere Bezugspersonen beraten lassen. Gerade für erwachsene Menschen mit ASS, die nicht mehr so intensiv auf Unterstützung durch die Familie zurückgreifen können oder wollen, schließen die Beratungsstellen eine wichtige Lücke in den bisher bestehenden Versorgungssystemen, indem sie unter anderem Angebote schaffen können, um die Isolation von Menschen mit ASS zu vermeiden.

Literatur

Amtsblatt des Bayerischen Staatsministeriums für Unterricht und Kultus und Wissenschaft, Forschung und Kunst (KWMBl) (2000) Empfehlungen zu Erziehung und Unterricht von Kindern und Jugendlichen mit autistischen Verhaltensweisen. In: KWMBl, 29. 9. 2000, S. 403 ff.

Berger I (2008) Hilfe für Menschen mit Autismus. Integrationszentrum für Menschen mit Autismus – MAut. In: Autistische Menschen brauchen Hilfe, Informationsbroschüre des autismus Oberbayern e. V. 10. Auflage. Autismus Oberbayern e. V. München. S. 49.

Dalferth M (2005) Der Übergang ins Arbeitsleben. Hoffnungsvolle Ergebnisse eines Forschungsprojektes. In: autismus Deutschland e. V. Bundesverband zur Förderung von Menschen mit Autismus (Hrsg.) Autismus im Wandel – Übergänge sind Herausforderung. Hamburg: autismus Deutschland e. V. S. 160–171.

Dalferth M (2009) Die Bedeutung der beruflichen Rehabilitation für die Lebensqualität von Menschen aus dem autistischen Spektrum. Ergebnisse des 2. BMAS Projekts zur beruflichen Teilhabe. In: autismus Deutschland e. V. Bundesverband zur Förderung von Menschen mit Autismus (Hrsg.) Autismus – der individuelle Weg. Hamburg, (zur Publikation eingereicht).

Fricke C, Kretschmar C, Hollmann H, Schmid RG (2007) Qualität in der Sozialpädiatrie – Band 2. Altötting: Bundesarbeitsgemeinschaft Sozialpädiatrischer Zentren.

WHO (2005) Internationale Klassifikation der Funktionsfähigkeit, Behinderung und Gesundheit (ICF). Genf: WHO Genf. (*http://www.dimdi.de/static/de/klassi/icf/index.htm*; Zugriff am 31. 03. 2009).

Staatsinstitut für Schulqualität und Bildungsforschung (Hrsg.) (2008) Nachteilsausgleiche für Kinder und Jugendliche mit Autismus, MSD

A6. (*http://www.isb.bayern.de/isb/download. aspx?DownloadFileID=d53071c93c4f6cbd6f 2f38faa52cc7b3*, Zugriff am 31. 03. 2009).

Sozialgesetzbuch (SGB) Neuntes Buch (IX) – Rehabilitation und Teilhabe behinderter Menschen. (*http://www.sozialgesetzbuch-bundessozialhilfegesetz.de/_buch/sgb_ix.htm*; Zugriff am 31. 03. 2009).

Sozialgesetzbuch (SGB) Elftes Buch (XI) – Soziale Pflegeversicherung. (*http://www.sozialgesetzbuch-bundessozialhilfegesetz.de/_buch/sgb_xi. htm*; Zugriff am 31. 03. 2099).

Sozialgesetzbuch (SGB) zwölftes Buch (XII) – Sozialhilfe (*http://www.sozialgesetzbuch-bundessozialhilfegesetz.de/_buch/sgb_xii.htm*; Zugriff am 31. 03. 2009).

Verzeichnis der Autorinnen und Autoren

Hedwig Amorosa, Prof. Dr. med.,
  Fachärztin für Kinder- und Jugend-
  psychiatrie und Psychotherapie
  Forsterstr. 43
  10999 Berlin
  E-Mail: H.Amorosa@gmx.de

Beate Baude, Dipl. Psych.
  Psychologische Psychotherapeutin
  Ammerseestr. 13
  82131Gauting
  E-Mail: psychotherapie.baude@online.de

Christiane Bormann-Kischkel, Dr. rer. soc.,
  Dipl. Psych.
  Psychologische Psychotherapeutin
  Klinik für Kinder- und Jugendpsychiatrie
  und Psychotherapie
  Bezirkskrankenhaus Regensburg
  Universitätsstr. 84
  93053 Regensburg
  E-Mail: Christiane.Bormann@medbo.de

Matthias Dose, Prof. Dr. med.,
  Facharzt für Psychiatrie und
  Psychotherapie
  Ärztliche Direktor des Isar-Amper-
  Klinikums – Klinik Taufkirchen (Vils)
  Bräuhausstr. 5
  84416 Taufkirchen
  E-Mail: m.dose@iak-kt.de

Angelika Enders, Dr. med.,
  Ärztin für Kinder- und Jugendmedizin
  Pädiatrische Neurologie, Entwicklungs-
  neurologie und Sozialpädiatrie
  Kinderklinik und Kinderpoliklinik im
  Dr. von Haunerschen Kinderspital
  Klinikum der Universität München
  Lindwurmstr. 4
  80337 München
  E-Mail:
  Angelika.Enders@med.uni-muenchen.de

Regina Ensenauer, Dr. med.
  Ärztin für Kinder- und Jugendmedizin
  Stoffwechsel & Ernährung
  Kinderklinik und Kinderpoliklinik im
  Dr. von Haunerschen Kinderspital
  Klinikum der Universität München
  Lindwurmstr. 4
  80337 München
  E-Mail:
  regina.ensenauer@med.uni-muenchen.de

Renate Giese, Dipl. Psych.,
  Psychologische Psychotherapeutin
  Pädiatrische Neurologie, Entwicklungs-
  neurologie und Sozialpädiatrie
  Kinderklinik und Kinderpoliklinik im
  Dr. von Haunerschen Kinderspital
  Klinikum der Universität München
  Lindwurmstr. 4
  80337 München
  E-Mail:
  Renate.Giese@med.uni-muenchen.de

Gerhard Kluger, Dr. med.,
Arzt für Kinder- und Jugendmedizin,
Neuropädiater
Klinik für Neuropädiatrie und Neuro-
logische Rehabilitation
Epilepsiezentrum für Kinder und
Jugendliche
Behandlungszentrum Vogtareuth
Krankenhausstr. 20
83569 Vogtareuth
E-Mail: GKluger@Schoen-Kliniken.de

Michele Noterdaeme, PD Dr. med.,
Fachärztin für Kinder- und Jugend-
psychiatrie und Psychotherapie,
Psychotherapie
Chefärztin der Klinik für Kinder- und
Jugendpsychiatrie und Psychotherapie
Josefinum
Kapellenstr. 30
86154 Augsburg
E-Mail:
Noterdaeme.Michele@Josefinum.de oder
michele.noterdaeme@lrz.uni-muenchen.de

Imma Rost, Dr. med.,
Fachärztin für Humangenetik und Kinder-
und Jugendmedizin
Zentrum für Humangenetik und
Laboratoriumsmedizin
Lochhamer Str. 29
82152 Martinsried
E-Mail: irost@medizinische-genetik.de

Nicosia Nieß, Dr. rer. nat.
Verband „autismus Oberbayern"
Poccistr. 5
80336 München
E-Mail: mail@autismus-oberbayern.de

Rita Wagner
Sonderschullehrerin
Heckscher-Klinikum
Deisenhofener Str. 28
81530 München
E-Mail:
rita.wagner@schule.heckscher-klinik.de

Annette Werner-Frommelt
Sonderschullehrerin
Heckscher-Klinikum
Deisenhofener Str. 28
81530 München
E-Mail: annette.werner-frommelt@schule.
heckscher-klinik.de

Stichwortverzeichnis

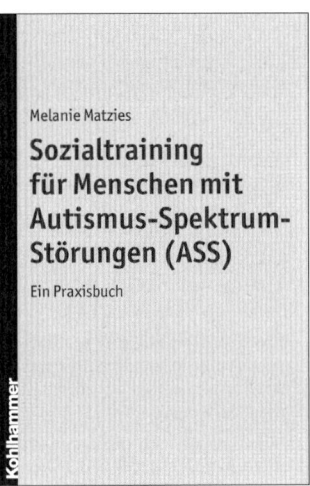

2010. 180 Seiten. Kart.
€ 28,–
ISBN 978-3-17-020681-6

Melanie Matzies

Sozialtraining für Menschen mit Autismus-Spektrum-Störungen (ASS)

Ein Praxisbuch

Menschen mit Autismus-Spektrum-Störungen (ASS) haben in der Regel Schwierigkeiten, soziale Signale im zwischenmenschlichen Kontext zu deuten. Auch setzen sie selbst kaum oder wenig Signale ein, um mit ihren Mitmenschen in Interaktion zu treten. Durch diese Problematik ergeben sich immer wieder Missverständnisse, die zu sozialen Schwierigkeiten zwischen den Personen führen. Soziale Lerngeschichten (Anleitungen), Comic Strip Conversations (nach C. Gray) sowie Empathie- und Emotionstrainings helfen, soziale Schwierigkeiten über den Intellekt zu kompensieren. Soziale Kompetenzgruppen bieten soziale Erfahrungen in einem geschützten und strukturierten Rahmen und üben gezielt Verhaltensweisen ein. Diese Methoden des Sozialtrainings wurden erstmalig ausführlich für den deutschsprachigen Raum zusammengestellt und an hiesige Verhältnisse adaptiert.

Melanie Matzies ist Diplom-Psychologin und arbeitet freiberuflich als Fachberaterin für Autismus. Sie ist als Therapeutin, Leiterin Sozialer Kompetenzgruppen, Dozentin und Autorin im Bereich Autismus tätig.

▶ **www.kohlhammer.de**

W. Kohlhammer GmbH · 70549 Stuttgart
Tel. 0711/7863 - 7280 · Fax 0711/7863 - 8430

Kohlhammer